Die interdisziplinäre Behandlung des diabetischen Fußes

Sigurd Kessler
Hrsg.

Die interdisziplinäre Behandlung des diabetischen Fußes

Springer

Hrsg.
Sigurd Kessler
ORTHOEVO
München, Deutschland

ISBN 978-3-662-63118-8 ISBN 978-3-662-63119-5 (eBook)
https://doi.org/10.1007/978-3-662-63119-5

Die Deutsche Nationalbibliothek verzeichnet diese Publikation in der DeutschenNationalbibliografie; detaillierte bibliografische Daten sind im Internet über http://dnb.d-nb.de abrufbar.

Umschlaggestaltung: deblik Berlin
Graphik Cover: Dr. Christoph Volkering, München

Springer ist ein Imprint der eingetragenen Gesellschaft Springer-Verlag GmbH, DE und ist ein Teil von Springer Nature.
Die Anschrift der Gesellschaft ist: Heidelberger Platz 3, 14197 Berlin, Germany

Vorwort

Ist die Umsetzung der Sankt Vincent Deklaration ein frommer Wunsch?

Bis in die 90er-Jahre des letzten Jahrhunderts war die Neuropathie als Ursache für Wunden am diabetischen Fuß weitgehend unbekannt. Man führte Ulzera ausschließlich auf Durchblutungsstörungen zurück. Wenn bei chronischen Wunden tastbare Fußpulse vorlagen, erklärte man diese mit einer Mikroangiopathie, ein für die Betroffenen fataler Irrtum; denn unter dieser Fehlbeurteilung wurden zahllose unnötige Amputationen vorgenommen. Deshalb forderten im Jahr 1989 die WHO und die International Diabetes Federation (IDF) in der St. Vincent Deklaration, die Amputationen innerhalb von fünf Jahren um 50 Prozent zu reduzieren.

Als Mitgestalter hat Prof. Dr. R. Landgraf im Diabeteszentrum der Ludwig-Maximilians-Universität München in der Folge ein Fußzentrum etabliert. Da offensichtlich war, dass bei der Prävention und Behandlung von Komplikationen am diabetischen Fuß nur ein interdisziplinäres Vorgehen zum Erfolg führen kann, wurden Diabetologen, Chirurgen, Angiologen, Radiologen sowie eine Reihe anderer Spezialisten einbezogen.

Chirurgen zur Mitarbeit zu gewinnen, war nicht ganz einfach, galten sie doch als hauptverantwortlich für die hohen Amputationszahlen. Andererseits war für Chirurgen der diabetische Fuß kein karriereförderndes Betätigungsfeld. Als ich um Teilnahme gefragt wurde, hatte ich unter der Vorstellung zugesagt, dass am diabetischen Fuß die operativen Möglichkeiten begrenzt seien und deshalb nur ein geringer Einsatz zu erwarten sei. Das stellte sich als zweifacher Irrtum heraus; denn der interdisziplinäre Austausch führte zur Erweiterung der Behandlungsmöglichkeiten, sodass zunehmend mehr Füße erhalten werden konnten. Dadurch wurde aus der Nebentätigkeit mit der Zeit ein Full-Time-Job. Auch in anderen Ländern und Städten wurden fachübergreifende Kooperationen gegründet.

Die bislang detaillierteste Studie in Deutschland zu den Amputationszahlen bezog sich auf die Jahre 2005–2014 (Kröger 2017). Die Autoren haben die Daten nach der ICD-Codierung analysiert und Werte um 48 000 p. a. gefunden. Dabei fanden sie über die Jahre eine Abnahme der Major- und eine Zunahme der Minor-Amputationen.

Weshalb haben diese unvermindert hohen Amputationszahlen keine Empörung ausgelöst? Weshalb hat keine intensive Suche nach den Möglichkeiten zur Verringerung eingesetzt? Das wäre zweifellos ein wichtiges Ziel, ist doch mit jeder Amputation eine Einschränkung der Lebensqualität verbunden. Selbst bei guter Prothesenversorgung ist die Gefahr gegeben, die soziale Integration zu verlieren.

Die Folgen des Diabetes mellitus manifestieren sich am Fuß in zwei grundsätzlich unterschiedlichen Erkrankungen: in den Durchblutungsstörungen (pAVK [peripher arterielle Verschlusskrankheit], auch angiopathischer Fuß [aF]) und in der Polyneuropathie (PNP) (auch neuropathischer Fuß). Da beide Entitäten häufig sind, können sie an einem Patienten gleichzeitig vorkommen. Das ist aber keineswegs gesetzmäßig der Fall.

Die **Durchblutungsstörungen** resultieren aus Stenosen und Verschlüssen von Arterien und führen im Endstadium zur ischämischen Nekrose. Die Angiologen, interventionelle Radiologen und Gefäßchirurgen behandeln mit ihren jeweils eigenen Verfahren. Welche Behandlung vorzunehmen ist, hängt von der Lokalisation und der Morphologie der Gefäßveränderungen ab. Die interdisziplinäre Zusammenarbeit erfolgt auf der Basis von international akzeptierten Klassifikationen und studienbasierten Leitlinien. Damit ist die Gefäßmedizin wissenschaftlich und organisatorisch für die aktuellen Anforderungen gut positioniert.

Beim **neuropathischen Fuß** handelt es sich um ein grundsätzlich anderes Krankheitsbild. Bei diesem werden durch neurogene Muskelausfälle Fehlstellungen, wie Hammerzehen, hervorgerufen. Durch lokal erhöhten Knochendruck auf empfindungsgestörter Haut entstehen Ulzerationen und danach Infektionen. Eine Sonderform ist der Charcotfuß, der mit ausgeprägten Fehlstellungen, Wunden und schweren Infektionen einhergehen kann. Der neuropathische Fuß stellt sich in unterschiedlichen Entwicklungen dar und ist in seiner Gesamtheit nicht einfach zu überblicken. Spezielle Erscheinungsformen, wie gravierende Fehlstellungen und ausgedehnte Infektionen, werden häufig nicht mit der Neuropathie in Verbindung gebracht.

Leider wird die Bedeutung des neuropathischen Fußes überwiegend inkorrekt eingeschätzt, indem sie auf die fehlende Schmerzwahrnehmung bei Wunden und Ischämie beschränkt wird. Das äußert sich außerdem darin, dass noch immer von einer Perfusionsstörung ausgegangen wird. Dies kommt in Floskeln wie „Diabetisches Fußsyndrom“ und „neuroischämische Wunde“ zum Ausdruck und führt nicht zu der bislang nicht überwundenen Überzeugung, „am diabetischen Fuß heilt nichts!“ Daraus ergeben sich widersprüchliche Konsequenzen: Einerseits wird die Neuropathie als vergleichsweise harmlos, quasi als Nebendiagnose angesehen. Nach dieser Sichtweise können neuropathische Wunden wochen- sogar monatelang akzeptiert werden. Auf der anderen Seite werden ausgeprägte Deformationen und fortgeschrittene Infektionen nicht mit der Neuropathie in Verbindung gebracht. Unter der Annahme der Minderperfusion gelten Stellungskorrektur und chirurgische Infektsanierung vielfach als sinnlos bzw. als kontraindiziert, sodass Amputationen vorgenommen werden. Möglicherweise werden sogar mehr Amputationen wegen Infektionen als wegen Durchblutungsausfällen vorgenommen. Zahlen dazu fehlen in den Statistiken.

Eine detaillierte Beschäftigung mit dem neuropathischen Fuß ist dringend erforderlich. Dazu gehört die Kenntnis der verschiedenen Verlaufsformen, peripher neuropathischer Fuß, Charcotfuß, Weichteil- und Knocheninfektionen. Neben den rein therapeutischen Aspekten sind auch gesundheitspolitische wesentlich. In der Dokumentation muss die Möglichkeit geschaffen werden, u. a. die Infektionen anzugeben. Die Abrechnungsbedingungen müssen so geändert werden, dass nicht mehr Amputationen höher bewertet werden als fußerhaltende Maßnahmen, die einen deutlich größeren Aufwand erfordern.

Der angiopathische und der neuropathische Fuß sind bei aller Unterschiedlichkeit in der Pathogenese in den Endstadien bedrohliche Erkrankungen. Viele Behandlungsmöglichkeiten für die Neuropathiefolgen werden bislang zu wenig angewendet. Es können aber nicht nur fortgeschrittene Stadien saniert werden; die späten Stadien können sogar durch konsequente Prophylaxe und Frühbehandlung vollständig behandelt werden, sodass sich die Frage einer Amputation beim neuropathischen Fuß absehbar gar nicht mehr stellen müsste. Damit rückt die Realisierung der St. Vinzent Deklaration, wenn auch mit Verspätung, in erreichbare Nähe.

Im Namen der Autoren

Sigurd Kessler

Danksagung

Prof. Dr. R. Landgraf, Diabetologe der LMU München, hatte Mitte der neunziger Jahre einen chirurgischen Partner für seine diabetische Fußsprechstunde gesucht. Obwohl als Unfallchirurg mit deutlich anderen Themen befasst, bin ich dem Wunsch gerne gefolgt. Es hat sich eine sehr intensive Zusammenarbeit über viele Jahre ergeben. Er hat letztlich die Initialzündung zu diesem Buch gelegt.

Herzlicher Dank gebührt Prof. Dr. Lew Schon von der Universität Baltimore, der frühzeitig wichtige Untersuchungen zum Thema Charcotfuß vorgelegt hatte. Er hat in Gesprächen wichtige Anregungen gegeben.

Die Klinikdirektoren Prof. Dr. W. Mutschler von der Chirurgischen Klinik der LMU München und Prof. Dr. M Walther von der Schön Klinik München-Harlaching haben die klinische und wissenschaftliche Beschäftigung mit dem diabetischen Fuß in vieler Hinsicht gefördert. Zahlreiche Krankenschwestern haben sich die Problematik des diabetischen Fußes zu eigen gemacht und sich für die Behandlungserfolge eingesetzt. Besonders zu erwähnen sind Frau Svatava Huber, Frau Iveta Sklenerova und Frau Heidi Günther, die neben der pflegerischen Tätigkeit bei der Wundbehandlung auch wichtige organisatorische Aufgaben übernommen haben.

Sehr herzlicher Dank gebührt meiner Familie, meiner Ehefrau Nelly, meinen Söhnen Reto, Björn und Gaudenz, die an vielen Schauplätzen geholfen haben.

Nicht zuletzt gebührt dem Springer Verlag mit seinen Mitarbeitern für die vielfältige Unterstützung aufrichtiger Dank, allen voran Frau Barbara Knüchel und Frau Antje Lenzen.

Es wäre eine Freude, wenn das Buch dazu beitragen würde, die Folgen des diabetischen Fußes für die betroffenen Patienten zu mildern, wenn nicht sogar vollständig zu vermeiden, und die Behandelnden erkennen würden, dass die Beschäftigung mit dieser Thematik wegen der großen Erfolgsaussichten sehr viel Befriedigung bringen kann.

Sigurd Kessler

Über das Buch

Definitionen

- „Konservativ“: Der Begriff wird vermieden, weil er in der Literatur unterschiedlich verwendet wird, teils i. S. von „nicht-operativ“, teils i. S. von „Fuß erhaltend = nicht-amputierend = konservierend“. Wir verwenden den Begriff „nicht-operativ“.
- „Operativ“ verwenden wir i. S. von „chirurgisch“.
  - Chirurgisch fußerhaltende Operationen sind
    - Resektionen = Entfernung eines Teils einer Struktur (z. B. des Kopfes eines Metatarsalknochens)
    - Exstirpation: Entfernen einer gesamten Struktur (z. B. eines Sesambeins)
    - Exzision= Ausschneidung (z. B. von Wunden)
  - Amputation: Entfernung eines Extremitätenanteils (z. B. Zehe, Vorfuß, Gesamtfuß)
  - Ablatio: Abtragen von Körperanteilen. Dabei kann es sich um begrenzte Gewebeanteile handeln.

Inhaltsverzeichnis

Autorenverzeichnis

Lutz Bader Dr. Kassenärztliche Vereinigung Bayerns, München, Deutschland

Manuel Dafotakis PD Dr. Neurologische Klinik Universitätsklinik Aachen, Aachen, Deutschland
mdafotakis@ukaachen.de

Maike Dohrn Dr. Neurologische Klinik Universitätsklinik Aachen, Aachen, Deutschland
mdohrn@ukaachen.de

Daniela Grichting KÖRPERWERK, Küblis, Schweiz
daniela@hyop.ch

Reto Grichting KÖRPERWERK, Küblis, Schweiz
reto@hyop.ch

Arthur Grünerbel Dr. Diabeteszentrum München Süd, München, Deutschland
gruenerbel@diabeteszentrum-muenchen-sued.de

Mathias Kaemmerer Dr. Radiologie München-Harlaching, München, Deutschland

Edzard Kessler Dr. Orthopädie Osterstraße, Hamburg, Deutschland
kessler@muehlen-praxis.de

Sigurd Kessler Prof. Dr. ORTHOEVO, München, Deutschland
skessler@orthoevo.de

Peter Kuhlencordt PD Dr. Internistische Gemeinschaftspraxis Fontenay, Hamburg, Deutschland
pk@kuhlencordt.health

Thomas Kurtze Orthopädietechnik Kurtze, München, Deutschland
info@kurtze.de

Franz-Peter Lenhart Dr. Schön Klinik München Harlaching, München, Deutschland
fplenhart@schoen-klinik.de

Oliver Maier-Börries Dr. AOK Klinik, Wittnau, Deutschland
dr.maier-boerries@aok-klinik-gmbh.de
o.maier-boerries@cts-reha-bw.de

Michael Möller Seeßle Fußgesund, München, Deutschland

Bastian Priegelmeir Podologie Prieglmeier, Schwabmünden, Deutschland

Johannes Rieger PD Dr. Krankenhaus Barmherzige Brüder, München, Deutschland
johannes.rieger@barmherzige-muenchen.de

Patrick Rosin Dr. Schön Klinik München Harlaching, München, Deutschland
prosin@schoen-klinik.de

Mojtaba Sadeghi Dr. Abteilung für Gefäßchirurgie und Phlebologie, Klinikum Landkreis Erding, Erding, Deutschland
mojtaba.sadeghi@klinikum-erding.de

Frank Schemmann Dr. Zentrum für orthopädische Chirurgie OC-Boxberg, Neunkirchen, Deutschland
Frank.Schemmann@helios-gesundheit.de

Claus-Georg Schmedt PD Dr. Diakoneo DIAK Klinikum Schwäbisch Hall, Schwäbisch-Hall, Deutschland
Claus-Georg.Schmedt@diakoneo.de

Georg Seeßle Seeßle Fußgesund, Erding, Deutschland
georg.seessle@fussgesund.info

Markus Seeßle Seeßle Fußgesund, Erding, Deutschland
markus.seessle@fussgesund.info

Sandra Sommerey Dr. Chirurgisches Klinikum München Süd, München, Deutschland
Sandra.Sommerey@artemed.de

Axel Stäbler Prof. Dr. Radiologie München-Harlaching, München, Deutschland
info@radiologie-muenchen-harlaching.de

Bernd Steckmeier Prof. Dr. Praxis für Gefäßmedizin Schwabing, München, Deutschland
bernd.steckmeier@med.uni-muenchen.de

Stephanie Steckmeier Dr. Ludwig-Maximilians-Universität München, Klinik und Poliklinik für Dermatologie und Allergologie, München, Deutschland
Privatambulanz.Derma@med.uni-muenchen.de

Ruth Trenkler Podologie Trenkler-Kouba, Regensburg, Deutschland
info@ruth-trenkler.de

Christoph Volkering Dr. ORTHOEVO, München, Deutschland
volkering@orthoevo.de

Abkürzungsverzeichnis

ABI	Ankle brachial index (Knöchel-Arm-Index)
A-DFS	Association of Diabetic Foot Surgery
adp	Arteria dorsalis pedis
af	Arteria fibularis
aF	angiopathischer Fuß
AG Fuß	Arbeitsgemeinschaft Diabetischer Fuß der Deutschen Diabetes Gesellschaft
AOFAS	American Orthopedic Foot Society
ata	Arteria tibialis anterior
atp	Arteria tibialis posterior
AS	Achillessehne
ASV	Achillessehnenverlängerung
AU	Arbeitsunfähigkeit
BV	Bildverstärker
CF	Charcotfuß
CFes	Charcotfußes
DaF	Diabetes-adaptierte Fußbettung
DD	Differenzialdiagnose
DDG	Deutsche Diabetes Gesellschaft
dCF	diabetischer Charcotfuß
dF	diabetischer Fuß
DIPG	distales Interphalangealgelenk, Endgelenk
dPNP	diabetische Polyneuropathie
dp	dorso-plantar (bei Röntgenaufnahme)
EBM	Evidence based medicine
EHL	Extensor hallucis longus
FDB	Flexor digitorum brevis
FDL	Flexor digitorum longus
FHL	Flexor hallucis longus
FS	Fehlstellung
GF	Großfragment
GOP	Gebührenordnungsposition
HZ	Hammerzehe
I	Indikation
ICD	International Statistical Classification of Diseases and Related Health Problems (System zur Klassifizierung von Diagnosen)
Inst.	Instabilität
IPG	Interphalangealgelenk, Endgelenk der Großzehe
IV	integrierte Versorgung
KF	Kleinfragment
KI	Kontraindikation
KZ	Krallenzehe
IWGDF	International Working Group on the Diabetic Foot
MFK	Mittelfußknochen
MIS	Minimal invasive surgery (minimal invasive Chirurgie)
MF	Mittelfuß, wir benutzen den Ausdruck entsprechend „midfoot“ der AOFAS also für die Region um die distalen Tarsalknochen.
MRT	Magnetresonanztomografie
MT	Metatarsale
MTK	Metatarsale-Kopf
MTPG	Metatarsophalangealgelenk, Grundgelenk
nF	neuropathischer Fuß
nOP	neuropathische Osteopathie
NPWT	Negative pressure wound therapy, Unterdruckbehandlung von Wunden
OB	Osteoblasten
OK	Osteoklasten
OM	Osteomyelitis
OPS	Operationen- und Prozedurenschlüssel
OpT	Operationstechnik
PAVK	periphere arterielle Verschlusskrankheit
PIP	proximales Interphalangealgelenk, Mittelgelenk

pnF peripher neuropathischer Fuß
PNP Polyneuropathie
RCT Randomized controlled trial, randomisierte, kontrollierte Studie

RA Röntgenaufnahme
Rückfuß Wir benutzen dem Ausdruck entsprechend „rearfoot" der AOFAS, also für die Region um den Talus und den Calcaneus

sKMÖ spontanes Knochenmarksödem

TCC Total contact cast
TMT tarso-metatarsal

uK umfassende Klassifikation des neuropathischen Fußes unter Einschluss der präulzerösen Risikostadien und der Stadien mit systemischer Infektion

V.a. Verdacht auf
Vorfuß Wir benutzen dem Ausdruck entsprechend „forefoot" der AOFAS, also für die Region der Zehen und Metatarsalia

WT Weichteile
WTI Weichteilinfektion
WTS Weichteilschaden

Anästhesiologische Aspekte bei der Chirurgie am diabetischen Fuß

Patrick Rosin und Franz-Peter Lenhart

Inhaltsverzeichnis

S. Kessler (Hrsg.), *Die interdisziplinäre Behandlung des diabetischen Fußes*,
https://doi.org/10.1007/978-3-662-63119-5_1

1.1 Einleitung

Die Behandlung von Patienten mit Diabetes mellitus gehört zu den täglichen Aufgaben eines jeden klinisch tätigen Anästhesisten. Dennoch ist die individuelle Versorgung dieser Patienten keine einfache Routine, sondern stellt vielmehr eine immer wiederkehrende Herausforderung dar.

Der Diabestes mellitus ist eine schwerwiegende Erkrankung, die den gesamten Organismus betrifft. Neben der suffizienten Blutzuckereinstellung gehören daher die Erfassung und Einschätzung diabetischer Folgeerkrankungen sowie deren perioperative Behandlung und Überwachung zu den Anforderungen im Rahmen der Versorgung betroffener Patienten (Pestel et al. 2012).

Der diabetische Fuß bezeichnet eine Gruppe von Komplikationen des Diabetes mellitus, deren Gemeinsamkeit in einem hohen Risiko gravierender Schäden am Fuß bei Ausbleiben warnender Schmerzen besteht (Hochlenert et al. 2015). Hauptursachen sind im Wesentlichen eine zugrundeliegende diabetische Neuropathie, eine durch den Diabetes bedingte Angiopathie (im Sinne einer peripheren arteriellen Verschlusskrankheit) oder eine Kombination beider Erkrankungen. Die Behandlung erfolgt in unterschiedlicher Weise und durch unterschiedliche Fachrichtungen. Die Behandlung des angiopathischen Fußes (aF) erfordert in der Regel revaskularisierende Maßnahmen und ist eine Domäne der Gefäßchirurgie.

Die Versorgung des neuropathischen Fußes (nF) obliegt dem auf Fußchirurgie spezialisierten Orthopäden oder Chirurgen.

Auch wenn allgemeine Aspekte bezüglich des Patienten mit Diabetes mellitus in beiden Fällen Gültigkeit haben, so gibt es doch wesentliche Unterschiede bei der anästhesiologischen Versorgung. In diesem Kapitel sollen insbesondere die anästhesiologischen Aspekte bei der Chirurgie des neuropathischen Fußes dargestellt werden. Zum anästhesiologischen Vorgehen bei revaskularisierenden Eingriffen sei hier auf Literatur zur Anästhesie in der Gefäßchirurgie verwiesen.

Gemäß der Nationalen Versorgungsleitlinie Neuropathie bei Diabetes im Erwachsenenalter ist ein Betroffener mit einer diabetischen Neuropathie ein Hochrisikopatient für Fußkomplikationen und kardiale Mortalität (Nationale Versorgungs-Leitlinie 2012).

Der Patienten mit neuropathischem Fuß ist somit per se ein Risikopatient, der besonderer Aufmerksamkeit und Sorgfalt in Diagnostik und Therapie bedarf.

1.2 Präoperative Evaluation

1.2.1 Komorbidität

Folgeerkrankungen des Diabetes mellitus können im Wesentlichen in Makroangiopathien, beispielsweise als Koronare Herzkrankheit (KHK), periphere arterielle Verschlusskrankheit (pAVK) und Mikroangiopathien, z. B. als diabetische Nephropathie, Retinopathie und Neuropathien eingeteilt werden. Hinzu kommen pathologische Gewebsveränderungen, wie beispielsweise beim Stiff-Joint-Syndrom, und eine Immunschwäche, die sich in einer erhöhten Infektanfälligkeit äußert (Peleg et al. 2007).

1.2.2 Kardiovaskuläres System

Menschen mit Diabetes mellitus haben ein erhöhtes Risiko für kardiovaskuläre Erkrankungen, inklusive der KHK, der pAVK, der arteriellen Hypertonie, der Kardiomyopathie und Herzinsuffizienz. Die perioperative kardiovaskuläre Morbidität und Mortalität von Diabetespatienten ist um das 2- bis 3-fache erhöht (Vinik und Ziegler 2007). 80 % der Patienten mit Diabetes mellitus sterben an einer kardiovaskulären Erkrankung (Kadoi 2010).

Laut Leitlinien des American College of Cardiology und der American Heart Association sind Diabetespatienten als Patienten mit mindestens mittlerem kardiovaskulärem Risiko einzustufen. Weiter geht aus ihnen hervor, dass die Mehrheit der über 65-Jährigen unter einer klinisch relevanten Koronaren Herzerkrankung (KHK) leidet. Aufgrund der Neuropathie fehlt Patienten mit Diabetes mellitus nicht selten das klinische Warnsignal der Angina pectoris, sodass insbesondere „stumme Myokardischämien" häufiger auftreten (Fleisher et al. 2007).

1.2.3 Diabetische Neuropathie

Die Prävalenz der diabetischen Neuropathie wird mit bis zu 40 % angegeben (Zander und Risse 2009). Diese Patienten müssen aufmerksam auf anästhesiologisch relevante Symptome der Neuropathie hin untersucht werden.

Als kardiovaskuläre Symptome imponieren Ruhetachykardie, fehlende Herzfrequenzvariabilität, orthostatische Dysfunktion und QT-Verlängerungen. Patienten mit kardiovaskulärer Neuropathie haben ein erhöhtes Risiko einer perioperativen Kreislaufinstabilität (Nationale VersorgungsLeitlinie 2012; Vinik und Ziegler 2007).

Im Bereich des Gastrointestinaltrakts imponiert eine Neuropathie beispielsweise durch Sodbrennen, Übelkeit, Erbrechen, frühzeitiges Sättigungsgefühl oder epigastrisches Unwohlsein als Zeichen einer Gastroparese. Weiter leiden diese Patienten häufig unter chronischer Obstipation. Die Gastroparese führt zu einer Magenentleerungsstörung, weshalb ein erhöhtes Aspirationsrisiko im Rahmen einer Allgemeinanästhesie besteht.

Perioperativ von besonderer Relevanz sind Auswirkungen einer Neuropathie auf die respiratorische Funktion. Beschrieben sind zentrale Fehlregulationen der Atmung mit herabgesetztem Atemantrieb gegenüber Hypoxämie und Hyperkapnie, gehäuftes Auftreten von Schlafapnoen und unerwartete postoperative Atemstillstände (Bottoni et al. 2000; Keller et al. 2007).

Weiter besteht bei diesen Patienten ein erhöhtes Risiko für perioperative Hypothermien, das durch eine Störung Thermoregulation bedingt ist (Kitamura et al. 2000).

1.2.4 Diabetische Nephropathie

Der Diabetes mellitus ist die häufigste Ursache einer Niereninsuffizienz in Industrieländern. Frühzeichen einer Niereninsuffizienz ist die Mikroalbuminurie. Albuminurie und Einschränkungen der Nierenfunktion sind unabhängige Risikomarker für die kardiovaskuläre Morbidität und Mortalität und identifizieren Hochrisikopatienten. Die Wahrscheinlichkeit für Patienten mit Diabetes und Albuminurie, an einem kardialen Ereignis zu versterben, ist vielfach höher, als die Wahrscheinlichkeit, eine klinisch manifeste Niereninsuffizienz zu entwickeln.

1.2.5 Stiff-joint-Syndrom

Das Stiff-joint-Syndrome beschreibt eine verminderte Beweglichkeit im Atlantookzipitalgelenk von Diabetikern. Die Genese ist nicht vollständig geklärt, vermutet werden Gewebsveränderungen durch pathologische Glykosilierungsvorgänge von Kollagenfasern. Klinisch imponiert u. a. eine Beeinträchtigung der Reklinationsfähigkeit des Kopfes, die für Intubationsschwierigkeiten disponiert.

1.3 Präoperative Untersuchung und weiterführende Diagnostik

Die allgemein gültigen Grundsätze der präoperativen Evaluation von Patienten sind in der gemeinsamen Empfehlung der Deutschen Gesellschaft für Anästhesiologie und

Intensivmedizin, der Deutschen Gesellschaft für Chirurgie und der Deutschen Gesellschaft für Innere Medizin beschrieben. Aufgrund der Komplexität der Grund- und Folgeerkrankungen sollte die präoperative Evaluation möglichst frühzeitig erfolgen, um ggf. notwendige Zusatzuntersuchungen oder Maßnahmen zur Reduktion des perioperativen Risikos effektiv und ohne Gefährdung des OP-Plans durchführen zu können. Ein Intervall von sechs Wochen zwischen Evaluation und Operation sollte dabei jedoch nicht überschritten werden (Deutsche Gesellschaft für Anästhesiologie und Intensivmedizin, Deutsche Gesellschaft für Innere Medizin, Deutsche Gesellschaft für Chirurgie 2010).

Die allgemeine Empfehlung, dass bei fehlenden Anhaltspunkten für eine relevante, das perioperative Vorgehen beeinflussende Vorerkrankung – abgesehen von einer gründlichen körperlichen Untersuchung und Anamnese – auf weiterführende Untersuchungen verzichtet werden kann, ist auf den Patienten mit diabetischem Fuß nicht übertragbar. Die Indikation zur weiterführenden Diagnostik ergibt sich aus der Grunderkrankung.

1.3.1 Laborchemische Diagnostik

Als Risikopatienten für kardiovaskuläre Erkrankungen und Niereninsuffizienz wird als Minimalstandard die Bestimmung von Hämoglobin, Natrium, Kalium und Kreatinin gefordert (Deutsche Gesellschaft für Anästhesiologie und Intensivmedizin, Deutsche Gesellschaft für Innere Medizin, Deutsche Gesellschaft für Chirurgie 2010).

Eine konventionelle Gerinnungsdiagnostik wird zwar routinemäßig nicht als notwendig erachtet, erscheint aber bei Patienten mit diabetischem Fuß aus verschiedenen Gründen sinnvoll. So besteht die Empfehlung zur Kontrolle bei Einnahme gerinnungsbeeinflussender Medikamente sowie bei auffälliger Blutungsanamnese oder ergibt sich aus der perioperativen Therapie, z. B. bei medikamentöser Therapie mit Heparin (Deutsche Gesellschaft für Anästhesiologie und Intensivmedizin, Deutsche Gesellschaft für Innere Medizin, Deutsche Gesellschaft für Chirurgie 2010).

Weitergehende Laboranalysen sollten individualisiert erfolgen, wenn aufgrund Anamnese und Untersuchung der Verdacht auf eine perioperativ relevante Erkrankung besteht.

1.3.2 EKG

Allgemein anerkannte kardiale Risikofaktoren sind Herzinsuffizienz, KHK, pAVK, zerebrovaskuläre Insuffizienz, Diabetes mellitus, Niereninsuffizienz (Fleisher et al. 2007). Die Durchführung eines EKG wird empfohlen bei bekannter Herzerkrankung, aber auch bei kardial bislang asymptomatischen Patienten mit mehr als einem der genannten kardialen Risikofaktoren (Deutsche Gesellschaft für Anästhesiologie und Intensivmedizin, Deutsche Gesellschaft für Innere Medizin, Deutsche Gesellschaft für Chirurgie 2010).

Aufgrund der hohen Wahrscheinlichkeit für das Vorliegen eines weiteren kardialen Risikofaktors neben dem Diabetes mellitus kann auf die Durchführung eines EKG bei Patienten mit Diabetischen Fuß nicht verzichtet werden.

1.3.3 Röntgen-Thorax

Eine routinemäßige Röntgenuntersuchung des Thorax wird unabhängig vom Patientenalter auch bei Patienten mit Diabetes mellitus nicht empfohlen.

Die Durchführung einer Röntgenuntersuchung des Thorax ist nur indiziert, wenn der klinische Verdacht auf eine Erkrankung oder Veränderung, die das perioperative Vorgehen beeinflusst, erhärtet oder ausgeschlossen werden soll (z. B. bei Atelektasen oder Pneumonieverdacht) oder z. B.

zur Abschätzung einer Trachealverlagerung bei Struma (Deutsche Gesellschaft für Anästhesiologie und Intensivmedizin, Deutsche Gesellschaft für Innere Medizin, Deutsche Gesellschaft für Chirurgie 2010).

1.3.4 Echokardiografie

Eine präoperative Echokardiografie wird empfohlen bei neu aufgetretener Dyspnoe unklarer Genese sowie bekannter Herzinsuffizienz mit Symptomverschlechterung in den letzten zwölf Monaten.

Eine stabile Herzinsuffizienz oder eine vermutete oder nachgewiesene KHK stellen dagegen keine Indikation für eine Echokardiografie dar.

Ob eine Senkung der perioperativen Komplikationen erreicht wird, wenn man ein bislang nicht bekanntes Herzgeräusch klären lässt, ist noch nicht endgültig entschieden. Es wird aber vor Operationen mit mittlerem Risiko, zu denen Operationen bei Diabetischen Fuß in der Regel gehören, aber als sinnvoll erachtet (Deutsche Gesellschaft für Anästhesiologie und Intensivmedizin, Deutsche Gesellschaft für Innere Medizin, Deutsche Gesellschaft für Chirurgie 2010).

1.3.5 Weiterführende kardiovaskuläre Diagnostik

Bei akut symptomatischer Herzerkrankung müssen elektive Eingriffe bis zu deren Abklärung und Therapie verschoben werden. Ansonsten bedarf es einer individuellen Bewertung der Befunde und ggf. der Einschätzung eines Kardiologen.

Bei einer symptomatischen Herzerkrankung, besonderen kardialen Risikofaktoren sowie eingeschränkter Belastbarkeit obliegt die Entscheidung zur erweiterten kardialen Diagnostik dem Kardiologen (Fleisher et al. 2007; Deutsche Gesellschaft für Anästhesiologie und Intensivmedizin, Deutsche Gesellschaft für Innere Medizin, Deutsche Gesellschaft für Chirurgie 2010).

Nicht-invasive Belastungstests sollten nach derzeitigen Empfehlungen bei Patienten mit bis zu zwei kardialen Risikofaktoren, eingeschränkter bzw. unbekannter klinischer Belastbarkeit und Operation mit mittlerem kardialen Risiko erwogen werden (Fleisher et al. 2007). Dieses trifft für eine Vielzahl der Patienten mit diabetischem Fuß zu.

1.4 Perioperatives Management

1.4.1 Blutzuckertherapie

Zu den Standards bei elektiver Chirurgie und Anästhesie zählt das präoperative Nüchternheitsgebot, das 2-stündige Nüchternheit für klare Flüssigkeiten und 6-stündige Nüchternheit für feste Speisen und fett- und eiweißhaltige Getränke vorsieht. Hierdurch soll das Risiko für eine Regurgitation mit konsekutiver Aspiration von Mageninhalt im Rahmen der Narkose auf ein Minimum reduziert werden. Während diese Phase der Nüchternheit von Patienten ohne Diabetes problemlos toleriert wird, besteht bei Patienten mit Diabetes mellitus ein erhöhtes Risiko auf okkulte Hypoglykämien (Bottini et al. 1997).

Der empfohlene Zielbereich des perioperativen Blutzuckers wird aktuell mit 140–180 mg/dl angegeben, eine Insulingabe wird ab einer Interventionsgrenze von 180–200 mg/dl unter Vermeidung von starken Blutzuckerschwankungen empfohlen (Maerz und Akhtar 2011; Heller 2013).

Aufgrund einer möglichen Laktatazidose sollten Biguanide (z. B. Metformin) gemäß der Fachinformationen >48 h vor bis >48 h nach einem elektiven operativen Eingriff abgesetzt werden. Die Metformin-induzierte Laktatazidose ist ein seltenes, aber immer wieder beschriebenes Krankheitsbild (Decker et al. 2015). Dennoch ist gemäß der gemeinsamen Empfehlung der Deutschen Gesellschaft für Anästhesie, Chirurgie und

Innere Medizin kann auch eine Weiterführung der Therapie bis zum Abend vor OP zu rechtfertigen (Deutsche Gesellschaft für Anästhesiologie und Intensivmedizin, Deutsche Gesellschaft für Innere Medizin, Deutsche Gesellschaft für Chirurgie 2010).

In der Nutzen-Risiko-Abwägung steht die Vermeidung einer perioperativen Hyperglykämie, die u. a. ein vermehrtes Auftreten von Wundheilungsstörungen zur Folge haben kann, dem sehr niedrigen Risiko der Entwicklung einer Laktatazidose gegenüber. Vorsicht ist allerdings bei Patienten mit eingeschränkter Leber- oder Nierenfunktion und vor größeren operativen Eingriffen geboten. Hier sollte eine Therapiepause >48 h eingehalten werden. Andere orale Antidiabetika können bis zum Abend vor OP wie gewohnt eingenommen werden.

Bei insulinpflichtigem Diabetes muss die Insulintherapie je nach verwendeten Präparaten und Art der Verabreichung (z. B. Basis-Bolus-Therapie, Insulinpumpe) ggf. bereits am Abend vor OP angepasst werden. Hierzu ist eine exakte Kenntnis der Diabetestherapie unabdingbar. Für Vorschläge zur Durchführung der Blutzuckertherapie von insulinpflichtigem und nichtinsulinpflichtigem Diabetes perioperativ sei hier auf entsprechende Publikationen verwiesen (Pestel et al. 2012; Heller 2013).

1.4.2 Hypothermieprophylaxe

Patienten mit Diabetes mellitus haben ein erhöhtes Risiko für perioperative Hypothermien. Grund ist eine gestörte Thermoregulation bei diabetischer Neuropathie. Daher sollte auf konsequente Anwendung Wärme-erhaltender Maßnahmen geachtet werden. Dies ist insbesondere zur Vermeidung postoperativer kardiorespiratorischer Komplikationen und im Hinblick auf die Wundheilung von besonderer Bedeutung (Peleg et al. 2007).

1.5 Anästhesiologisches Vorgehen

1.5.1 Allgemeinanästhesie

Wie bereits beschrieben, haben Patienten mit diabetischer Neuropathie ein erhöhtes Risiko für eine Regurgitation und Aspiration im Rahmen einer Allgemeinanästhesie. Bei entsprechendem Verdacht ist somit die Atemwegssicherung durch endotracheale Intubation gegenüber einer Maske/Larynxmaske zu bevorzugen. Allerdings muss dabei berücksichtigt werden, dass u. a. aufgrund des Stiff-joint-Syndroms mit Schwierigkeiten bei der Laryngoskopie und Intubation zu rechnen ist. Eine generelle Empfehlung zur Rapid sequence induction besteht dagegen nicht, sollte im Zweifel aber erwogen werden (Nationale Versorgungs-Leitlinie 2012).

Patienten mit Diabetes mellitus neigen sowohl bei der Einleitung als auch bei der Aufrechterhaltung einer Allgemeinanästhesie zu hämodynamischer Instabilität und benötigen häufiger eine Therapie mit Vasopressoren. Als Gründe hierfür werden u. a. die Abschwächung hämodynamischer Reflexe sowie Auswirkung von Anästhetika auf Gefäßtonus und Myokardfunktion bei diabetischer Neuropathie vermutet (Vinik und Ziegler 2007; Latson et al. 1994).

Da es sich bei den Patienten um Risikopatienten für kardiale und renale Komplikationen handelt, sind stabile hämodynamische Verhältnisse jedoch essenziell, hypotensive Phasen sind streng zu vermeiden und, falls aufgetreten, umgehend zu behandeln. Ob Patienten mit diabetischer Neuropathie eines erweiterten hämodynamischen Monitorings bedürfen, ist nicht untersucht, sodass hierfür keine eindeutige Empfehlung besteht (Nationale VersorgungsLeitlinie 2012).

1.5.2 Regionalanästhesie

Auch wenn eine erhöhte Vulnerabilität neuropathisch veränderter Nerven und eine Verschlechterung bestehender Symptome nach Regionalanästhesie als sog. Double-crush-Phänomen beschrieben sind, gibt es bis heute keine eindeutige Evidenz für ein gehäuftes Auftreten von Nervenschäden bei dieser Methode (Lirk et al. 2013).

Es wird empfohlen, im Falle einer Regionalanästhesie bei Neuropathie auf den Zusatz von Vasokonstriktoren zum Lokalanästhetikum zu verzichten, um eine verminderte perineurale Perfusion zu vermeiden und ein möglicherweise neurotoxisches Potenzial von Lokalanästhetika gering zu halten (Bottini et al. 1997; Hodgson et al. 1999). Eingriffe an den unteren Extremitäten können sowohl in rückenmarksnahen Verfahren, wie der Spinal- oder Periduralanästhesie, als auch in peripheren Regionalverfahren durchgeführt werden. Im Allgemeinen gilt die Empfehlung, Regionalverfahren zur Sicherheit und zum Komfort des Patienten so peripher wie möglich anzulegen (Sinner und Graf 2010).

1.5.3 Rückenmarksnahe Regionalanästhesie

Eingriffe im Bereich des Fußes können in der Regel auch in peripheren Regionalverfahren durchgeführt werden, sodass rückenmarksnahe Verfahren nicht die erste Wahl für Eingriffe am diabetischen Fuß darstellen. Dennoch mag es im individuellen Fall gute Gründe für ein rückenmarknahes Anästhesieverfahren geben.

Zu beachten ist dabei, dass neuroaxiale Verfahren mit einer Sympathikolyse einhergehen und insbesondere bei Patienten mit autonomer Neuropathie zu ausgeprägten Hypotensionen führen können (Pestel et al. 2012).

Häufig stehen Patienten mit Diabetes mellitus aufgrund kardiovaskulärer Begleiterkrankungen unter Therapie mit Thrombozytenaggregationshemmern oder oralen Antikoagulantien. Diese können oft nicht ohne erhöhtes Risiko abgesetzt werden und stellen im Falle einer perioperativen Einnahme eine Kontraindikation für rückenmarksnahe Verfahren dar. Für detaillierte Informationen sei auf die aktuelle S1-Leitlinie „rückenmarknahe Regionalanästhesie und Thrombembolieprophylaxe/antithrombotische Medikation" der Deutschen Gesellschaft für Anästhesie und Intensivmedizin verwiesen (Waurick et al. 2014a, b).

Diabetes mellitus ist weiter ein Risikofaktor für epidurale Abszesse nach einer neuroaxialen Blockade (Kahn 1997; Kindler et al. 1998).

1.5.4 Periphere Regionalanästhesie

In einer Befragung Europäischer Anästhesisten von 2013 stimmten mehr als 80 % der Befragten der Aussage zu, dass eine periphere Regionalanästhesie bei Patienten mit diabetischer Neuropathie sicher angewendet werden kann (Lirk et al. 2013).

Büttner bezeichnete insbesondere periphere Blockaden für Patienten mit Polyneuropathie, soweit es sich um Eingriffe an den Extremitäten handelt, als die vermutlich idealen Anästhesieverfahren (Buettner 2010).

Die Vorteile scheinen evident. Periphere Regionalverfahren haben im Vergleich zu rückenmarksnahen Verfahren und zur Allgemeinanästhesie eine hervorragende Kreislaufstabilität, das Risiko einer Aspiration ist weitgehend ausgeschlossen, das Risiko einer erschwerten Intubation wird umgangen (Sinner und Graf 2010).

Auch die Einnahme von Thrombozytenaggregationshemmern stellt keine Kontraindikation für die Durchführung peripherer Blockaden dar und kann nach sorgfältiger Risiko-Nutzen-Abwägung bei Bedarf beibehalten werden (Buettner 2010; Waurick 2015).

Diesbezüglich sollten folgende Aspekte beachtet werden:

Sofern möglich, sollten auch für periphere Regionalanästhesieverfahren die gleichen Zeitintervalle wie für rückenmarksnahe Regionalanästhesieverfahren eingehalten werden. Ist dies nicht möglich, besteht die Empfehlung, Patienten unter Antikoagulation im Vorfeld des Regionalanästhesieverfahrens obligat über das potenzielle Risiko der Hämatomentwicklung (Häufigkeit 1:10000) mit möglicherweise konsekutivem Nervenschaden schriftlich aufzuklären. Im Zeitalter der sonografisch gesteuerten peripheren Nervenblockaden sind Gefäßpunktionen selten geworden, daher sollte bei Patienten mit eingeschränkter Blutgerinnung eine ultraschallgesteuerte Technik von einem erfahrenen Anästhesisten durchgeführt werden. (Waurick 2015; Gogarten et al. 2010)

Empfohlen werden bei diesen Patienten risikoarme Verfahren wie die Femoralisblockade und Nervus ischiadicus-Blockade posteriorer oder lateraler Zugang. Alle Verfahren ermöglichen bei akzidenteller Gefäßpunktion eine problemlose Kompression (Waurick 2015). Die Kombination aus Nervus femoralis- und Nervus Ischiadicus-Blockade ist als geeignetes Verfahren auch für Hochrisikopatienten mit diabetischem Fuß beschrieben (Kocum et al. 2010).

Für kleinere Eingriffe bietet sich auch ein Fußblock als schonendes peripheres regionalanästhesiologisches Verfahren an.

Für eine Vielzahl von Eingriffen am diabetischen Fuß ist der Fußblock jedoch nicht ausreichend. Als Gründe hierfür können Ausmaß des Eingriffs, die Notwendigkeit einer Blutsperre, Infektionen und Schwellungen im Punktionsgebiet sowie eine gewünschte postoperative Schmerztherapie mittels Regionalanästhesiekathetern genannt werden.

Zu beachten sind Probleme bei der Anlage von Regionalanästhesien unter alleiniger Verwendung eines Nervenstimulators. Durch eine verminderte oder gar gänzlich aufgehobene Reizantwort auf Elektrostimulation ist die Identifizierung der Nerven bei Patienten mit Neuropathie deutlich erschwert bis unmöglich (Kahn 1997; Lok und Kirk 2003; Sites et al. 2003). Diese Probleme decken sich mit unseren eigenen Erfahrungen. Abhilfe schaffen kann auch hier der konsequente Einsatz von Ultraschall, der in der Hand des Geübten eine Identifizierung der Nerven und Durchführung der Blockaden auch in diesen Fällen suffizient ermöglicht.

Ob ein Katheterverfahren sinnvoll ist oder eine Blockade in „single shot“-Technik bevorzugt werden sollte, muss dabei stets im Einzelfall entschieden werden.

Für ein Katheterverfahren sprechen Vorteile bei Notwendigkeit einer Schmerztherapie sowie die Möglichkeit einer erneuten Verwendung bei geplanten oder im Verlauf notwendigen Folgeeingriffen. In einem solchen Fall kann durch Nutzung des liegenden Katheters eine erneute Punktion vermieden werden.

1.6 Postoperative Aspekte

Neben der Therapie des Blutzuckers steht in der postoperativen Versorgung die Schmerztherapie im Vordergrund.

Eine unzureichende Schmerztherapie könnte durch eine erhöhte Sympathikusaktivität den Sauerstoffverbrauch drastisch steigern und damit gerade kardiovaskuläre Risikopatienten in besonderem Maße gefährden (Rothhammer 1998).

Häufig sieht man sich bei Patienten mit diabetischem Spätsyndrom mit Einschränkungen der medikamentösen Schmerztherapie konfrontiert. Zu nennen sind z. B. Kontraindikationen für NSAR bei Niereninsuffizienz oder Einschränkungen bei der Anwendung von Opioiden im Falle einer chronischen Obstipation oder bei bekanntem Schlaf-Apnoe-Syndrom.

Postoperative Atemstillstände sind auch bei Patienten mit autonomer Neuropathie ohne offensichtlichem obstruktivem Schlaf-Apnoe-Syndrom (OSAS) beschrieben (Rose et al. 1994). Aus diesem Grund wird der möglichst zurückhaltende Einsatz von atemdepressiv wirkenden Sedativa und Analgetika bei Patienten mit diabetischer Neuropathie empfohlen (Pestel et al. 2012). Dieser Empfehlung steht die Warnung vor einer schmerztherapeutischen Unterversorgung der Patienten gegenüber. Auch unter diesem Aspekt bietet sich die Anwendung peripherer Regionalverfahren als eine ideale Therapieoption an.

1.7 In Kürze

Der Diabestes mellitus ist eine schwerwiegende Erkrankung, die den gesamten Organismus betrifft. Patienten mit diabetischem Fuß sind u. a. Hochrisikopatienten für kardiovaskuläre Komplikationen.

In ◘ Tab. 1.1 wird eine Zusammenfassung der wichtigsten Kernaussagen dieses Kapitels wiedergegeben.

◘ **Tab. 1.1** Anästhesiologische Aspekte im Überblick

Komorbidität	Kardiovaskuläres System	Erhöhtes Risiko für: Koronare Herzerkrankung (KHK) Periphere arterielle Verschlusskrankheit (pAVK) arterielle Hypertonie Kardiomyopathie Herzinsuffizienz
	Diabetische Neuropathie – betrifft Vielzahl von Organsystemen	Erhöhtes Risiko für: Perioperative kardiovaskuläre Instabilität Aspiration bei diabetischer Gastroparese
	Diabetische Nephropathie	Häufigste Ursache einer Niereninsuffizienz in Industrieländern Stiff-joint-Syndrome erhöhtes Risiko für eine schwierige Intubation Immunsystem erhöhte Infektanfälligkeit
Präoperative Diagnostik	Anamnese/Untersuchung	Möglichst frühzeitig vor OP Sechs-Wochen Intervall jedoch nicht überschreiten
	Labor	Minimalstandard sind die Bestimmung von Blutbild, Natrium, Kalium, Kreatinin sowie Quick und PTT Weitere Labordiagnostik nur bei V. a. perioperativ relevante Erkrankung
	EKG	Bei hohem kardiovaskulärem Risiko unverzichtbar
	Röntgen-Thorax	Keine Routinediagnostik
	Echo	Bei neu aufgetretener Dyspnoe oder bei Symptomverschlechterung einer bekannten Herzinsuffizienz. Im Zweifel kardiologisches Konsil
	Weiterführende Diagnostik	Indikationsstellung einer erweiterten kardialen Diagnostik obliegt dem hinzugezogenen Kardiologen Nnach kardiologischem Konsil
Perioperatives Management	Blutzuckertherapie	Zielbereich des perioperativen Blutzuckers ca.140–180 mg/d Metforminpause >48 h bei Leber- oder Nierenfunktionsstörung und vor größeren operativen Eingriffen Andere orale Antidiabetika können bis zum Abend vor OP wie gewohnt eingenommen werden

Literatur

Bottini P, Boschetti E, Pampanelli S (1997) Contribiution of autonomic neuropathy to reduced plasama adrenaline reponses to hypoglycemia in IDDM: evidence for a nonselective defect. Diabetes 46:814–823

Bottoni P, Scionti E et al (2000) Impairment of the respiratory system in diabetic autonomic neuropathy. Diabetes Nutr Metab 13:165–172

Buettner J (2010) Primum nil nocere: Regionalanästhesie bei neurologischen Erkrankungen. Der Anaesthesist 59:777–778

Decker SO, Wortmann M, Siegler BH, Ulrich A, Hofer S, Brenner T (2015) Metformininduzierte Laktatacidose. Der Anaesthesist 64:292–297

Deutsche Gesellschaft für Anästhesiologie und Intensivmedizin, Deutsche Gesellschaft für Innere Medizin, Deutsche Gesellschaft für Chirurgie (2010) Präoperative Evaluation erwachsener Patienten vor elektiven, nichtkardiochirurgischen Eingriffen. Der Anaesthesist 59:1041–1050

Fleisher LA, Beckman JA, Brown KA et al (2007) ACC/AHA 2007 guidelines on perioperative cardiovascular evaluation and care for noncardiac surgery. Am Coll Cardiol 50:159–242

Gogarten W, Vandermeulen E, Van Aken H, Kozek S, Llau JV (2010) Regional anaesthesia and antithrombotic agents: recommendations of the European Society of Anaesthesiology. Eur J Anaesthesiol 27:999–1015

Heller AR (2013) Peripoerative Blutzuckereinstellung. Refresher Course Nr. 39. Deutsche Akademie für Anästhesiologische Fortbildung. ISBN 978-3-932653-40-7. http://www.ai-online.info/abstracts/pdf/dacAbstracts/2013/2013-08-RC183.2.pdf

Hochlenert D, Engels G, Rümenapf G, Morbach S (2015) Diabetisches Fußsyndrom. Der Diabetologe 11:151

Hodgson PS, Neal JM, Pollock JE (1999) The neurotoxicity of drugs given intrathecally (spinal). Anesth Analg 88:797–809

Kadoi Y (2010) Anesthetic considerations in diabetic patients. Part I: peroperative considerations of patientis with diabetes mellitus. J Anethesia 24:739–747

Kahn L (1997) Neuropathies masquerading as an epidural complication. Can J Anaesth 44:313–316

Keller T, Hader C et al (2007) Obstructive sleep apnea syndrome: the effect of diabetes autonomic neuropathy. J Physiol Pharamcol 58(Suppl.5):313–318

Kindler CH, Seeberger MD, Staender SE (1998) Epidural abscess complicating epidural anesthesia and analgesia. An analysis of literature. Acta Anesthesiol Scand 42:614–620

Kitamura A, Hoshino T, Kon T, Ogawa R (2000) Patientes with dibetic neuropathy are at risk of greater intraoperative core temperature. Anesthesiology 92:1311–1318

Kocum A, Turkoz A, Bozdogan N, Caliskan E, Eker EH, Arslan G (2010) Femoral and sciatic nerve block with 0,25% bupivacaine for surgical management of diabetic foot syndrome: an anesthetic technique for high-risk patients with diabetic nephropathy. J Clin Anesth 22:363–366

Latson TW, Ashmore TH, Reinhart DJ et al (1994) Autonomic reflex dysfunktion in patients presenting for elective surgery is associated with hypotension after anethesia induction. Anesthesiology 8:326–327

Lirk P, Rutten MV et al (2013) Management of patient with diabetic peripheral neuropathy presenting for peripheral regional anesthesia: a European survey and review of literature. Minerva Anethesiol 79:1039–1048

Lok C, Kirk P (2003) Problems performing a sciatic nerve block in an amputee. Anaesthesia 58: 289–290

Maerz LL, Akhtar S (2011) Perioperative glycemic management in 2011: paradigm shifts. Curr Opin Crit Care 17:370–375

Nationale VersorgungsLeitlinie (2012) Neuropathie bei Diabetes im Erwachsenenalter, Kurzfassung Version 2, 28. April 2012, (AWMF-Register:Nr.: nvl-001e). http://www.awmf.org

Peleg AY, Weerarathna T, Mc Carthy JS et al (2007) Common infections in diabetes: pathogenesis, management and relationship to glycaemic control. Diabetes Metab Res Rev 23:3–13

Pestel G, Closhen D, Zimmermann A, Werner C, Weber MM (2012) Aspekte der perioperativen Behandlung von Diabetespatienten. Der Anaesthesist 69:9–19

Rose DK, Cohen MM, Wiggelsworth DF et al (1994) Critical respiratory events in postanesthesia care unit. Patient, surgical, and anesthetic factors. Anesthesiology 81:410–418

Rothhammer A (1998) Tissue oxygenation: physiological and pathophysiologic aspects in intensive care. Anasthesiol Intensivmed Notfallmed Scherzther 33(Suppl 2):54–59

Sinner B, Graf BM (2010) Regionalanästhesie und neurologische Erkrankungen. Der Anaesthesist 59:781–805

Sites BD, Gallagher J, Sparks M (2003) Ultrasound-guided popliteal block demonstrates an atypical motor response to nerve stimulation in 2 patients with diabetes mellitus. Reg Anesth Pain Med 28:479–482

Vinik AI, Ziegler D (2007) Diabetic cardiovascular autonomic neuropathy. Circulation 115:387–397

Waurick K (2015) Antikoagulantien und Regionalanästhesie – wie verfahren? Anticoagulants and regional anaesthesia – how to proceed. Refresher Course Nr. 41 (2015). Deutsche Akademie für Anästhesiologische Fortbildung. ISBN 978-3-932653-45-2. http://www.ai-online.info/abstracts/pdf/dacAbstracts/2015/2015-03-RC102.1.pdf

Waurick K, Riess H, Van Aken H, Kessler P, Gogarten W (2014a) S1-Leitlinie Rückenmarksnahe Regionalanästhesien und Thromboembolieprophylaxe/ antithrombotische Medikation. Anästh Intensivmed 55:464–492

Waurick K, Riess H, Van Aken H, Kessler P, Gogarten W (2014b) 3. überarbeitete Empfehlung der Deutschen Gesellschaft für Anästhesiologie und Intensivmedizin – S1-Leitlinie Rückenmarknahe Regionalanästhesie und Thromboembolieprophylaxe/ antithrombotische Medikation. Anästh Intensivmed 55:464–492

Zander JF, Risse A (2009) Perioperative adjustment and treatment of diabetes mellitus. Orthopade 38:818–827

Die angiologische Diagnostik und Therapie beim diabetischen Fuß

Peter Kuhlencordt

Inhaltsverzeichnis

S. Kessler (Hrsg.), *Die interdisziplinäre Behandlung des diabetischen Fußes*,
https://doi.org/10.1007/978-3-662-63119-5_2

2.1 Einführung

Der Diabetes mellitus ist ein unabhängiger Risikofaktor für die Entwicklung einer Atherosklerose und als solcher mit einer Steigerung der kardiovaskulären Morbidität und Mortalität verbunden (2- bis 4-fach höheres Risiko für Herzinfarkt und Apoplex).

Beim Typ-1-Diabetes korreliert der Grad der Gefäßerkrankung mit der Dauer der Stoffwechselstörung, während beim Typ-2-Diabetes bei Erstdiagnose in ca. 50 % der Fälle bereits eine Makroangiopathie vorliegt.

> Das Risiko für eine Amputation ist bei Diabetikern ca. 30-fach höher als bei Nichtdiabetikern.

Einer Amputation geht beim Diabetes in 85 % der Fälle ein Fußulkus voraus (Prompers et al. 2008; Apelqvist und Larsson 2000). In einer Analyse anonymisierter Patientendaten (2009–2011) der Barmer GEK (n = 40,335), in der hospitalisierte Patienten mit diabetischem Fuß, pAVK mit Diabetes oder pAVK ohne Diabetes in Deutschland bezüglich der Amputationsrate nachverfolgt wurden, hatten die Patienten mit diabetischem Fuß die höchste Rate an Amputationen, gleichzeitig aber die niedrigste Zahl an invasiver Diagnostik und die niedrigste Revaskularisationsrate (Reinecke et al. 2015).

2.2 Pathophysiologie

Der diabetische Fuß bzw. das diabetische Ulkus entsteht auf dem Boden einer Neuropathie, einer Vaskulopathie oder einer Kombination, dem neurovaskulären Fuß. Die diabetische Stoffwechsellage, die zur Entwicklung eines diabetischen Fußes (DF) führt, besteht oft über viele Jahre. Der DF kann sich aber auch in ca. 10 % der Fälle sehr akut, innerhalb des ersten Jahres nach der Diagnose des Diabetes mellitus entwickeln (Abbott et al. 1998, 2002; Adler et al. 1999). Ein wesentlicher Faktor der Entwicklung eines DF und diabetischen Ulkus ist die chronische Dysbalance zwischen Sauerstoffangebot und -bedarf. Die Fußläsionen der Diabetiker steigern den Sauerstoffbedarf und diese Situation wird durch eine zusätzliche Infektion noch weiter verschärft. Eine Verbesserung der Durchblutungssituation, z. B. durch eine katheterinterventionelle Revaskularisation von Unterschenkelarterien, kann zur Abheilung einer Läsion wesentlich beitragen. Nachdem die Wunde dann verschlossen ist, sinkt der Sauerstoffbedarf wieder. Das erklärt die häufig gemachte Beobachtung, dass viele Läsionen nicht erneut auftreten, trotzdem die Re-Verschlussrate nach Unterschenkelinterventionen hoch ist.

Als **Neuropathie** des Diabetikers bezeichnet man eine Schädigung **sensomotorischer Nerven**, durch die eine Abnahme des Schmerz-, Temperatur- und Druckempfindens resultiert. Die Hypästhesie begünstigt Bagatellverletzungen und Infektionen (Boyko et al. 2006; Boulton et al. 2004). Die **Schädigung autonomer Nervenfasern** reduziert die Schweißsekretion, sodass eine trockene, empfindliche Haut resultiert. Hierdurch, und durch ein vermehrtes AV-Shunting, entsteht das Bild „vermeintlich" gut durchbluteter „rosiger Füße". Durch **Schädigung motorischer Nervenfasern** kommt es zu einer Schwächung und Atrophie der Fußmuskulatur mit Veränderung der Fußstatik (Boulton et al. 2004). Durch wiederholte Mikrotrauma im Rahmen der progressiven Denervierung mit Destruktion des Fußes und des Sprunggelenks entsteht die neuropathische Arthropathie, die nach dem französischen Neurologen Jean-Martin Charcot (1825–1893) als Charcot-Fuß benannt wurde und gegen rezidivierende Erysipele und/oder eine schwere pAVK abzugrenzen ist (Trieb et al. 2016).

Die **Vaskulopathie** des Diabetikers manifestiert sich i. S. einer Makroangiopathie, der **peripheren arteriellen Verschlusskrankheit (pAVK)** mit verändertem Befallsmuster, verglichen mit einer pAVK von Nichtdiabetikern. Diabetiker zeigen typischerweise einen ausgeprägten Befall der weiter peripher gelegenen Strombahn der A. femoralis profunda und der Unterschenkeletage (Truncus tibiofibularis, Arteria tibialis posterior [ATP], A. tibialis anterior [ATA] und A. fibularis) (Graziani et al. 2007). Häufig findet sich ein kompletter Querschnittsverschluss der Unterschenkelarterien (◘ Abb. 2.1). Eine pAVK tritt bei Diabetikern früher auf, führt häufiger zu Komplikationen, wobei Frauen und Männer gleich häufig betroffen sind.

Neben der pAVK oder isoliert hiervon kann sich eine diabetische **Mediasklerose (Typ Mönckeberg)** (◘ Abb. 2.2) entwickeln, bei der es zu einer Versteifung der Gefäßwand durch Verkalkung der Mediamyozyten kommt. Die Mediasklerose selbst führt in der Regel nicht zu einer Stenosierung oder einem Verschluss der Arterien.

Darüber hinaus entwickelt der Diabetiker zusätzlich zur pAVK eine **Mikroangiopathie**. Diese ist multifaktoriell und beinhaltet eine nicht enzymatische Glykosylierung von Struktur- und Funktionsproteinen (Advanced Glycosylation Endproducts [AGE]) (Chilelli et al. 2013), Zerstörung der Basalmembran und Aktivierung des Endothels.

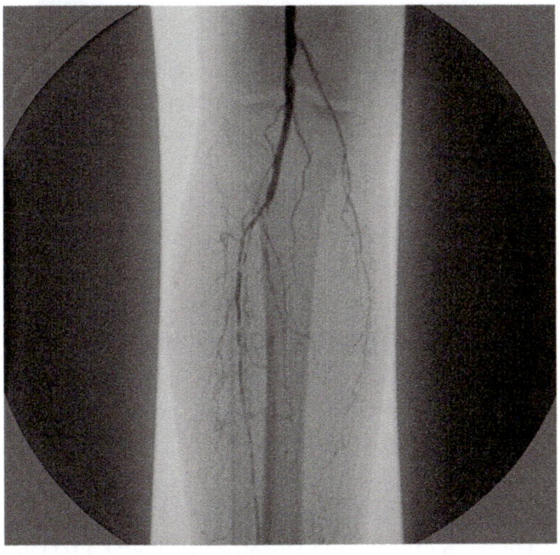

◘ **Abb. 2.1** Für eine pAVK beim Diabetiker typisch arterieller Unterschenkelarterien-Querschnittsverschluss

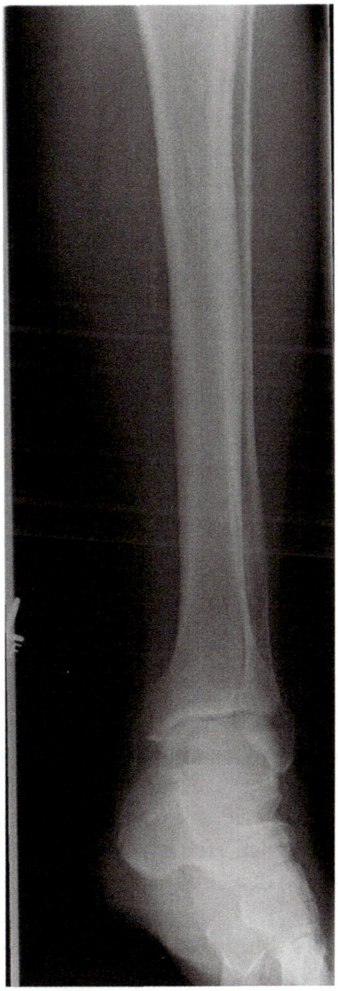

◘ **Abb. 2.2** Mediasklerose einer Unterschenkelarterie Typ Mönckeberg

> Europäische Daten belegen, dass ischämische und neuroischämische Ulzera 50–58 % aller diabetischen Ulzera ausmachen (Prompers et al. 2008).

2.3 Diagnostik

> Die entscheidende Frage ist, wie sich vermeiden lässt, dass eine relevante Durchblutungsstörung übersehen wird bzw. dass in eine Situation der Mangeldurchblutung hinein operiert wird?

2

2.3.1 Anamnese

Bei der Erhebung der **Anamnese** kann die diabetische Polyneuropathie dazu führen, dass eine typische Schmerzwahrnehmung fehlt oder abgeschwächt ist. Sowohl Symptome der Schaufensterkrankheit können im Stadium II (Claudicatio intermittens) nach Fontaine sowie im Stadium III (Ruheschmerz) und IV (Nekrose/Gangrän) fehlen.

2.3.2 Körperliche Untersuchung

In der **körperlichen Untersuchung** ist bei tastbaren Fußpulsen eine schwere makrovaskuläre Durchblutungsstörung unwahrscheinlich. Allerdings schließen tastbare Fußpulse eine pAVK nicht aus, ebenso wenig wie fehlende Pulse eine pAVK beweisen.

So können mediasklerotische Gefäße pulslos erscheinen. Die auch bei palpablen Pulsen bei DM vorkommenden schweren Gewebedestruktionen sind dann mindestens teilweise Folge einer gestörten Mikrozirkulation. Ulzerationen im Rahmen einer pAVK befinden sich typischerweise an den Streckseiten der Unterschenkel, am lateralen Fußrand, über der Achillessehne und interdigital (◘ Abb. 2.3). Die Ulzera nässen dann häufig. Neuropathische Ulzera befinden sich unter dem Groß- und Kleinzehenballen sowie an der Ferse und zeigen häufig einen hyperkeratotischen Randwall (◘ Abb. 2.4).

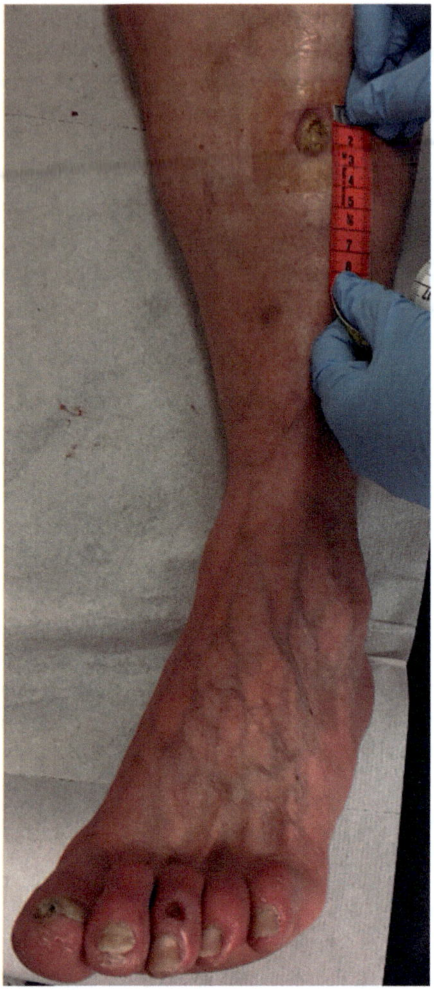

◘ **Abb. 2.3** Prätibiales ischämisches Ulkus bei Querschnittsverschluss der Unterschenkelarterien ohne Heilungstendenz seit zwölf Monaten

Fallstrick: Die kutane Hyperämie durch AV-Shunting und Dilatation der Hautvenen wird oft als „gute Durchblutung" fehlinterpretiert, weil die Füße rosig und warm imponieren. Erst weitere apparative Messungen können eine chronische Ischämie der darunterliegenden Skelettmuskulatur nachweisen.

Wichtig

- Jeder Patient mit diabetischem Fuß sollte auf eine pAVK untersucht werden.
- Die Untersuchung beginnt mit einer Inspektion, Pulspalpation und Auskultation der Arterien.
- Erfasst werden sollen Hautfarbe, Hauttemperatur, Schweißbildung, Lokalisation und Charakteristika von Ulzera, Mykose (Nagel, interdigital) und Fehlstellungen.

Knöchel-Arm-Index

Der auch als „Ankle Brachial Index" (ABI) bekannte Parameter wir durch eine Arterienverschlussdruckmessung mittels einer Blutdruck-

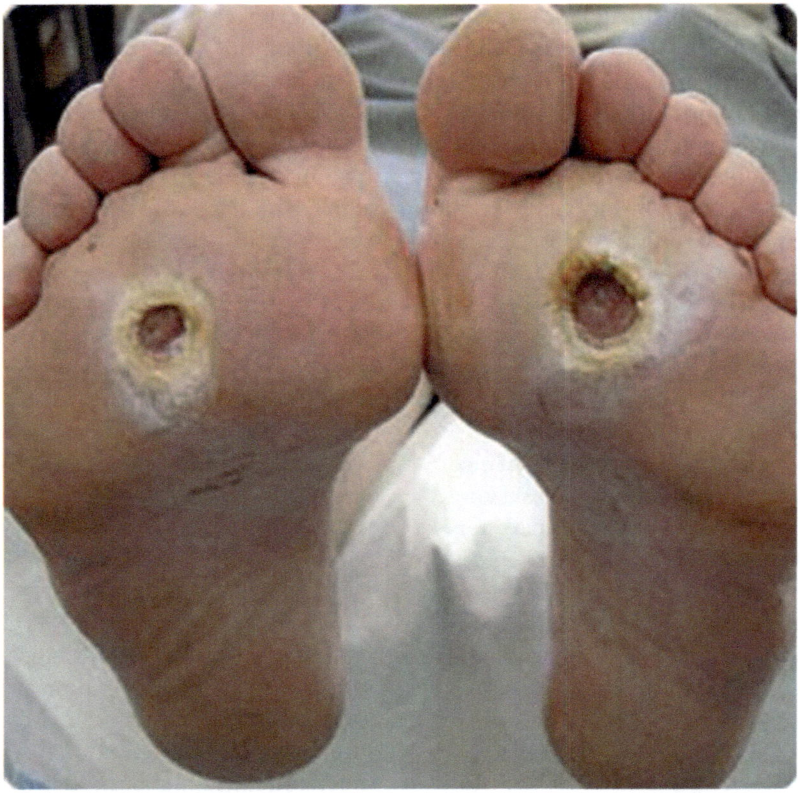

Abb. 2.4 Neuropathische Druckulzera bei Diabetiker mit peripherer sensomotorischer Nervenschädigung

manschette und einer Doppler-Stiftsonde ermittelt. Dabei wird der niedrigste systolische Verschlussdruck der Knöchelarterien (ATA und ATP) durch den höchsten Druck der an beiden Armen gemessenen Arteria brachialis geteilt. Bei einem ABI <0,9 liegt eine PAVK vor. Per Definition liegt bei einem Knöchelarterienverschlussdruck <50 mmHg eine kritische Ischämie vor (Apelqvist et al. 2008).

Fallstricke

- Obliterationen der Strombahn der A. iliaca interna und A. femoralis profunda werden nicht erfasst, da sie nicht im direkten Gefäßverlauf zwischen Armarterie und Knöchelarterie liegen.
- Im Rahmen der Mediasklerose können Gefäßwände so rigide werden, dass sie durch eine Blutdruckmanschette nicht mehr zusammengedrückt werden können. Es resultieren falsch zu hohe Verschlussdrücke mit einem ABI >1,3. Der Verschlussdruck der Knöchelarterien ist dann falsch zu hoch (meist >200 mmHg), sodass er bei 10 bis 30 % der Diabetiker nicht zur ABI-Messung verwendet werden kann.

Da Zehenarterien bei Diabetikern seltener von einer schweren Mediasklerose befallen werden, kann dann die Bestimmung des Zehen-Arm-Index („Toe Brachial Index“, TBI) mittels Zehenverschlussdruckmessung erfolgen. Bei einem Wert <0,7 liegt per Definition eine pAVK vor, die kritische Ischämie besteht bei Werten <30 mmHg Knöchelarterienverschlussdruck. In einer kleineren Studie war die TBI-Messung die zuverlässigste Messung zur Diagnose einer chronischen Ischämie und einer Verbesserung der Hämodynamik nach Intervention (Zwicky et al. 2002). Unübersichtlich wird die Situation bei gleichzeitigem Vorliegen einer obliterativen pAVK und einer Mediasklerose.

Wichtig

- Bei einem ABI-Wert von <0,9 ist eine pAVK bewiesen. Bei Mediasklerose sollte der Zehen-Arm Index verwendet werden. Zehen-Arm Index Werte <0,7 beweisen eine pAVK.
- Kritische Ischämie = Knöchelarterienverschlussdruck von <50 mmHg oder ein Zehenarterienverschlussdruck <30 mmHg.
- Ein ABI <0,9 sowie ein ABI >1,3 (Mediasklerose) ist ein Indikator für ein hohes kardiovaskuläres Risiko (Cave: OP-Risiko!). Bei ABI <0,9 ist die 10 Jahresmortalität in etwa verdoppelt (Diehm et al. 2009).
- Bei diabetischem Fuß und unplausiblen Untersuchungsergebnissen in der körperlichen und apparativen Untersuchung sollten die Patienten bei einem Gefäßmediziner vorgestellt werden.

2.3.3 Segmentale Pulsoszillografie

Das Verfahren misst die Volumenpulse der Extremitäten mittels Blutdruckmanschetten, die mit einem subsystolischen Druck aufgeblasen werden, und wird durch eine Mediasklerose nicht wesentlich beeinflusst. Es dient der Ermittlung der Lokalisation eines Gefäßverschlusses und ist gerade bei mediasklerotischen Knöchelarterienverschlussdrücken eine wichtige Ergänzung zur Identifikation hämodynamisch relevanter Segmente. Bei schweren Gefäßverkalkungen mit Schallauslöschung kann Sie eingesetzt werden, um den Ultraschaller auf das hämodynamisch relevante Segment aufmerksam zu machen. Die Pulsoszillografie ist üblicherweise nur in angiologischen Schwerpunktpraxen verfügbar.

> Bei mediasklerotischen Messwerten (Knöchelarterienverschlussdrücke >200 mmHg bzw. ABI >1,3 müssen ergänzende Messungen durchgeführt werden (TBI, segmentale Oszillografie).

2.3.4 $TCpO_2$-Messung

Das Verfahren misst den transkutanen Sauerstoffpartialdruck mit einer auf 44 °C erhitzen Elektrode (kutane Hyperämie zur Standardisierung). Die Messung wird durch Anämie, Hautveränderungen und die Sauerstoffsättigung beeinflusst. Als Faustregel gilt: Der $TCpO_2$-Wert **<40 mmHg** ist mit einer erhöhten Komplikationsrate nach Amputation assoziiert. Bei Werten <20–30 mmHg ist mit Wundheilungsstörungen zu rechnen (Arsenault et al. 2011; Zwicky et al. 2002).

2.3.5 Belastungstest

Ist eine für Schmerzen ursächliche Durchblutungsstörung fraglich, kann ein Belastungstest weiterhelfen. Typischerweise erfolgt die Belastung auf einem Laufband bei 10 % Steigung und einer Geschwindigkeit von 3,2 km/h. Eine Belastungssituation kann aber auch durch Treppensteigen oder schnelles Gehen simuliert werden. Der Patient wird jeweils aufgefordert, bis zum maximal tolerierbaren Schmerz zu laufen. Dokumentiert werden die Knöchelarterienverschlussdrücke vor und direkt nach der Belastung, die maximale Gehstrecke, die

Seite der Beschwerden, die Lokalisation der Schmerzen (Gluteal z. B. bei Iliaca interna-Stenosen, Wadenschmerzen z. B. bei AFS-Stenose) und die Dauer bis zum Verschwinden der Symptomatik. Klingen die Beschwerden nicht binnen weniger Minuten ab muss an andere Differenzialdiagnosen wie z. B. eine Spinalkanalstenose gedacht werden. Bei Abfall der Knöchelarterienverschlussdrücke <50 mmHg, gilt eine hämodynamisch relevant eingeschränkte arterielle Strombahn als gesichert.

> Die typische Claudicatio intermittens verschwindet nach wenigen Minuten Ruhephase, während der Schmerz bei Spinalkanalstenose oft lange andauert. Eine vaskuläre Claudicatio kann beim Diabetiker mit Polyneuropathie aber auch komplett fehlen! Liegen die Verschlussdrücke im ischämischen Bereich kann die hämodynamische Relevanz der pAVK dennoch bewiesen werden.

2.3.6 Radiologische Diagnostik

Farbcodierte Duplexsonografie (FKDS)

Für die Charakterisierung von Gefäß-Stenosen, Aneurysmata und der Gefäßwandmorphologie ist die FKDS die bildgebende Diagnostik der ersten Wahl. Mit ihr gelingt eine Stenosegraduierung durch die Ableitung der prästenotischen und intrastenotischen Flussgeschwindigkeiten und die Abgrenzung atherosklerotischer Gefäßwandveränderungen zu einer Reihe von Differenzialdiagnosen wie u. a. Embolien, Riesenzellarteritiden, Kompressionssyndrome, Gefäßtumoren und thrombosierten Aneurysmata. Der Vergleich perioperativer Angiografiebilder (DSA) mit den präinterventionell erhobenen FKDS-Befunden zeigte eine 97 %ige Sensitivität und eine 98 %ige Spezifität des Ultraschallverfahrens bei 4783 Patienten mit atherosklerotischen Stenosen der Oberschenkelstrombahn (Espinola-Klein et al. 2008).

> **Fallstrick:** Gefäßverkalkungen führen zu Schallauslöschungen (Schallschatten), sodass bei ungünstiger Lokalisation der Plaques das betroffene Segment möglicherweise gar nicht einsehbar ist. Das gleiche Phänomen ist bei schwerer Mediasklerose zu beobachten und führt insbesondere im Bereich der oft besonders schwer betroffenen Unterschenkelarterien zu einer reduzierten Aussagekraft. Liegt eine solche segmentale Schallauslöschung vor, kann durch Bestimmung des PW-Doppler-Signals vor und nach der Verkalkung eine höhergradige Obstruktion vermutet werden. In so einem Fall findet man proximal der Verkalkung noch eine hohe Pulsatilität, während nach der Schallauslöschung ein typischer monophasischer, poststenotischer Fluss sichtbar wird (Spronk et al. 2005).

In der Hand eines erfahrenen Untersuchers können auf der Basis einer farbduplexsonografischen Untersuchung in den allermeisten Fällen katheterinterventionelle oder gefäßchirurgische Eingriffe geplant werden.

Digitale Subtraktionsangiografie (DSA) beim Diabetiker

Bei stark eingeschränkter Ultraschallqualität sollte vor der Durchführung einer Amputation eine **D**igitale **S**ubtraktions**a**ngiografie (DSA in PTA Bereitschaft) oder zunächst eine Schnittbilddiagnostik (Magnetresonanzangiografie, MRA, oder Computertomografische Angiografie, CTA) erfolgen. Zu bedenken ist, dass eine Röntgenuntersuchung durch die Bestrahlung des Patienten sowie durch die Gabe von jodhaltigem Röntgenkontrastmittel (Nierenversagen, Jodallergie, Hyperthyreose) Risiken birgt.

Die differenzierte endovaskuläre und gefäßchirurgische Revaskularisation werden getrennt von dieser angiologischen Betrachtung (▶ Kap. 3 und 4) in diesem Buch abgehandelt, sodass an dieser Stelle hierauf nicht eingegangen wird.

2

Wichtig
- Bei inkonsistenten Untersuchungsergebnissen der nicht-invasiven Diagnostik sollte vor einer Majoramputation immer eine Angiografie durchgeführt werden.
- Vor einer Amputation sollte der betroffene Patient von einem interdisziplinären gefäßmedizinischen Team gesehen werden (Reekers et al. 2012).

2.3.7 Angiologische Therapie beim diabetischen Fuß

Patienten mit Diabetes mellitus respektive Durchblutungsstörungen am Fuß gehören zu den kardiovaskulären Hochrisikopatienten und sollten bezüglich ihrer individuellen Risikofaktoren angiologisch, kardiologisch, diabetologisch und nephrologisch betreut werden. Durch eine optimale Einstellung ihrer Risikofaktoren kann ihre kardiovaskuläre Morbidität und Mortalität signifikant reduziert werden. Zum Standard gehört eine Einstellung des arteriellen Hypertonus (Ziel <140/90 mmHg) (Mancia et al. 2013), des Diabetes mellitus (Zielkorridor HbA1c <6,5–7,5 %), der Dyslipidämie (Ziel LDL Cholesterin bei Hochrisikopatienten <70 mg/dl) (Catapano et al. 2011) sowie in der Sekundärprävention eine dauerhafte Thrombozytenaggregationshemmung mittels Monotherapie mit Aspirin 100 mg/Tag oder Clopidogrel 75 mg/Tag. Zusätzlich sollte eine strikte Nikotinkarenz eingehalten und ein normales Körpergewicht angestrebt werden. Auf die Empfehlungen zur differenzierten medikamentösen Einstellung der Risikofaktoren soll an dieser Stelle nicht eigegangen werden.

Eine medikamentöse Verbesserung der Claudicatio intermittens kann auch direkt pharmakologisch erreicht werden. Hierzu geeignet sind der Phosphodiesterase-Inhibitor Cilostazol, der Vasodilatator Naftidofuryl, Statine (Momsen et al. 2009) und aktuell kontrovers auch ACE-Hemmer (Barrons und Woods 2016). Die Durchblutungssituation sollte zunächst klinisch und in der einfachen apparativen (ABI/TBI), nicht-invasiven Untersuchung abgeklärt werden. Gerade bei Patienten mit diabetischer Nephropathie und besonders hohem Risiko für eine Kontrastmittel-induzierte Nephropathie sollte zunächst die hämodynamische Relevanz einer pAVK ggf. vom Angiologen nicht-invasiv abgeklärt werden.

Zur Verbesserung der Claudicatio intermittens (zur Kollateralisierung) kommen im Stadium IIb nach Fontaine ein strukturiertes Gehtraining und eine medikamentöse Therapie infrage.

Literatur

Abbott CA et al (1998) Multicenter study of the incidence of and predictive risk factors fordiabetic neuropathic foot ulceration. Diabetes Care 21(7):1071–1075

Abbott CA et al (2002) The North-West Diabetes Foot Care Study: incidence of, and risk factors for, new diabetic foot ulceration in a community-based patient cohort. Diabet Med 19(5):377–384

Adler AI et al (1999) Lower-extremity amputation in diabetes. The independent effects of peripheral vascular disease, sensory neuropathy, and foot ulcers. Diabetes Care 22(7):1029–1035

Apelqvist J, Larsson J (2000) What is the most effective way to reduce incidence of amputation in the diabetic foot? Diabetes Metab Res Rev 16:S75–S83

Apelqvist J et al (2008) Practical guidelines on the management and prevention of the diabetic foot: based upon the International Consensus on the Diabetic Foot (2007) Prepared by the International Working Group on the Diabetic Foot. Diabetes Metab Res Rev 24(Suppl 1): S181–S187

Arsenault KA et al (2011) The use of transcutaneous oximetry to predict complications of chronic wound healing: a systematic review and meta-analysis. Wound Repair Regen 19(6):657–663

Barrons RW, Woods JA (2016) The Roles of ACE Inhibitors in Lower Extremity Peripheral Artery Disease. Am J Ther 23(1):e7–e15

Boulton AJ et al (2004) The diabetic foot: from art to science. The 18th Camillo Golgi lecture. Diabetologia 47(8):1343–1353

Boyko EJ et al (2006) Prediction of diabetic foot ulcer occurrence using commonly available clinical information: the Seattle Diabetic Foot Study. Diabetes Care 29(6):1202–1207

Catapano AL et al (2011) ESC/EAS Guidelines for the management of dyslipidaemias: the Task Force for the management of dyslipidaemias of the European Society of Cardiology (ESC) and the European Atherosclerosis Society (EAS). Atherosclerosis. 217(Suppl 1): S1–S44

Chilelli NC et al (2013) AGEs, rather than hyperglycemia, are responsible for microvascular complications in diabetes: a „glycoxidation-centric“ point of view. Nutr Metab Cardiovasc Dis. 23(10):913–919

Diehm C et al (2009) Mortality and vascular morbidity in older adults with asymptomatic versus symptomatic peripheral artery disease. Circulation 120:2053–2061

Espinola-Klein C et al (2008) Different calculations of ankle-brachial index and their impact on cardiovascular risk prediction. Circulation 118:961–967

Graziani L et al (2007) Vascular involvement in diabetic subjects with ischemic foot ulcer: a new morphologic categorization of disease severity. Eur J Vasc Endovasc Surg 33(4):453–460

Mancia G et al (2013) 2013 ESH/ESC guidelines for the management of arterial hypertension: the Task Force for the Management of Arterial Hypertension of the European Society of Hypertension (ESH) and of the European Society of Cardiology (ESC). Eur Heart J 34(28):2159–2219

Momsen AH et al (2009) Drug therapy for improving walking distance in intermittent claudication: a systematic review and meta-analysis of robust randomised controlled studies. Eur J Vasc Endovasc Surg. 38(4):463–474

Prompers L et al (2008) Prediction of outcome in individuals with diabetic foot ulcers: focus on the differences between individuals with and without peripheral arterial disease. The EURODIALE Study. Diabetologia 51:747–755

Reekers JA et al (2012) Diabetic foot and PAD: the endovascular approach. Diabetes Metab Res Rev 28(Suppl 1):36–39

Reinecke H et al (2015) Peripheral arterial disease and critical limb ischaemia: still poor outcomes and lack of guideline adherence. Eur Heart J 36:932–938

S3-Leitlinien PAVK (2015) AWMF-Register Nr. 065/003

Spronk S et al (2005) Value of the duplex waveform at the common femoral artery for diagnosing obstructive aortoiliac disease. Vasc Surg. 42(2): 236–242

Trieb K et al (2016) The Charcot foot: pathophysiology, diagnosis and classification. Bone Joint J 98-B(9):1155–1159

Zwicky S et al (2002) Evaluation of clinical tests to assess perfusion in chronic critical limb ischemia. VASA 31:173–178

Radiologische Diagnostik und minimal invasive bildgesteuerte Therapie

Johannes Rieger

Inhaltsverzeichnis

S. Kessler (Hrsg.), *Die interdisziplinäre Behandlung des diabetischen Fußes*,
https://doi.org/10.1007/978-3-662-63119-5_3

3

3.1 Angiopathischer Fuß

Zur Definition der Begriffe diabetischer Fuß (dF), angiopathischer Fuß (aF), neuropathischer Fuß (nF) usw. sei auf das ► Kap. 5 „Peripherer neuropathischer Fuß" verwiesen. Bei den ca. sechs Millionen Diabetikern in Deutschland entstehen jährlich bei ca. 200.000 Patienten Fußläsionen. Jeder vierte Diabetiker bekommt im Laufe seiner Erkrankung Komplikationen an seinem Fuß. Diese führen zu 20 % aller Krankenhauseinweisungen des Diabetikers und verursachen 50 % aller Krankenhaustage. Der Diabetes ist von Beginn an auch eine Gefäßerkrankung mit einer Mikro- und Makroangiopathie. Vereinfacht ausgedrückt, führt die Mikroangiopathie über den Untergang der Vasa nervorum zum neuropathischen Fuß (nF), das Ergebnis der Makroangiopathie ist die Atherosklerose in einer häufig gravierender verlaufenden Form als bei den anderen vaskulären Risikofaktoren wie der Hypertonie, dem Nikotinabusus und den Fettstoffwechselstörungen (siehe folgende Übersicht).

Komplikationen (2–6 %)
- Perforation (0,5–0,9 %)
- KM-Unverträglichkeit (0,5–1 %)
- Periphere Embolien (0,4–1,5 %)
- Aneurysmata spuria (0,06–2 %)
- AV-Fisteln (0,2–5 %)
- Akute Thrombosen (1–3 %)
- Hämatome (1–5 %)
- Dissektionen (1,8–5,5 %)
- Blutungen (1–7 %)

Der angiopathische Fuß ist die klinische Manifestation dieser Atherosklerose als periphere arterielle Verschlusskrankheit (pAVK). Die pAVK wird im deutschsprachigen Raum in die vier Stadien nach Fontaine eingeteilt, im englischsprachigen Raum in die sechs Stadien nach Rutherford (◘ Tab. 3.1). Im Folgenden wird nur die Einteilung nach Fontaine verwendet.

Am wichtigsten ist der fundamentale Unterschied zwischen den Stadien I und II der pAVK einerseits und den Stadien III und IV andererseits. Die Stadien I und II entsprechen in etwa einer niedrigmalignen Tumorerkrankung, 50 % der Patienten leben nach zehn Jahren noch. Es handelt sich daher im Stadium I und II um eine „quality of life limiting disease". Ein revaskularisierender Eingriff ist eine „Kann-Option", eine zwingende Indikation besteht jedoch nicht und wird durch die S3-Leitlinien im Sinne einer obligaten interventionellen oder operativen Behandlung nicht abgedeckt. Die

◘ **Tab. 3.1** Stadien der pAVK

Fontaine		**Rutherford**		
Stadium	**Klinisches Bild**	**Grad**	**Kategorie**	**Klinisches Bild**
I	Asymptomatisch	0	0	Asymptomatisch
IIa	Gehstrecke >200 m	I	1	Leichte Claudicatio intermittens
IIb	Gehstrecke <200 m	I	2	Mäßige Claudicatio intermittens
		I	3	Schwere Claudicatio intermittens
III	Ischämischer Ruheschmerz	II	4	Ischämischer Ruheschmerz
IV	Ulkus, Gangrän	III	5	Kleinflächige Nekrose
		III	6	Großflächige Nekrose

S3-Leitlinien stammen allerdings aus dem Jahre 2006, sollten bereits 2011 aktualisiert werden und befinden sich derzeit noch im Stadium der Überarbeitung.

Eine Revaskularisierung und Wiederherstellung auch einer als zumindest subjektiv nicht als limitiert empfundenen Gehstrecke sollte bei vielen Patienten allerdings alleine schon deswegen in Betracht gezogen werden, um die Abwärtsspirale aus erzwungener Bewegungsarmut, Frustration, Hyperalimentierung und zunehmender Adipositas zu beenden und die Patienten vor einem möglichen Metabolischen Syndrom zu bewahren. Das Metabolische Syndrom wird zutreffend auch als „deadly quartet/tödliches Quartett" bezeichnet, da diese Mischung aus Hypertonus, mesenterialer Fettansammlung, Diabetes und Fettstoffwechselstörung ihre Besitzer zügig vital gefährdet. Eine gleichzeitig vorliegende pAVK erhöht das Sterberisiko nochmals deutlich (Diehm et al. 2007).

Zwingend ist die zeitnahe Revaskularisierung im Stadium III und IV. Diese Stadien entsprechen bezüglich des drastischen Verlaufs einer hochmalignen Tumorerkrankung, 25 % der Patienten sterben innerhalb eines Jahres, bis zu 50 % aller Patienten sind derzeit nach zwei Jahren verstorben. Daher ist Begriff der „life limiting disease" gerechtfertigt. Hinzu kommt, dass eine Amputation das Sterberisiko nochmals erhöht.

> Ohne Revaskularisierung steigt das Amputationsrisiko innerhalb von sechs Monaten auf 100 %.

Der Extremitätenerhalt im Stadium III (Ruheschmerzen) und IV (angiopathisches Ulkus) ist für alle Patienten mit einer peripheren arteriellen Verschlusskrankheit von herausragender Bedeutung. Beide Stadien werden unter dem Begriff der chronischen kritischen Ischämie (chronic limb ischemia, CLI) subsumiert (▪ Abb. 3.1, ▪ Abb. 3.2, ▪ Abb. 3.3). Die pAVK im Stadium III und IV des Diabetikers unterscheidet sich von

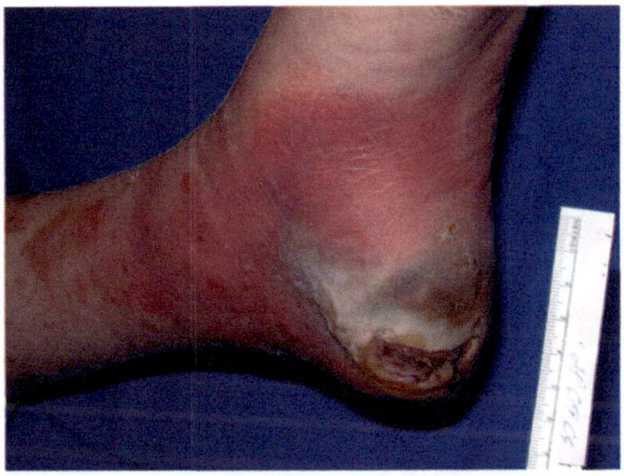

▪ **Abb. 3.1** Angiopathisches Ulkus an der Ferse (der Patient hat in der Folge eine Revaskularisation der Unterschenkelarterien erhalten mit nachfolgender freier Muskelplastik und Meshgraft-Transplantation, ▪ Abb. 8.10a, b)

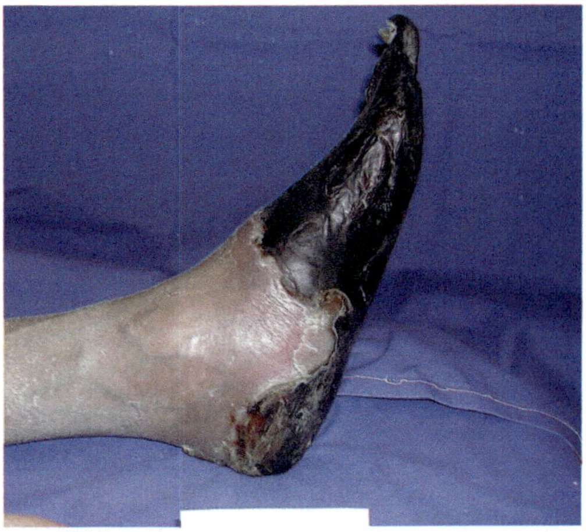

▪ **Abb. 3.2** Trockene Gangrän des Vor- und Mittelfußes sowie der Ferse

der anderer Patienten (Übersicht unten). Die Prävalenz einer pAVK ist bei Diabetikern 20 mal höher als bei gleichaltrigen Vergleichspersonen. Diabetiker haben zudem im Stadium der kritischen Ischämie bei einer gleichzeitig bestehenden peripheren Neuropathie häufig keine Schmerzen und bemerken daher Verletzungen und/oder Infektionen an den Füßen häufig nicht. Bei schwer kalzifizierter Atherosklerose und Mediasklerose führen Untersuchungsverfahren wie die Druckmessung am Knöchel

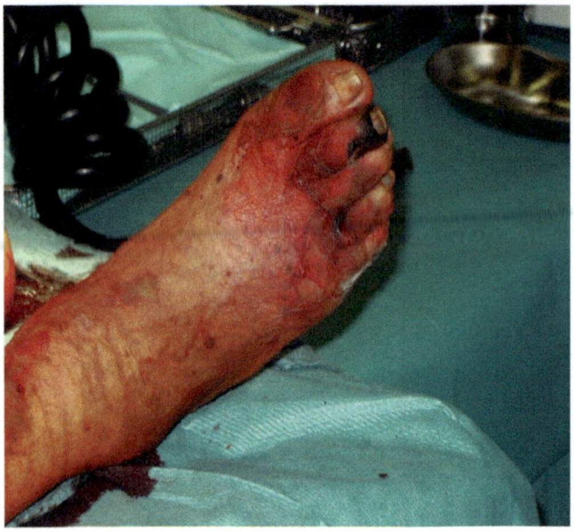

Abb. 3.3 Stadium IV mit Gangrän/feuchter Gangrän des Digitus II und kritischer Durchblutungsstörung des gesamten Fußes

zur Bestimmung des ABI beim Diabetiker zu verfälschten Werten und sind nicht verwertbar. Die Makroangiopathie des Diabetikers findet bevorzugt an den Unterschenkeln statt. Die drei übrigen Hauptrisikofaktoren der Atherosklerose werden an anderen Stellen wirksam: Der Hypertoniker neigt zum zerebralen Befall (Hirnblutung, Schlaganfall bei Karotisstenose), der Raucher zur pAVK vom Beckentyp oder Herzinfarkt und die Hyperlipidämie verstärkt die jeweiligen Risikofaktoren bei ihrer zerstörerischen Arbeit. Positiv ist, dass das sog. medikamentöse Risikofaktorenmanagement der Atherosklerose durch Thrombozytenaggregationshemmer, Antihypertensiva und Fettsenker zu einer relevanten Risikoreduktion bezüglich der erwähnten klinischen Endpunkte geführt hat. Dennoch führt auch heute noch eine Unerfahrenheit der behandelnden Ärzte beim pAVK-Patient im Allgemeinen und beim Diabetiker im Besonderen zu zahlreichen vermeidbaren Komplikationen. Noch 2001 hatten in einer regionalen, repräsentativen Untersuchung zur medizinischen Versorgung des Typ-II-Diabetikers um Augsburg 57 % dieser Patienten unbehandelt oder behandelt einen zu hohen Blutdruck. 69 % der Patienten kannten den Begriff HbA_{1c} nicht (!). Die Blutfette waren bei 43 % der Patienten ungünstig, Augen- oder Fußuntersuchungen in den letzten Monaten nur bei 63 % respektive 38 % der Patienten erfolgt. Spätschäden waren bei einer relevanten Anzahl der Patienten bereits eingetreten (Icks et al. 2006).

Besonderheiten der pAVK des Diabetikers

- Die Prävalenz einer pAVK ist bei Diabetikern 20 mal höher als bei gleichaltrigen Vergleichspersonen
- In >80 % liegt ein überwiegender Befall der Unterschenkelgefäße vor
- Ausgeprägte Mediasklerose → Erschwerte Bildgebung: Duplex, CTA
- Hohe Rate an relevanten Komorbiditäten (diabetische Nephropathie, KHK, Schlaganfälle, etc.)
- Nur in 30 % der Fälle Claudicatio als Erstmanifestation
- Sehr häufig fehlt der Ruhe- und Belastungsschmerz
- Zumeist erst vorstellig im Stadium der kritischen Ischämie

In anderen Ländern bestehen ähnlich unerfreuliche Situationen. In den USA wurden bis 2005 51 % aller Amputationen ohne jede vorausgehende Gefäßdiagnostik durchgeführt (Allie et al. 2005). Eine Publikation im European Heart Journal gibt zehn Jahre später (!) immer noch einen Anteil von 37 % Patienten im Stadium der kritischen Ischämie an, die vor Amputation keiner Gefäßdiagnostik zugeführt wurden (Reinecke et al. 2015).

3.2 Grundlagen zur radiologischen Gefäßdiagnostik

Die Radiologische Diagnostik beim dF besteht im Wesentlichen aus konventionellen Röntgenaufnahmen und der Kernspintomografie. Die Radiologie ist unter Einbeziehung spezieller Techniken der Kernspinangiografie(MRA) in der Lage, die wichtigen Fragen zuverlässig bei nahezu jedem Patienten zu beantworten.

Das ist aber nicht der Punkt, da bei einem aF im Stadium II – IV die Radiologie im günstigsten Fall einschließlich der noch zu beschreibenden interventionellen Techniken zur Sekundärprävention beitragen kann. Viel wichtiger ist es, das teilweise unzureichende Management dieser Erkrankung zu verbessern und sowohl bei den Ärzten wie auch den Patienten mehr Wissen zu fördern. Das beginnt damit, dass alle Diabetiker über die Risiken am Fuß aufgeklärt werden müssen und zwar über die pAVK wie über die PNP. Patienten mit einer bekannten pAVK dürfen sich an den Füßen nicht verletzen und daher nicht barfuß oder in offenen Schuhen gehen. Sie müssen eine spezielle Fußpflege in Anspruch nehmen. Das setzt sich damit fort, dass auch ein Stadium I einer pAVK, also die asymptomatische, lediglich auf Messwerten beruhende pAVK, bezüglich des Risikofaktorenmanagements genauso behandelt werden muss wie die symptomatischen Stadien, da diese Patienten bereits ein deutlich erhöhtes Risiko bezüglich der Inzidenz von Herzinfarkt/Schlaganfall haben (getABI study group 2002). Warme Füße oder Unterschenkel werden z. B. häufig mit gut durchbluteten bzw. ausreichend perfundierten unteren Extremitäten gleichgesetzt – was beim Diabetiker kein kausaler Zusammenhang sein muss. AV-Shunts können eine Durchblutungsstörung beim Diabetiker maskieren.

Der angiopathische Fuß entspricht einer chronischen kritischen Ischämie des Fußes. Maßnahmen im Rahmen inkompetenter Wundbehandlungen, die oft über Monate fortgeführt werden, müssen unterbleiben. Die Erhebung des Gefäßstatus ist für jeden Diabetiker, besonders aber für jeden mit Fußproblemen zwingend. Duplex und ABI führen oft zu keinen verwertbaren Ergebnissen bzw. zu Fehlinterpretationen, die die mögliche und notwendige Behandlung nur weiter verzögern (▶ Kap. 4). Der Gefäßstatus wird durch die MR-Angiografie erhoben, wobei es Kontraindikationen gibt, zu denen vor allem die älteren Herzschrittmacher gehören. Zu beachten ist bei der Wahl des Kontrastmittels eine möglicherweise kritisch reduzierte glomeruläre Filtrationsrate (GFR) der Patienten und das Risiko einer sog. nephrogenen sytemischen Fibrose (NSF). Die NSF ist extrem selten (bisher ca. 300 berichtete Fälle weltweit) und das Risiko kann durch die Verwendung gadoliniumbasierter Kontrastmittel auf der Basis makrozyklischer nicht ionischer Chelate nahezu auf Null gebracht werden. Bei der konkurrierenden Risikoabschätzung zwischen eventueller Gefährdung der Nierenfunktion und der Gefährdung der Extremität geht aus klinischer Sicht die Diagnostik der chronischen kritischen Ischämie ohnehin immer vor. Dies gilt auch, wenn eine Amputation schon nicht mehr zu vermeiden ist. Zur korrekten Festlegung der Amputationshöhe muss der Gefäßstatus bekannt sein, damit nicht in einem minderperfundierten Gebiet amputiert wird mit der Folge von Wundheilungsstörungen.

Chirurgische Maßnahmen haben ohne Kenntnis der Gewebeoxygenierung und des Gefäßstatus zu unterbleiben. Auch für die Planung einer plastischen Deckung von Gewebedefekten ist die Kenntnis der Gefäßsituation entscheidend. Im Stadium III und IV ist die MRA das wichtigste bildgebende Verfahren, bei Kontraindikationen ersatzweise die CT–Angiografie (CTA). Die MRA muss als Doppelbolus-MRA oder auch Hybrid-MRA (Meissner et al. 2005) durchgeführt werden. Bei der Hybrid-MRA wird die erste KM-Injektion für eine klassische Verschiebetisch-Angiografie verwendet, mit der ein Einstromhindernis der Becken- oder Oberschenkelstrombahn nachgewiesen oder ausgeschlossen werden kann (◘ Abb. 3.4). Die zweite KM-Injektion wird für eine sog. dynamische MRA des Unterschenkels ein-

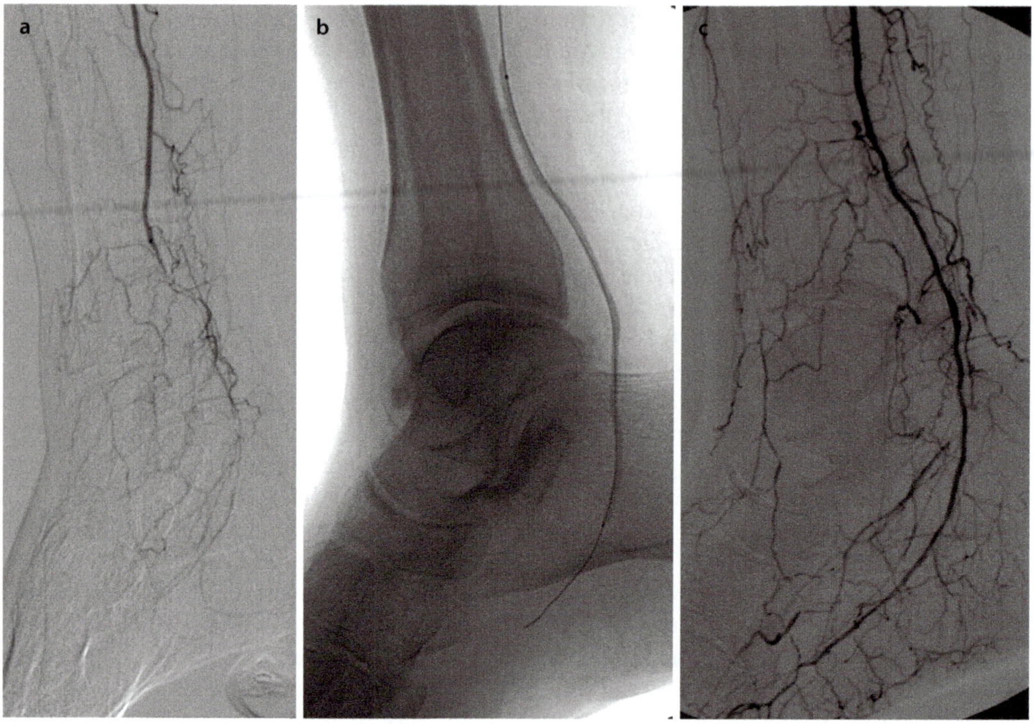

Abb. 3.4 a–c **a** Langstreckiger Verschluss der ATA (A. tibialis anterior) und AF (A. fibularis), Verschluss der ATP (A. tibialis posterior) im Übergang in den Hohlfußbogen, Stadium IV mit angiopathischem Fußulkus. **b** Passage des Verschlusses mit einem 0,014 inch steuerbaren Führungsdraht, inflatiertem Small–Vessel–Ballon der Dimension 2,0/120 mm. **c** Abschlussergebnis mit durchgängigem Fluss in den Hohlfußbogen

gesetzt (Abb. 3.5). Hierbei wird das Messvolumen nicht verändert (Unterschenkel) und wie bei der klassischen Angiografie eine Maske gemessen (Abb. 3.5a) und dann der arterielle KM-Einstrom in die Unterschenkelgefäße zeitaufgelöst beispielsweise mit einer Bildfrequenz von 0,5/sec erfasst. Damit wird das Problem der venösen Überlagerung der Arterien durch die frühen AV-Shunts des Diabetikers umgangen (Abb. 3.5b, c). Die meisten konventionell durchgeführten MRAs sind im entscheidenden Gefäßterritorium unbrauchbar (Abb. 3.5d). Nebenbei können mit modernen Hochfeldgeräten und insbesondere 3T-MRTs mit der Verschiebetischtechnik alle Schlüsselgefäße (exklusive der Koronarien) von der Karotis bis zum Hohlfußbogen mit einer KM-Gabe abgebildet werden (Abb. 3.4). Hieraus ergeben sich auch bei den Nierenarterien unter Umständen Konsequenzen zur Revaskularisierung, um eine Verschlechterung der Nierenfunktion aufzuhalten und die Patienten länger vor der Dialyse zu bewahren. Auch hier wird noch viel versäumt und die modernen fach- und organübergreifenden Diagnose- und Therapiemöglichkeiten zu wenig genutzt.

3.3 Minimal-invasive bildgesteuerte Therapie

Zurück zum Unterschenkel und der chronischen kritischen Ischämie: Der klinische Befund, die Laborwerte und die vorliegende Bildgebung, das Ausmaß der Erkrankung, die Narkoserisiken, die Komorbiditäten wie

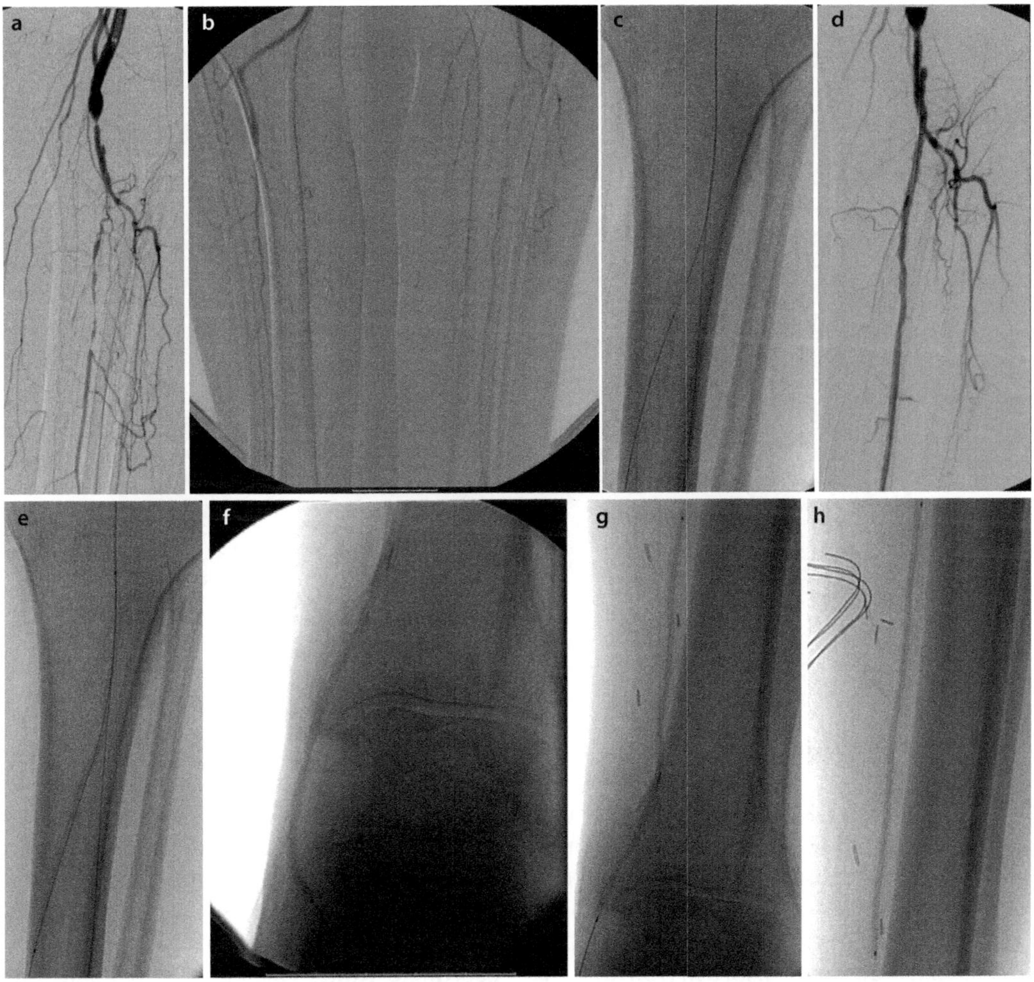

Abb. 3.5 a–k **a** Verschluss aller Unterschenkelarterien, zusätzlich hochgradige Stenose des TTF und vorgeschaltete hochgradige P3-Stenose, klinisch Stadium IV. **b** AF wieder aufgefüllt, ATA und ATP langstreckig verschlossen. **c** Gleichzeitige Sondierung der AF und der ATP jeweils mit einem 0,014 oder 0,018 steuerbaren Führungsdraht zur Sicherung der Aufzweigungsstelle zwischen AF und ATP, da bei der PTA des Abgangsbereiches entweder der AF oder der ATP der jeweils andere Abgang verschlossen werden könnte und evtl. nicht mehr sondiert werden kann. **d** Zwischenergebnis nach PTA des TTF und der proximalen AF. **e–h** Multi-Level-PTA der ATP, der AF und des Hohlfußbogens mit langen Small-Vessel-PTA-Kathetern bis zu 150 mm Ballonlänge. Beachte die röntgendichten Clips, die hier auf die Multimorbidität dieser Patienten hinweisen: Z. n. Venenentnahme für einen Koronarbypass. Diese Venen sind die gleichen Venen, die für die Anlage eines kruralen Bypasses rekrutiert werden müssten. **i–k** das-Abschlusskontrolle mit wieder durchgängiger femorokruraler Achse und 2–Gefäß–Abstrom am Unterschenkel

3

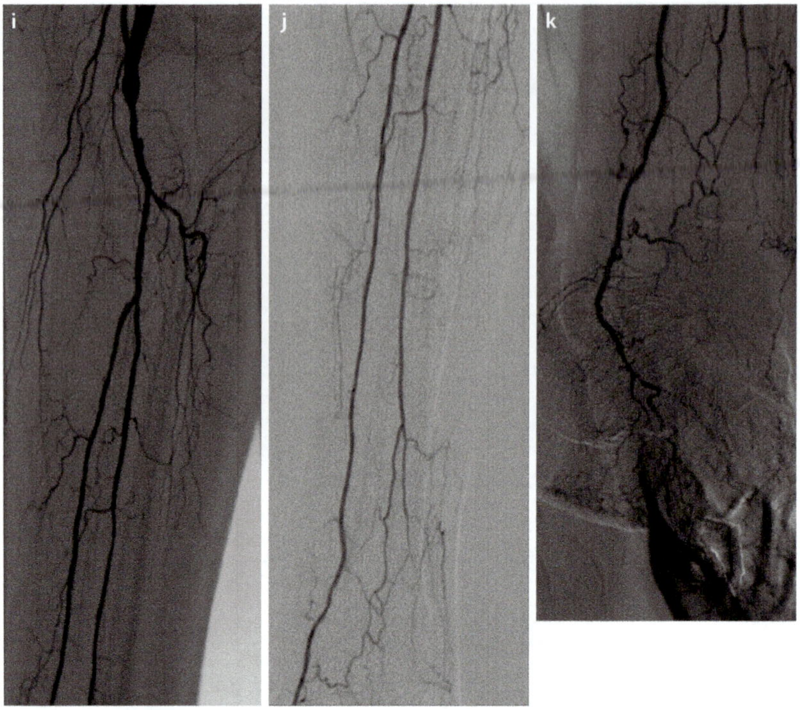

Abb. 3.5 (Fortsetzung)

Nephropathie, KHK oder Schlaganfälle und somit die Gesamtbetrachtung des Patienten entscheiden über das Vorgehen: Da beim Diabetiker in den meisten Fällen Unterschenkelarterienverschlüsse vorliegen, ist die Bypasschirurgie hier anspruchsvoll und erfordert eine geeignete Vene. Seit ca. fünfzehn Jahren (Basil-Studie 2005) gilt die Maxime „angioplasty first“ (Adam et al. 2005).

Entscheidend ist die lokal oder regional (Verlegung!) rekrutierbare Behandlungskompetenz. Behandlungsziel ist im Stadium II die Verbesserung der Mobilität und im Stadium III und IV der Extremitätenerhalt. Die meisten Interventionsstudien arbeiten mit einfachen und mittels Zahlen erfassbarer Messgrößen, wie prozentualer Reststenose, Restenoseraten nach sechs, zwölf oder 24 Monaten, der „target lesion revascularisation“-Rate (TLR), primärer, assistierter primärer oder sekundärer Offenheitsrate usw. Der technische Erfolg steht im Vordergrund, der klinische Erfolg wird im Stadium I und II im Sinne einer Gehstreckenverlängerung objektiviert. Die Frage der Lebensqualität vor und nach dem Eingriff spielt erstaunlicherweise (sowohl aus Sicht der Patienten wie auch der Kostenträger) eine untergeordnete Rolle. Das ist unerfreulich, mag aber im Stadium II akzeptabel sein. Eher wenig hilfreich und medizinisch kaum zielführend ist jedoch die Anwendung der o. g. Messparameter auf die chronische kritische Ischämie. Das ist bezüglich der Dominanz dieser Parameter über so viele Jahre nur schwer nachvollziehbar. Eine wenig charmante Teilerklärung ist sicherlich bei den Herstellern der Interventionsmaterialien zu finden, die nüchtern versuchen, immer mehr und immer teureres Material für derartige Eingriffe zu verkaufen. Erst 2016 hat eine Cochrane-Analyse erneut nachgewiesen: Bei den einzig wichtigen Endpunkten, Amputationsrate bzw. Extremitätenerhalt, Tod, Veränderung des ABI und Änderung des Rutherfordstadiums besteht im Vergleich zwischen medikamentenbeschichteten Ballonen (DEB) und unbeschichteten Ballonen kein Unterschied (Kayssi et al. 2016).

> Eine lange Offenheitsrate im Stadium IV hat eine sehr viel geringere Bedeutung als vielfach angenommen. Es geht darum, ein Ulkus zum Abheilen zu bringen. Danach kann das behandelte Gefäß auch wieder verschließen, das Ulkus rezidiviert deswegen nicht und der Fuß bleibt erhalten.

Warum ist das so? Eine Entzündung bedeutet einen erhöhten Sauerstoffbedarf des betroffenen Gewebes, der bei einem Querschnittsverschluss der Unterschenkelgefäße durch eine temporäre Hyperämie nicht bereitgestellt werden kann. Ist das Ulkus nach einer Revaskularisierung abgeheilt, sinkt der Sauerstoffbedarf des Gewebes wieder. Die Haut bleibt dabei verschlossen.

Erreicht werden muss mit einem interventionellen Eingriff die Wiederherstellung einer durchgängigen femorokruralen Achse, die ein möglichst frei perfundiertes Unterschenkelgefäß beinhaltet (◻ Abb. 3.6, ◻ Abb. 3.7). Nach 24 Monaten ist die Hälfte der Patienten im Stadium III und IV verstorben, ein offenes Gefäß hat dann nur eine umschriebene klinische Bedeutung.

Allerdings ist folgendes denkbar: Im Rahmen allgemeiner medizinischer Fortschritte bei der Behandlung des Diabetes und seiner Komplikationen könnte es klinisch und ökonomisch angezeigt sein, längere Offenheitsraten und damit weniger Re-Eingriffe zu produzieren. Derartige Eingriffe, beispielsweise die Kombination einer Artherektomie mit medikamentenbeschichteten Ballonkathetern (DEB) am Unterschenkel, sind jedoch aufwendig und teuer und haben ihren klinischen Nutzen derzeit noch nicht bewiesen.

Die Revaskularisierung der vorgeschalteten Strombahnhindernisse in der Beckenstrombahn, der Arteria femoralis superficialis (AFS), der Femoralisgabel (Patchplastik) oder

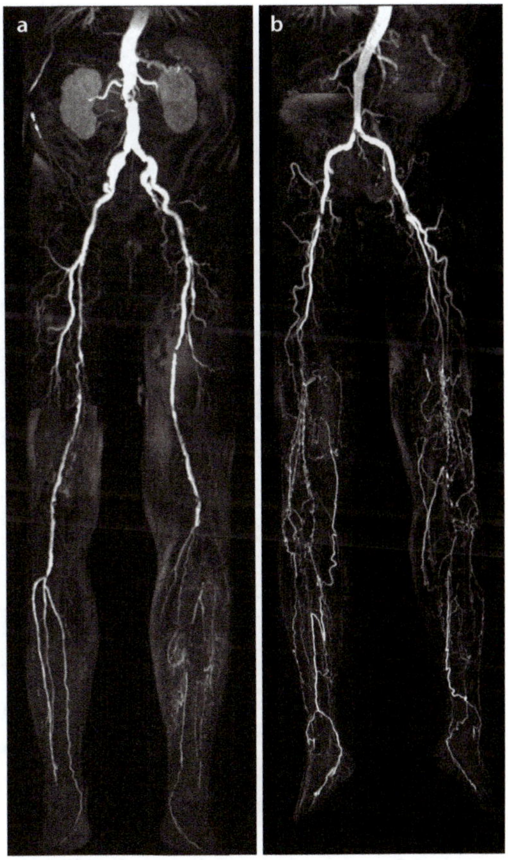

◻ **Abb. 3.6** a, b **a** Hochauflösende Ganzkörper-MRA, 1,5 T-MRT, Diabetiker, multi-level-pAVK, TASC-D-Situation, linker Unterschenkel wegen der frühen venösen Überlagerung nicht mehr diagnostisch verwertbar und zur Eingriffsplanung nicht geeignet. Eventuell therapiepflichtige Nierenarterienstenose rechts. Relevante infrarenale Aortenstenose. **b** Die sog. Aufnehmersegmente am Fuß für eine Indikationsstellung zur Bypassanlage femokruraler oder krurokruraler Bypässe im Stadium IV werden besonders bei vorgeschalteten massiven Einstromhindernissen mittels MRA häufig besser dargestellt als mittels DSA

der Arteria femoralis communis (AFC) ist zwingend (Multi-Level-Erkrankung), reicht aber nicht aus. Anders gesagt: Man bekommt einen Patienten, wenn man lediglich die Inflow-Läsionen behandelt, aus dem Stadium der kritischen Ischämie in der Regel nicht heraus. Unterschenkelgefäße reagieren häufig erstaunlich benigne – d. h. mit einer im Vergleich beispielsweise zur empfindlichen A. iliaca externa

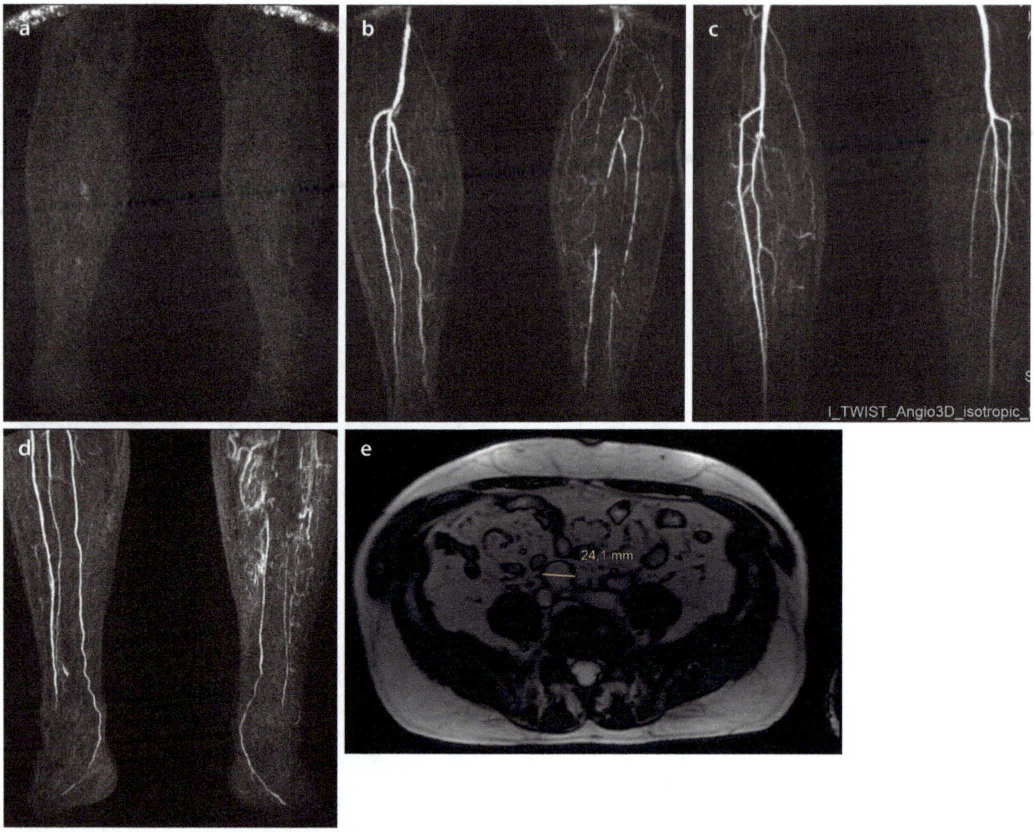

Abb. 3.7 a–e **„real world" dynamische MRA der Unterschenkel mit einer Bildfrequenz von 0,5/sec.** **a** „Maske" vor dem KM-Einstrom wie bei einer konventionellen DSA. **b** Früher, noch überlagerungsfreier Einstrom in die Unterschenkelarterien, funktioneller Querschnittsverschluss links im Stadium IV. **c** Früher arterieller Einstrom im Stadium II rechts. **d** Links frühe AV–Shunts wie insbesondere beim Diabetiker im Stadium III und IV üblich, die Arterien nun nicht mehr identifizierbar, eine Eingriffsplanung daher nicht mehr möglich. **e** Obligate Zusatzmessung (axiale T2–trufi–Sequenz) zum Nachweis/Ausschluss von Aneurysmen, Dissektionen oder einem Thrombussaum in der Aorta

relativ niedrigen Rate an flusslimitierenden Dissektionen – auf eine PTA, lediglich distale (z. B. der Übergang in den Hohlfußbogen), stark kalzifizierte Stenosen sind manchmal problematisch, müssen aber mit allen technischen Mitteln überwunden werden. Hierbei helfen manchmal kardiologische Katheter und Drähte mit Ballondurchmessern von lediglich 1 mm, die zur Vordilatation eingesetzt werden können. Hilfreich sind manchmal lange Schleusen, die beispielsweise bis in die Arteria poplitea vorgeschoben werden können, um hinderliche mechanische Einflüsse im Verlauf der Oberschenkelstrombahn auszuschalten.

In Einzelfällen kann die A. poplitea auch direkt punktiert werden. Bei einem vergeblichen antegraden Passageversuch einer Unterschenkelarterie wird in wenigen Zentren auch die ATP oder die A. dorsalis pedis punktiert und das entsprechende Gefäß retrograd passiert. Der Draht (0,014 oder 0,018 inch) wird dann aus der Schleuse in der Leiste herausgefangen, die zu behandelnde Läsion mit einem Passagekatheter überwunden, der Draht dann gezogen, gewendet und der Verschluss mit einem geeigneten PTA-Ballon dilatiert. Bei den (häufigen) Multi-Level-Läsionen, die auch die Oberschenkelstrombahn mit einbeziehen, kommt das gesamte Armamentarium der Revaskularisierung zum Einsatz, da der Einstrom ungehindert bleiben muss. Neben der einfachen PTA und dem Einsatz unbeschichteter Stents gibt es Spezialkatheter zur

- Reduktion der neointimalen Proliferation (drug eluting ballone, DEB, und drug eluting stents, DES)
- Passage alter, chronischer Verschlüsse (Re-entry-Katheter, Laser)
- Reduktion des Plaquevolumens (Atherektomiekatheter)
- Reduktion des elastischen Recoils (cutting ballon, scoring ballon)

Alle technischen Möglichkeiten haben das Ziel, eine durchgängige femorokrurale Achse herzustellen und zumindest eine Majoramputation zu vermeiden. Die technischen Erfolgsquoten sind trotz manchmal bildmorphologisch zunächst desaströs imponierender Gefäßsituationen mit >90 % relativ hoch, die Komplikationsraten relativ niedrig (Dormandy und Rutherford 2000; Hayes et al. 2002).

3.4 In Kürze

- Eine nicht mehr vermeidbare Majoramputation beim angiopathischen Fuß des Diabetikers im Stadium der chronischen kritischen Ischämie erhöht die ohnehin hohe Mortalität dieser Patienten.
- Oberstes Behandlungsziel ist der Extremitätenerhalt mit Heilung der Ulzera und Stadienrückführung zumindest in ein Stadium II.
- Eine suffiziente und geeignete Gefäßdiagnostik, wann immer möglich, also eine MR-Angiografie in korrekter Technik, ist vor einer Revaskularisierung, vor einer Amputation, vor einer Wunddeckung und vor jeglichem anderen chirurgischen Eingriff – mit anderen Worten immer – zwingend notwendig.
- Inkompetente (lokale) Heilversuche müssen erkannt werden. Sie sind zu unterlassen.
- Klinische und messtechnische Fallen = warmer Fuß bei Gefäßverschluss und falsch hohe Messwerte bei Mediasklerose, müssen erkannt und vermieden werden.
- Die minimal-invasive bildgesteuerte Therapie ist, wann immer möglich, das Verfahren der ersten Wahl („angioplasty first“).

Literatur

Adam DJ, Beard JD, Cleveland T et al (2005) BASIL trial participants. Bypass versus angioplasty in severe ischaemia of the leg (BASIL): multicentre, randomised controlled trial. Lancet 366(9501): 1925–1934

Allie DE, Hebert CJ, Lirtzman MD et al (2005) Critical limb ischemia: a global epidemic. A critical analysis of current treatment unmasks the clinical and economic costs of CLI. EuroIntervention 1(1):75–84

Diehm C, Darius H, Pittrow D et al (2007) Metabolic syndrome and peripheral arterial occlusive disease as indicators for increased cardiovascular risk. Dtsch Med Wochenschr 132(1-2):15–20. German

Dormandy JA, Rutherford RB (2000) Management of peripheral arterial disease (PAD). TASC Working Group. TransAtlantic Inter-Society Consensus (TASC). J Vasc Surg 31(1 Pt 2):S1–S296. Review

getABI Study group getABI (2002) German epidemiological trial on ankle brachial index for elderly patients in family practice to detect peripheral arterial disease, significant marker for high mortality. Vasa 31(4):241–248

Hayes PD, Chokkalingam A, Jones R et al (2002) Arterial perforation during infrainguinal lower limb angioplasty does not worsen outcome: results from 1409 patients. J Endovasc Ther 9(4):422–427

Icks A, Rathmann W, Haastert B et al (2006) für die KORA-Studiengruppe. Versorgungsqualität und Ausmaß von Komplikationen an einer bevölkerungsbezogenen Stichprobe von Typ-2-Diabetespatienten. Der KORA-Survey 2000. DMW 131:73–78

Kayssi A, Al-Atassi T, Oreopoulos G et al (2016) Drug-eluting balloon angioplasty versus uncoated balloon angioplasty for peripheral arterial disease of the lower limbs. Cochrane Database Syst Rev 8:CD011319

Liistro F, Porto I, Angioli P, Grotti S et al (2013) Drug-eluting balloon in peripheral intervention for below the knee angioplasty evaluation (DEBATE-BTK): a randomized trial in diabetic patients with critical limb ischemia. Circulation 128(6):615–621

Meissner OA, Rieger J, Weber C et al (2005) Critical limb ischemia: hybrid MR angiography compared with DSA. Radiology 235(1):308–318

Meltzer AJ, Sedrakyan A, Isaacs A et al (2016) Vascular Study Group of Greater New York Comparative effectiveness of peripheral vascular intervention versus surgical bypass for critical limb ischemia in the Vascular Study Group of Greater New York. J Vasc Surg 64(5):1320–1326

Nationale Versorgungsleitlinie Typ-2-Diabetes: Präventions- und Behandlungsstrategien für Fußkomplikationen Registernummer nvl – 001c Klassifikation S3 Stand: 30.11.2006 (in Überarbeitung), gültig bis 31.10.2011 Seit > 5 Jahren nicht aktualisiert, LL wird z.Zt. überprüft

Reinecke H, Unrath M, Freisinger E et al (2015) Peripheral arterial disease and critical limb ischaemia: still poor outcomes and lack of guideline adherence. Eur Heart J 36(15):932–938

Scheinert D, Schmidt A, Zeller T et al (2016) German center subanalysis of the LEVANT 2 global randomized study of the lutonix drug-coated balloon in the treatment of femoropopliteal occlusive disease. J Endovasc Ther 23(3):409–416

Spreen MI, Gremmels H, Teraa M et al (2016) PADI and JUVENTAS study groups diabetes is associated with decreased limb survival in patients with critical limb ischemia: pooled data from two randomized controlled trials. Diabetes Care 39(11):2058–2064

Wickström JE, Laivuori M, Aro E et al (2017) Toe pressure and toe brachial index are predictive of cardiovascular mortality, overall mortality, and amputation free survival in patients with peripheral artery disease. Eur J Vasc Endovasc Surg pii:S1078-5884(17)

Zeller T, Baumgartner I, Scheinert D et al (2014) Drug-eluting balloon versus standard balloon angioplasty for infrapopliteal arterial revascularization in critical limb ischemia: 12-month results from the IN.PACT DEEP randomized trial. J Am Coll Cardiol 64:1568–1576

Gefäßchirurgische Rekonstruktionen bei diabetischer Gangrän

Claus-Georg Schmedt, Stephanie Steckmeier, Sigurd Kessler, Mojtaba Sadeghi und Bernd Steckmeier

Inhaltsverzeichnis

S. Kessler (Hrsg.), *Die interdisziplinäre Behandlung des diabetischen Fußes*,
https://doi.org/10.1007/978-3-662-63119-5_4

4.1 Epidemiologie

Diabetes mellitus (DM) gehört zu den größten Volkskrankheiten. In Deutschland leiden mehr als sechs Mio. Einwohner an DM. Dabei sind Frauen und Männer in etwa gleich häufig betroffen. Nach Angaben der International Diabetes Federation (IDF) steigt diese Zahl stetig. Im Jahr 2030 wird Europa den dritten Platz in der Rangfolge der absoluten Zahlen mit 66,5 Mio. Diabetikern einnehmen. Weltweit wird die Anzahl der Patienten mit Diabetes im Jahr 2030 auf 438 Mio. Menschen (7,8 %) ansteigen (IDF). Eine Reihe schwerwiegender Folgeerkrankungen sind mit Diabetes assoziiert, darunter die Mikro- und Makroangiopathie, die Nephropathie, Polyneuropathie (PNP) und diabetische Retinopathie. Bei etwa einem Fünftel der Patienten mit DM liegt eine zerebrale und bei nahezu zwei Drittel der Betroffenen eine periphere arterielle Verschlusserkrankung vor. Die Hälfte der Kranken leiden an einer Koronaren Herzerkrankung (KHK) (Reike 1999).

Mit zunehmendem Lebensalter steigt die Prävalenz der Erkrankung dramatisch an. Dabei beträgt der Anteil der Erkrankung aller 65–70-Jährigen etwa 20 %. Dies gewinnt besondere Bedeutung bei der Entwicklung der Bevölkerungs- und Alterspyramide in Deutschland. Seit dem Jahr 2015 nimmt die Gesamtbevölkerung in Deutschland (81,1 Mio. im Jahr 2014) kontinuierlich ab, wobei der Anteil der älteren Einwohner prozentual zunimmt. Mit einem Durchschnittsalter von 45,3 Jahren zählt Deutschland zu den Ländern mit der ältesten Bevölkerung der Welt (Statistisches Bundesamt). Der Anteil der unter 20-Jährigen an der Bevölkerung reduzierte sich zwischen 1960 und 2010 von 28,4 auf 18,4 %. Parallel dazu stieg der Anteil der Personen, die 60 Jahre und älter waren, von 17,4 auf 26,3 %. Dieses Ungleichgewicht wird in Zukunft weiter ansteigen.

Patienten mit DM haben überdurchschnittlich häufig chirurgisch zu therapierende Erkrankungen, wobei den arteriellen Gefäßleiden eine besondere Bedeutung zukommt. Die angiologische, radiologische und gefäßchirurgische Diagnostik sowie nach Möglichkeit eine endovaskuläre Intervention oder eine offene Operation zur Revaskularisation sollte vor Auftreten einer peripheren Gangrän und vor einer Minor- oder Majoramputation erfolgen.

4.2 Neuropathie und arterielle Verschlusserkrankung (pAVK)

Die Unterscheidung zwischen einem neuropathischen Fuß (nF) ohne Makroangiopathie und einem arteriosklerotisch bedingten Verschlussleiden mit sog. angiopathischem Fuß (aF) lässt sich mit einfachen klinischen Methoden durchführen.

Der nF ohne Makroangiopathie ist gut durchblutet, warm, trocken und zeigt tastbare Fußpulse. Wegen der „Autosympathektomie“ durch weitgestellte AV-Shunts und gefüllter Venen im Bereich des Fußrückens und der Tibiakante besteht eine „Luxusperfusion“, die nicht mit einer Entzündung verwechselt werden darf. Beim nF besteht eine eingeschränkte Sensibilität und ein reduziertes Vibrations- und Thermoempfinden. Häufig lassen sich eine Dys- und Parästhesie nachweisen. Die Wunden finden sich im Bereich der am stärksten druckbelasteten Zonen, der Zehenspitzen, der Mittelgelenke dorsal, der Grundgelenke plantar, im Mittelfuß oder im Fersenbereich. Hingegen bilden sich beim aF die Nekrosen auf dem Boden einer pAVK ohne DM bzw. PNP typischerweise im Bereich „der letzten Wiese“ akral bzw. den Zehen (◘ Abb. 4.1). An der Ferse kann eine Wunde verursacht sein durch eine PNP mit oder ohne pAVK.

Der angiophathische Fuß bei Patienten mit fortgeschrittener pAVK im Stadium der

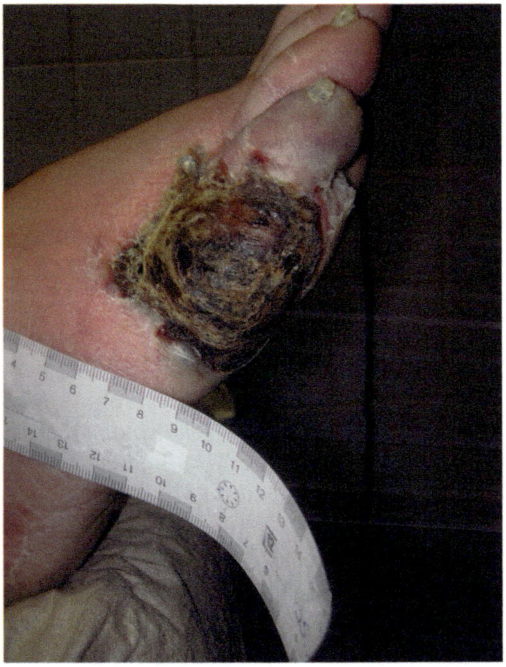

Abb. 4.1 Gangrän am Vorfuß rechts nach Exartikulation der fünften Zehe bei pAVK und Diabetes mellitus

kritischen Ischämie ist kalt, schmerzhaft, blass und manchmal livide und besitzt meist noch eine erhaltene sudomotorische Aktivität mit Schweißbildung sowie ein altersentsprechendes Vibrationsempfinden ohne Störung der Sensibilität. Im Gegensatz zum nF sind bei einem aF die Reflexe meist erhalten. Die Gelenke zeigen keine Deformität. Je nach Stadium der pAVK bestehen eine Claudicatio intermittens (Stadium II), ein ischämischer Ruhe- oder Belastungsschmerz (Stadium III) oder eine periphere Läsion (Stadium IV).

Die Claudicatio intermittens kann bei Polyneuropathie (PNP) fehlen. Die Heilungschancen beim nF ohne Makroangiopathie sind in der Regel günstig und häufig mit konservativer oder operativer Druckentlastung zu erreichen.

Die Makroangiopathie beim Diabetiker mit Einengung der größeren arteriellen Strombahnen weist typischerweise einen Querschnittsverschluss im proximalen Drittel der Unterschenkelgefäße auf. Eine Druckentlastung reicht dann nicht aus. Hier ist dann eine Verbesserung der Durchblutung durch Angioplastie oder durch einen Bypass erforderlich.

4.3 Pathophysiologische Aspekte der Angiopathie bei Diabetes mellitus

Bei Patienten mit DM führen neben den bekannten Risikofaktoren besondere Stoffwechselreaktionen zu obliterierenden Veränderungen der großen und kleineren arteriellen Gefäße. Die diabetische „Arteriosklerose" ist mehr diffus, weniger im pelvinen als im peripheren Bereich fortgeschritten und manifestiert sich in einem früheren Lebensalter. Die Bedeutung der diabetischen Mikroangiopathie, d. h. der zusätzlichen Erkrankung der Arteriolen und Kapillaren mit Verdickung der Basalmembran ohne okkludierende Komponente, ist bisher nicht vollständig geklärt.

Als Folge des Glukose-Überschusses werden bei der Glykolisierung („Verzuckerung") von Fetten, Eiweißkörpern und Kernsubstanzen spezifische biochemische Endprodukte, die sog.n Advanced-Glycolysation-Endproducts (AGEs) gebildet. Diese AGEs, besitzen eine spezifische Affinität zum Endothel der Gefäße, haften sich dort an und führen durch Erhöhung des Strömungswiderstandes in den feinstkalibrigen Gefäßen zu einer Mikrozirkulationsstörung. Die AGE-Produktion verursacht eine endotheliale Dysfunktion. Die gefäßerweiternde Bildung von NO im Endothel wird eingestellt und die Aufnahme von LDL in die Gefäßwand gesteigert. Durch die Engstellung und Förderung der Arteriosklerose kommt es zum Gefäßverschluss. AGE haben auch eine Affinität zu sensiblen Nerven. Die Myelinscheide wird destruiert und die Polyneuropathie gefördert.

Den Patienten mit DM fehlt häufig der Schutzreflex bei einer Verletzung. Aufgrund dessen wird das Trauma häufig zu spät erkannt und wegen mangelnder Schmerzempfindung bagatellisiert. Dies fördert die phlegmonöse Ausbreitung der Infektion entlang der Sehnenscheiden. In der trockenen Haut des Diabetikers bilden sich überdies Rhagaden und kleinere Einrisse, die eine bakterielle Kontamination begünstigen.

4.4 Besonderheiten der Gefäßdiagnostik

Im Gegensatz zum DFS sind die Pulse beim nF ohne Makroangiopathie meist tastbar. Deshalb kann beim nF auf eine weiterführende angiologische Diagnostik oft verzichtet werden.

Die Stadieneinteilung nach Fontaine bei Patienten mit Diabetes gelingt häufig nicht. 70 % der diabetischen Patienten leiden an einer symmetrischen peripheren Neuropathie. Eine Claudicatio intermittens oder gar Ruheschmerzen treten deshalb meist nicht auf. Das Stadium II oder III lässt sich dann klinisch nicht diagnostizieren. Die Patienten kommen oft erst mit einer Läsion im Stadium IV zum Arzt.

30 % der über 50-Jährigen Diabetespatienten weisen eine pAVK auf. Diese ist 2- bis 3-fach häufiger im Vergleich zu Patienten ohne Diabetes (American Diabetes Association 2003). Die Diagnose einer pAVK beim Diabetiker muss möglichst frühzeitig gestellt werden.

Neben der Stadieneinteilung nach Fontaine ist auch die Erhebung der systolischen Dopplerdruckwerte häufig fehlerhaft. Bei etwa 10 % der Diabetespatienten liegt eine Mediasklerose vor. Davon sind hauptsächlich die Unterschenkelarterien betroffen. Diese Gefäße verlieren ihre Elastizität ähnlich wie bei terminaler Niereninsuffizienz oder fortgeschrittener pAVK. Die Gefäßwand wird arteriosklerotisch inkrustriert, hart und steif. Die Arterien verlieren ihre Kompressibilität. Zur Bestimmung der Dopplerdruckwerte muss ein zu hoher Druck aufgebracht werden. Die Messwerte fallen zu hoch aus (>200 mmHg). Im Gegensatz zu Patienten mit pAVK ohne Diabetes wird beim Diabetiker zur Bestimmung des Ankle Brachial Index (ABI) der höhere Druckwert der Knöchelarterien herangezogen (Steckmeier 1997).

Ein ABI >1,3 weist auf eine Mediasklerose der Gefäße hin und ist zur Diagnostik nicht zu verwerten. Zur Bestimmung des Durchblutungsdefizits bei Mediasklerose dient der Pole-Pressure-Test. Dabei wird am liegenden Patienten das Dopplersignal am Fuß aufgenommen (ohne Manschette). Das Bein wird gestreckt aus der Horizontalen solange angehoben, bis das Signal erlischt. Der Abstand der Sonde zur Liege (zur Herzhöhe) wird in Zentimeter gemessen und durch den Faktor 1,3 geteilt (Beispiel 50 cm:1,3 = 38,5 mmHg). Da die Zehenarterien weniger von der Mediasklerose betroffen sind als die mittelgroßen Arterien, kann mit einer schmalen Manschette auch dort der Dopplerdruck abgeleitet werden. Druckwerte <30 mmHg weisen auf eine kritische Ischämie hin. Im Allgemeinen liegt der Zehendruck 30 mmHg unterhalb des systemischen Knöcheldrucks. Der pathologische Zehen-Arm-Index beträgt 0,7 oder weniger (Dreyer et al. 2011).

Bei Verdacht auf Mediasklerose kann auch die Dopplerpulskurve der Knöchelarterien aufgezeichnet werden. Bei Abflachung der Amplituden ist die Pulsatilität aufgrund der steifen mittelgroßen Arterien reduziert. Bei normalem ABI liegt auch dann eine Mediasklerose vor.

Neben der Erhebung des Pulsstatus und des ABI hat die Duplexsonografie große Bedeutung. Bei umschriebenen Läsionen kann ohne weitere radiologische Vordiagnostik (digitale Subtraktionsangiografie - DSA, Computertomografische Angiografie - CTA, Magnetresonanztomografische Angiografie -

MRA) eine digitale Subtraktionsangiografie in Interventionsbereitschaft erfolgen. Die Einsparung von Kontrastmittel ist insbesondere bei diabetischer Nephropathie wünschenswert. Die MRA ist heute mit einer Sensitivität und Spezifität von über 95 % der DSA nahezu ebenbürtig. Trotzdem ist zur Diagnostik des Ausstroms insbesondere bei kruralen Läsionen in vielen Fällen die DSA vor Anlage eines autologen Bypasses immer noch unverzichtbar (Norgren et al. 2007).

Diabetiker besitzen im Gegensatz zu Patienten mit pAVK häufig eine besser ausgebildete A. dorsalis pedis. Dies kann für einen pedalen Bypass genutzt werden.

In einem hohen Prozentsatz der nicht heilenden Fußläsionen liegt eine makroangiopathische Ursache in Form entweder des rein ischämischen oder des neuropathisch-ischämischen DFS vor (Neufang 2005).

Über Kollaterale der beim Diabetiker häufig schwach kalibrigen A. profunda femoris und der segmental okkludierten A. femoralis superficialis oder A. poplitea füllen sich die kruropedalen Gefäße ungenügend, sodass eine Heilung nicht erfolgt. Auch bei tastbarem Puls der A. poplitea kann der Querschnittsverschluss im Unterschenkel so ausgeprägt sein, dass im Bereich der kruropedalen Einstrombahn ein Durchblutungsdefizit vorliegt (Rieger 1988).

4.5 Revaskularisation beim diabetischen Fußsyndrom

Endovaskuläre und offen-gefäßchirurgische Rekonstruktionen sollen nicht konkurrieren, sondern sich ergänzen. Die Therapieentscheidung sollte immer individuell sorgfältig abgewogen werden. In zertifizierten Gefäßzentren erfolgt die Entscheidungsfindung interdisziplinär. Zur Therapieentscheidung kann die TASC-Klassifikation (Transatlantic Intersociety Consensus Document of Management of Peripheral Arterial Disease) herangezogen werden (Norgren et al. 2007).

TASC-A- und -B-Läsionen können sehr gut bzw. gut endovaskulär behandelt werden. Bei längeren TASC-C- und -D-Läsionen bzw. Verschlüssen (◘ Abb. 4.2) sollte primär die Operation erwogen werden. Allerdings spielt nicht nur die Gefäßmorphologie, sondern auch die individuelle Erkrankungssituation des Patienten eine große Rolle. Bei Multimorbidität und erhöhtem Operationsrisiko ist häufig auch im

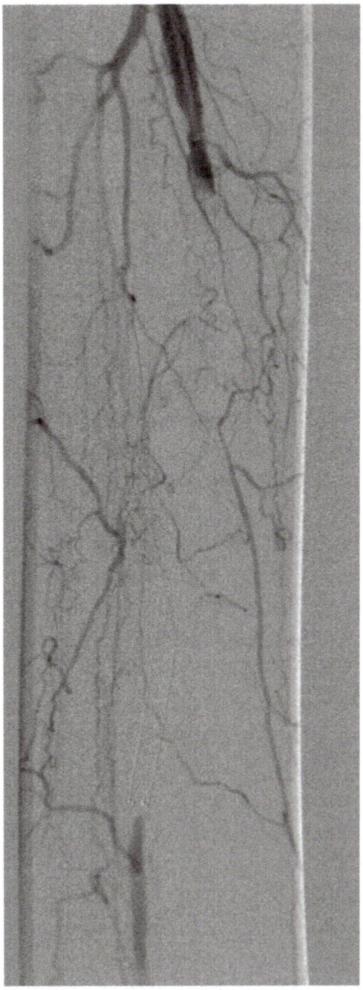

◘ **Abb. 4.2 Digitale Subtraktionsangiografie (DSA) des rechten Oberschenkels mit Darstellung eines langstreckigen Re-Verschlusses der A. femoralis superficialis.** Vorausgegangen war hier eine endovaskuläre Rekanalisation und Stent-PTA eines primär vorliegenden Verschlusses

Stadium TASC-C oder TASC-D ein endovaskulärer Therapieversuch gerechtfertigt.

Prinzipiell kann die endovaskuläre Therapie folgende Maßnahmen beinhalten: Perkutane transluminale Angioplastie (PTA), Stentimplantation und die endovaskuläre Rekanalisation von Verschlüssen sowie Lyseprozeduren. Es steht eine Vielzahl von Führungsdrähten, Dilatationsballons (konventionell oder „drug-coated“) und Stents (Ballon-expandierbar, selbst-expandierbar) zur Verfügung, welche entsprechend der betroffenen Gefäßprovinz und der Gefäßdurchmesser und der Läsionslänge ausgewählt werden. Eine klassische endovaskuläre Revaskularisationsmaßnahme ist die endovaskuläre Rekanalisation und Stent-PTA eines Verschlusses der femoro-poplitealen Strombahn. Die ◘ Abb. 4.1 zeigt eine Gangrän des fünften Strahles bei Diabetes mellitus mit pAVK. In diesem Fall liegt ein langstreckiger Verschluss der distalen A. femoralis superficialis am Übergang zur A. poplitea (P1) rechts vor (◘ Abb. 4.2) – nachgeschaltet zusätzlich eine ausgeprägte krurale Arteriosklerose mit Verschluss der A. tibialis posterior und der proximalen A. tibialis anterior (◘ Abb. 4.3). Aufgrund der Begleiterkrankungen erfolgte primär eine interventionelle Therapie mit endovaskulärerer Rekanalisation und PTA mit Stentimplantation, wobei jetzt ein langstreckiger Stentverschluss vorliegt (◘ Abb. 4.4).

Falls eine endovaskuläre Therapie nicht möglich ist oder im weiteren Verlauf scheitert, muss bei einer langstreckigen Stenose bzw. einem langstreckigem Verschluss eine Bypassrevaskularisation durchgeführt werden. Die autologe Vene (meist V. saphena magna) ist bei Patienten mit diabetischer pAVK das Mittel der Wahl zur Revaskularisierung.

Trotz fortgeschrittener Läsion mit erneuter Ulzeration und Nekrose am lateralen Vorfuß rechts kann es gelingen, durch die Anlage eines femoro-kruralen Bypasses (◘ Abb. 4.5, ◘ Abb. 4.6) sowie einer Nachamputation mit Wundbehandlung bzw. Spalthauttransplantation den Wundverschluss zu erreichen (◘ Abb. 4.7, ◘ Abb. 4.8) und so die Extremität und Mobilität des Patienten zu erhalten. Die A. femoralis wurde als Einstrombahn benutzt und die obere Bypassanastomose nicht im Bereich der Leiste, sondern distal davon im proximalen Abschnitt der A. femoralis superficialis angesetzt („distal origin“). Kürzere Bypassrekonstruktionen haben bessere Offenheitsraten, außerdem wird Venenmaterial ein-

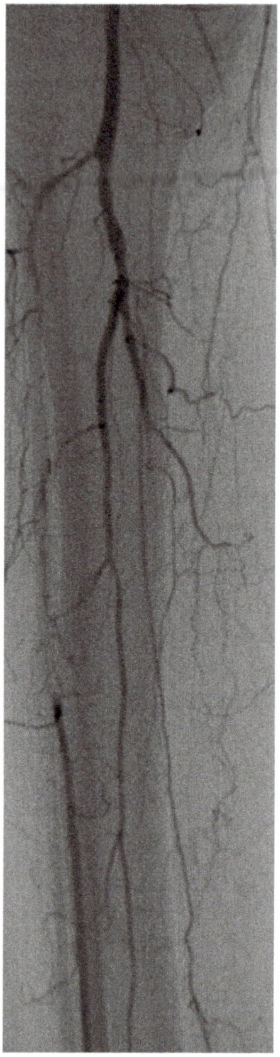

◘ **Abb. 4.3 Digitale Subtraktionsangiografie (DSA) des rechten Unterschenkels.** Darstellung einer ausgeprägten kruralen pAVK mit Verschluss der proximalen A. tibialis anterior und langstreckigem Verschluss der A. tibialis posterior rechts

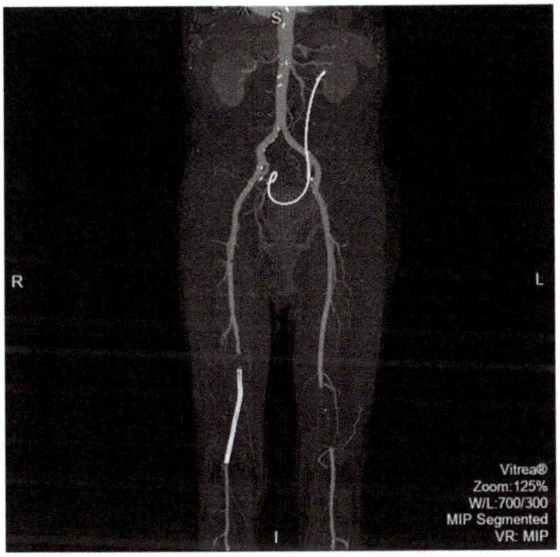

Abb. 4.4 **CT-Angiografie der Oberschenkel beidseits mit Darstellung langstreckiger Verschlüsse der A. femoralis superficialis bis in die proximale A. poplitea (P1) beidseits.** Rechts war eine zweimalige endovaskuläre Rekanalisation und Stent-PTA eines Verschlusses vorausgegangen

gespart und es können die besten Venensegmente Verwendung finden.

Steht die V. saphena magna aufgrund vorausgegangener herz- oder gefäßchirurgischer Rekonstruktionen nicht mehr zur Verfügung oder besteht eine Varikose, können auch die V. saphena parva oder die V. cephalica als autologes Bypass-Material verwendet werden.

Es gibt im Prinzip drei Techniken. Ob man einen „reversed-“, „non-reversed-“ oder einen „in-situ-Bypass“ anlegt, hängt vom Verschlussmuster und von der Qualität der Vene ab. Beträgt der distale Durchmesser der Vene nur 3 mm oder weniger, sollte ein „non-reversed“-Bypass Verwendung finden. In diesem Fall müssen die Venenklappen mit dem Valvulotom zerstört werden. Zur Herstellung der kruralen Anastomose ist es dann von Vorteil, dass der kleinere Abschnitt der Vene benutzt werden kann.

Bei Umkehr der Vene („reversed“-Venenbypass) wird das distale Ende der sich verjüngenden Vene an die großlumige, dick-

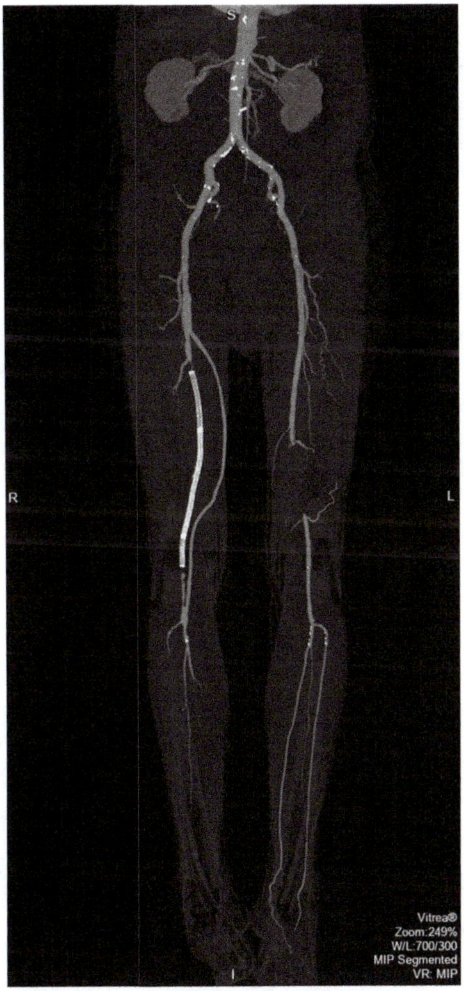

Abb. 4.5 **CT-Angiografie der Oberschenkel beidseits mit Darstellung eines femoro-kruralen Venenbypasses (reversed) rechts.** Die femorale Anastomose wurde nicht mit der A. femoralis communis sondern als sog. „distal origin“ Anastomose mit der A. femoralis superficialis angelegt und die krurale Anastomose erfolgte mit der distalen A. poplitea (P3) und dem Truncus tibiofibularis rechts

wandige Spenderarterie angesetzt. Dies kann an der proximalen Anastomose aufgrund der Inkongruenz der Lumina zu hämodynamisch ungünstigen Kalibersprüngen und Stenosen führen. Diese Technik kommt dann in Betracht, wenn das Venenlumen proximal und distal ausreichend weit ist, d. h. über 3,5–4 mm im

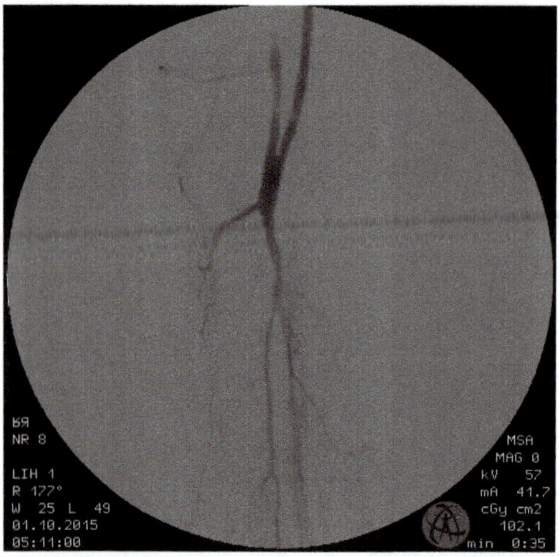

Abb. 4.6 Intraoperative digitale Subtraktionsangiografie (DSA) der kruralen Anastomose eines femoro-kruralen Venenbypasses rechts (Abb. 4.5) im Verlauf der distalen A. poplitea (P3) und des Truncus tibiofibularis rechts

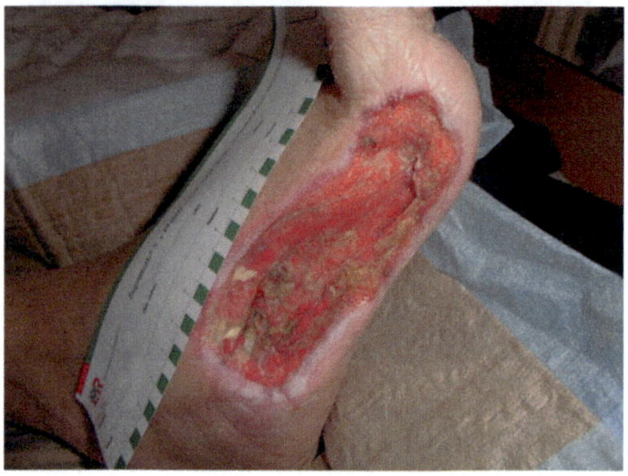

Abb. 4.7 Gute Granulation der Wundfläche nach erfolgreicher gefäßchirurgischer Revaskularisation durch Anlage eines femoro-kruralen Venenbypasses rechts und offener Nachamputation des 4. und 5. Stahles des rechten Fußes

Durchmesser. Dieses Vorgehen hat den Vorteil, dass die Venenklappen nicht zerstört werden müssen und somit endotheliale Begleitschäden vermieden werden, die zum Bypassverschluss führen könnten.

Beim „in-situ"-Venenbypass wird die Vene nur proximal und distal mobilisiert und im Verlauf im Gefäßbett belassen und

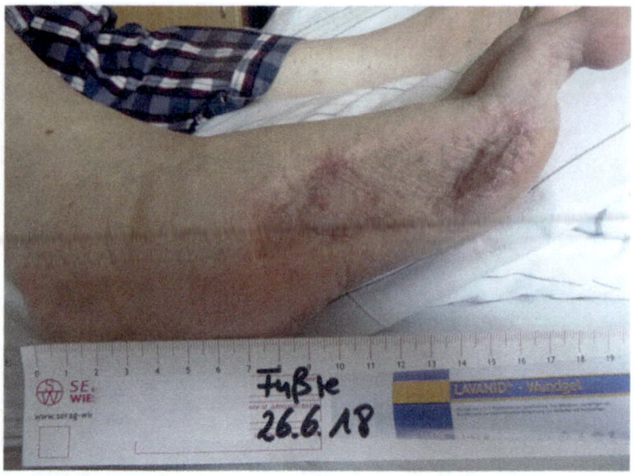

Abb. 4.8 Langzeitergebnis mit stabiler Epithelisierung nach Spalthautdeckung der transmetatarsalen (4. und 5. Strahl) Amputationswunde am rechten Fuß (Abb. 4.7)

ohne die gesamte Vene zu explantieren und umzudrehen an die arteriellen Segmente angeschlossen. Dabei müssen sowohl die Venenklappen zerstört als auch die Seitenäste ligiert werden.

In Nachuntersuchungen wurde für Venen, deren kleinster Durchmesser mehr als 3,5 mm betrug, bei der Anlage von „in-situ" Bypässen im Vergleich zu „reversed"-Bypässen kein signifikanter Unterschied in den Durchgängigkeitsraten nach drei Jahren gefunden (68 % versus 66 %). Dagegen lagen bei Venendurchmessern unter 3,5 mm nach zwei Jahren die Offenheitsraten für den „in-situ"-Bypass bei 74 % und für die „reversed"-Technik bei 60 % (Harris et al. 1993).

Steht kein geeignetes Venenmaterial zur Verfügung, sollte die Verwendung einer PTFE(Polytetrafluorethylen)-Prothese als Gefäßersatz erwogen werden. Um die hämodynamischen Bedingungen im Bereich der distalen bzw. kruralen Anastomose zu optimieren, kann eine PTFE-Prothese mit einem vorgefertigtem Cuff verwendet oder zuvor ein sog. Linton-Venenpatch in das krurale Anschlussgefäß genäht werden.

Die Gefäßsklerose ist beim Patienten mit pAVK und Diabetes mellitus häufig im Verlauf der Kruralarterien ausgebildet und kann hier zu einem vollständigen kruralen

Querschnittverschluss führen. Allerdings findet sich in diesen Fällen trotzdem häufiger eine offene A. dorsalis pedis, die als Anschlussgefäß geeignet ist. Bei offener femoro-poplitealer Strombahn ist in diesem Fall die Anlage eines kruro-pedalen Venenbypasses von der infragenualen A. poplitea (P3) auf die A. dorsalis pedis möglich (▪ Abb. 4.9, ▪ Abb. 4.10).

Eine Metaanalyse von HUNNINK et al. (Hunnik et al. 1994) ergab eine primäre Offenheitsrate von 66 % nach fünf Jahren bei kritischer Beinischämie unter Verwendung der autologen Vene als Bypassmaterial unabhängig von der Höhe der distalen Anastomose (oberhalb oder unterhalb des Kniegelenks). Für die PTFE-Prothese wurden bei Anlage oberhalb des Knies 47 % („kurzer Bypass") und bei Anastomose unterhalb des Knies (kniegelenküberschreitender, langer Bypass) nach dieser Zeitspanne lediglich primäre Offenheitsraten von 33 % erzielt (Hunnik et al. 1994).

TOWNE et al. (1991) beobachteten bei „in-situ"-Bypassanlagen mit Venen unter 3 mm eine höhere Frühverschlussrate. In einer multivarianten Risikoanalyse war ein kleiner Venendurchmesser der wesentliche Prädiktor für das Auftreten von Stenosen bei „in-situ"-Venenbypässen, während ein mangelnder Ausstrom mit erhöhtem peripheren Widerstand hauptsächlich für Frühverschlüsse verantwortlich war (Stonebridge et al. 1991; Varty et al. 1993).

WENGERTER et al. (1991) konnten in einer prospektiven, randomisierten Multicenter-Studie demonstrieren, dass die sekundäre Offenheitsrate (dabei wird die Offenheitsrate nach erfolgreicher Intervention wegen postoperativen Bypassversagens mitgerechnet) von 63 „reversed"- und 62 „in-situ"-Venenbypass-Anlagen nach 30 Monaten mit 67 % bzw. 69 % nahezu identisch waren. Bei Verwendung kleinerer Venendurchmesser unter 3,0mm verschlechterten sich die Durchgängigkeitsraten signifikant und betrugen beim „in-situ"-

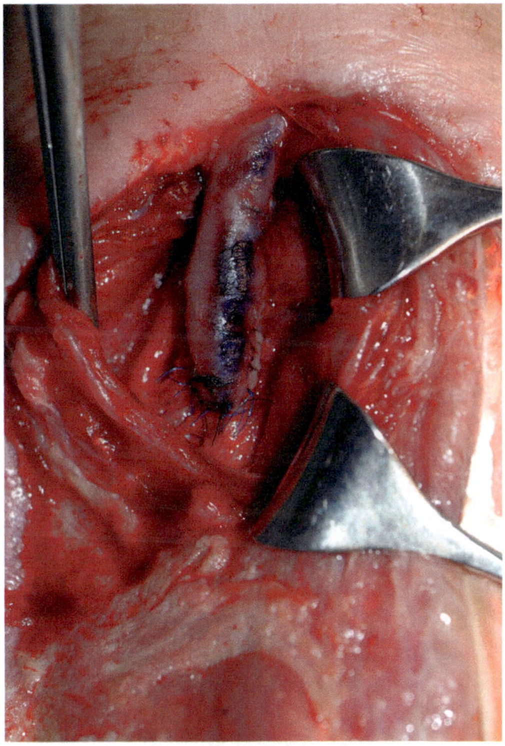

▪ **Abb. 4.10** Intraoperativer Situs der distalen Anastomose eines popliteo(P3)-pedalen (A. dorsalis pedis) Venenbypasses (▪ Abb. 4.9)

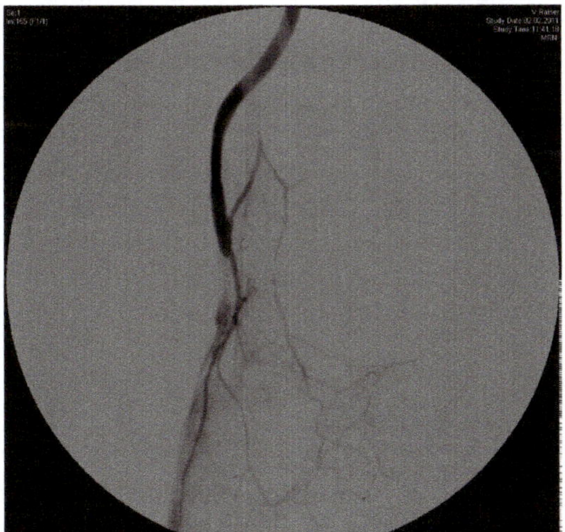

▪ **Abb. 4.9** Digitale Subtraktionsangiografie (DSA) der distalen Anastomose eines popliteo (P3)-pedalen (A. dorsalis pedis) Venenbypasses

Bypass nach 24 Monaten 61 % ± 22 % versus 37 % ± 29 % für die „reversed"-Technik. Dabei waren fokale oder diffuse Wandhyperplasie sowie Stenosen im Bereich der Ein- und Ausstrombahn für die Okklusionen verantwortlich.

In einer retrospektiven Analyse untersuchten BERCELI et al. (1999) 432 pedale Bypass-Grafts, die wegen einer ischämischen Gangrän oder Ulzeration isoliert, entweder im Vorfußbereich oder an der Ferse auftraten. Die primären und sekundären Offenheitsraten in der Gruppe der Vorfußulzera und der Fersenläsionen waren identisch und zeigten vergleichbare primäre bzw. sekundäre Durchgängigkeitsraten. Auch die komplette Heilung der Ulzera im Vorfuß- und Fersenbereich war mit 90,5 % versus 86,5 % nahezu identisch. Ebenso vergleichbar war die Majoramputationsrate mit 9,8 % versus 9,3 %. Damit scheint die Anlage eines pedalen Bypasses sowohl für die Heilung von Vorfuß- als auch von Fersenulzera gleichermaßen geeignet zu sein.

TAYLOR et al. formulierten die These, dass die Gewebeareale des Fußes im Sinne des sog. Angiosomkonzeptes einer bestimmten Kruralarterie zugeordnet werden können. Falls möglich sollte immer das zur Läsionslokalisation passende Kruralgefäß bevorzugt revaskularisiert werden (Taylor et al. 2011). Dieses Vorgehen wird als direkte Revaskularisation (DR) bezeichnet. Im Gegensatz dazu wird die Revaskularisation eines nicht zur Läsionslokalisation passenden Kruralgefäßes als indirekte Revaskularisation (IR) bezeichnet. Im klinischen Alltag besteht bei der endovaskulären oder operativen kruralen Revaskularisation häufig nicht die Möglichkeit zur Bevorzugung eines bestimmten Kruralgefäßes. Eine aktuelle Metaanalyse zeigte bei eingeschränkter Datenqualität der Primärstudien nach direkter Revaskularisation (DR) bessere Ergebnisse in Bezug auf Wundheilung und Beinerhaltungsrate im Vergleich zur indirekten Revaskularisation (IR) (Dilaver et al. 2018).

Bei „Distal-origin"-Bypass-Anlagen (◘ Abb. 4.5) können sekundäre Offenheitsraten von über 70 % und eine Beinerhaltungsrate von knapp 80 % nach fünf Jahren erreicht werden (Wölfle et al. 1999). STONEBRIDGE et al. (1991) berichten über eine primäre Offenheitsrate von 85,2 % nach drei Jahren bei der Anlage eines popliteo-kruralen Venenbypasses.

Eine weitere entscheidende Voraussetzung für eine akzeptable Durchgängigkeitsrate bei der Verwendung autologer Venen ist deren histologische Wandbeschaffenheit. MARIN et al. (1993) konnte durch feingewebliche Untersuchungen aus bioptischem Material bei der Venenentnahme nachweisen, dass insbesondere verdickte Venenwände (0,72 ± 0,33 mm) im Vergleich zu normalwandigen Venen (0,58 ± 0,21 mm) ein und 30 Monate postoperativ zu einer höheren Verschlussrate führten. Darüber hinaus wurden bei 17 % der später okkludierten Venen bereits bei der Entnahme Wandkalzifikationen festgestellt, während diese nur bei 1,4 % jener Venen nachgewiesen wurde, welche in dieser Zeit offengeblieben sind.

In geeigneten Fällen kann bei endovaskulär nicht rekanalisierbaren kurzstreckigen kruralen Verschlüssen am proximalen Unterschenkel auch auf eine Bypassrekonstruktion verzichtet werden und eine lokale Desobliteration mit Thrombendarteriektomie (TEA) und Venenpatchplastik durchgeführt werden (◘ Abb. 4.11, ◘ Abb. 4.12). Hierdurch können mehrere krurale Gefäße revaskularisiert werden und es kann Venenmaterial eingespart werden.

4.6 In Kürze

Ziel des Treffens in Sankt Vincent war es, die Amputationsrate innerhalb von zehn Jahren zu halbieren. Das ist offensichtlich misslungen. Nur durch ein gemeinsames interdisziplinäres Konzept kann die Forderung der Sankt-Vincent-Deklaration (The Saint Vin-

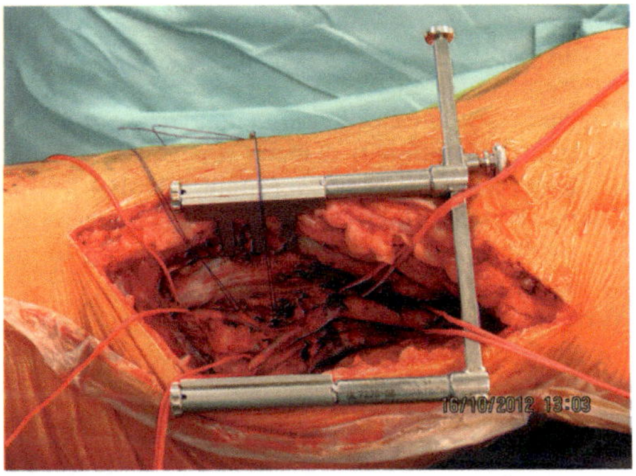

Abb. 4.11 Intraoperativer Situs des proximalen Unterschenkels rechts mit massiver Arteriosklerose und Verschluss der „Trifurkation“. Folgende Gefäße sind präpariert und angezügelt (von links nach rechts): A. fibularis, A. tibialis posterior, A. tibialis anterior und A. poplitea (P3)

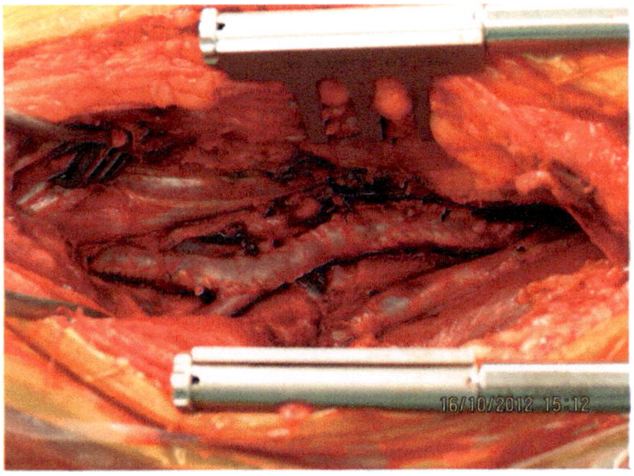

Abb. 4.12 Intraoperativer Situs nach Desobliteration bzw. Thrombendarteriektomie (TEA) und Venenpatchplastik der „Trifurkation“ bzw. der A. fibularis mit Truncus tibiofibularis und distaler A. poplitea (P3) rechts (Abb. 4.11)

cent Declaration 1989) nach einer Senkung der Amputationsrate bei Patienten mit DFS erreicht werden. Einen entscheidenden Fortschritt zur Behandlung der chronisch therapierefraktären diabetischen Gangrän stellt die Einrichtung von Fuß-Ambulanzen dar.

Die internistische Untersuchung und Therapie mit Einstellung und Kontrolle des Blutzuckers, die sachgerechte Fußpflege in den Ambulanzen, die orthopädietechnische Schuhversorgung, die stadiengerechte Wundbehandlung, die gefäßmedizinische Untersuchung und letztlich die endovaskuläre und offen-gefäßchirurgische Revaskularisation haben einen festen Platz in der Primärversorgung und Sekundärprävention der komplizierten diabetischen Läsionen.

Neben dem interdisziplinären Konzept von Gefäßmedizinern und besonders spezialisierten Fußchirurgen spielt nicht zuletzt die enge Zusammenarbeit mit orthopädischen Schuhmachern und Pflegepersonal eine entscheidende Rolle bei der Diagnostik und Therapie sowie der täglichen Versorgung und Betreuung der Patienten.

Die Schulung der heranwachsenden Ärztegeneration und des Pflegepersonals ist eine Herausforderung für die Zukunft und letztendlich wichtige Voraussetzung zum Erreichen eines optimalen Therapiekonzeptes bei Patienten mit diabetischem Fußsyndrom.

Literatur

American Diabetes Association (2003) Peripheral arterial disease in people with diabetes. Diab Care 26:3333–3341

Berceli SA et al (1999) Efficacy of dorsal pedal artery bypass in limb salvage for ischemic heel ulcer. J Vasc Surg 3:499–508

Dilaver N, Twine CP, Bosanquet DC (2018) Direct vs. indirect angiosomal revascularisation of infrapopliteal arteries, an updated systematic review and meta-analysis. Eur J Vasc Endovasc Surg 56:834–848

Dreyer M et al (2011) Periphere arterielle Verschlusskrankheit und Mikrozirkulationsstörung bei Patienten mit Diabetes mellitus. Internist 52:533–536

Harris PL et al (1993) Prospective randomomized comparisopn of in situ and reversed infrapopliteal vein grafts. Br J Surg 80(2):173–176

Hunnik MG et al (1994) Patency results of percutaneous and surgical revascularization for femoropopliteal arterial disease. Med Dec Making 14:71–81

Marin ML et al (1993) Saphenous vein biopsy: a predictor of vein graft failure. J Vasc Surg 18(3):407–414

4

Neufang A (2005) Das diabetische Fußsyndrom: Gefäßchirurgische Therapieoptionen. Springer Medizinverlag, Heidelberg

Norgren L et al (2007) Inter-society consensus for the management of peripheral arterial disease (TASC II). Eur J Vasc Endovasc Surg 33:S1–S55

Reike H (1999) Einleitung und Epidemiologie. In: Reike H (Hrsg) Diabetisches Fußsyndrom. de Gruyter, Berlin/New York, S 1–11

Rieger H (1988) Pathophysiologische Grundlagen der arteriellen Verschlusskrankheit. In: Rudowsky G (Hrsg) Angiologie. Perimed, Erlangen, S 180–209

Steckmeier B (1997) Der Stellenwert des peripheren Abflußwiderstaqndes und der hydraulischen Impedanz. VASA 26(Suppl 48):41–49

Stonebridge PA et al (1991) Popliteal-to-distal bypass grafts for limb salvage in diabetics. Eur J Vasc Surg 5(3):265–269

Taylor GI, Corlett RJ, Dhar SC, Ashton MW (2011) The anatomical (angiosome) and clinical territories of cutaneous perforating arteries: development of the concept and designing safe flaps. Plast Reconstr Surg 127(4):1447–1459

The Saint Vincent Declaration (1989) The Saint Vincent Declaration of diabetes care and research in Europe. Acta Diabetol 10(Suppl):143–144

Towne JB et al (1991) The effect of vein diameter on patency of in situ grafts. J Cardiovasc Surg Torino 32(2):192–196

Varty K et al (1993) Infragenicular in situ vein bypass-graft occlusion. A multivariate risc factor analysis. Eur J Vasc Surg 7(5):567–571

Wengerter KR et al (1991) Prospective randomized multicenter comparison of in situ and reversed vein infrapopliteal bypasses. J Vasc Surg 15(1):189–197

Wölfle KD et al (1999) Autologe "Distal-origin-Bypasses zur überbrückung infrapoplitealer Verschlussprozesse bei Diabetikern mit ktitischer Fußischämie. Gefäßchirurgie 4:220–228

Peripher neuropathische Fuß

Sigurd Kessler, Christoph Volkering, Sandra Sommerey, Edzard Kessler, Maike Dohrn, Manuel Dafotakis, Axel Stäbler, Mathias Kaemmerer, Bastian Priegelmeir, Ruth Trenkler, Reto Grichting, Daniela Grichting, Michael Möller, Markus Seeßle, Georg Seeßle und Thomas Kurtze

Inhaltsverzeichnis

S. Kessler (Hrsg.), *Die interdisziplinäre Behandlung des diabetischen Fußes*,
https://doi.org/10.1007/978-3-662-63119-5_5

Unter dem „peripher neuropathischem Fuß" werden die neuropathischen Füße ohne Charcotfüße verstanden. Der neuropathische Fuß (nF) ist erst seit ca. 30 Jahren verstärkt in das Bewusstsein der Ärzte gekommen. Damit hängt zusammen, dass das Verständnis vielfach unvollkommen und fehlerhaft ist. So wird verbreitet angenommen, dass mit dem nF zwangsläufig eine Durchblutungsminderung kombiniert ist. Viele Behandlungsverfahren aus dem breiten Spektrum der Möglichkeiten werden bislang zu wenig wahrgenommen und deshalb zu viele Amputationsindikationen provoziert.

Der wesentliche Pathomechanismus beim nF besteht darin, dass muskulär bedingte Fehlstellungen zu einem lokal erhöhten Knochendruck führen. Dieser bewirkt auf sensibilitätsgeminderter Haut chronische Wunden, die wiederum Auslöser für schwere Infektionen und Indikationen für Amputationen sein können.

Für die erfolgreiche Behandlung und damit für die Vermeidung unnötiger Amputationen müssen die vielfältigen pathologischen Entwicklungsmöglichkeiten bekannt sein. Daraus ergibt sich eine Klassifikation, die alle Stadien umfasst. Dazu gehören die Vorstadien mit unterschiedlichem Risiko für die Ulkusentwicklung und die unterschiedlichen Infektionsbefunde an den diversen anatomischen Strukturen. In den Ausführungen haben wir, wenn es sinnvoll war, die Stadieneinteilung angegeben (nF 1 = neuropathischer Fuß Stadium 1) (◘ Tab. 5.2). Die inhaltlichen Ausführungen zu den Infektionen finden sich in den ► Kap. 7 und 8.

Bei der bildgebenden Diagnostik wird die Bedeutung der Röntgenaufnahme verglichen mit der Kernspintomographie weithin als gering eingeschätzt. Tatsächlich hat sie aber grundlegende Bedeutung.

In diesem Kapitel wird lediglich auf die Befunde ohne Infektion eingegangen. Es besteht ein großes Spektrum von sehr wirksamen Methoden zur Korrektur von Fehlstellungen. Diese beinhalten im nicht-operativen Bereich die Schuh- und Orthopädietechniken sowie die podologischen und physiotherapeutischen Verfahren.

Die Fußchirurgie hat in der Behandlung des peripher neuropathischen Fußes, auch ohne Vorliegen von Infektionen, eine deutlich größere Bedeutung als bislang angenommen. Es werden zahlreiche Verfahren zur Korrektur von Deformationen an den Zehen und am Vorfuß vorgestellt. Dabei handelt es sich überwiegend um Eingriffe von begrenztem operativem Aufwand, aber von großer Bedeutung für die Vermeidung von Infektionen.

5.1 Einleitung

Sigurd Kessler, Christoph Volkering, Edzard Kessler und Sandra Sommerey

5.1.1 Ein Verlauf zum neuropathischen Fuß

- Anlässlich einer Routinekontrolle der BZ-Einstellung wird bei einem 55-jährigen Diabetiker eine Polyneuropathie (PNP) diagnostiziert; die Fehlstellung an den Zehen mit Schwielenbildung wird nicht auf die PNP zurückgeführt. Verordnung eines Diabetesschutzschuhs, aber keine Maßnahmen, um die Zehen zu korrigieren.
- Sechster Monat: Ein Ulkus im Vorfußbereich wird bei tastbaren Pulsen als „neuroischämisch" bezeichnet; Behandlung mit Wundauflagen, keine Stellungskorrektur an den Zehen.
- Nach einem Jahr: Nach Wundverschluss und Rezidiv besteht jetzt Rötung und Schwellung; Behandlung mit Antibiose, Entlastung wird vom Patienten unvollständig eingehalten.
- Nach 15 Monaten: Bei infizierten Nekrosen erwägt der behandelnde Arzt (bA) die Vorstellung beim Chirurgen. Weil keine Schmerzen bestehen, wehrt der Pa-

tient ab, er fürchtet eine Amputation. Der bA geht darauf ein.

- Nach 18 Monaten: Die Infektion hat sich ausgeweitet, deshalb erfolgt die Einweisung auf eine internistische Station; Behandlung mit i. v.-Antibiose und Bettruhe; in der angiologischen Diagnostik: keine pAVK. Es folgt ein Wechsel von Besserung und Wiederaufflammen der Infektion nach Beginn der Belastung sowie von ambulanter und stationärer Behandlung; verschiedentlich Überlegungen zur operativen Revision oder Amputation. Der Patient erhält das Label incompliant, er selbst fühlt sich als Opfer fremder Überlegungen, in die er nicht einbezogen wird.
- Nach 24 Monaten: Zunahme der lokalen Infektionszeichen, der Allgemeinzustand verschlechtert sich, sodass erneute stationäre Aufnahme erfolgt. Aufnahmebefund: Im Röntgen Destruktion von Vorfußknochen und Gasblasen in den Weichteilen, in der angiologischen Untersuchung keine pAVK. Therapie: 3-fach i. v.-Antibiose ohne Besserung, täglich interdisziplinäre Besprechungen, nach sechs Tagen Entscheidung zur Amputation.
- Die Amputation im Unterschenkel wird von einem FA für Chirurgie vorgenommen, der nicht über spezielle Erfahrungen über Amputationen verfügt. Postoperativ: Nach anfänglicher Besserung verschlechtert sich der AZ und der Stumpf ist deutlich geschwollen. Die Wundnähte werden eröffnet und Sekret abgelassen. Danach langsames Abklingen der Infektionszeichen. Gehtraining und Vorstellung beim Orthopädietechniker zur Prothesenversorgung sind wegen der offenen Wunde nicht möglich. Die Entlassung erfolgt bei infektfreier, aber dehiszenter Wunde.
- Nach 27 Monaten: Unter regelmäßigen VW u. a. mit Wundauflagen durch den bA, für die der Patient zuzahlen muss, nähert sich die Wunde dem Verschluss. Der Orthopädietechniker findet einen Stumpf, der geschwollen und durch OP-Technik verzogen ist.
- Nach 30 Monaten: Die Prothese liegt vor, der Patient ist sehr geschwächt und kann mit physiotherapeutischer Hilfe mühsam gehen. Allein zu gehen ist ihm nicht möglich.

Nach der Amputation

- Nachdem die krankengymnastische Behandlungsserie abgeschlossen ist, benutzt der Patient die Prothese nicht, weil die nicht richtig sitzt und weil er sich schwach fühlt. Die Fortbewegung in der Wohnung erfolgt mit dem Rollstuhl. Seine sozialen Kontakte bestehen überwiegend aus Fernsehen.
- 24 Monate nach der Amputation: Der Patient erfüllt die Statistik, nach der eine Amputation mit hoher Sterblichkeit belastet ist.

Ist das ein gesetzmäßiger Verlauf?

- Keineswegs. In den folgenden vier Kapiteln wird gezeigt, dass die Komplikationen des neuropathischen Fuß bereits in den Frühstadien vermieden oder behandelt werden können, um die gravierenden Spätschäden zu vermeiden, was auch für den Charcotfuß zutrifft. Selbst spätere Komplikationen wie Fehlstellungen und Infektionen können erfolgreich therapiert werden. In frühen Stadien werden dramatische Verläufe durch zielgerichtete, stellungskorrigierende Therapie verhindert; in den späten Stadien können Folgen wie Fehlstellungen und Infektionen bei Anwendung der richtigen Prinzipien deutlich gemildert werden.
- Zu den Amputationen, wenn sie denn unvermeidbar sind, wird ausgeführt, wann sie indiziert sind und wie sie im Hinblick auf eine gute Funktion ausgeführt werden.
- Die in der Literatur aufgeführten Fachgebiete sind allesamt für die Behandlung

wesentlich, um aus Fehlstellungen keine Ulzera, aus Ulzera keine Infektionen und aus Infektionen keine Amputationsindikationen oder septischen Zustände werden zu lassen. Die spezialisierte Fußchirurgie ist bislang allerdings völlig unterrepräsentiert.

5.1.2 Viele therapeutische Möglichkeiten werden nicht genutzt

Nachdem bis zum Ende des 20. Jahrhunderts der diabetische Fuß (dF) wenig Aufmerksamkeit erfuhr und massenhaft unnötige Amputationen vorgenommen worden waren, verbreitete sich in den 1990er-Jahren die Erkenntnis, dass speziell beim neuropathischen Fuß (nF) fußerhaltende Behandlungen erfolgreich sein können und Amputationen nur selten unumgänglich sind. Auch wenn Verbesserungen in der Diagnostik und Behandlung erreicht wurden, bleiben für die Praxis weiterhin viele Möglichkeiten ungenutzt.

Die falsche Annahme der grundsätzlich schlechten Heilungsbedingungen – „am diabetischen Fuß heilt nichts" – ist noch immer verbreitet. Diese wird teils mit einer Minderdurchblutung begründet oder damit, dass mit der Polyneuropathie eine Beeinträchtigung der Heilung verbunden sei.

Mehrere Hürden behindern die angemessene Beschäftigung mit dem nF. Die Ursache der Komplikationen des nF wird vielfach nicht verstanden. Es bestehen aus hygienischen und ästhetischen Gründen Vorbehalte gegenüber Patienten mit neuropathischen Wunden. Obwohl die Wichtigkeit der interdisziplinären Kooperation immer wieder betont wird, gibt es in dieser Hinsicht noch Defizite. Schließlich stehen die Abrechnungsmöglichkeiten bei den operativen Maßnahmen in vielen Fällen im deutlichen Missverhältnis zum notwendigen Aufwand.

Es ist das Anliegen, auf die besonderen Möglichkeiten der Schuh- und Orthopädietechnik sowie der Fußchirurgie beim nF hinzuweisen (Übersicht „Weshalb ist das Engagement der Fußchirurgie am neuropathischen Fuß wichtig?") und dazu beizutragen, die interdisziplinäre Kooperation zu fördern. Wichtigstes Ziel ist es, die langen Behandlungszeiten und die Zahl der unnötigen Amputationen zu senken.

Weshalb ist das Engagement der Fußchirurgie am neuropathischen Fuß wichtig?

- Die Vielzahl der Indikationen und Operationsverfahren erfordert spezielle fußchirurgische Qualifikationen.
- Die nicht-operative Therapie sollte in Kenntnis der chirurgischen Möglichkeiten gezielt eingesetzt werden.
- Die fachgerechte Fußchirurgie verkürzt die Behandlungszeiten und verringert die Amputationszahlen.
- Alternativen zu Amputationen müssen vermehrt zum Einsatz kommen.
- Die Amputationen sollten streng indiziert und wenn unvermeidlich korrekt durchgeführt werden.

5.1.3 Geschichte des diabetisch neuropathischen Fußes

Marchal de Calvi und Thomas Hodgkin erkannten Mitte des 19. Jahrhunderts den Zusammenhang von Gangrän und Diabetes (Hodgkin 1884; Marchal de Calvi 1852). Bis weit ins 20. Jahrhundert hinein verstand man unter „Diabetische Gangrän" den Untergang von Gewebe im Zusammenhang mit einer pAVK (Bakker 2014). Die PNP und deren Folgen waren zunächst nicht bekannt. 1884 erkannte Treves, dass Fußulzera nach längerer Bettruhe heilen können (Treves 1884). Amputationen wurden für persistierende und rezidivierende Ulzera vorgesehen. Er empfahl zur Behandlung neuropathischer Ulzera ein scharfes Débridement und Entlastung. Er führte die Ausbildung von medizinischem Personal zur Fußpflege und Schuhversorgung ein. Diese Prinzipien wurden über viele Jahre vergessen.

Mit der Entdeckung des Insulins 1922 durch Banting hat sich die Lebenserwartung der Diabetiker erhöht. Dadurch haben mehr Patienten diabetische Füße entwickelt (Bakker 2014). In den Jahren nach 1922 wurden in den USA Beratungsgruppen zur Prophylaxe und Behandlung des diabetischen Fußes gebildet. Themen waren Ischämie und Infektion. Es konnten keine wesentlichen therapeutischen Erfolge erzielt werden, weil Techniken der Angiologie, Gefäßchirurgie und der Beseitigung der Druckspitzen noch nicht bekannt waren.

1928 hat Joslin in Boston Ausbildungsprogramme zur Fußpflege durch spezialisierte Krankenschwestern in einem multidisziplinären Vorgehen initiiert (Joslin 1928). In der zweiten Hälfte des 20. Jahrhunderts nahm das Interesse an den Gefäßveränderungen kontinuierlich zu. Die Möglichkeiten zur Diagnostik und Therapie wurden weiterentwickelt. Die Bedeutung der Polyneuropathie und deren Komplikationen wurde über Jahrzehnte nicht realisiert (Bakker 2014).

5.1.4 Häufigkeiten

In der Literatur finden sich Zahlen zu Prävalenzen des dF, des nF und des aF, wobei sich die Angaben in verschiedenen Publikationen deutlich unterscheiden. Die Ursache für die Differenzen liegt in der Methodik der Datenerhebung. Die Häufigkeit ist abhängig von der ethnischen Herkunft, sozialen Faktoren, städtischer oder ländlicher Bevölkerung und vom Bildungsgrad. Wenn nur Patienten aus einer Behandlungseinheit in die Statistik aufgenommen werden, ergeben sich andere Zahlen als bei einer systematischen Erhebung in der Gesamtbevölkerung.

Die Ergebnisse sind auch abhängig von der Untersuchungsmethode z. B. zur PNP. Mit orientierender klinischer Untersuchung, Berührung mit dem Finger, Zehenfehlstellungen, Ulzera, ergeben sich niedrigere Zahlen, als wenn man differenzierte Techniken, Monofilament, Kalt-Warm-Differenzierung, Vibrationsempfinden, verwendet (Apelquist 2014).

Es wird davon ausgegangen, dass bei ca. 2/3 der Diabetiker mit Fußproblemen nur eine PNP und bei ca. 20 % nur eine pAVK vorliegt. Bei den übrigen handelt es sich um eine Kombination aus beiden (Lobmann 2005; Shaw und Boulton 1997; Veves et al. 1992). Es ist zu berücksichtigen, dass das Stadium von PNP und pAVK wesentlichen Einfluss auf das Krankheitsgeschehen hat.

5.1.5 Nomenklatur

5.1.5.1 Unklare und fehldeutbare Begriffe

Der Begriff „diabetisches Fußsyndrom" erfreut sich großer Beliebtheit (EB 2016; Hochlenert et al. 2014a; Lavery et al. 2003; Lobmann 2005; Morbach et al. 2008). Erstaunlicherweise wird er fast nie definiert. Ein **Syndrom** – von σύνδρομος, *sýndromos*, deutsch: zusammentreffend – ist eine Kombination von gemeinsam auftretenden Krankheitszeichen oder Symptomen. Danach ist unter „diabetisches Fußsyndrom" die Kombination von einer peripheren arteriellen Verschlusskrankheit (pAVK) mit einer Polyneuropathie (PNP) zu verstehen. Nun wird in der Literatur regelmäßig ausgeführt, dass die pAVK und die PNP für sich allein vorkommen können (Hochlenert et al. 2014b; Lavery et al. 2003; Lobmann 2005; Morbach et al. 2008). Die Behandlung ist grundsätzlich unterschiedlich. Die Annahme einer automatischen Koppelung führt zu einem unangebrachten therapeutischen Nihilismus. Der Ausdruck „diabetisches Fußsyndrom“ sollte nur verwendet werden, um auszudrücken, dass eine Kombination von pAVK und PNP vorliegt.

International gebräuchlich ist der Begriff „diabetischer Fuß (dF)“, in dem offen ist, ob ein angiopathischer Fuß (aF) (= pAVK), ein neuropathischer Fuß (nF) oder beides vorliegt. Die IWGDF (International Working Group on the Diabetic Foot) hatte bis 2011 den dF definiert als *„Infektion, Ulzeration und/oder Destruktion von tiefem Gewebe verbunden mit neurologischen Ausfällen* ***und*** (Hervorhebung durch die Autoren) *verschiedenen Graden der peripheren arteriellen Verschlusskrankheit…“ (International Working Group of thet Diabetic Foot* 2011*)*. Unter dieser Definition käme für die Mehrzahl der Neuropathie-Patienten eine operative Korrektur wegen der angenommenen pAVK nicht infrage. Die IWGDF hat die Einstellung modifiziert und das **„und“** durch ein **„und/oder“** ersetzt.

Das trifft auch auf den Terminus „neuroischämischer Fuß“ zu, der die PNP und die Ischämie beinhaltet. Zwar führt strenggenommen der Knochendruck zu einer lokalen Minderdurchblutung; dennoch handelt es sich um eine gänzlich andere Pathogenese als bei der pAVK. Deshalb sollte der Ausdruck für die nachgewiesene Kombination von PNP und pAVK vorbehalten bleiben. Unglücklicherweise wird er häufig für Wunden ohne pAVK verwendet.

5.1.5.2 Vorschlag zum Sprachgebrauch

Unter einem „diabetischen Fuß“ sollte man alle Folgen des Diabetes mellitus (DM) am Fuß verstehen. Da sich aus diesem Begriff keine therapeutischen Konsequenzen ableiten lassen, ist es günstiger, die Begriffe, „(diabetisch) neuropathischer Fuß“ oder „(diabetisch) angiopathischer Fuß“ zu verwenden.

Der Begriff „diabetischer Fuß“ ist für die therapeutische Praxis, die Wissenschaft und die medizinische Dokumentation ungünstig. Zwar ergibt sich in vielen Publikationen, worum es sich handelt, weil Gefäßchirurgen über angiopathische und Fußchirurgen über neuropathische Füße publizieren. Was liegt aber vor, wenn Allgemeinmediziner oder Diabetologen vom diabetischen Fuß sprechen? Ganz besonders verwirrend sind Veröffentlichungen zur Häufigkeit von Amputationen. Hier wird grundsätzlich nicht angegeben, ob eine Infektion oder eine Durchblutungsstörung die Ursache für die Amputation gewesen ist (Bayerisches Staatsministerium für Gesundheit und Pflege 2014; Belatti und Phisitkul 2013; EB 2016; Heller et al. 2004; Hochlenert et al. 2006). Das hat zur Folge, dass unklar bleibt, auf welche Weise sich die Amputationszahlen reduzieren lassen: durch Verbesserung der gefäßmedizinischen oder der fußchirurgischen Therapie? Wegen der grundsätzlich unterschiedlichen Behandlung sollte exakt unterschieden werden (◘ Abb. 5.1).

Der neuropathische Fuß ist zu unterteilen in die kleinere Menge der Charcotfüße (CF) und in die größere Menge, die bislang noch nicht benannt wurde. Eine sprachlich perfekte Namensgebung ist schwierig. Wir schlagen für den neuropathischen Fuß, der kein CF ist, den Begriff **peripher neuropathischer Fuß (pnF)** vor, weil dessen Schäden im Gegensatz zum CF in der Peripherie des Fußes (nicht des Körpers) liegen: Zehen, Metatarsalia (MT) und Ferse. Die Veränderungen beim **Charcotfuß** finden sich dagegen überwiegend in den zentralen Bereichen, Mittelfuß, Rückfuß und Sprunggelenk. (▶ Kap. 6).

Medizinisch lassen sich beide Entitäten genau unterscheiden. Die PNP ist der entscheidende pathogenetische Faktor für den pnF und den CF.

5

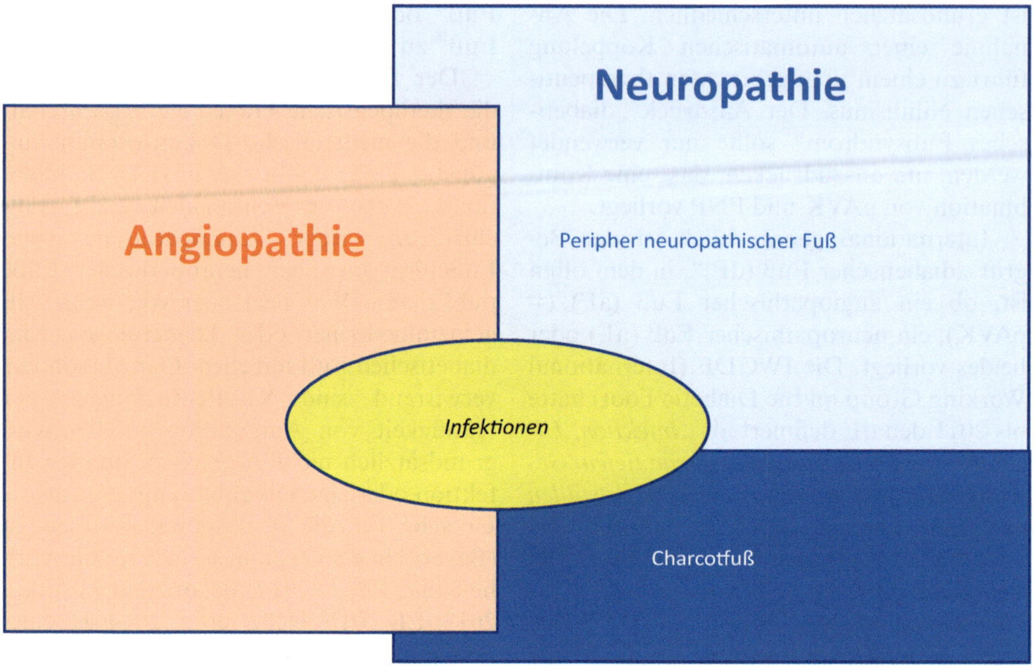

Abb. 5.1 **Systematik des diabetischen Fußes.** Der diabetische Fuß unterteilt sich in den angiopathischen Fuß (aF) (Folge der pAVK) und den neuropathischen Fuß (nF) (Folge der PNP). Beide Erkrankungen treten unabhängig voneinander auf, haben aber eine Schnittmenge. Der Charcotfuß stellt eine Teilmenge des nF dar, bei dem auch eine pAVK vorliegen kann. Den Teil des nF, der nicht dem CF angehört, ist bislang nicht benannt worden. Wir nennen diesen „peripher neuropathischen Fuß (pnF)". Es gilt: nF = pnF PLUS_SPI CF. Über Wunden können Infektionen entstehen, und zwar bei pAVK, bei pnF und beim CF

5.2 Pathogenese des neuropathischen Fußes, neurologischer Überblick über die diabetische Polyneuropathie

Maike Dohrn, Manuel Dafotakis

Der DM ist die häufigste Ursache der erworbenen Neuropathien in der westlichen Welt. Es wird geschätzt, dass etwa 60 % aller Diabetiker eine klinisch manifeste Neuropathie entwickeln (Obrosova 2003). Frühe Stadien können unbemerkt bzw. nur elektrophysiologisch nachweisbar (Dyck 1988; Dohrn et al. 2015) verlaufen, sodass die Dunkelziffer wahrscheinlich höher ist.

Die Ursachen der diabetischen Neuropathie sind bis heute nicht im Detail verstanden. Es finden sich jedoch multiple destabilisierte Stoffwechselwege (Sandireddy et al. 2014), welche in ihrer Summe zu Zellschwellung, Mitochondriendysfunktion, ER-Stress, Inflammation und Apoptose führen. Bei hyperglykämer Stoffwechsellage kommt es zur Akkumulation von Glukose in Nerven-, Nieren- und Retinazellen, wo unter Verbrauch von NADPH durch Reduktion Sorbitol entsteht. Als zellschädigend wird einerseits die osmotische Wirkung des akkumulierenden Sorbitols diskutiert, zudem aber auch die fehlende Reduktionskapazität durch verminderte Verfügbarkeit von NADPH. Durch mitochondriale Dysfunktion und Bildung von Advanced Glycolysation Endproducts (AGE) entsteht oxidativer Stress, sodass es zu DNA-Schäden und in der Konsequenz zur Zellnekrose sowie zytokinvermittelt (z.

B. TNF-α, IL-6) zur Inflammation kommt. Der Transkriptionsfaktor NFκB wird über den Phospholipase-C-Pathway exprimiert und in den Zellkern verlagert, was die inflammatorischen Prozesse verstärkt (Sandireddy et al. 2014). Die Überlastung des endoplasmatischen Retikulums („ER-Stress") durch das Überangebot ungefalteter Proteine oder Störungen der Kalziumhomöostase kann ihrerseits zu proinflammatorischen Kaskaden führen (Cameron 2013). Das Überangebot der glukoneogenen Aminosäure Alanin verleitet die Serin-Palmitoyl-CoA-Transferase, das geschwindigkeitsbestimmende Enzym der Sphingolipidsynthese, zum Substratwechsel, sodass durch vermehrte Verstoffwechselung von Alanin statt Serin die neurotoxischen Deoxysphingolipide entstehen (Bertea et al. 2010; Dohrn et al. 2015).

Die diabetische Neuropathie kann mononeuritisch oder polyneuropathisch, symmetrisch oder multiplektiform verlaufen; wobei die häufigste Subform die distal symmetrische sensomotorische Polyneuropathie (DSPN) darstellt. Das charakteristische Bild stellen strumpfförmige Sensibilitätsstörungen, eine gestörte Hauttrophik sowie im Verlauf auch Paresen, Fußfehlstellungen und die inneren Organe betreffende autonome Störungen dar. Die Empfindungsstörungen von Schmerz und Temperatur und die autonomen Beschwerden werden durch Schädigung der kleinen unmyelinisierten C- und Aδ-Fasern verursacht, welche als besonders vulnerabel gelten und bei der diabetischen Neuropathie bereits in frühen Stadien betroffen sind (Umapathi et al. 2007).

Die diabetische Neuropathie kann unterschiedlich verlaufen und ist somit klinisch oft nicht eindeutig von anderen, nichtdiabetischen Neuropathien zu unterscheiden. Bei der Untersuchung der (diabetischen) Polyneuropathie werden nach der **klinischen Symptomatik** drei funktionell wichtige Aspekte unterschieden:

1. Die **sensible Neuropathie** kann man orientierend durch Streichen mit dem Finger oder einem Wattebausch überprüfen. Es liegt nicht immer ein Sensibilitätsausfall vor, sondern häufig lediglich eine Sensibilitätsminderung. Ebenso gemindert sein kann die Kalt-Warm-, Spitz-Stumpf-, Positions- sowie die Vibrationsdiskrimination. Gleichzeitig treten häufig sensible Plus-Symptome in Form von kribbelnden (Parästhesien) und stechenden (Dysästhesien) Missempfindungen, Allodynie oder neuropathischen Schmerzen auf, welche anamnestisch erfragt werden müssen.
2. Die **motorische Neuropathie** führt zu einer Schwächung und später zu einem Ausfall der Muskeltätigkeit, die von distal nach proximal fortschreitet (▣ Abb. 5.2a–c). Die Schädigung beginnt an den Mm. interossei und den Mm. lumbricales, deren Funktion in der Beugung des Grundgelenks und Streckung des Mittelgelenks besteht. Bei Ausfall ergibt sich eine Hammer- oder Krallenstellung der Zehen, da die Funktion der langen Zehenbeuger noch erhalten ist (▣ Abb. 5.2d). Im Verlauf können eine Fuß- und Zehenheberschwäche mit Steppergang und Sturzneigung und seltener auch proximale Paresen auftreten. Bei Befall der Hände führt die motorische Neuropathie oft zu Feinmotorikstörungen.
3. Die **autonome Neuropathie** hat Auswirkungen auf die inneren Organe wie Magen-Darm, Herz-Kreislauf- und Urogenitaltrakt. An der Haut führt sie zur Weitstellung der präkapillären Sphinkter mit der Folge einer Hyperämie. Andererseits bedingt diese eine Reduktion der Schweiß- und Talksekretion, wodurch die Haut trocken und dadurch verletzlich wird.

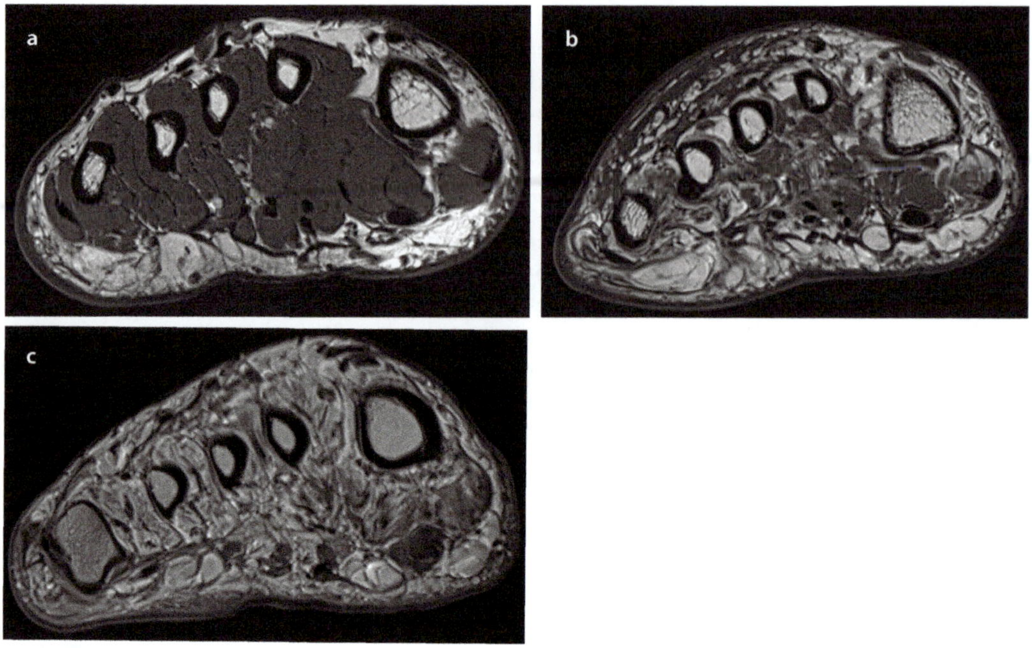

Abb. 5.2 a–d **Fettige Degeneration der Fußmuskulatur bei Polyneuropathie, MRT Vorfuß.** T1w-Aufnahmen, coronar (Abbildungen mit freundlicher Genehmigung von Prof. Dr. A. Stäbler). **a** m, 37 J.: normale Fußmuskulatur. **b** Ein großer Teil der Fußmuskulatur ist degeneriert. **c** Die gesamte Fußmuskulatur ist durch Bindegewebe ersetzt. **d** Die Auswirkung der Muskelatrophie auf die dreigliedrigen Zehen; **d oben**: Hier verlaufen die Sehnen der Muskeln: Extensor digitorum longus (EDL), Extensor digitorum brevis (EDB), Flexor digitorum longus (FDL), Flexor digitorum brevis (FDB), Mm. interossei et lumbricales. Die Beugung im Metatarsophalangeal-Gelenk (MTPG) erfolgt durch die Mm. interossei und lumbricales. Bei motorischer PNP fällt deren Funktion frühzeitig aus. **d unten**: Aufgrund des Ausfalls der Mm. interossei und lumbricales fällt die Beugung im MTPG und die Streckung im proximalen Interphalangealgelenk (PIPG) aus. Der Zug an der FDL-Sehne ist erhalten. Die Folgen sind eine Extension im MTPG durch den EDL und EDB und eine Beugung im PIPG durch den FDL, also eine Hammer- oder Krallenzehenstellung. Gleichzeitig wird das plantare Fettpolster nach distal verschoben. Durch Belastung resultiert hoher Druck am MT-Kopf und der Zehenspitze. Ein enger Schuh erzeugt Druck dorsal des Grundgliedkopfes. Solange keine Fixation in den Gelenken vorliegt, kann durch eine Tenotomie der FDL-Sehne (grüner Pfeil) die Beugestellung der Zehe aufgehoben werden. Dazu wird mit einem 11er-Skalpell oder einer kräftigen Kanüle (Blutentnahme-Kanüle) perkutan in der Mitte der Zehe eingegangen und die Durchtrennung vorgenommen. Wenn die FDB-Sehne an der Beugestellung beteiligt ist, wird diese ebenfalls durchtrennt (dunkelblauer Pfeil). Wenn die Kapsel des PIPG durch Schrumpfung die Beugestellung fixiert, kann auch diese inzidiert werden (hellblauer Pfeil). Sofern keine knöcherne Fixation vorliegt, lässt sich die Zehe danach strecken

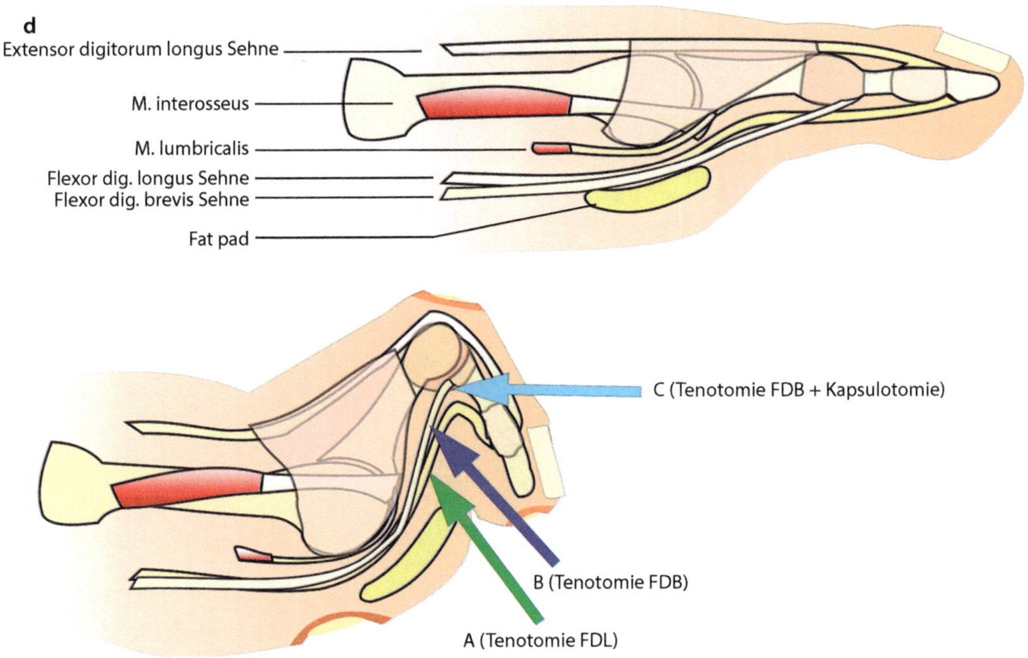

Abb. 5.2 (Fortsetzung)

5.3 Folgeerscheinung der Polyneuropathie am Fuß

Sigurd Kessler, Christoph Volkering und Sandra Sommerey

5.3.1 Allgemeine Merkmale

Wie ausgeführt ist die Zehenfehlstellung eine Folge der motorischen Neuropathie mit Ausfall der Beugung im Grundgelenk und der Streckung im PIPG. Die immer wieder angeführte „limited joint mobility" kommt zwar vor, ist aber selten und führt dann nicht zu Hammer- und Krallenzehen. Im Zusammenhang mit dem Sensibilitätsverlust und den Fehlstellungen ist der neuropathische Fuß durch Blickdiagnose an den druckbedingten Schwielen und später Ulzera zu erkennen (Abb. 5.3, Abb. 5.4, Abb. 5.5, Abb. 5.6, Abb. 5.7a, Abb. 5.8a, Abb. 5.9a, Abb. 5.11a, Abb. 5.12a, Abb. 5.13a, Abb. 5.15a, Abb. 5.16a). Die neuropathischen Ulzera sind im Gegensatz zu angiopathischen begrenzt und wirken wie ausgestanzt, solange keine Hyperkeratose am Ulkusrand besteht und keine Infektion darüber gelaufen ist.

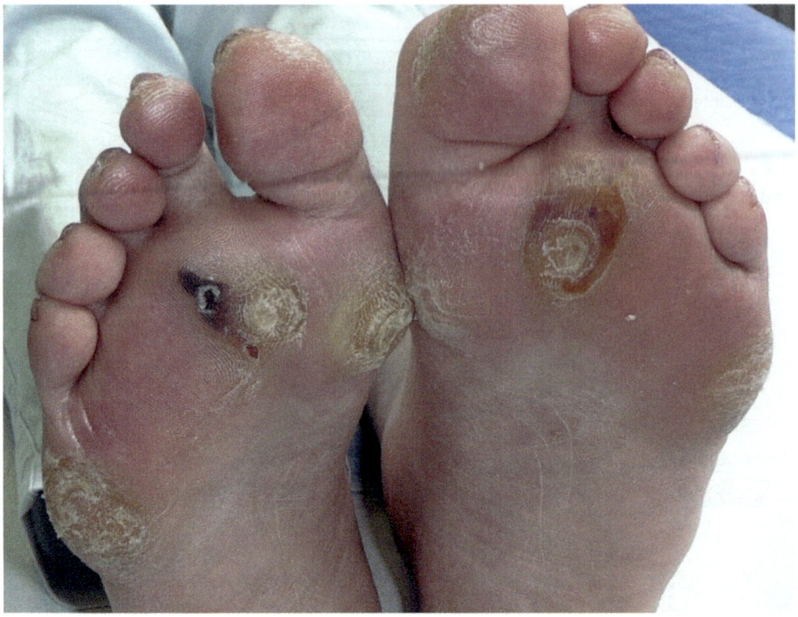

Abb. 5.3 Schmerzlose Schwielen bei Hammerzehen sind Vorstufen für Ulzera (nF 1c)

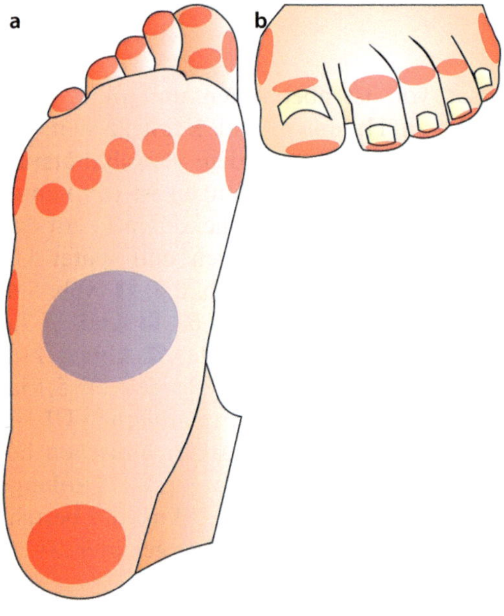

Abb. 5.4 a, b **Die typischen Lokalisationen der neuropathischen Ulzera**: rot = Folge des pnF, blau = Folge des Charcotfußes. (Die Charcot-bedingten Ulzera am Außen- und Innenknöchel sind nicht dargestellt.) **a** plantare, **b** dorsale Ansicht

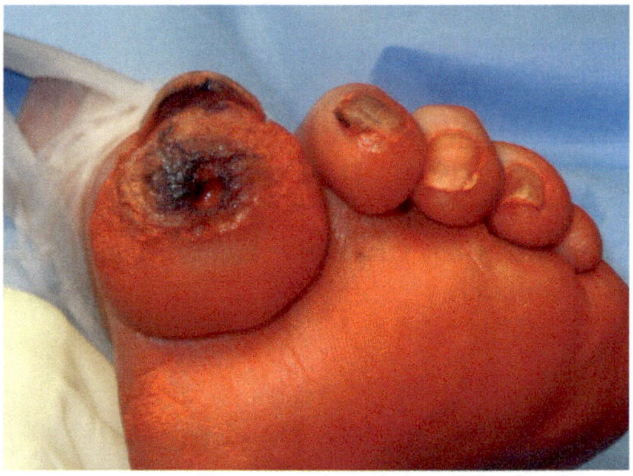

Abb. 5.5 Kolonisiertes Druckulkus an der Spitze der Großzehe (nF 2) bei fixierter Hammerzehe. Die Behandlung bestand in der Tenotomie der FHL-Sehne; danach heilte das Ulkus

5.3.2 Pathomechanismus

Eine Knochenprominenz übt Druck auf die in der Sensibilität eingeschränkte Haut aus. Während eine intakte Sensibilität bei erhöhtem Druck reflektorisch zur Entlastung

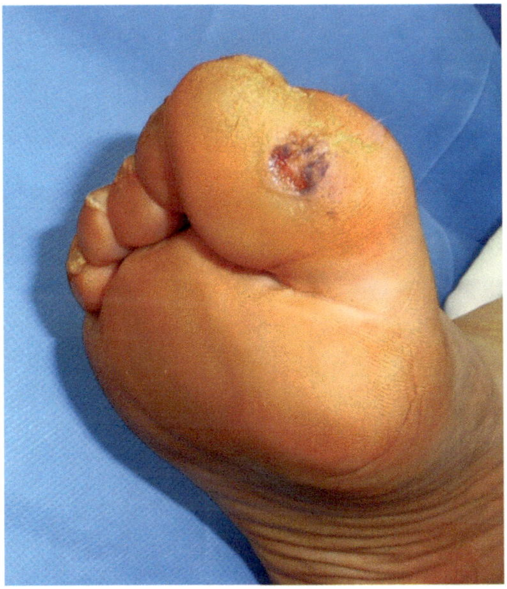

◻ **Abb. 5.6 Kolonisiertes Druckulkus an der Medialseite des IPG (nF 2).** Über einen medialen Zugang am IPG können die prominenten Knochenanteile am IPG dargestellt und reseziert werden (◻ Abb. 5.37). Bei diesem Patienten bestand wegen der Beugestellung zusätzlich die Indikation zur Tenotomie der FHL-Sehne

führt, belastet der Neuropathiepatient weiter und bewirkt somit ein Ulkus. Ebenfalls führt eine abdominale Adipositas (◻ Abb. 5.17a) (Pinzur et al. 2005) und ein rückgestellter Fuß beim Sitzen (◻ Abb. 5.17b) zu einer vermehrten Belastung an den MT-Köpfen (MTK). Die lokale Überlastung lässt sich auch an den Einlegesohlen erkennen (◻ Abb. 5.18). Das Problem der Ulzera besteht darin, dass sich darüber schwere lokale oder systemische Infektionen entwickeln können (▶ Kap. 8 und 9). Hinsichtlich der Ulkusgenese sind zwei Ursachen zu unterscheiden: die Mehrzahl der Ulzera resultiert aus Fehlstellungen wie Hammerzehen (u. a. ◻ Abb. 5.4, ◻ Abb. 5.5, ◻ Abb. 5.8a), Hallux valgus oder Hackenfuß (◻ Abb. 5.16). Beim CF entstehen die Ulzera aufgrund eines spontanen Einbruchs von Knochen mit nachfolgender Deformation des Fußskeletts (z. B. ◻ Abb. 6.2a, ◻ Abb.6.15).

Durch die Kombination von Fehlstellung und Belastungsdruck entwickeln sich an typischen Stellen Schwielen und Ulzerationen:

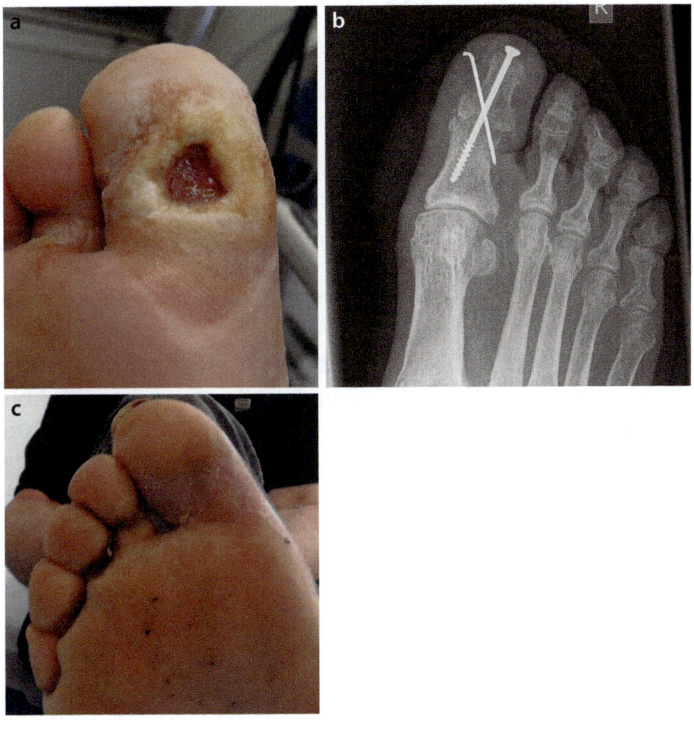

◻ **Abb. 5.7** a–c **a** Kolonisiertes Ulkus (nF 2) plantar des Interphalangealgelenks (IPG) aufgrund einer Hyperextension bei Ruptur der FHL-Sehne. Bei mobilem IPG kann durch Tenotomie der EHL-Sehne behandelt werden. **b** Bei fixiertem IPG erfolgte hier eine Arthrodese in leichter Beugestellung. Interne Stabilisierung durch Kleinfragmentzugsschraube und Torsionssicherung durch schrägen Spickdraht. **c** Heilung des Ulkus

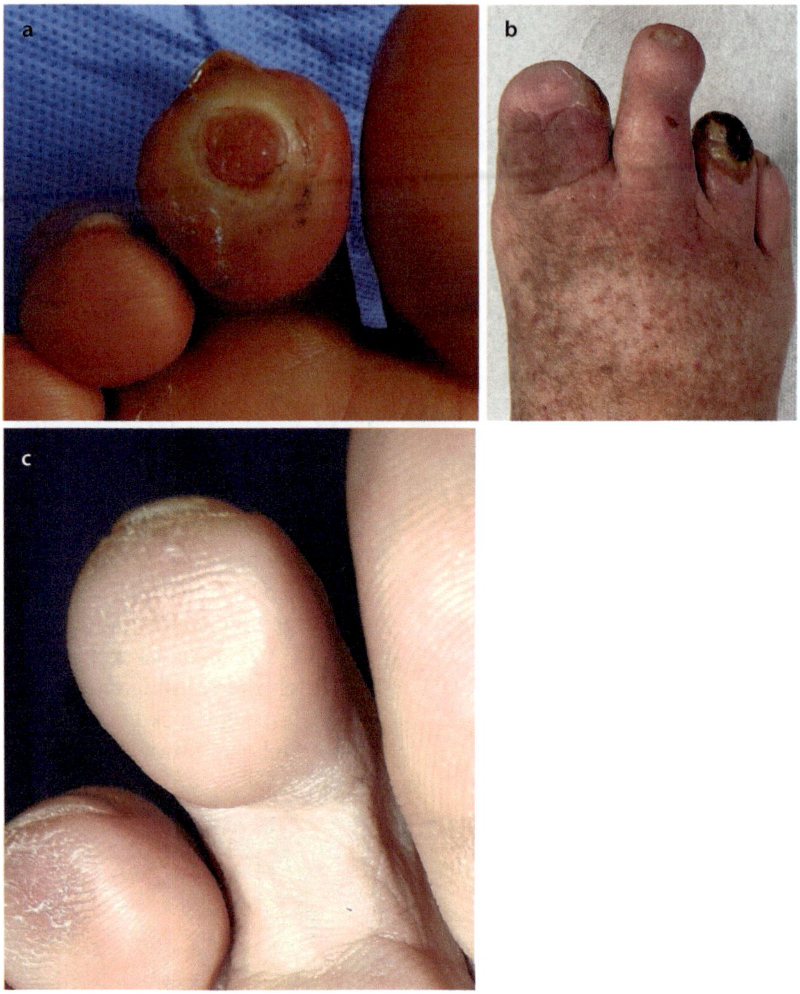

■ **Abb. 5.8** a–c **a** Typisches, wie ausgestanzt wirkendes neuropathisches Druckulkus an der Spitze der zweiten Zehe bei Hammerzehe (nF 2). **b** Die Ulzera bei pAVK finden sich nicht an druckexponierten Stellen, bzw. gehen darüber hinaus. Auflagen von trockener Nekrose sind typisch. **c** Spontane Heilung des Ulkus von 5.8a nach perkutaner Tenotomie der FDL-Sehne

Zehenspitze (■ Abb. 5.2d, ■ Abb. 5.4, ■ Abb. 5.5, ■ Abb. 5.8), Grundgliedkopf dorsal (■ Abb. 5.2d, ■ Abb. 5.4b, ■ Abb. 5.10, ■ Abb. 7.19), am MTK plantar (■ Abb. 5.2d, ■ Abb. 5.4a, ■ Abb. 5.11a, ■ Abb. 5.12a, ■ Abb. 5.13a) und an der Ferse (■ Abb. 5.4a, ■ Abb. 5.16a). Durch seitlichen Druck der Schuhe kann es an der Großzehe (■ Abb. 5.6), am MTK1, an den Kleinzehen (■ Abb. 5.9a) und am MTK 5 (■ Abb. 5.14a) zu Druckspitzen und Ulzera kommen.

Die vermehrte Druckbelastung ist zunächst an einer Ausdünnung (■ Abb. 5.10) oder einer Schwiele erkennbar (■ Abb. 5.3, ■ Abb. 6.21a). Patienten berichten manchmal über eine „Blase" oder eine „Blutblase", bei

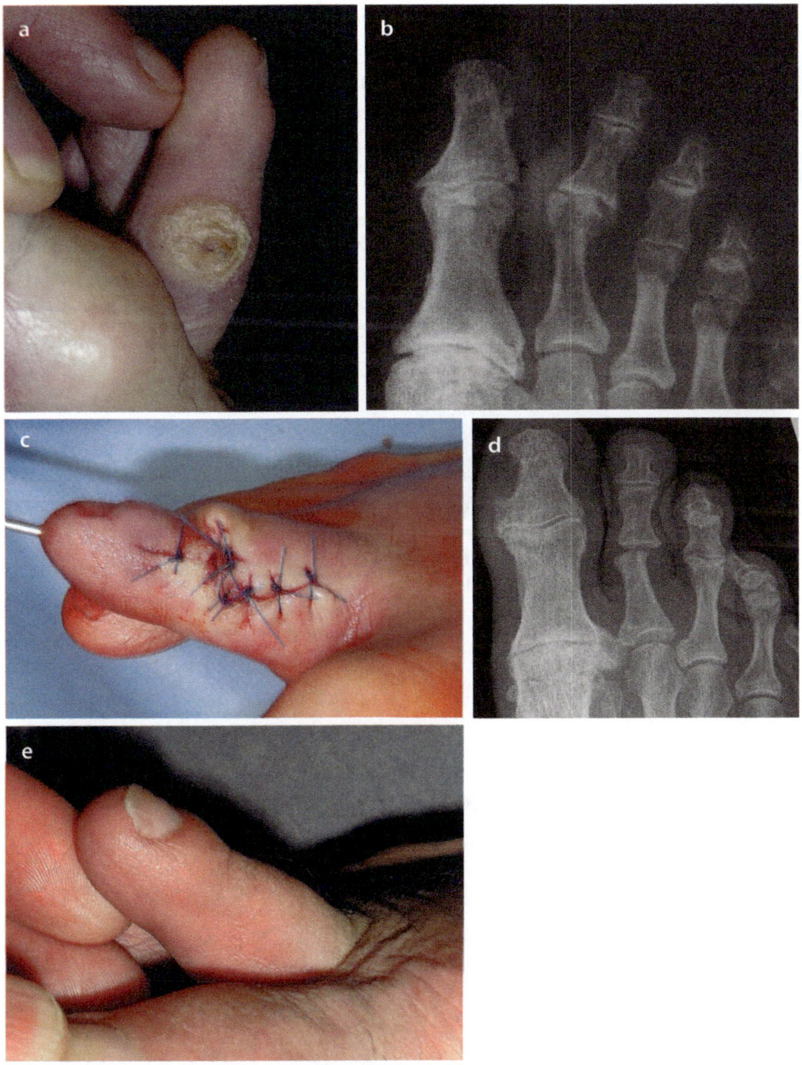

Abb. 5.9 a–e m, 74 J. **a** Ulkus (nF 4bv) an der Medialseite des PIPG („kissing ulcer“). **b** Die RA zeigt eine Gelenkspaltverschmälerung und Valgusdeviation im PIPG, ein Hinweis auf eine Infektbeteiligung des Gelenks. **c** Befund am OP-Ende nach Exzision des Ulkus, Resektion des Grundgliedkopfes und Spickdrahttransfixation. **d** RA nach sechs Wochen. **e** Weichteilbefund nach sechs Wochen. (Aus Info/Diabetologie 2015)

denen nach Abtragung ein Ulkus zum Vorschein kam. (Sie nehmen bisweilen fälschlich an, das Ulkus sei von dem Arzt oder dem Podologen hervorgerufen worden.) In der Folge entwickelt sich aus dem oberflächlichen Ulkus eine tiefe Läsion, die auf die darunterliegenden Strukturen, Sehne, Gelenk, Knochen, übergreifen kann.

Jedes Ulkus ist bakteriell kontaminiert. Lipsky et al. verwenden für das frühe Ulkus

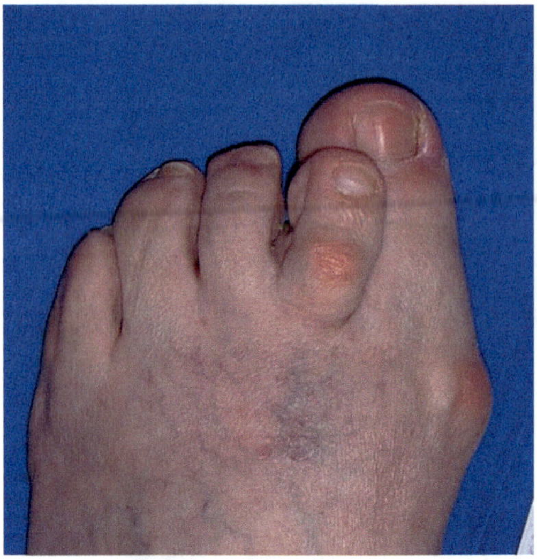

Abb. 5.10 **Mit der überlappenden Zehe geht ein hohes Ulkusrisiko (nF 1c) einher.** Bei fixierter Beugestellung im PIPG ist die Haut am Grundgliedkopf 2 ausgedünnt, sodass die Indikation zur prophylaktischen Korrekturoperation bestand. Die Basis des Grundglieds 1 wurde reseziert und eine Arthrodese des PIPG 2 vorgenommen

die Bezeichnung „keine Infektion" (Lipsky et al. 2016). Wir halten den Begriff „Kolonisation" für günstiger, weil darin die Vorstufe zur Infektion besser zum Ausdruck kommt (siehe auch, Tab. 5.1).

5.4 Klassifikation des peripher neuropathischen Fußes

Sigurd Kessler, Christoph Volkering und Sandra Sommerey

5.4.1 Bisherige Klassifikationen

Am diabetisch nF gibt es Befunde, die bei oberflächlicher Betrachtung harmlos wirken, sich im Weiteren aber zu relevanten Komplikationen entwickeln können. Seit langem gibt es Bemühungen, die verschiedenen Stadien und Erscheinungsformen zu kategorisieren (Armstrong et al. 1996;

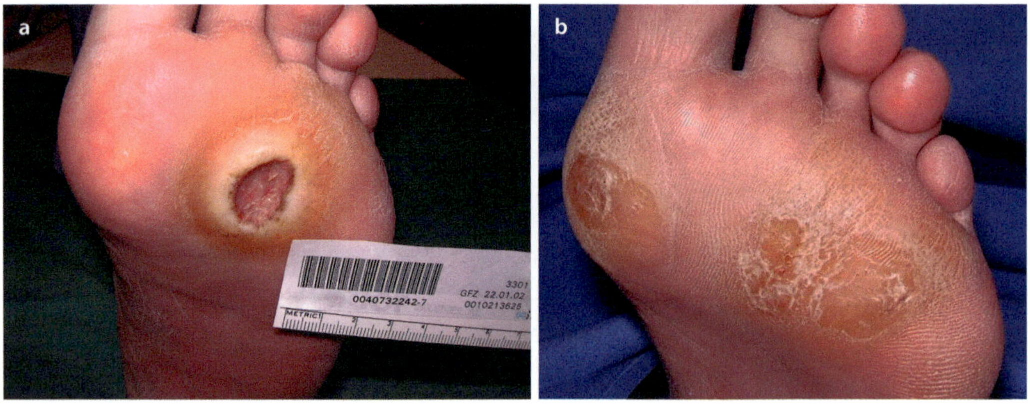

Abb. 5.11 a–b **a** Therapieresistentes kolonisiertes Ulkus (nF 2) unter dem zweiten MTK. Es erfolgte die Umstellungsosteotomie in der Mitte des MT-2-Schafts (Schema Abb. 5.42 nach Ziffer c) und Stabilisierung durch Miniplatte. **b** Befund nach zehn Monaten

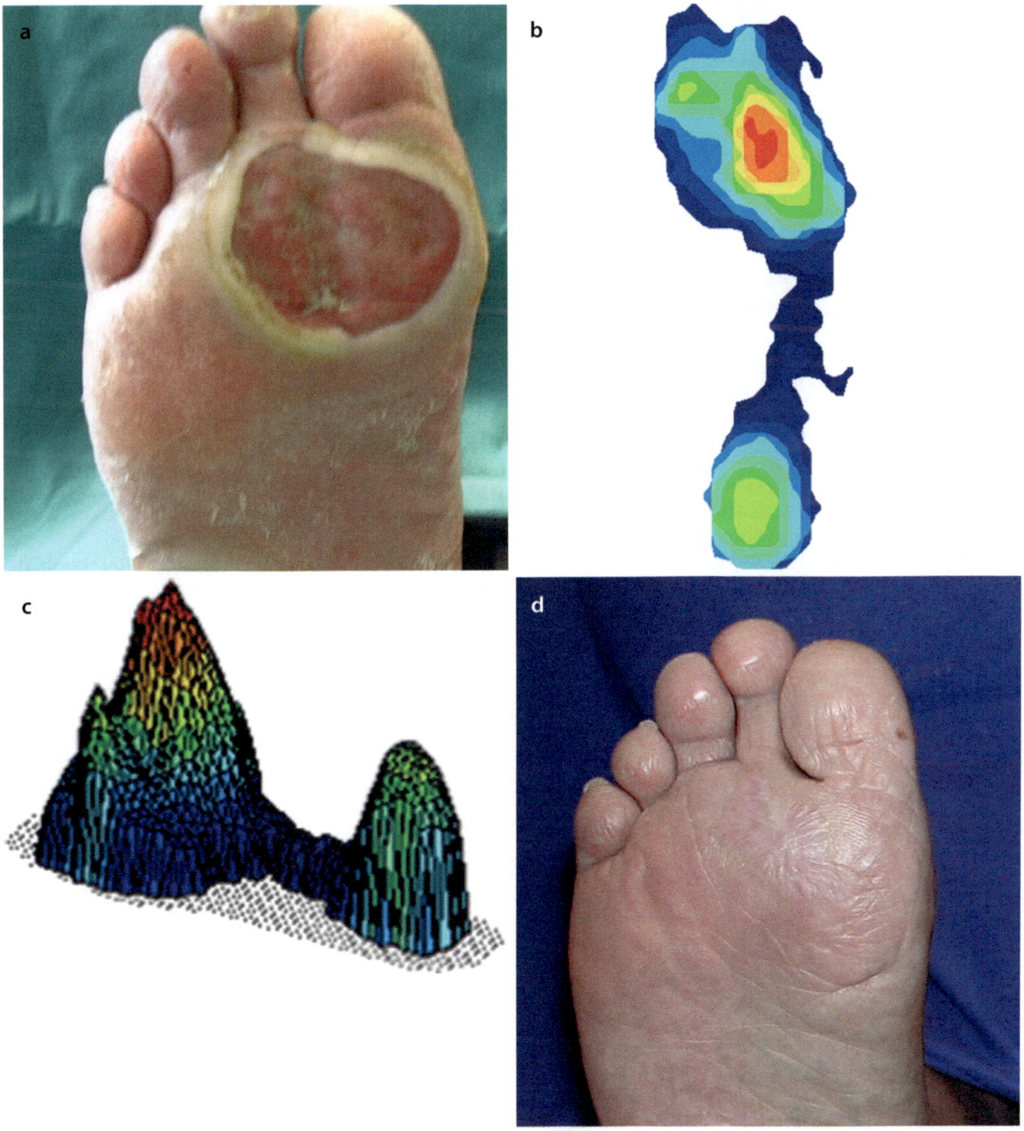

Abb. 5.12 a–d **a** Ausgedehntes kolonisiertes Ulkus (nF 2) plantar der Köpfe 1–3. **b, c** Der pedografische Befund zeigt eine Druckspitze unter dem zweiten MTK. **d** Nach AS-Verlängerung erfolgte die spontane Heilung des Ulkus. (Aus Hittinger Fuss-Sprungg 2005)

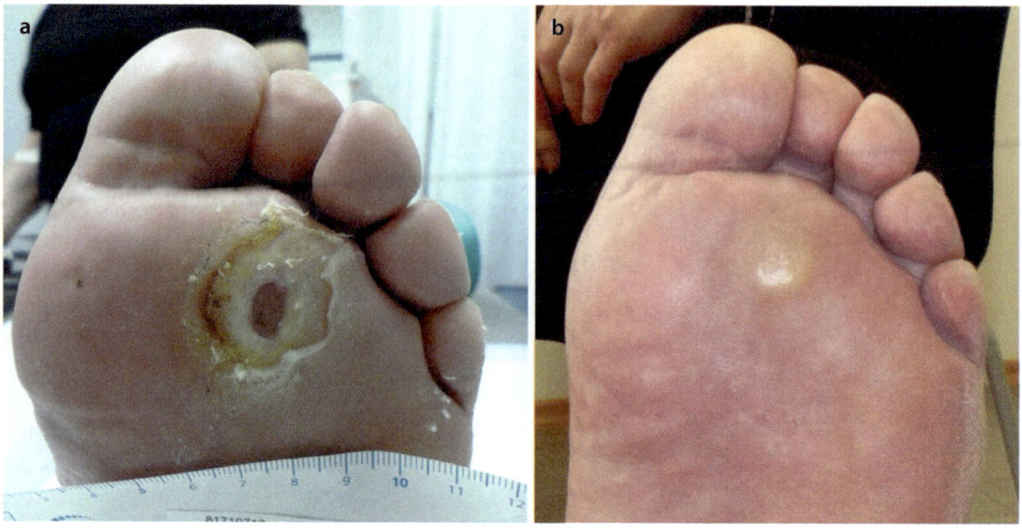

Abb. 5.13 a, b **a** Ulkus mit unterminiertem Rand (nF 3 = oberflächliche Infektion). Ursache des Ulkus waren Luxationen in den MTP-Gelenken 2 und 3 (RA Abb. 5.21). **b** Ulkusheilung nach Resektion der MTK-2 und 3 in vier Wochen

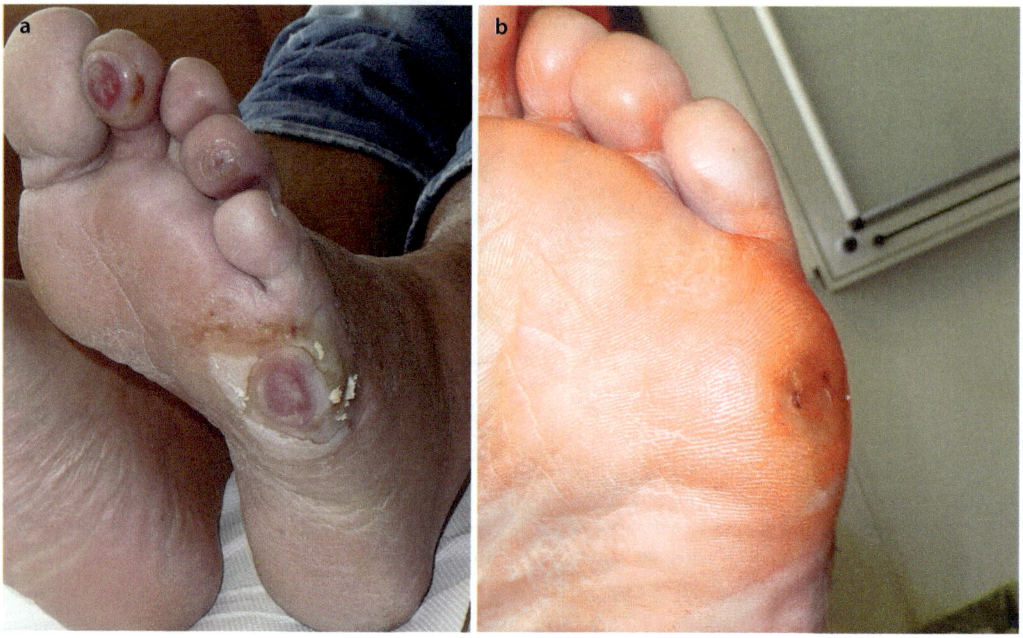

Abb. 5.14 a, b **a** Ulkus latero-plantar des MTK 5 (nF 2). In der RA war eine mäßige Ausladung des MTK 5 nach lateral und plantar sichtbar. **b** Ulkusheilung nach Scarf-Umstellungsosteotomie im MT5

■ **Tab. 5.1** Bisherige Klassifikationen zum diabetischen Fuß, Charakterisierung, Mängel

Klassifikation	Stadien	Nachteile
Wagner (Wagner 1981)	6 Stadien (0–5)	• 0 = Risikofuß • Es sind keine Vorstadien angegeben • pAVK und PNP werden nicht differenziert • Keine Berücksichtigung der tiefen und der systemischen Infektion
Brodsky (2008)	Trennung zwischen neuropathischen und pAVK bedingten Wunden, vier Grade der Wundtiefe (0–3), vier Grade der Ischämie (A-D)	• Keine Vorstadien • Keine Differenzierung der tiefen und der systemischen Infektion
Foster (2000), Edmonds (2006 zitiert nach Game)	Sechs Schweregrade: 1. normaler Fuß, 2. Hochrisikofuß, 3. Fuß mit Ulkus, 4. infizierter Fuß, 5. nekrotischer Fuß, 6. nicht rettbarer Fuß	• Vorstadien unvollständig • pAVK und PNP werden nicht differenziert • Keine Berücksichtigung der tiefen und der systemischen Infektion
University of Texas Score (Armstrong et al. 1996; Wagner 1981; Lavery 1996a, b)	Die Klassifikation unterscheidet vier Grade und vier Stadien	• Keine Vorstadien • Die Annahme wird nahegelegt, dass PNP-Folgen in pAVK bzw. Ischämie übergeht • Keine Differenzierung zwischen oberflächlichen, tiefen und systemischen Infektionen
(2002 zitiert nach Game)	Diese Klassifikation besteht aus einem 5 × 5 Gitter. In der einen Achse sind die Infektionsgrade und in der anderen die Fehlstellung und die Ischämie abgebildet	
S(AD) SAD (zitiert nach Game)	4 × 5 Gitter. Ihm ist sowohl die Komplexität als auch der Mangel an Details vorgeworfen worden	
SINBAD (Ince et al. 2007)	Es handelt sich um eine Vereinfachung der S(AD) SAD-Klassifikation. Eine exakte Zuordnung der Einzelbefunde ist nicht möglich	
PEDIS (Schaper 2004)	**P**erfusion (Ischämie), **E**xtent (Ausdehnung), **D**epth (Tiefe) **I**nfektion, **S**ensibilität (Neuropathie). Es ist ein Fortschritt im Hinblick auf Differenzierung. Diese Klassifikation stellt die Voraussetzung für die IDSA-Klassifikation dar.	• Vorstadien sind nicht angeführt • Die tiefen und systemischen Infektionen werden nicht differenziert

Brodsky 2008; Foster 2000; Game 2014; Ince et al. 2007; Knighton et al. 1986; Lavery et al. 1996a, b; Lipsky et al. 2016; Schaper 2004; Van Acker et al. 2002; Wagner 1981).

Klassifikationen sind notwendig, um Unterschiede in der klinischen Relevanz und der Bedeutung für die Therapie deutlich werden zu lassen. Das Problem mit dem nF besteht darin, dass in diesem eine Vielzahl von einzelnen Krankheitsbildern enthalten ist. Das sind solche der Haut, Sehnen, Gelenke, Knochen u. a. Alle Strukturen können pathologische Veränderungen erfahren, die vom Ödem über Rupturen und Fraktur bis hin zu Infektionen unterschiedlicher Schwere reichen. Insgesamt ergibt sich ein komplexes Bild unterschiedlicher Krankheitszustände, für die es an der Hand jeweils eine Entsprechung gibt. An der Hand wird jede Struktur mit ihren spezifischen Veränderungen wahrgenommen und kategorisiert. Das trifft auch für den nicht-diabetischen Fuß zu. Am diabetischen Fuß ist die große Tendenz alle anatomischen Einheiten zusammenzufassen.

Anfangs wurden die Folgen der PNP und der pAVK in einer Klassifikation untergebracht (Armstrong et al. 1996; Wagner 1981). Später wurden beide Komplikationen auseinandergehalten (Brodsky 2008; Lipsky et al. 2016; Schaper 2004) (Tab. 5.1). In keiner der bisherigen Klassifikationen sollen die verschiedenen Einheiten mit ihren Veränderungen repräsentiert werden. Vielmehr wird immer wieder das Bemühen um eine „einfache", „simple" Klassifikation ausgedrückt (Game 2014).

Wenn in einer Klassifikation der Krankheitsverlauf vereinfacht und unvollständig abgebildet wird, führt das zu einer Fehlbeurteilung, d. h. zu falscher Sicherheit oder zu unangemessener Dramatisierung. Darüber hinaus muss eine Klassifikation die fachübergreifende Verständigung ermöglichen, also die Grundlage für eine interdisziplinäre Kooperation und für wissenschaftliche Untersuchungen bieten. Eine Reihe von Studien scheinen zwar nach statistischen Prinzipien vorgenommen worden zu sein, deren Aussage ist aber zweifelhaft oder ungenau, weil unterschiedliche Kategorien zusammengefasst werden z. B. Ulzera an Zehenspitzen und solche an Metatarsalköpfen.

Die PEDIS-Klassifikation stellt einen wichtigen Fortschritt dar, weil fünf Kategorien unterschieden wurden (Schaper 2004). Sie stellte die Voraussetzung für die IDSA (Infectous Disease Society of America) Klassifikation dar (Lipsky et al. 2016) (Tab. 5.2). Diese bietet eine Differenzie-

Tab. 5.2 Umfassende Klassifikation des neuropathischen Fußes (Stadien nF)

Stadien des neuropathischen Fußes	IDSA (IWGDF)
0 Keine Neuropathie, keine Fehlstellung: Kein Ulkusrisiko	Fehlt
1 Polyneuropathie 1a Keine Fehlstellung: Kein Ulkusrisiko 1b Korrigierbare Fehlstellung (Schwiele), geringes Ulkusrisiko 1c Fixierte Fehlstellung mit Schwiele, hohes Ulkusrisiko	Fehlt
2 Kolonisiertes Ulkus, keine makroskopischen Infektionszeichen	„Keine Infektion" (1°)
3 Oberflächliche Infektion Die Infektion ist auf die Haut und das Subkutangewebe begrenzt; (es bestehen keine Einschmelzung, keine Beteiligung tiefer Strukturen und keine systemischen Zeichen) - Hautrötung um das Ulkus - Unterminierung der Wundränder - eitrige Sekretion.	„Geringe Infektion" (2°)

Tab. 5.2 (Fortsetzung)

Stadien des neuropathischen Fußes	IDSA (IWGDF)
4 Tiefe Infektion 4a Eingeschmolzene Infektion mit Verhalt (Abszess) 4b Chronische Infektion (vorhandene Drainage) Befall tiefer Strukturen, aber keine systemischen Infektionszeichen. (Die folgende Darstellung ist völlig unzutreffend, siehe begleitende E Mail) - Subkutis - Sehnen, Sehnenscheiden, - Faszien, - Kompartimente, - Gelenke, - Knochen 1 Ödem, der Knochen ist makroskopisch intakt 2 Arrosion a oberflächliche Arrosion b ausgedehnte Arrosion 3 infizierte Nekrose a ohne Fraktur b mit Fraktur	„Moderate Infektion“ (3°)
5 Systemische Infektion 5a **Keine Intensivpflichtigkeit** Temperatur und Entzündungswerte erhöht, Atmung und Kreislauf stabi l5b **Intensivpflichtigkeit** Blutzuckerentgleisung, Atmung, Kreislauf instabil	„Schwere Infektion“ (4°)

Die Prinzipien der Kodierung:

„0“: keine Neuropathie, keine Fehlstellung, kein Risiko auf ein Ulkus.

„1“:, Stadien, die ein Ulkusrisiko aufweisen.

„1a“:, keine Fehlstellung (FS) und damit ein minimales Ulkusrisiko (UK),

„1b:“ korrigierbare FS, geringes UK,

„1c“: fixierte FS, hohes UK, das i. d. R. an einer Schwiele erkennbar ist.

Die folgenden Stadien weisen Ulzera oder Infektionen auf.

„2“: unkompliziertes Ulkus, wir sprechen von einer **„Kolonisation“**, um das Risiko auf die Entwicklung einer Infektion anzudeuten.

„3“: „oberflächliche Infektion“. Klinische Infektionszeichen beschränken sich auf die Haut: Rötung, Unterminierung der Wundränder, Sekretion.

„4“ = „tiefe Infektion“. Der Ausdruck ist treffender als „moderate Infektion“, weil der Befall von Sehnen, Faszien, Kompartimenten usw. als ernst zu nehmende Befunde anzusehen sind. Es wird zwischen einer bedrohlichen Infektion mit Verhalt, wie Abszess, und einer weniger bedrohlichen mit Drainage unterschieden.

„4a“ = Infektion mit Verhalt wie Abszess, „akute Infektion“, mit Gefahr der systemischen Ausbreitung.

„4b“ = Infektion mit Drainage, „chronische Infektion“.

Es ist zu unterscheiden, welche Strukturen befallen sind:

4bI subkutanes Bindegewebe,

4bII Sehnen, Sehnenscheiden,

4bIII Faszien,

4bIV Compartments,

4bV Gelenke,

4bVI Knochen

„5“: „systemische Infektion“

„5a“: Die Temperatur und die Infektionswerte sind erhöht, aber Atmung und Kreislauf stabil.

„5b“: Blutzucker, Atmung und Kreislauf sind instabil, sodass Intensivpflichtigkeit besteht.

rung der infektionsbedingten Veränderungen, ein weiterer Fortschritt. Weil es die Intension war, die Infektionen zu kategorisieren, sind die nicht-infektiösen Vorstadien mit unterschiedlich hohem Ulkusrisiko nicht einbezogen. Das ist zwar in sich konsequent. Damit reicht aber die Klassifikation für das gesamte Spektrums des neuropathischen Fußes nicht aus. Außerdem ist das Stadium 3, moderate Infektionen, unzureichend differenziert worden, indem der Befall von Sehnen, Faszien, Knochen usw. nicht unterschieden werden kann.

Folgende Anforderungen müssen an eine Klassifikation des nF gestellt werden:

- Die Folgen der pAVK und der PNP müssen getrennt betrachtet werden.
- Die Nomenklatur muss eindeutig sein; z. B. das Stadium 0 muss, wie in der Medizin üblich, dem Fehlen von klinischen, apparativen und Laborbefunden entsprechen.
- Die Vor- bzw. Risikostadien müssen einbezogen sein, damit erkennbar wird, wann eine Prophylaxe oder eine frühe Therapie erforderlich ist.
- Es müssen alle therapeutisch relevanten Strukturen und Stadien repräsentiert sein.
- Die schweren Komplikationen, die systemischen Infektionen, müssen angeführt sein mit der Unterscheidung von nicht intensivpflichtigen und intensivpflichtigen Zuständen.
- Grundsätzlich darf es nicht das Ziel der Klassifikation sein, den Ablauf einfacher wiederzugeben, als er in Wirklichkeit ist (Guyton 2014).

5.4.2 Umfassende Klassifikation des diabetisch neuropathischen Fußes

Wir stellen eine umfassende Klassifikation für den neuropathischen Fuß vor, in der alle Veränderungen von „kein Risiko“ bis zu „lebensbedrohlich“ untergebracht sind (◘ Tab. 5.2). Da der Charcotfuß Teilmenge aus der Grundmenge ein neuropathischer Fuß ist, fällt dieser mit den grundsätzlichen Abläufen auch unter die umfassende Klassifikation. Die spezifischen Charcotveränderungen am Knochen werden gesondert klassifiziert (Siehe ▶ Kap. 6).

Die Klassifikation ist für alle Komplikationen des nF anwendbar. Allerdings bieten besonders der Charcotfuß und in gewisser Weise auch die Osteomyelitis am diabetischen Fuß relativ komplexe Krankheitsbilder. Es wäre ungünstig, deren Kategorisierung auch in diese Grundsystematik aufzunehmen. Deshalb stellen wir sie in den entsprechenden Kapiteln vor. Es ist zu beachten, dass beim Charcotfuß Infektkomplikationen jeder Schwere und bei der Osteomyelitis jede Art von Weichteilinfektionen vorkommen können. Im Hinblick auf eine differenzierte Therapie ist es erforderlich, diese getrennt in den für die vorgesehenen Klassifikationen zu erfassen.

5.5 Diagnostik zum neuropathischen Fuß

Sigurd Kessler, Axel Stäbler, Mathias Kaemmerer, Christoph Volkering und Sandra Sommerey

5.5.1 Klinische Diagnostik

Die klinische Diagnostik zum neuropathischen Fuß hat eine größere Bedeutung als vielfach angenommen. Einerseits lassen sich aus dem korrekt erhobenen Befund Rückschlüsse auf die Pathogenese, die Prognose und die Therapie ziehen. Andererseits ist dieser eine wichtige Voraussetzung zur Entscheidung für die apparative und die Labordiagnostik.

5.5.1.1 Anamnese

Es ist das **Allgemeinbefinden** zu erfragen und dessen Veränderung in der Vergangenheit (Übersicht „Klinische Untersuchung zum neuropathischen Fuß"). Dazu gehören auch die Gehfähigkeit, die Selbst- oder Fremdversorgung bzw. die Pflegebedürftigkeit.

Klinische Untersuchung zum neuropathischen Fuß

Anamnese

- Allgemeinbefinden, Gehfähigkeit
- Selbstversorger? Pflegebedürftigkeit?
- Allgemeine Vor- und Begleiterkrankungen v. a. Herz-Kreislauf, Lunge, Leber, pAVK, Niere, Auge, Nervensystem u. a.
  - Diabetes-unabhängig
  - Diabetes-bedingt
- Erkrankungen am Fuß
  - Angeborene Fußerkrankungen
  - Erworbene Fußerkrankungen oder Verletzungen außerhalb des Diabetes mellitus
  - Diabetes-bedingte Fußerkrankungen
    - Fehlstellungen, Ulzera, Infektionen, Problemkeime,
    - Vorbehandlungen

Befunde

- Klinische Befunde
  - Allgemeinzustand, körperliche und mentale Verfassung
  - Inspektion
    - Schuhe, Einlegesohlen: asymmetrische Abnutzung, Zeichen erhöhten Drucks, Wundsekretion
    - Fehlstellungen: Hammer-, Krallenzehen, Hallux valgus, Digitus quintus varus, Vorfußab- oder -adduktion, Spitzfuß, Plattfuß
    - Schwielen an den typischen Druckstellen
    - Ödeme: Lokalisation und Ausdehnung
    - Ulzera (Lokalisation: Zehenspitze, Grundgliedkopf, Metatarsalekopf, Mittelfuß, Ferse, Malleolen, Ausdehnung, Ulkusrand: Schwellung, Rötung, Unterminierung, Beläge: keine, oberflächlich, infizierte Nekrosen, involvierte Strukturen: Subkutis, Sehne, Gelenkkapsel, Gelenk, Knochen, Sekretion und andere Zeichen der Infektion)
    - Fistel (Lokalisation, Tiefe, Art der Sekretion)
  - Palpation
    - Fußpulse
    - Temperaturdifferenzen
    - Druckdolenz
    - bei Fehlstellungen: ausgleichbar oder fixiert, Mobilitätseinschränkungen an den Zehen
    - Welche Strukturen sind in der Fistel zu sondieren, Knochen, Sehnen?
    - Bei Schwellung: Anzeichen auf Abszess, Fluktuation?
  - Funktionelle Untersuchung
    - Wie ist das Gangbild? Werden Hilfsmittel verwendet?
    - Wird der Fuß abgerollt?
    - Besteht eine Hypermobilität z. B. im Mittelfuß bei einem Charcotfuß?
    - Zeichen der verkürzten Wadenmuskulatur im Silverskjöld-Test?

- Apparative Untersuchungen
  - Dopplerdruckmessung bei nicht tastbaren Fußpulsen
  - Neurologische Untersuchung mit Monofilament, Vibrationsempfindung und Kalt-Warm-Unterscheidung
  - Thermografie bei Temperaturdifferenz
  - Pedografie zur Darstellung des Ablaufs der Belastung.

Vor- und Begleiterkrankungen v. a. zu Herz, Kreislauf, pAVK, Niere, Lunge, Auge und Nervensystem sind zu erfragen. Es ist zu unterscheiden, ob diese durch den DM bedingt sind oder nicht.

Zu den **diabetesabhängigen Fußerkrankungen** sollte erfragt werden, ob eine pAVK und oder eine PNP bekannt sind und wie weit die Abklärung erfolgt ist. Fehlstellungen, Ulzera, Infektionen und Problemkeime sollten wenn möglich nach Art und Zeitdauer dokumentiert werden.

Die sozialen Bedingungen sind besonders bei erheblichen Einschränkungen und vor größeren Operationen zu klären: Lebt der Patient allein? Hat er Hilfe durch Angehörige?

5.5.1.2 Klinische Befunde

Zum klinischen Befund ist der **Allgemeinzustand (AZ)** hinsichtlich körperlicher und mentaler Verfassung zu beurteilen, weil aufwendige Behandlungsverfahren nur bei einem guten AZ möglich sind (Übersicht „Klinische Untersuchung zum neuropathischen Fuß"). Ebenso gehört die allgemeinorthopädische Untersuchung auf Einschränkungen im Skelettsystem dazu (Götz und Köck 2016).

Bereits bei der **Inspektion** lässt sich mit hoher Zuverlässigkeit entscheiden, ob es sich um einen pnF (◘ Abb. 5.3, ◘ Abb. 5.5, ◘ Abb. 5.6, ◘ Abb. 5.7a, ◘ Abb. 5.8a, ◘ Abb. 5.9a, ◘ Abb. 5.11a, ◘ Abb. 5.12a, ◘ Abb. 5.14a, ◘ Abb. 5.15, ◘ Abb. 5.16a) oder einen Charcotfuß (◘ Abb. 5.4a, ◘ Abb. 6.2, ◘ Abb. 6.21) handelt (**Übersicht „Klinische Untersuchung vom neuropathischen Fuß"**). Die Inspektion muss die Schuhe und Einlegesohlen einschließen (◘ Abb. 5.18). Man sieht an ihnen, ob Asymmetrien in der Abnutzung vorliegen oder Stellen erhöhten Drucks. Eine Wundsekretion ist in den Einlegesohlen zuverlässig zu erkennen. Am Fuß selbst ist nach den klassischen Deformationen zu fahnden: Hammer- und Krallenzehen, Hallux valgus, Digitus quintus varus, Abduktion oder Adduktion, Spitzfuß und Plattfuß. Eine atypische bzw. vermehrte Beschwielung zeigt an, wo ein erhöhter Knochendruck und damit ein Risiko auf ein Ulkus vorliegt.

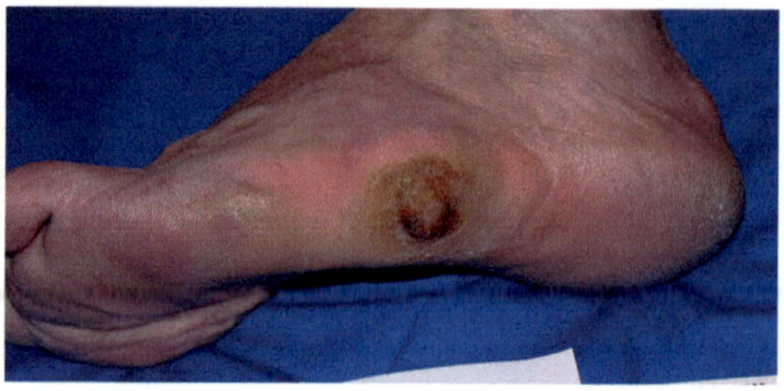

◘ **Abb. 5.15** Inkomplettes Ulkus an der Basis des MT5 (nF 1c)

Die Lokalisation der Ulzera sollte genau angegeben werden: Zehenspitze, Grundgliedkopf, Metatarsalekopf, Mittelfuß, Rückfuß oder Sprunggelenk, weil davon die Therapie abhängt. Wichtig sind die Ausdehnung eines Ulkus und die klinischen Zeichen der Infektion: Rötung, Beläge, Unterminierung der Wundränder, Sekretion (serös? eitrig?), Beteiligung tiefer Strukturen (**Übersicht „Klinische Untersuchung zum neuropathischen Fuß"**).

Liegen Ödeme vor? Wie ist deren Ausdehnung? Liegt eine inflammatorische oder eine infektiöse Genese vor? Bestehen Fisteln? Die Befunde sollten fotografisch dokumentiert werden.

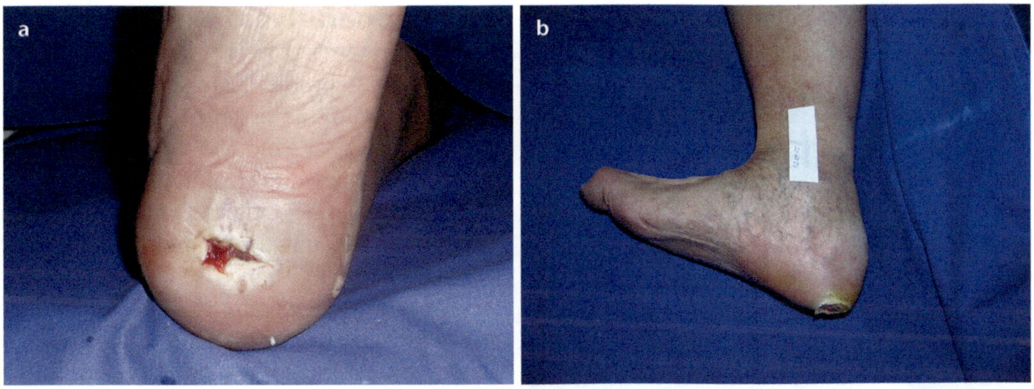

■ **Abb. 5.16** a, b **a** Plantares Fersenulkus bei PNP (nF 2). **b** Ursache war ein Hackenfuß bei veralteter Achillessehnenruptur

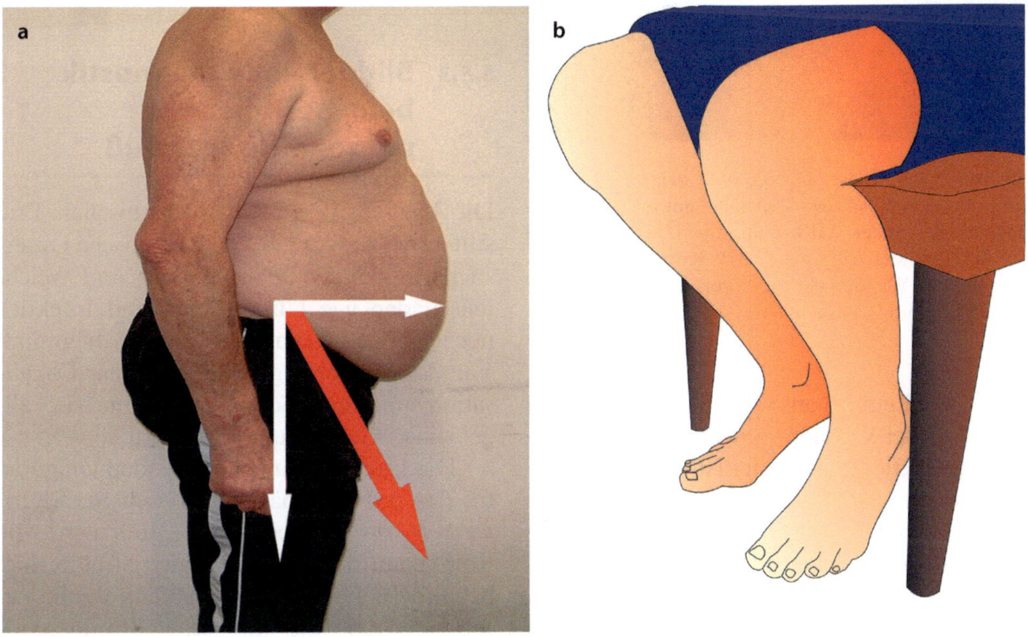

■ **Abb. 5.17** a, b **a** Eine abdominelle Adipositas erhöht die Belastung des Vorfußes und damit beim Neuropathiepatienten das Ulkusrisiko. **b** Beim Sitzen wird durch Zurücksetzen des Fußes und Abstellen auf den MT-Köpfen ein hoher Druck ohne Schmerzreiz generiert. Wenn diese Haltung lange eingehalten wird, entwickelt sich ein Ulkus

Bei der **Palpation** steht an erster Stelle das Tasten nach den Fußpulsen. Temperaturdifferenzen gehen auf eine Inflammation (Charcotfuß) oder eine Infektion, evtl. auch eine Durchblutungsstörung zurück. Eine Druckdolenz ist im Rahmen eines pnF zwar selten; dennoch sollte man diese registrieren. Bei Fehlstellungen ist es wichtig, ob sich diese korrigierbar oder fixiert sind. Für Ulzera und Fisteln wird empfohlen, mit der Sonde zu klären, ob ein Kontakt zum Knochen besteht (probe-to-bone-Test) und ob

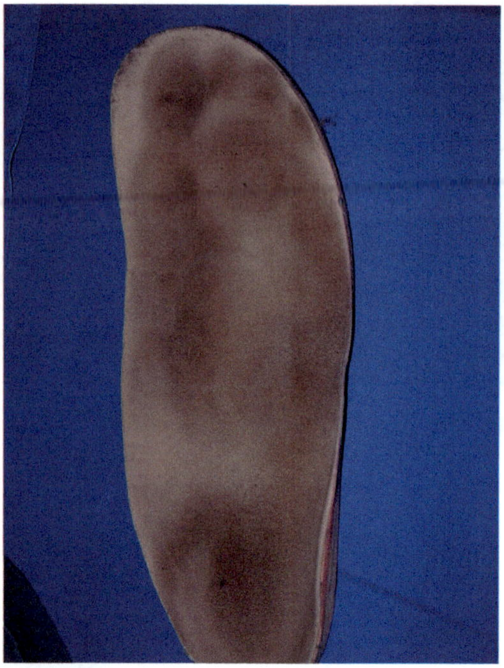

Abb. 5.18 **Diese Einlegesohle zeigt die Folgen einer Pronation und eines Plattfußes mit vermehrter Belastung des ersten MFK.** Geringe Überlastung am MFK 2 und der Basis des 5. MF-Knochens. Eine sezernierende Wunde liegt nicht vor. Sie wäre an einer Durchtränkung zu erkennen

eine Beteiligung von Sehnen und Gelenken vorliegt. Bei Verdacht auf eine akute Infektion (infektiöser Verhalt) ist zu prüfen, ob Zeichen eines Abszesses, Fluktuation, vorliegen (Übersicht „Klinische Untersuchung zum neuropathischen Fuß").

Die funktionelle Untersuchung gibt Auskunft über das Gangbild. Werden Gehhilfen benutzt? Wird der Fuß abgerollt? Eine Hypermobilität im Mittelfuß ist ein Zeichen für einen Charcotfuß im mobilen Stadium. Wichtig ist, auf eine Verkürzung der Wadenmuskulatur mit dem Silverskjöld-Test zu untersuchen, weil mit diesen Vorfußulzera und im Fall eines Charcotfußes ein Einbruch im Mittelfuß einhergehen können (Übersicht „Klinische Untersuchung zum neuropathischen Fuß").

5.5.2 Apparative Untersuchungen

Auch hier steht die Klärung einer Durchblutungsstörung an erster Stelle. Wenn keine Fußpulse tastbar sind, ist eine Dopplerverschlussdruckmessung erforderlich (▶ Kap. 4). Die neurologische Untersuchung mit einem Monofilament, mit der Stimmgabel und der Kalt-Warm-Sonde haben selten Auswirkung auf Entscheidungen zur chirurgischen Therapie. Die Thermografie kann Hinweise zur Differenzialdiagnose – Charcotfuß oder Infektion – geben. Die Pedografie gibt speziell Auskunft über die Lokalisation, das Ausmaß und die Veränderungen im Verlauf des Gangzyklus an (Abb. 5.12b, c) (Haslbeck et al. 2012).

5.5.3 Bildgebende Diagnostik beim peripher neuropathischen Fuß

Die Diagnostik zum neuropathischen Fuß stützt sich wesentlich auf die klinische Untersuchung, bei der Fehlstellungen und Weichteilschäden wie Ulzerationen und Infektionen leicht zu erkennen und einzuordnen sind. Von der Bildgebung sind Details zur Lokalisation und zur Schwere bis hin zur allgemeinen Gefährdung zu erwarten.

Die Literatur zur bildgebenden Diagnostik des pnF ist spärlich. In den Standardwerken zum diabetischen Fuß wird die Röntgenaufnahme geradezu stiefmütterlich behandelt. Das hängt einerseits damit zusammen, dass die klassischen Röntgenaufnahmen (RA) nicht mehr im Forschungsschwerpunkt der Radiologen liegen. Viel wichtiger aber ist es, dass das Krankheitsbild des pnF bislang nicht definiert ist. So haben wir das Missverhältnis, dass von jedem Problemfuß eine RA veranlasst wird, es aber kaum Anleitungen für die Indikationen und die Auswertung gibt.

Trotz aller Fortschritte in den Schnittbild- und nuklearmedizinischen Techniken, bleibt

RA das initiale und das am häufigsten anzuwendende Verfahren (Butz 2007; Johnson et al. 2013; Pfeifer et al. 1999; Smith et al. 1997). Damit Radiologen die Fragen der Kliniker sinnvoll beantworten können, müssen die wesentlichen Informationen bei der Anforderung angegeben werden (Übersicht „Erforderliche Informationen an die Radiologen“). Diese beinhalten die klinisch feststellbare Fehlstellung (z. B. Hammerzehen, Krallenzehen, Hallux valgus, charcotbedingter Plattfuß), Weichteilschäden (Ulkus, inflammatorische oder infektiöse Schwellung sowie seröse oder eitrige Sekretion).

Die Beurteilung der bildgebenden Untersuchung muss **unter Berücksichtigung des klinischen Befundes** erfolgen. Das wichtigste Beispiel ist die häufig diskutierte Problematik zur Unterscheidung von charcotbedingten und infektbedingten Veränderungen. Im Gegensatz zur regelmäßigen Behauptung ist die Differenzierung relativ einfach! An dieser Stelle sei nur kurz erwähnt: Bei Vorliegen einer Sekretion liegt eine Infektion und umgekehrt bei geschlossenen Weichteilen ein Charcotprozess vor.

Die Fragen, die durch die Bildgebung beantwortet werden sollen, müssen in der Anforderung formuliert werden (**Übersicht „Beispiele für Fragestellungen an die bildgebende Untersuchung“**). Dazu gehören die Ursache, das Ausmaß einer Fehlstellung und die Benennung der destruierten Knochen oder Gelenke.

Die bildgebenden Verfahren, RA, Computertomografie (CT) und Magnetresonanztomografie (MRT), ermöglichen unterschiedliche Aussagen, was bei der Verordnung berücksichtigt werden muss (Übersichten unten). Die verbreitete Ansicht, die MRT sei die beste Untersuchung, ist in dieser Allgemeinheit nicht richtig. Im Hinblick auf die Fragestellung und die speziellen Bedingungen ist die angemessene Untersuchungstechnik auszuwählen. Bisweilen müssen zwei oder drei Verfahren kombiniert werden.

Erforderliche Informationen an die Radiologen

- Grunderkrankung am Fuß, z. B. neuropathischer Fuß, angiopathischer Fuß
- Fehlstellung nach klinischem Befund, z. B. Hallux valgus, Hammerzehe, Charcotfuß
- Intakte Weichteile
  - Lage der Schwiele,
  - Inflammation, Ödem
- Ulkus oder Fistel
- Seröse oder eitrige Sekretion

Beispiele für Fragestellungen an die bildgebende Untersuchung

- Welche Knochen sind betroffen?
- Ursache und Ausmaß einer Fehlstellung
- Hinweise auf die Genese einer Fehlstellung, Weichteilveränderungen, Knochendestruktion

Aussagen der RA beim pnF (zu den Folgen des Charcotfußes und Infektionen siehe ▶ Kap. 6, 7, 8)

Fehlstellungen

- Hallux valgus (◘ Abb. 5.22a)
- Fehlstellung der Kleinzehen (◘ Abb. 5.22b, ◘ Abb. 5.20, ◘ Abb. 5.9b)
- Dig. quintus varus
- Erhalt oder Einbruch des Fußgewölbes (◘ Abb. 6.15)
- Subluxationen und Luxationen (◘ Abb. 5.22, ◘ Abb. 5.19)
- Fortgeschrittene Osteoporose (◘ Abb. 6.6)
- Vorbestehende Schäden z. B. Hohlfuß, chronische Polyarthritis
  - Knochendestruktionen und Frakturierung, hat besonders

beim Charcotfuß und bei Infektionen Bedeutung.
- postoperative Kontrollen nach
  - Umstellungsosteotomie
  - Resektion (■ Abb. 5.9d, ■ Abb. 5.40)
  - Amputation
  - Arthrodese (■ Abb. 5.40)
  - Überschießende oder heterotope Knochenneubildung (■ Abb. 8.12b)
  - Knochenneubildung
  - Knöcherner Durchbau (■ Abb. 6.57f und Fusion von Knochen und Fragmenten (■ Abb. 6.33a)
  - Abschluss der Fragmente durch Lamellenknochen (■ Abb. 6.33a).

Lücken der Röntgenaufnahme

Nicht dargestellt werden
- Früher Charcotfuß
  - Knochenödem
  - Beginnende Entmineralisierung, Osteoporose
  - Beginnende Osteolyse
- Differenzierung von Entmineralisierung und Porose
- Frühe Osteomyelitis

Unvollkommene Darstellung von
- Weichteilveränderungen
- Eingeschränkte Beurteilbarkeit bei Überlagerung
- Beginnende knöcherne Überbrückung

Computertomografie (CT) beim neuropathischen Fuß

CT beim pnF seltene Indikationen
- Detaillierte Darstellung der Knochenhartsubstanz dadurch Nachweis von
  - Entmineralisierung (CF oder Infektion)
  - Intra- und extraossärer Knochenabbau bzw. Resorption (CF oder Osteomyclitis), Knochenverlust
  - Frühe Frakturstadien
  - Frühstadien von Fehlstellungen, Dislokationen, Luxationen
  - Grad des knöchernen Durchbaus von Frakturen, Arthrodesen und Osteosynthesen

Die Bedeutung des Magnetresonstomografen (MRT) beim peripher neuropathischen Fuß
- Darstellung der Neuropathiebedingten Degeneration der Fußmuskulatur (■ Abb. 5.2a–c)
- Knochenbeteiligung bei Ulzera ► Kap. 8
- Detaildarstellung von Dislokationen, meist besser im CT dargestellt
- Vitalität/Nekrose von durchblutungsgefährdeten Knochen
- Charcotveränderungen ► Kap. 6
- Infektionen ► Kap. 7 und 8

5.5.3.1 Röntgenaufnahme (RA)

Die **Vorteile der RA** sind, dass diese schnell und ohne Vorbereitung vorgenommen werden kann und kostengünstig ist. Die Darstellung des Fußes in zwei Ebenen, dorso-plantar (dp) und schräg, ist häufig nicht ausreichend (■ Abb. 5.19a, b). Oft ist nur auf der seitlichen Aufnahme das Ausmaß der Hammer- und Krallenstellung, der Abflachung des Fußgewölbes (■ Abb. 5.19c, ■ Abb. 6.15) oder einer vorbestehenden Hohlfußbildung erkennbar (Szeimies et al. 2012; Walther 2012b).

Wenn es der Kräftezustand erlaubt, sollte eine Aufnahme unter Belastung vorgenommen werden, weil darunter das volle

Ausmaß der Fehlstellung dargestellt wird. So können die **Winkel- und Gelenkverhältnisse** bei Hallux valgus, Metatarsus primus varus, Hammer- und Krallenzehen sowie Plattfuß im vollen Umfang erkannt werden (◘ Abb. 5.20, ◘ Abb. 6.15). (Siehe auch ► Kap. 6, Charcotfuß, und ► Kap. 8, Osteomyelitis). Für besondere Fragestellungen z. B. zur Abklärung der Sesambeine oder des Kalkaneuswinkels sind spezielle Einstellungen erforderlich (Reilingh et al. 2010; Saltzman und el-Khoury 1995; Walther 2012a).

In der RA werden auch **Knochendestruktionen, Frakturen und Knochenverlust sowie Luxationen** dargestellt (◘ Abb. 5.19, ◘ Abb. 5.20, ◘ Abb. 5.21, ◘ Abb. 5.22,

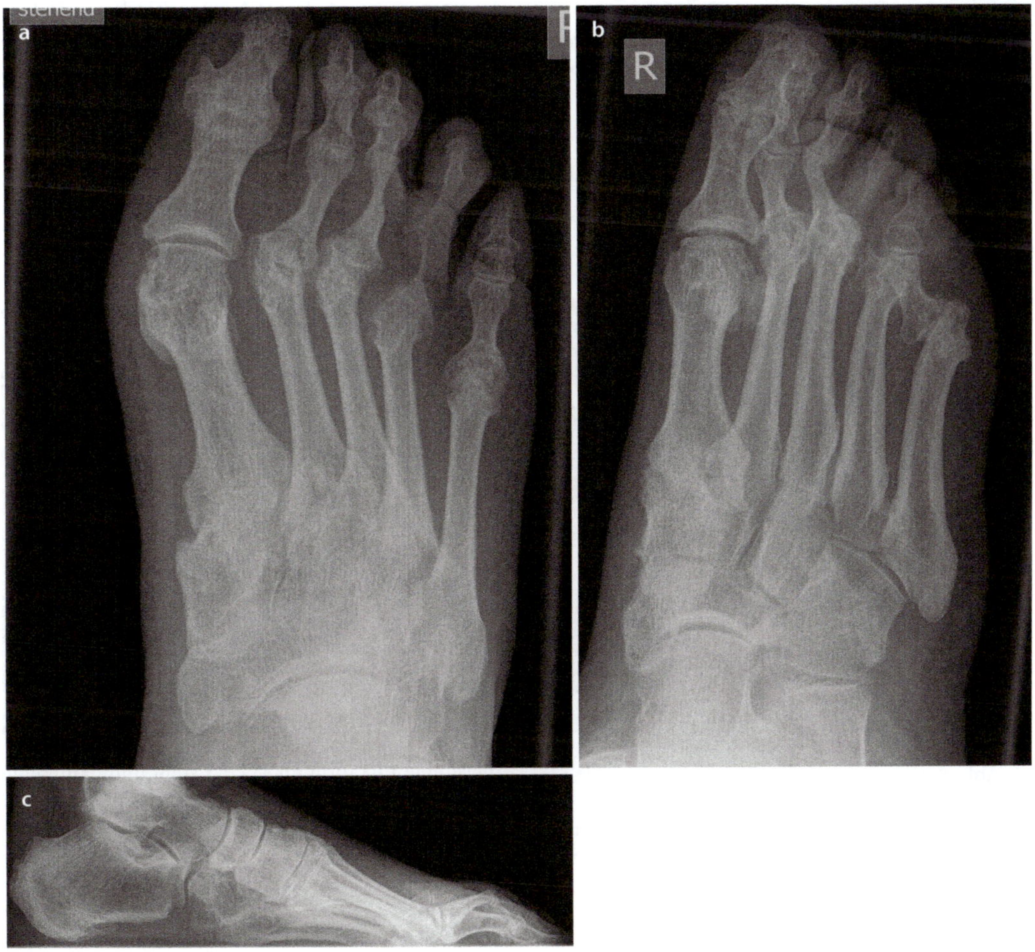

◘ **Abb. 5.19** a–c **RA des Fußes in drei Ebenen**. **a** dorso-plantar (dp). Das IP-Gelenk der Großzehe ist in dieser Projektion nicht optimal dargestellt, was auf eine Beugestellung oder eine Hammerzehe zurückgeführt werden kann. Auch eine Arthrose ist möglich. Die Grundgelenke 2 bis 5 sind disloziert bzw. luxiert. An den Basen der Grundglieder 2 und 3 besteht ein Knochenverlust. An der dritten Zehe sind Grund- und Mittelglied weitgehend aufgelöst, wahrscheinlich als Spätfolge einer Osteomyelitis. Die distalen Fußwurzelknochen sind wegen Überlagerung nicht zu beurteilen. Vorbestehend liegen Erosionen vor, wie sie auch bei rheumatoider Arthritis auftreten. **b** Die Schrägaufnahme bestätigt die Luxationen in den Grundgelenken 2 bis 5. **c** Es besteht kein Anhalt für einen Platt- oder Hohlfuß. Bei einer schleierförmigen Knochenneubildung dorsal des ersten TMT-Gelenks ist die Großzehe weitgehend gestreckt. Der IP-Gelenkspalt ist verschmälert. Deutliche Hammerzehenbildung an der zweiten und fünften Zehe

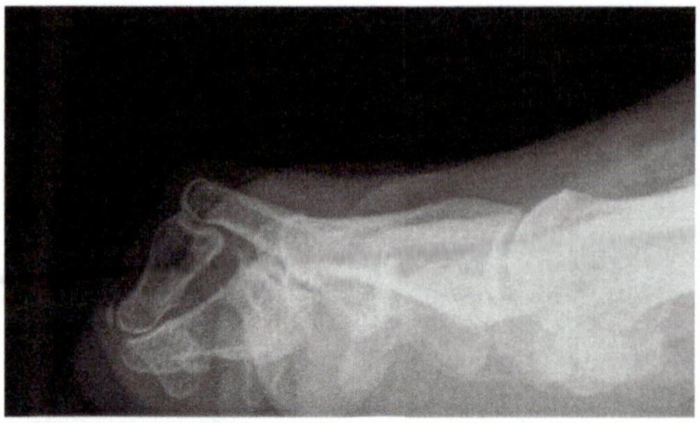

Abb. 5.20 **Klinischer Befund: tiefes Ulkus dorsal des zweiten Grundgliedkopfes mit sichtbarem Knochen im Ulkusgrund.** Die RA, seitlich unter Belastung, zeigt das Ausmaß der Hammerzehenbildung und das Fehlen einer Destruktion des Grundgliedkopfs. Die Hammerstellung an den anderen Kleinzehen sind weniger stark ausgebildet

Abb. 5.23). Diese sind beim Charcotfuß besonders häufig und ausgeprägt. **Atypische Frakturen** und **Knochenverluste** sind sehr verdächtig auf Charcotfrakturen (z. B. Abb. 6.8a, Abb. 6.9, Abb. 6.15–6.17). Eine **Entmineralisierung (bzw. Osteopenie)** im Zusammenhang mit einem Charcotfuß oder einer Infektion ist im fortgeschrittenen Stadium nachzuweisen (Abb. 6.6a). Meist kann aufgrund der RA entschieden werden, welche Knochen bzw. Knochenanteile für die **Auslösung eines Druckulkus** verantwortlich sind (Abb. 5.19, Abb. 5.20, Abb. 5.21, Abb. 5.22a) (Bevan und Tomlinson 2008). **Knochenneubildungen** mittleren und größeren Ausmaßes werden dargestellt (Abb. 5.22b, Abb. 8.12, Abb. 8.13).

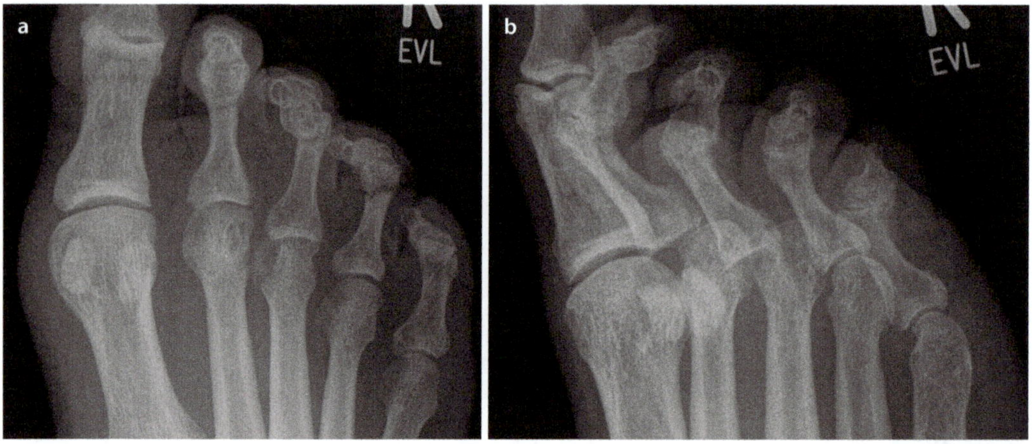

Abb. 5.21 a, b (RA zu Abb. 5.13) **a** Die Gelenksspalten des zweiten und dritten MTPG sind aufgehoben. Auf die „Gelenksspaltverschmälerung“ muss immer geachtet werden, weil dahinter meist eine Luxation im MTPG steht und damit eine wichtige Ulkusursache. **b** Die Schrägaufnahme zeigt die Luxation deutlich (bei Ruptur der plantaren Platten)

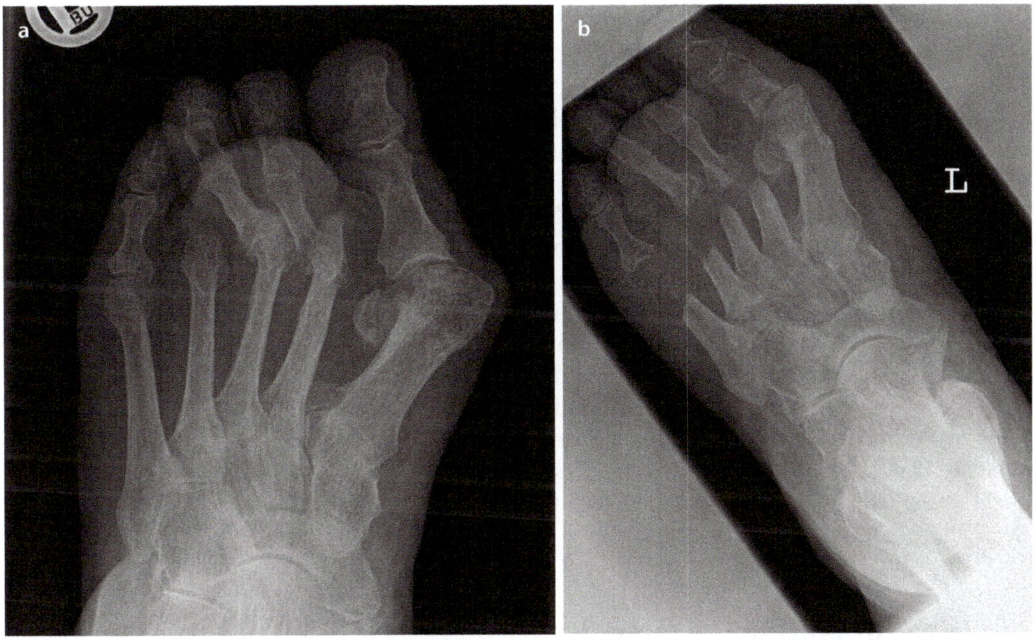

■ **Abb. 5.22** a, b **Klinisch besteht ein Ulkus plantar der MTK 2 und 3.** **a** Dislozierte Luxationen der MTPG 2 und 3 bei fortgeschrittenem Hallux valgus (65°) und Z. n. Exartikulation der vierten Zehe. Am MTK 2 ist es durch Inflammation oder Infektion zu einem deutlichen Knochenverlust gekommen. **b** RA sechs Monate nach Resektion der MT-Köpfe 2–5 sowie der Grundgliedbasis 1 (modifizierte panmetatarsale Kopfresektion). Die Ulzera heilten postoperativ in drei Wochen. Man sieht auf der RA distal der Resektionsflächen der Metatarsalia feine Knochenneubildungen = minimale heterotope Ossifikation, klinisch ohne Bedeutung

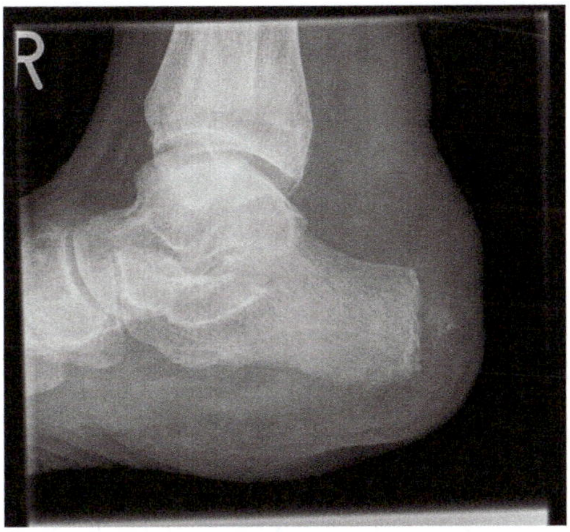

■ **Abb. 5.23** (postoperativ zu ■ Abb. 5.16) **Kalkaneus seitlich nach FHL-Plastik und Resektion der plantaren Prominenz**

Nach operativen Korrekturen oder Resektionen erfolgt die postoperative Kontrolle standardmäßig durch eine RA (■ Abb. 5.22b, ■ Abb. 5.23, ■ Abb. 5.40). Veränderungen unabhängig vom neuropathischen Fuß können von Bedeutung sein wie Arthrosen, rheumatische oder traumatische Destruktionen. Ein Knochenödem, also das Initialstadium des Charcotfußes (**Übersicht „Lücken der Röntgenaufnahme“**), wird in der RA nicht dargestellt. Das gilt auch für die beginnende Entmineralisierung bzw. Osteoporose und das Frühstadium der Osteomyelitis.

5.5.3.2 Schnittbildverfahren für die Knochen des Vorfußes

Diese kommen beim pnF selten in Betracht (**Übersichten „Computertomografie beim neuropathischen Fuß“ und „Die Bedeutung des MRT beim peripher neuropathischen Fuß“**). Eine Indikation kann im Zusammenhang mit der Differenzialdiagnose Charcotfuß/Infektion gegeben sein (siehe auch ▶ Kap. 6, 7, 8). Ein aufschlussreicher Aspekt für die Pathogenese des neuropathischen Fußes ergibt sich im MRT des Vorfußes: Hier wird die Degeneration der kleinen Fußmuskeln als Folge der PNP dargestellt (◘ Abb. 5.2). Damit wird die Ursache für die Hammer- bzw. Krallenstellung der Zehen sichtbar.

5

5.6 Nicht-operative Therapie des peripher neuropathischen Fußes

Sigurd Kessler, Christoph Volkering, Sandra Sommerey, Bastian Priegelmeir, Ruth Trenkler, Reto Grichting, Daniela Grichting, Michael Möller, Markus Seeßle, Georg Seeßle und Thomas Kurtze

(Wir vermeiden den Ausdruck „konservativ“ als Gegensatz zu „operativ“, weil dieser zweideutig ist. Einige Autoren verstehen unter „konservativ“ nicht zu Unrecht „die Extremität erhaltend“ (Aragon-Sanchez 2014). Danach gibt es eine konservative Chirurgie.)

Das Grundprinzip für jede Prophylaxe und Therapie ist die Beseitigung von Druckspitzen durch:

- Stellungskorrektur,
- Druckverteilung,
- Entlastung.

Für die Behandlung von infektionsbedingten Defekten kommen weitere Aspekte in Betracht.

5.6.1 Allgemeine Aspekte zur Therapie des peripher neuropathischen Fußes

5.6.1.1 Derzeitige Situation in der Therapie

Seit den 1980er-Jahren hat sich die Behandlung des nF kontinuierlich weiterentwickelt (Übersicht „Meilensteine in der Behandlung des diabetischen Fußes“). Heute ist die Behandlung des nF in verschiedenen Ländern unterschiedlich geregelt. Im UK erfolgt die Versorgung in Fußzentren, an welchen alle relevanten Spezialisten beteiligt sind. Die Podiatrists haben großen Anteil an der chirurgischen Versorgung. In Spanien übernehmen die Podologen, „podologia“, die non-operative Behandlung und die orthopädischen Fußchirurgen die operative. In Italien, wo jeder approbierte Arzt zu Operationen berechtigt ist, führen meist die Diabetologen die chirurgischen Eingriffe durch. Abrechnungsmodalitäten scheinen für die Regelung von Bedeutung zu sein. In den USA ist die Kooperation zwischen Diabetologen und Fußchirurgen bzw. Podiatrists sehr eingespielt. In Deutschland ist die Chirurgie am nF wie in anderen Ländern noch deutlich ausbaufähig.

Meilensteine in der Behandlung des diabetischen Fußes

- Um 1980 USA, Großbritannien und den Niederlanden wurde diabetische Fußkliniken gegründet.
- 1987: Die ADA (American Diabetes Association) gründet Foot Council.
- 1989 St. Vincent Deklaration (WHO, IDF [International Diabetes Federation])
- Ziel: Zahl der Amputationen kurzfristig zu halbieren.
- Ab 1990 engagieren sich in den USA zunehmend Fußchirurgen und Podo-

logen für den diabetisch neuropathischen Fuß. In Deutschland ist die Beteiligung der Fußchirurgie selten.
- Standardtherapie bei neuropathischen Ulzera bis dahin: Hohe Amputationen.
- 1991 Gründung der ISDF (International Society of the Diabetic Foot) in den Niederlanden
- 1996 Gründung der IWGDF (International Working Group on the Diabetic Foot)
- 1998 Deutschland: Chantelau et al. bringen das Buch heraus: „Amputation? Nein danke!". Die bis dahin häufig bei neuropathischen Ulzera durchgeführten Amputationen gingen danach zurück.
- 2005 Welt-Diabetes-Tag, Thema diabetischer Fuß.
- 2008 Leitlinien: Diabetisches Fußsyndrom.
- 2011 Leitlinien des IWGDF, chirurgischen Aspekte beschränken sich auf Wunddébridement und Amputationen. Stellungskorrekturen und Stabilisierungsoperationen werden nicht erwähnt (IWGDF 2011).
- 2012 IDSA-Klassifikation wird fertig gestellt, die erste in sich geschlossene Klassifikation zur Infektion am DF (Lipsky 2012).

5.6.1.2 Weshalb kommen die Möglichkeiten der Fußchirurgie beim neuropathischen Fuß nur in eingeschränktem Maße zur Anwendung?

Obwohl der nF mit seinen Komplikationen bis zu bedrohlichen Infektion mit Malignomen vergleichbar ist, wird er von Patienten und Ärzten als weit weniger ernsthaft wahrgenommen. Somit fehlen der verbreitete Wunsch und der öffentliche Druck zur Verbesserung der Behandlung und zur Verminderung der Amputationszahlen. Wissenschaftlich tätige Chirurgen haben selten Interesse an dieser Problematik, obwohl das breite Spektrum der Behandlungsmöglichkeiten geradezu nach einer systematischen Aufarbeitung verlangt.

Während es für alle Organsysteme, z. B. das Nerven-, das Herz-Kreislauf- oder das Verdauungssystem, eingespielte Kooperationen zwischen nicht-operativen und operativen Fachgebieten gibt, kann davon beim neuropathischen Fuß keine Rede sein. Die Vorstellungen zu Grundlagen der Pathogenese sowie der Diagnostik gehen zwischen den Ärzten und den Fachgebieten auseinander, sodass keine Einigkeit zum therapeutischen Vorgehen existiert.

Außerdem wird in unberechtigter Fortführung historischer Situationen unter der Chirurgie am nF vielfach noch immer hauptsächlich die Amputation verstanden. Nicht-operativ tätige Mediziner zögern deshalb mit der Überweisung zur Chirurgie; operativen Medizinern gilt die Tätigkeit am nF als wenig anspruchsvoll. In der Dermatologie gilt das Fußulkus als Hautproblem und damit unter Verkennung der Pathogenese als typisch dermatologische Erkrankung, die mit Wundauflagen u. Ä. zu behandeln ist.

Die Beteiligung der Industrie ist beschränkt, weil keine spezifischen Medikamente, Implantate oder Geräte für den nF erforderlich sind. Vielleicht ändert sich das in der Zukunft, wenn die fußerhaltenden, chirurgischen Möglichkeiten bekannter werden.

Streng wissenschaftlich eingestellte Diabetologen wünschen sich, dass Therapiekonzepte im Rahmen von Vergleichsstudien überprüft und bestätigt werden (Bus et al. 2016). Da derartige Studien bislang nur in beschränktem Maße vorliegen, besteht ein verbreiteter Vorbehalt gegenüber operativen Verfahren. Dabei wird verkannt, dass eine Vielzahl von Operationsverfahren so wirksam ist, dass vom ethischen Standpunkt eine Vergleichsstudie nicht zu rechtfertigen ist.

Sehr ungünstig sind darüber hinaus die Abrechnungsmodalitäten: Eine Amputation ist im DRG-System einträglicher als eine fußerhaltende Operation, obwohl letztere mit höherem Aufwand und längerer Behandlungszeit verbunden ist (EB 2016), siehe auch ► Kap. 10.

5.6.2 Spezielle nicht-operative Verfahren

5.6.2.1 Verbandstechnische Maßnahmen

▪ Weichpolstereinlagen

Die Weichpolstereinlage verteilt den Druck auf die Weichteile zwischen einer harten Knochenprominenz und der harten Schuhsohle, indem sie die Auflagefläche vergrößert. Es handelt sich um eine typische prophylaktische Maßnahme. Wenn ein Ulkus an einem Knochenvorsprung bereits vorliegt, wirkt das Prinzip nicht mehr, weil der knöcherne Vorsprung dann tiefer sinkt. Das Prinzip des „Hohllegens", in dem eine kreisförmige Aussparung in die Bettung eingearbeitet wird, bewirkt keine Ulkusheilung, weil an den Rändern die Durchblutung unterdrückt wird („Edge-Effekt", ◘ Abb. 5.31).

▪ Distanzpolster

Mit dem Distanzpolster wird durch Filz, der nur wenig komprimierbar ist, eine Hebelwirkung auf den Knochen ausgeübt, sodass eine gewisse Reposition der Fehlstellung und damit eine Minderung des Spitzendruckes bewirkt werden. So lässt sich u. a. ein tief stehender MT-Kopf durch retrokapitale Unterstützung anheben und Druck auf die Zehen übertragen (Hochlenert et al. 2014b).

▪ Ruhigstellung

Die Ruhigstellung hat v. a. bei Inflammation und Infektion Bedeutung. Sie kann durch Cast-Materialien mit den verschiedenen Techniken vorgenommen werden. Beispiele sind „Schienen" (z. B. L-Schiene, U-Schiene) oder Casts (Unterschenkel-Cast oder Total Contact Cast). Eine Sohlenversteifung durch Schuhtechnik ist auch eine „ruhigstellende Maßnahme", indem die Bewegung im Mittelfuß reduziert wird. Die Einschränkung der Mobilität empfinden viele Patienten als Störung, sodass sie eindringlich über die Notwendigkeit aufgeklärt werden müssen. Für manche Patienten muss erwogen werden, individuell hergestellte oder Fertigorthesen so zu gestalten, dass sie nicht entfernt werden können. Die Nebenwirkungen sind zu beachten und mit den zu erwartenden Vorteilen in Relation zu setzen. Diese bestehen z. B. in der Mobilitätseinschränkung, der Muskelminderung und dem Thromboserisiko (Kessler 1997).

▪ Total contact cast (TCC)

Der Total contact cast (TCC) ist bei Ulzera an den Zehen, am Vor- oder Mittelfuß in den USA verbreitet und wird vielfach als „Goldstandard" angesehen (Birke et al. 1985, 1992; Burden et al. 1983; Caravaggi et al. 2000; Diamond et al. 1993; Helm et al. 1984; Laing et al. 1992; Mooney und Wagner 1977; Mueller et al. 1989; Papa et al. 1993; Pollard und Le Quesne 1983; Shaw et al. 1997; Sinacore 1996; Walker et al. 1987) (Denkwürdig ist, dass der Goldstandard der Währungen 1976 nach Empfehlung des IWF aufgehoben worden ist; In der Medizin lebt dieser als schillernder Begriff aber fort.)

Es gibt eine Vielzahl von unterschiedlichen Anlagetechniken. Die durchgängigen Prinzipien bestehen darin, dass an den Stellen, an denen der Knochen nur von wenigen Weichteilen bedeckt ist, eine Polsterung mit Filz angelegt wird. Ansonsten wird nur sparsam mit Schlauchverband und Kunststoffbinden gepolstert. Die Zehen werden in den TCC eingeschlossen. Darüber wird ein (Gips- oder) Kunststoffcast dem Fuß und Unterschenkel perfekt anmodelliert, wobei darauf zu achten ist, die Krallenstellung so weit wie möglich aufzuheben. Auf diese Weise können fehlstellungsbedingte Druckspitzen beseitigt und die Körperlast gleichmäßig auf die Fußsohle verteilt werden (Martin und Conti 1996). Gleichzeitig wird bis zu 30 % der Last am Unterschenkel übernommen (Shaw et al. 1997). Innerhalb von einigen Wochen ist die Mehrzahl der Fußulzera zur Heilung zu bringen (Johnson et al. 2013; Lin et al. 1996, 2000; Mueller et al. 2003; Piaggesi et al. 2016).

In Deutschland hat sich der TCC nicht so wie in den USA durchgesetzt. Das hängt u. a. mit dem Vergütungssystem zusammen. Da der TCC in kurzer Zeit gewechselt werden muss, sind die Kosten für Material und Herstellung nicht zu decken. Es ist eine Abwandlung verbreitet, die in der Aufteilung des TCC in zwei Schalen besteht (Klare et al. 2007). Beide Schalen werden mit Binden wieder gegeneinander fixiert. Damit ist die Modellierung an die Fußsohle zwar möglich, die Korrektur der Zehenfehlstellung und die Lastübertragung vom Unterschenkel auf den TCC aber nicht. Hochlenert hat eine Modifikation vorgestellt, die die Patienten nicht mehr selbst abnehmen können. Sie wird VWTCC (ventral windowed TCC) genannt. Dabei wird ein großes Fenster über dem Fußrücken und dem distalen Unterschenkel herausgeschnitten, sodass der TCC am proximalen Ende geschlossen bleibt.

Der Vorteil des wieder- oder langfristig verwendbaren TCC besteht darin, dass Verbandwechsel auch kurzfristig möglich sind, ohne den Cast erneuern zu müssen.

Einige Nachteile des TCC sollten nicht übersehen werden. Wie erwähnt, bringt die geschlossene Version bei Wunden die Notwendigkeit regelmäßiger Wechsel und damit entsprechender Kosten mit sich. Die geschalte Version geht mit einem Verlust an Stabilität und Lastübertragung einher. Wir verwenden den TCC deshalb nicht.

„Mabal-Schuh“

Eine Alternative zum TCC stellt der „Mabal-Schuh“ dar (Hissink et al. 2000) (Abb. 5.24). Bei dem handelt es sich um eine Modifikation des Geisha-Schuhs mit gut anmodellierter und steifer Sohle oder, anders betrachtet, um einen TCC, der nur bis unterhalb des Sprunggelenks reicht. Der Vorteil liegt in dem geringeren Gewicht, der erhaltenen Sprunggelenkbeweglichkeit und dem vermutlich geringeren Thromboserisiko.

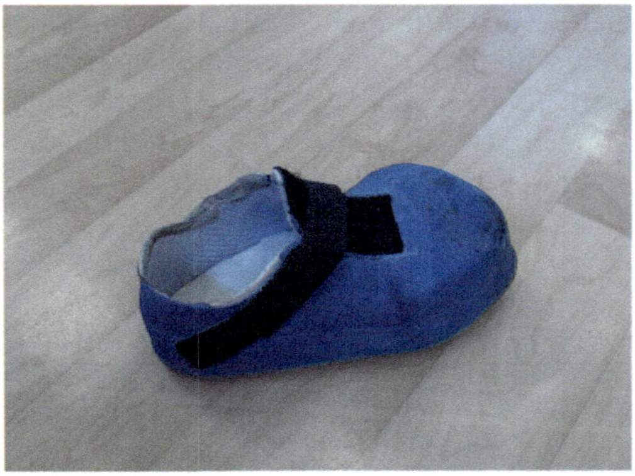

Abb. 5.24 Mabal-Schuh, Indikation und Anlagetechnik siehe Text

Indikationen: Kolonisiertes Ulkus (nF 2) bei reponierbarer Fehlstellung, postoperative Ruhigstellung und Teilentlastung nach peripheren Operationen, Begleitbehandlung bei oberflächlichen Infektionen (nF 3).

Anlage: Eine Lage Filz auf die Fußsohle und Einhüllen des Fußes in einen Gazestrumpf. Indem die Fehlstellungen so weit wie möglich reponiert werden, wird die Kunststoffbinde an den Fuß angewickelt. An die Sohle und den Fußrücken wird hartes und an die Abgrenzung am Sprunggelenk weiches Castmaterial angewickelt. Wir haben gute Erfahrung mit dem Mabal-Schuh gemacht.

Für eine längere Ruhigstellung und Entlastung bevorzugen wir kurze oder lange Unterschenkelorthesen, „Walker“, für die es eine große Zahl von Fabrikaten gibt (Beispiel Abb. 6.44). Die Vorteile der Fertigorthesen liegen in der schnellen Applikation und der Möglichkeit, je nach Schwellung und Verwendung von Verbandsmaterial die Weite genau anpassen zu können. Die gezielte Korrektur einer Fußfehlstellung kann durch maßgefertigte Einlegesohlen erreicht werden, die in den Walker integriert werden können (▶ Abschn. 5.6.4 „Orthopädietechnische Versorgung beim pnF“).

5.6.3 Podologische Behandlungen

5.6.3.1 Podologische Behandlung von Fehlstellungen mit Orthosen,

Das grundsätzliche Problem an Füßen mit Neuropathie besteht darin, dass chronische Wunden aufgrund von Fehlstellungen erzeugt werden, aus denen sich schwere Infektionen entwickeln können. Die Beseitigung von Fehlstellungen bzw. von Stellen mit erhöhtem Knochendruck ist deshalb ein wichtiges Therapieziel. Bei geringer bis mäßiger Ausprägung können Fehlstellungen mithilfe von Orthosen korrigiert oder abgemildert werden. Erhebliche Fehlstellungen erfordern die operative Korrektur.

Eine Orthose ist ein orthopädisches Hilfsmittel für die Zehen, den Vorfuß oder die Ferse, mit dem man stabilisieren, ruhigstellen, entlasten oder korrigieren kann (**Übersicht „Therapeutische Ziele für Orhosen“**). Die podologische Ausbildung beinhaltet die ausgiebige Vermittlung der Theorie und Praxis in dieser Technologie (Ruck und Birkner 2012).

Therapeutische Ziele für Orthosen

- Reibungsschutz.
- Druckschutz durch Entlastung oder Polsterung.
- Korrektur der Gelenksstellung durch eine funktionelle Orthose.
- Zehenprothese zur Verhinderung der Kippung an den Nachbarzehen.

Aufgrund der Kenntnisse über Fußmuskulatur, Dynamik und Bewegung sowie die technische Ausbildung sind Podologen in der Lage, eine nicht-operative Korrektur und eine Druckentlastung vorzunehmen (◘ Abb. 5.25, ◘ Abb. 5.26, ◘ Abb. 5.27). Gegenüber industriellen Hilfsmitteln haben die maßgefertigten Orthosen den Vorteil, dass sie auch an deformierte Zehen präzise angepasst sind und sich nicht verschieben. Es werden dazu Silikone, siliziumhaltige organische Verbindungen, verwendet. Diese Polymere sind wasserabweisend und dauerelastisch. Die Härtegrade werden in Shore

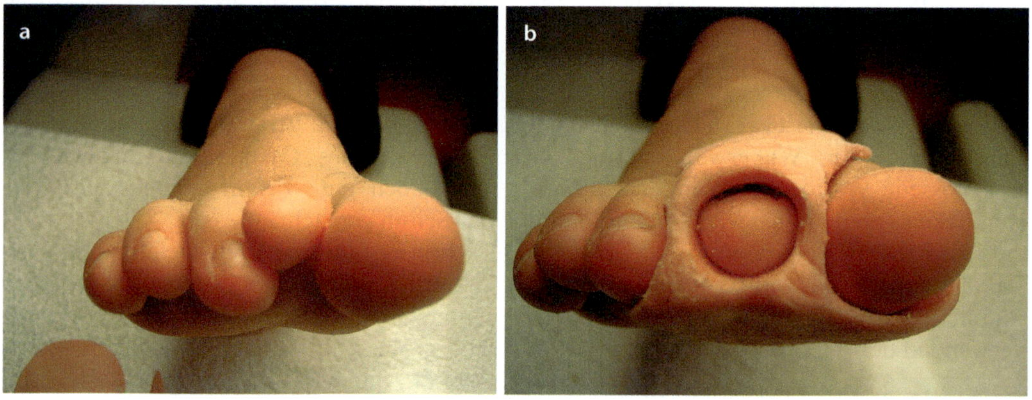

◘ **Abb. 5.25** a, b **Kind, 5 J. a** Curly Toe, angeborene Zehenfehlstellung D2 bds. Die Kuppe ist im PIP-Gelenk nach lateral abgewichen. **b** Korrektur mit einer Curly-Toe-Orthose. Das Muskelspiel und die Beweglichkeit der Gelenke bleiben erhalten, sodass im Laufe der Therapie die Zehe wieder in die orthograde Position zurückgeführt wird

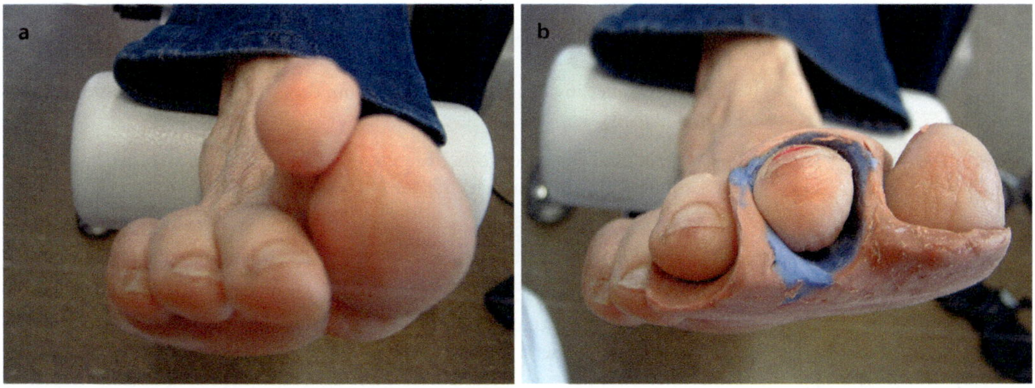

Abb. 5.26 a, b **w, 43 J. a** Digitus superductus D2 bei Hallux valgus. Die Patientin hat jahrelang als Verkäuferin wegen geringer Körpergröße hochhackige Schuhe getragen. Es bestehen Schmerzen am Großzehengrundgelenk und an der medialen Schwiele der zweiten Zehe mit erheblicher Einschränkung beim Gehen. **b** Korrektur von Hallux valgus und Digitus superductus durch eine Hallux-valgus-Orthose. Dadurch wird die Anhebung der zweiten Zehe beseitigt und der Hallux korrigiert

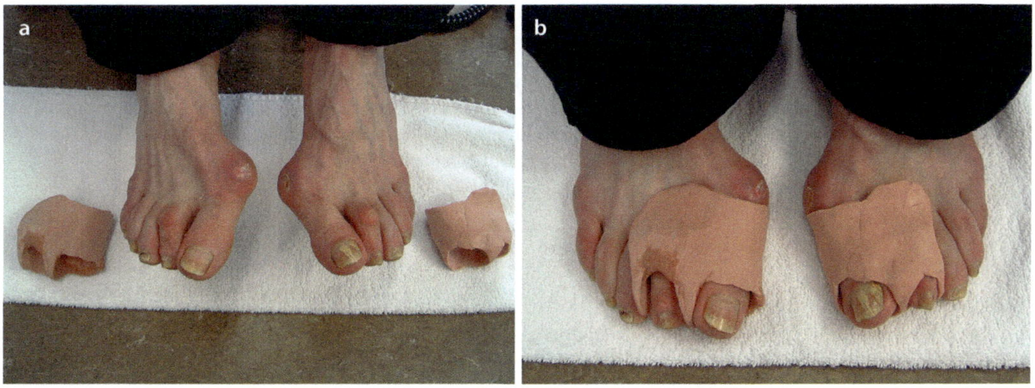

Abb. 5.27 a, b **m, 46 J. a** Es besteht ein fortgeschrittener Hallux valgus mit Hammerzehe mit Schmerzen bds. Eine Schuh- und Einlagenversorgung hat zu keiner Verbesserung der Stellung und zu keiner Schmerzminderung geführt. **b** Stellungsverbesserung durch eine Hallux-valgus-Orthose, die zu weitgehender Schmerzfreiheit geführt hat

gemessen. Gängige Härten sind 45 (hart, für Korrekturen), 30 (mittelhart) und 20 (weich, für Entlastungen) (Scholz 2004).

Die Silikone werden entweder kondensations- oder additionsvernetzt. Bei beiden Varianten ist die Shore-Härte über verschiedene Mischungen variierbar. Eine Kombination von weichen und harten Silikonen in einer Orthose ist möglich, z. B. um eine weiche Auskleidung in eine feste Korrektur einzuarbeiten. Über grundsätzliche Therapieziele, die mit Orthosen erreicht werden können, informiert Tab. 5.3. Indikationen sind Clavi, Zehendeformitäten, Gelenkveränderungen, Exostosen (Abb. 5.25, Abb. 5.26, Abb. 5.27) (Möller 2018d).

Zur Herstellung der Orthose trägt der Podologe die Formmasse an den entspannten oder den in der Stellung korrigierten Fuß an. Nach dem Abbindungsvorgang wird die Orthose von Graten befreit und beschliffen. Abschließend kann sie noch angepasst und in der Form verändert werden. Die Kosten für die Orthose können nach Genehmigung teil-

Tab. 5.3 Die wichtigsten Typen der Orthosen

Keil-Orthose	Diese dient der Vergrößerung des Zehenabstandes, um den Druck auf die Nachbarzehen zu reduzieren.
Krallenzeh-Orthose	Diese entlastet Druckstellen an den Zehenbeeren und Zehengelenken, sodass Clavi und Ulzera heilen können. Sie ermöglichen eine gewisse Zehenbewegung.
Fersenschalen-Orthose	Bei einer Haglund-Ferse ermöglicht die Fersenschalenorthose, die Entzündung non-operativ durch Druckentlastung zu behandeln. Diese wird zusammen mit entzündungshemmenden Medikamenten eingesetzt.
Ballenschalen-Orthose	Diese ermöglicht bei Hallux valgus eine erhebliche Druckentlastung, welche die Weichteilreizung deutlich lindern kann.
Hallux-valgus-Orthose:	Diese ist einerseits ein Hilfsmittel zur Entlastung des Grundgelenks, andererseits eine Korrektur des veränderten Gelenkwinkels. Damit kann man Schmerzfreiheit und Komfort beim Laufen erzielen, wobei die Schuhweite den Spielraum für die Orthose nicht einengen darf. Bei starkem Hallux valgus mit rotiertem D1 kann plantar ein propriozeptiver Hügel eingesetzt werden, der auch das Muskelspiel beim Gehen verändert. Die Orthose ist funktionell und „läuft" mit.
Hammer-/Krallenzeh-Orthose	Bei diesen Deformitäten kann eine Streckung durch die Orthose bewirkt werden. Hierfür ist ein stark elastisches, aber formstabiles Material nötig, dessen Anwendung viel Erfahrung erfordert.
Zehenprothese	Diese ist nach einer Amputation wichtig, um die Kippung der Zehen zu verhindern. Damit werden Sekundärulzera verhindert und der Abrollvorgang beim Gehen erhalten. Die Orthose funktioniert im Zusammenspiel mit der Schuh- und Einlagenversorgung. Gewissenhafte Anlage und Nachkontrollen sind erforderlich.

weise oder vollständig durch die Krankenkasse übernommen werden. Dies ist bislang eine Einzelfallentscheidung.

Zusammenfassung

Druckstellen und flexible Zehenfehlstellungen, die durch eine Einlagen- und Schuhversorgung nicht befriedigend versorgt werden können, lassen sich vielfach mit einer Orthose polstern oder korrigieren. Damit lassen sich häufig Operationen vermeiden. Die Indikation und Durchführung sollte in besonderen Fällen zwischen Fußchirurgen, orthopädischen Schuhmachern und Podologen abgesprochen werden.

5.6.3.2 Wundbehandlung durch Podologen

Chronische Wunden am diabetischen Fuß können auf verschiedene Ursachen zurückzuführen sein:

1. arterielle Durchblutungsstörung,
2. erhöhten Knochendruck bei Polyneuropathie (PNP),
3. eitrige Infektion des Gewebes, die meist von Gewebenekrosen unterhalten wird.

Die Erfahrungen der letzten Jahre in Kliniken und Krankenhäusern haben gezeigt, dass Podologen und Pflegekräfte in der Lage sind, sich an der Beseitigung der lokalen Infektion unter ärztlicher Aufsicht zu beteiligen.

Was ist Wunddébridement?

„Wundausschneidung, Wundtoilette; operative Entfernung des nekrot., nekrosebedrohten u. verschmutzten Gewebes…Das D. ist die wichtigste Voraussetzung für eine komplikationsarme Heilung, da Bakterien der Nährboden entzogen wird." (Zetkin und Schaldach 1974). Es fällt grundsätzlich in den Tätigkeitsbereich des Arztes.

Ursache chronischer Wunden

Man muss unterscheiden, ob der Wunde eine Angiopathie oder Neuropathie oder beides zugrunde liegt. Liegt eine Angiopathie vor, muss die Durchblutung wiederhergestellt werden. Danach besteht eine Chance auf Heilung. Was hat mit den chronischen Wunden zu geschehen, bei denen der Fuß zwar durchblutet wird, die aber aufgrund der PNP nicht heilen?

Patienten mit PNP haben keine Schmerzempfindung. Sie fühlen ihre Wunde nicht, weshalb ihnen die Einsicht zur Wundbehandlung fehlt. Sie spazieren mit ihren Wunden herum, ohne es zu merken, tragen enge Schuhe und decken die Wunden oft nicht ab, sodass sich Fremdkörper in den Wunden finden können. Neben der psychischen Betreuung dieser Patienten ist eine engmaschige Wundkontrolle notwendig.

Warum ist Wunddébridement beim Podologen sinnvoll?

Der Arzt hat oft nicht die Zeit, eine solche Behandlung in kurzen Abständen durchzuführen, weshalb er die Patienten zum Podologen überweisen kann. Der Vorteil einer engmaschigen Zusammenarbeit zwischen Arzt, Podologen und Wundexperten liegt in folgenden Punkten:

- Der Podologe könnte einen regelmäßigen Verbandswechsel vornehmen. Das wäre vor allem bei hoher Flüssigkeitssekretion sowie hoher Bakterienlast von großem Vorteil.
- Die wohl wichtigste Aufgabe, die der Podologe wahrnehmen könnte, wäre die Reinigung der Wunde. Wenn Gewebetrümmer und Fibrin regelmäßig fachmännisch beseitigt werden, trägt dies wesentlich zur Heilung bei.
- Durch den engen Kontakt zum Patienten können Podologen eine Veränderung erkennen – ob sich die Fußstellung verschlechtert, ob sich eine Infektion anbahnt, ob die Durchblutung nachlässt, ob das Schuhwerk oder die Einlagenversorgung unpassend ist. Dann kann er eine rasche ärztliche Kontrolle veranlassen.
- Während einer Behandlung kommt es vor, dass der Patient dem Podologen vieles erzählt, was dem Arzt verschwiegen wird. So kennt der Podologe meist das persönliche Umfeld des Patienten, seine Vorlieben und Gewohnheiten und auch die Schwächen des Patienten. Der Podologe erfährt, wann und warum Einlagen getragen werden oder nicht, welche Maßschuhe passen oder nicht, ob Stützstrümpfe getragen werden und ob Medikamente genommen werden oder nicht. Vieles kann für den Arzt eine wertvolle Information für die Gestaltung der Therapie sein.
- Das Vertrauensverhältnis zum Podologen fördert die Mitarbeit des Patienten. Wenn der Podologe dem Patienten die Anweisungen des Arztes noch einmal erklärt, untermauert er sie damit.

Schwierigkeiten bei der Durchführung des Débridements beim Podologen

Die rechtliche Seite

Der Podologe darf laut Gesetz, auf Anweisung des Arztes arbeiten: „Die Ausbildung soll entsprechend der Aufgabenstellung des Berufs insbesondere dazu befähigen,

- durch Anwendung geeigneter Verfahren nach den anerkannten Regeln der Hygiene allgemeine und spezielle fußpflegerische Maßnahmen selbständig auszuführen,
- pathologische Veränderungen oder Symptome von Erkrankungen am Fuß, die eine ärztliche Abklärung erfordern, zu erkennen,
- unter ärztlicher Anleitung oder auf ärztliche Veranlassung medizinisch indizierte podologische Behandlungen durchzuführen und
- damit bei der Prävention, Therapie und Rehabilitation von Fußerkrankungen mitzuwirken.“ (Bundesministerium für Justiz und Verbraucherschutz)(PodG § 3)

Die Krankenkassen erstatten lediglich Behandlungen, die an intakter Haut, Stadium

Wagner 0, durchgeführt werden. Verordnet ein Arzt einem Patienten ein Wunddébridement, wird dies dem Podologen von der Krankenkasse nicht erstattet. Es besteht nur die Möglichkeit, eine Hornhautabtragung 1 × wöchentlich zu verordnen, die Diagnose muss dann lauten:

„Hornhautabtragung bei Diabetischem Fußsyndrom mit Neuro-/Angiopathie."

Keinesfalls darf auf der Verordnung ein Wagner-Stadium >Null angegeben werden. Der Podologe darf lediglich präventiv tätig sein. So steht im derzeit gültigen Rahmenvertrag unter „Hornhautabtragung": „Abtragen bzw. ausdünnen krankhaft verdickter Hornhaut zur Vermeidung von drohenden Hautschädigungen wie z. B. Fissuren, Ulzera und Entzündungen durch spezielle Techniken…unter Schonung der Papillenschicht" (Verband Deutscher Podologen, Zentralverband der Podologen und Fußpfleger Deutschlands, BKK der Landesverbände 2014)

Um ein Wunddébridement als Kassenleistung für den Podologen aufnehmen zu können, müssten die Verträge und Rahmenempfehlungen mit den Krankenkassen geändert werden. Dazu müssen Ärzte diese Leistungserbringung offiziell von den Podologen fordern. Von gesetzlicher Seite sollte geregelt werden, dass die Podologen in Absprache und im Auftrag des Arztes Wundreinigung vornehmen dürfen (■ Abb. 5.28a, b).

■ ■ Der finanzielle Aspekt

Viele Podologen machen zusätzlich die Ausbildung zum Wundexperten bzw. Wundtherapeuten sowie die Ausbildung zum Heilpraktiker bzw. sektoralem Heilpraktiker, um

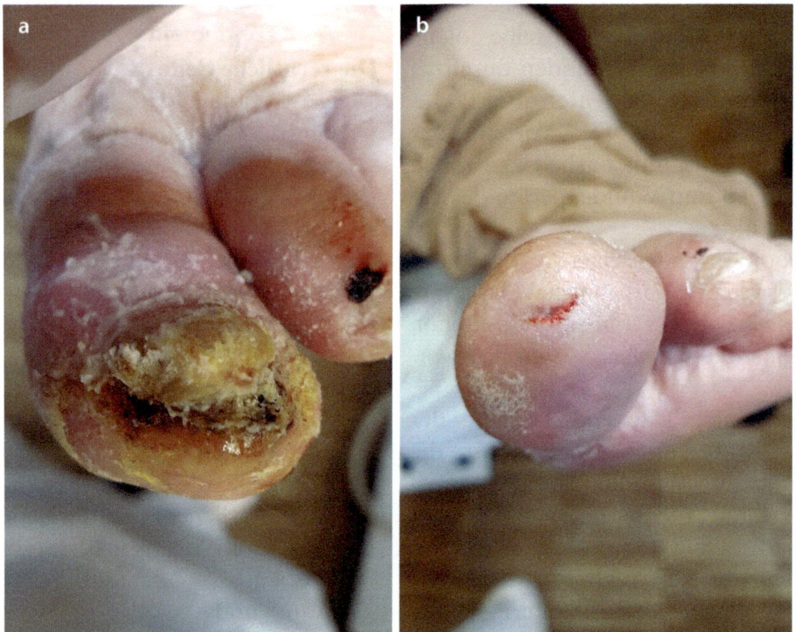

■ **Abb. 5.28** a, b **a** Patient mit grenzwertiger pAVK ohne Möglichkeit zur Revaskularisation. Die Entstehung der Wunde wurde bei langer Großzehe durch knappes Schuhwerk begünstigt. Es erfolgte eine wiederholte vorsichtige Abtragung der Nekrose mit anschließender Wundabdeckung durch Salbengaze. **b** Die Heilung erfolgte nach zwölf Wochen. Zur Rezidivprophylaxe sind regelmäßige Kontrollen und weites, nicht drückendes Schuhwerk erforderlich fachlich sicher und rechtlich abgesichert zu sein. Sie übernehmen die Aufgabe, eine oft sogar infizierte Wunde zu säubern, das Wunddébridement durchzuführen und die Wunde wieder zu verbinden. Nach Versorgung der Wunde muss der Behandlungsplatz desinfiziert und gereinigt werden. Verbandsmaterial geht zu Lasten des Podologen. Für eine Wundbehandlung müssten die Kassen etwa 38,00 € pro 20 min erstatten, um die Kosten zu decken.

▪ Zusammenarbeit Arzt – Podologe

Für eine sinnvolle und effektive Behandlung einer chronischen Wunde ist eine vertrauensvolle Zusammenarbeit zwischen Arzt und Podologen erforderlich. Der Arzt kann momentan dem Podologen lediglich eine Heilmittelverordnung für Hornhautabtragung 1–2 × wöchentlich ausstellen, wobei bei einem Befund Wagner >0 vermerkt sein muss: „ulkus PLUS_SPI Lokalisation des Ulkus, (z. B. Vorfuß plantar re) in ärztlicher Behandlung". Der Patient sollte das Verbandsmaterial mitbringen. Es wäre wichtig, dass der Arzt bei Fragen und auftretenden Problemen für den Podologen zu sprechen ist.

▪ Grenzen des Podologen

Ein Podologe muss wissen, wo seine Grenzen liegen: bei einer ausgedehnten, tiefen Infektion und einer Minderdurchblutung muss der Patient in die Hand eines Arztes. Ein Wunddébridement beim Podologen ist nur dann sinnvoll, wenn auch der Arzt den Patienten regelmäßig sieht und den Wundverlauf kontrolliert. In manchen Praxen gibt es eine gute und vertrauensvolle Zusammenarbeit zwischen Arzt und Podologen, wovon der Patient und letztendlich auch die Kostenträger profitieren.

▪ Zusammenfassung zur podologischen Wundbehandlung

Die Durchführung des Wunddébridements durch Podologen und Wundexperten ist sinnvoll, da Ärzten oft die Zeit fehlt und die Patienten oft weniger Scheu haben, zum Podologen als zum Arzt zu gehen. Voraussetzung wäre eine Änderung der Rahmenempfehlungen, indem eine Erweiterung der Tätigkeit des Podologen von der reinen Prophylaxe hin zur Therapie aufgenommen wird, sowie eine Verbesserung der Vergütung. Eine enge Zusammenarbeit zwischen Ärzten, Podologen, Wundtherapeuten, Physiotherapeuten und Orthopädieschuhmachern ist erforderlich. Wichtig wäre, die Podologen vermehrt in die bestehenden Arbeitskreise zum diabetischen Fuß zu integrieren.

5.6.4 Physiotherapie bei Patienten mit diabetischer Polyneuropathie

Man kann auf Patienten mit schlecht eingestelltem Diabetes mellitus (DM) treffen, die an Übergewicht, Inaktivität und Apathie leiden. An den Füßen haben sie Wunden mit einer Infektion, die zu der Überlegung Anlass gegeben haben, ob eine Amputation erforderlich ist. Zweifellos beruht die Behandlung hauptsächlich auf der medikamentösen Einstellung des Blutzuckers (BZ). Da der BZ beim Typ-2-Diabetes ganz wesentlich durch körperliche Aktivität beeinflusst wird, sieht man, dass die Physiotherapie eine nicht zu unterschätzende Bedeutung besitzt. Diese beschränkt sich nicht nur auf die Therapie der allgemeinen Aspekte, wie die Erhaltung oder Verbesserung der neuralen Kontrolle, sondern hat auch für die Lokalbehandlung am Fuß grundsätzliche Bedeutung.

5.6.4.1 Möglichkeiten der Physiotherapie

Auch wenn keine Heilung der Polyneuropathie (PNP) möglich ist, können dennoch viele Komplikationen vermieden, andere gemildert oder verlangsamt werden. Voraussetzung für eine erfolgreiche Behandlung sind detaillierte Kenntnisse der Pathophysiologie der PNP und eine eingespielte interdisziplinäre Zusammenarbeit.

Die Physiotherapie sollte in die Prophylaxe und die Behandlung der allgemeinen Probleme des DM integriert werden. Dazu gehört die Erhaltung oder Besserung der **Alltagsaktivitäten** und die **Hilfe zur Selbsthilfe.** Das bedeutet v. a. die Stärkung der Eigenverantwortlichkeit für die Haushaltsführung und die Ernährung. Unmittelbare Bedeutung auf die Blutzuckereinstellung haben die Gewichtskontrolle und die täglichen Übungen. Die Gewichtsreduktion hat auch eine Relevanz für die Füße, weil eine hohe Belastung Fehlstellungen und Ulzerationen begünstigt (◘ Abb. 5.17). Die Behandlung von Begleiterkrankungen an Herz, Lunge, Gelenken, Nervensystem oder Psyche bekommen im Zusammenhang mit einem DM besondere Bedeutung.

Es gilt, eine Tendenz zur Inaktivität, Immobilität und körperlicher Schwäche zu überwinden. Die Patienten sollten sich über die Tendenz zur Minderung der neuralen Kontrolle und damit verbunden über das Risiko eines Unfalls im Klaren sein. Häufig besteht eine erhöhte Sturzneigung, die durch Training und Gehen evtl. mit Gehhilfen angegangen werden muss. Dazu gehören Übungen zur Balance, Propriozeption und Sturzprophylaxe. Praktisch heißt das u. a. nachts beim Aufstehen immer das Licht anschalten, Brille aufsetzen und Schuhe anziehen (Kast 2018; Möller 2018b)].

Der **Fuß** muss ganz besonders in das Bewusstsein gerückt werden, denn hier finden sich besonders viele Komplikationen bei PNP. Die Kenntnisse zur Pathogenese von Fehlstellungen, Ulzerationen und Infektionen sind noch nicht allgemein verbreitet. Die Physiotherapeuten sind dabei engagiert, diese Lücke auszufüllen. Es muss das Ziel sein, dass jedem Diabetiker bekannt ist, welche Risiken mit einer Minderung der Sensibilität einhergehen und welche Maßnahmen getroffen werden können, um Ulzerationen und Infektionen zu vermeiden.

Eine schmerzhafte Neuropathie kommt vor, ist aber eher selten. Die lästigen Beschwerden treten besonders nachts auf. Hilfreich ist häufig das „Dry Needling", bei dem die Schmerzzentren in der Muskulatur, Triggerpunkte, mit Akupunkturnadeln angestochen werden. Das kommt v. a. für die verkrampfte Wadenmuskulatur – der M. soleus ist häufig massiv betroffen – und auch für den M. tibialis anterior in Betracht. Man kann darunter eine augenblickliche Entspannung der Muskulatur und einen Rückgang der Nachtschmerzen beobachten. Wärmeanwendung durch dicke Socken, Wolldecke, warmes Wasser und Wärmflasche kann hilfreich sein. Die transkutane elektrische Nervenstimulation (TENS) kommt für mittlere Schweregrade in Betracht (Bjordal et al. 2003). Extreme, therapieresistente Schmerzen sind in diesem Zusammenhang selten; falls sie einmal vorliegen sollten, gibt es von neurologischer Seite invasive Verfahren wie Spinal cord stimulation (Cruccu et al. 2007).

Die Spitzfußstellung und damit die vermehrte Vorfußbelastung gehen auf eine Verkürzung des Trizeps surae wahrscheinlich aufgrund einer fibrösen Degeneration der Muskelfasern zurück. Die Häufigkeit ist nicht sicher bekannt. Die Dehnung der Wadenmuskulatur ist eine fundamental wichtige Maßnahme. Durch Bewegen und v. a. durch Gehen erfolgt eine Dehnung der Muskulatur, sodass die Komplikationen durch Muskelverkürzung reduziert werden. Wichtig ist eine regelmäßige, bei gefährdeten Patienten eine wöchentliche Kontrolle. Wenn diese unterbleibt, ist nach kurzer Zeit eine Verschlechterung des Muskelstatus zu beobachten.

Hammer- und Krallenzehen sind Folgen der Degeneration der kleinen Fußmuskeln und des Zugs der langen Zehenbeuger. Auch dieser Entwicklung kann Krankengymnastik durch Belastung mit Gehen und manueller Dehnung entgegengewirkt werden. Aktive und passive Dehnungsübungen mehrmals täglich sollten nach fachkundiger

Instruktion für Betroffene Routine sein. Damit verbunden ist eine Verhütung oder Behandlung einer Einsteifung aufgrund einer Arthrofibrose. Dies ist ein typisches Beispiel für das Zusammenwirken von Schuhtechnik, Podologie und Krankengymnastik.

Ein großes Feld ist das Einüben der Entlastung, also die Benutzung von Gehhilfen, vor oder nach Operationen bzw. Amputationen. Viele Patienten sind aufgrund des Alters oder ihrer Erkrankung primär nicht in der Lage, die gewünschte Schonung bzw. Entlastung im Zusammenhang mit einem Charcotfuß bzw. aufwendigen Rekonstruktionen einzuhalten. Wenn nach der Operation die Belastung zu einer Gefährdung der Weichteile oder des Knochens führt, sollte eine frühzeitige, möglichst präoperative krankengymnastische Anleitung geplant durchgeführt werden.

Wenn Schuhzurichtungen zur Korrektur von Fehlstellungen vorgenommen worden sind, sollte von krankengymnastischer Seite das Gangbild überprüft werden. Bei Gehbehinderung oder bei Beschwerden, ist zusammen mit dem Schuhmacher zu prüfen, ob eine Korrektur am Schuh oder eine Änderung am Gangablauf erforderlich ist. Dasselbe gilt auch für die Situation nach Verordnung von Maßschuhen.

Das Benutzen von Gehstöcken gilt verbreitet als eine simple Angelegenheit. Tatsächlich werden die Gehstöcke häufig zu kurz eingestellt, sodass keine optimale Entlastung erfolgt. Der Gehstock ist i. d. R. dann korrekt eingestellt, wenn sich der Handgriff unter Belastung auf Höhe des Handgelenks befindet. Besondere Sorgfalt und Kontrolle ist nach Anlegen von Orthesen und Prothesen gefordert. Vielfach ist eine Unterweisung in der richtigen Verwendung eines Rollators oder Rollstuhls erforderlich. Bei Gangunsicherheiten ist auch eine Unterweisung ohne Hilfsmittel ratsam.

Viele Patienten haben starke Vorbehalte gegenüber Hilfsmitteln, weil sie den Eindruck haben, dass mit damit Behinderung bzw. Hilfsbedürftigkeit offensichtlich wird. Tatsächlich sind die Hilfsmittel aber wichtige Voraussetzungen für eine optimale Heilung bzw. für die größtmögliche Teilhabe am sozialen Leben.

Für die physiotherapeutischen Behandlungen existieren keine Evidenz basierten Untersuchungen, aber übereinstimmende Erfahrungen unterschiedlicher Behandler. Unter diesen Aspekten wäre es wichtig, dass die Physiotherapie nicht falsch verstandenen Sparzwängen zum Opfer fällt. Vielmehr sollten durch ein gezieltes Konzept die Bedürfnisse an die Mobilität und Lebensfreude unterstützt und verbessert werden. Im Besonderen sollte die Funktion des Fußes erhalten werden, um Komplikationen zu vermeiden. In diesem Zusammenhang ist die Krankengymnastik kein Kostenfaktor, sondern ein wichtiger Aspekt zur Einsparung.

5.6.5 Schuhtechnische Versorgung beim peripher neuropathischen Fuß

5.6.5.1 Schuhtechnik ist die Basis für die Versorgung von diabetischen Füßen

Die Schuhtechnik ist das Behandlungsverfahren, das am diabetischen Fuß (dF) bzw. neuropathischen Fuß (nF) zur Korrektur von Fehlstellungen und zur Prophylaxe von Ulzerationen am häufigsten anzuwenden ist. Es gibt ein breites Spektrum von Techniken, die allen in den Grundzügen bekannt sein sollten, die am nF behandeln.

5.6.5.2 Grundsätzliches zur Verordnung von Hilfsmitteln

Das Sozialgesetzbuch (SGB) V regelt die Versicherungspflicht und Leistungen der gesetzlichen Krankenkassen. Nach § 12 gilt das **Wirtschaftlichkeitsgebot,** wonach die Leistungen ausreichend, zweckmäßig und wirtschaftlich sein müssen und das Maß des

Notwendigen nicht überschreiten dürfen. Da die Kostenträger jede Verordnung und jeden Kostenvoranschlag auf die Wirtschaftlichkeit hin überprüfen, muss **die Verordnung mit Sorgfalt erfolgen,** das bedeutet v. a., die **Diagnose muss eindeutig** sein (Übersicht „Beispiele für Diagnose zur Verordnung einer orthopädischen Schuhversorgung"). Als Beispiel: Die Diagnose „Diabetes mellitus" ist nicht ausreichend für eine Maßschuhversorgung und führt zur Ablehnung. Die **durchzuführenden Maßnahmen** müssen eindeutig angegeben sein (Bischof et al. 2004). Beispiele für Verordnungstexte siehe Übersicht „Beispiele für Verordnungen und durchzuführende Maßnahmen".

Beispiele für Diagnosen zur Verordnung einer orthopädischen Schuhversorgung

- Neurologisch: Polyneuropathie, Peroneuslähmung,
- Orthopädisch: Amputation der Großzehe im 1. Mittelfußknochen
  - Charcotfuß mit Taluskompressionsfraktur und Rückfußvarus
  - Charcotfuß mit Außenknöchelulkus,
- Chirurgisch: Z. n. tibiokalkanearer Fusion

Beispiele für Verordnungen und durchzuführende Maßnahmen

- **1 Paar Weichschaumeinlagen** langsohlig mit desinfizierbarem Obermaterial nach Abdruck.
- Diagnose: Diabetes mellitus Typ 2, Neuropathie mit korrigierbaren Hammerzehen (Stadium 1b pnF)
- **1 Zwischenzehenorthese (Orthose)** nach Maß als Zehenersatz D3 links (oder als Zehenspreizer) zur Druckreduktion der angrenzenden Zehen dorsal und plantar.
- Diagnose: Diabetes mellitus mit PNP, Z. n. Zehenamputation D3 links mit fixierten Krallenzehen D2 bis D4 (Stadium 1c pnF), Z. n. rezidivierenden Ulzera D2 plantar.
- **1 Paar Diabetes adaptierte Fußbettungen** (DaF) mit hochgezogenem Schalenrand, flächiger Stufenpelotte und Sustentaculumstütze mit lateralem Gegenlager.
- Diagnose: Diabetes mellitus Typ 2 mit Polyneuropathie 4/8, Hallux valgus, vorbestehender Plattfuß, korrigierbare Krallenzehen Schwielen bei überlasteten Mittelfußköpfen (Stadium 1b pnF).

Hilfreich für eine höherwertige Versorgung sind **zusätzliche Erklärungen**, durch die das Genehmigungsverfahren i. d. R. beschleunigt wird (Übersicht „Zusätzliche Erklärungen zur Verordnung von Hilfsmittel"). **Besondere Umstände**, die das tägliche Leben und die Therapie betreffen, sind Argumente für eine „höherwertige Versorgung" s. u. (Übersicht „Beispiele für besondere Umstände für eine höherwertige Versorgung").

„Zusätzliche Erklärungen" zur Verordnung von Hilfsmitteln

- „Sicherung des Operationsergebnisses"
- „Wegen starker Formabweichungen nicht mit Konfektionsschuhen zu versorgen"
- „Zur Vermeidung von Scherkräften"
- „Wegen erhöhten Platzbedarfs ist die Sonderanfertigung notwendig"
- „Nicht-operativ zu versorgen"
- „Wegen eingeschränkter OP-Fähigkeit ist das nicht-operative Vorgehen zu bevorzugen"

Beispiele für „besondere Umstände" für eine „höherwertige Versorgung"

- Reha-Maßnahmen (Herzsport, Physiotherapie)
- Starkes Übergewicht
- Überwiegend berufliche Steh- und Gehbelastung
- Übergrößen, die nicht durch Konfektionsschuh zu versorgen sind

Stadiengerechte orthopädieschuhtechnische Therapie

Die Versorgungsklassen

Es ist üblich, sich auf die Stadieneinteilung zur orthopädieschuhtechnischen Versorgung beim Diabetes mellitus (DM) zu beziehen (Morbach et al. 2012; Stinus et al. 2018). Dabei ist das Prinzip, verschiedenen Stadien des Fußschadens definierte Versorgungsklassen (VK) zuzuordnen. Diese Stadieneinteilung stellt eine Hilfe dar, sollte aber anhand von orthopädisch-fußchirurgischen Aspekten weiterentwickelt werden.

Einige Beispiele: Man kann nicht bei jedem „abgeheilten plantaren Ulkus" von einem erhöhten Risiko auf ein Ulkusrezidiv ausgehen (VK Stadium III), weil nach einer Korrektur der Fehlstellung das Auftreten eines weiteren Ulkus sehr unwahrscheinlich ist. Außerdem sollte zwischen reponierbaren und fixierten Fehlstellungen unterschieden werden, weil bei Reponierbarkeit die Behandlung vornehmlich schuh- oder orthopädietechnisch ist, während bei einer Fixation häufig eine Indikation zur Operation besteht.

Nicht alle Füße in den VK-Stadien IV (Deformitäten) und V (Charcotfuß) erfordern einen Maßschuh. Darüber hinaus sind die Einteilungen nach Lewin oder Sanders veraltet. Schließlich ist der Begriff „akute Läsion" (VK-Stadium VIII) nicht definiert und missverständlich, sodass er als Ausgangspunkt für eine Therapieentscheidung ungeeignet ist.

pAVK

Die pAVK ist nicht durch schuhtechnische, sondern durch gefäßmedizinische Maßnahmen zu behandeln. Dennoch ist die pAVK zu berücksichtigen, da bei einer Durchblutungsstörung der Fuß auf Druckstellen besonders empfindlich reagiert. Spätestens im Stadium IIa nach La Fontaine (► Kap. 2, Kuhlencordt) ist eine Längenzugabe von 1–1,5 cm notwendig, um an Zehen und Vorfuß Einengungen sicher zu vermeiden. Außerdem muss ein austauschbares Fußbett vorliegen. Der Schaft sollte im Vorfußbereich keine Nähte und keine harten Kappen enthalten.

PNP

Die meisten Ulzera entstehen auf dem Boden einer peripheren sensiblen und motorischen PNP (► Abschn. 5.3.2). Die Art der Schuhversorgung sollte sich am Stadium des peripher neuropathischen Fußes (pnF) orientieren (Umfassende Klassifikation ◘ Tab. 5.2). Das Therapiekonzept wird vom Arzt festgelegt oder in gemeinsamer Absprache entwickelt.

Schuhtechnische Prinzipien

Die Materialien

Die Schuhversorgung der Diabetiker unterscheidet sich von der sonstigen orthopädischen Schuhversorgung auch durch die eingesetzten Materialien. Im Schaftbereich wird überwiegend weiches Leder (Nappa oder Velours) verarbeitet. Dehnbare Materialien werden bei fortgeschrittenen Zehendeformitäten und bei Ödemneigung verwendet. Als Futter sind Ledermaterialien nicht geeignet, weil sie nicht desinfizierbar sind und unter Sekretion hart und brüchig werden. Die geläufigsten Futtermaterialien sind Diatex® oder Dialining®.

Historische Technik: Vorfußentlastungsschuh (VFES)

In der Vergangenheit ist der VFES standardmäßig verordnet worden. Auch heute noch hat er viele Anhänger, wahrscheinlich durch die Vorstellung, dass – entsprechend dem Namen – eine relevante Entlastung im Vorfuß erreicht werden kann. Tatsächlich hat dieser jedoch erhebliche Nachteile. Wegen der verminderten Auftrittsfläche resultiert eine Gangunsicherheit und im Zusammenhang mit der steilen Vorderkante eine erhöhte Sturzgefahr. Diese wird durch die Sohlenerhöhung auf der Gegenseite vielleicht gemildert, aber keineswegs beseitigt (Möller 2018c).

Es kommt hinzu, dass die Entlastung des Vorfußes nicht gesichert ist. Die Patienten können den VFES nämlich über die Vorderkante abkippen und belasten dann den Vorfuß mit vollem (!) Gewicht. Wir sehen deshalb für den VFES heute keine Indikation mehr. Stattdessen sind „Verbandsschuhe" zu empfehlen, für die es ein breites Angebot gibt (◘ Abb. 6.45).

▪ ▪ Die Herstellung der orthopädischen Schuhversorgung erfordert eine sorgfältige Planung

Dazu müssen die Korrekturmöglichleiten des Fußes und die Eigenschaften des vorgesehenen Materials (Shore-Härte, Dehnbarkeit) aufeinander abgestimmt werden. Allgemein gilt: Je mehr Weichteile vorhanden und je weniger die Fehlstellungen fixiert sind, umso besser sind die Korrekturmöglichkeiten. Dies ist anhand der klinischen Untersuchung und mit einem teilbelasteten 3D Abdruck im Schaum oder mit Scan zu beurteilen (◘ Abb. 5.29).

Um Druckstellen zu vermeiden und trotzdem eine gute Führung zu gewährleisten, muss der Schuhtechniker in allen Stadien der Herstellung sehr genau arbeiten. (Bestandteile des Schuhs siehe, ◘ Abb. 6.36).

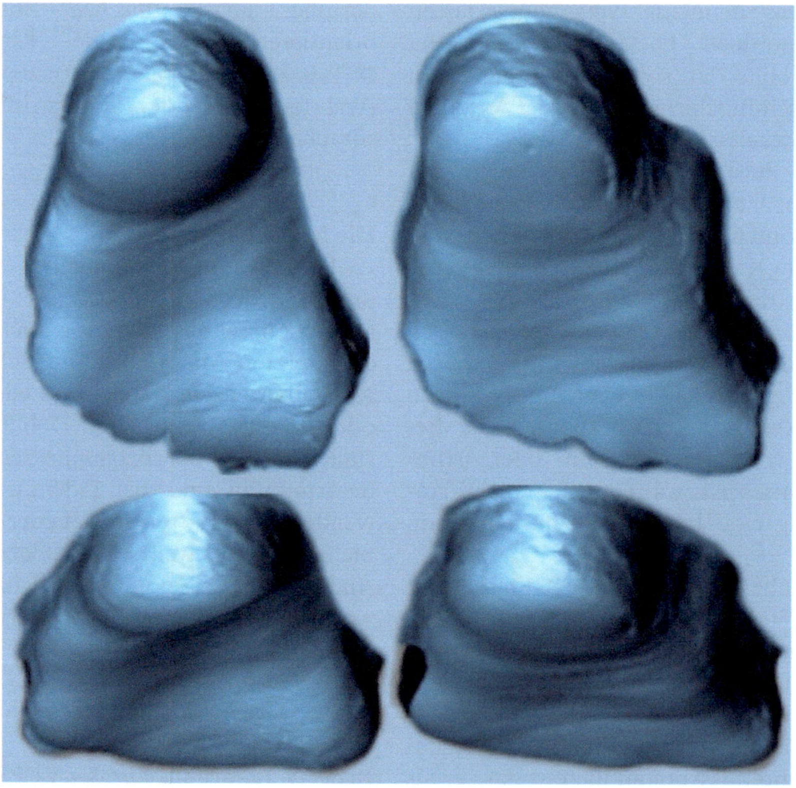

◘ **Abb. 5.29 Schaumabdruck, links ohne Belastung, rechts mit Belastung; oben Ansicht von schräg, unten Ansicht von dorsal.** Unter der Belastung kommt die Abflachung des Fußgewölbes zur Darstellung

Stadium 0 pnF (Tab. 5.2)

In diesem Stadium besteht keine PNP und keine Fehlstellung. Außer der allgemeinen Empfehlung, sicherheitshalber keine engen, sondern ausreichend weite Schuhe zu tragen, bestehen keine schuhtechnischen Erfordernisse. Die Patienten sollten aber früh darüber aufgeklärt werden, dass bei Entwicklung von Deformationen, Schwielen oder Wunden eine fachgerechte Untersuchung und Behandlung erforderlich werden.

Stadium 1a pnF (Tab. 5.2)

Bei einer PNP ohne Fehlstellung sollten neben ausreichend weiten Schuhen orthopädische Weichpolster-Einlegesohlen getragen werden.

Stadium 1b pnF (Tab. 5.2)

Wenn neben einer PNP eine flexible Fehlstellung vorliegt, besteht ein mäßig erhöhtes Ulkusrisiko. Derartige Fehlstellungen lassen sich korrigieren, und zwar durch orthopädische Einlagen mit einer retrokapitalen Pelotte (Abb. 5.32) (wir verwenden meist eine Stufenpelotte, die sich über die ganze Breite der Fußsohle erstreckt) oder Orthosen, hergestellt von Orthopädieschuhmachern, Podologen oder Orthopädietechnikern, (► Abschn. 5.6.3). Bei starker Ausprägung einer flexiblen Fehlstellung kommt die **Diabetes-adaptierte Fußbettung (DaF)** in Betracht (Abb. 5.30). Diese verteilt den Druck auf eine große Fläche und reduziert damit Druckspitzen (Möller 2018a). Deformationen können korrigiert und Defekte, z. B. nach Amputationen, ausgeglichen werden. Die DaF wird anhand eines 3D Fußabdrucks (teil- oder vollbelastet) erstellt; heute meist durch Schaumabdruck (Abb. 5.29) oder Fußscan (Abb. 6.42). Inwieweit eine Stütze oder Korrektur nötig ist (Abb. 6.41c), kann aus der klinischen Untersuchung in unbelastetem und belastetem Zustand (Abb. 6.20) und aus Röntgenaufnahmen ersehen werden (Abb. 6.28).

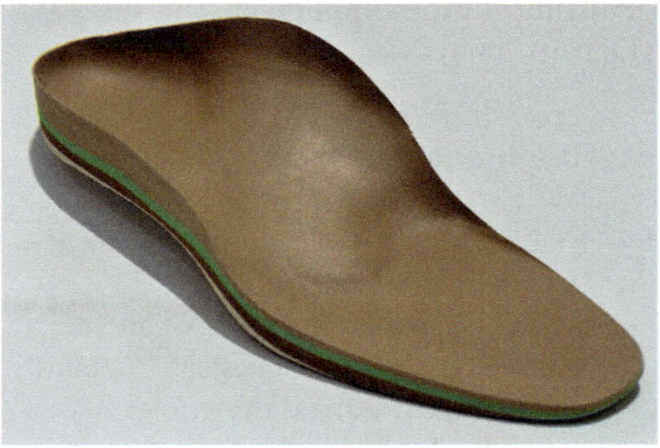

Abb. 5.30 Diabetes-adaptierte Fußbettung, Aufsicht, siehe auch Abb. 6.41

Da orthopädische Einlagen auftragen, muss verhindert werden, dass der Fuß aus dem Schuh rutscht. Halbschuhe sind deshalb für Einlagen nur geeignet, wenn sie von der Konstruktion für deren Aufnahme vorgesehen sind. Ansonsten ist ein erhöhter Schaft erforderlich.

Funktion der DaF

Mit der DaF werden Druckspitzen an exponierten Stellen des Fußes reduziert, indem sie durch Druckumverteilung eine gleichmäßige Belastung der Fußsohle bewirken (Möller 2018a). Sie werden in Spezialschuhe oder orthopädische Maßschuhe eingelegt (Abb. 5.30). Gemäß Spitzenverband der GKV ist nach Anlage der DaF die Druckentlastung bzw. Druckverteilung durch Messung nachzuweisen (Drerup 2000; Drerup et al. 2001). Eine Reduktion von >30 % soll erreicht werden. Um die gewünschte Wirkung zu erreichen, sind die Hausschuhe besonders wichtig, weil sie häufiger getragen werden als die Straßenschuhe.

Bezüglich Pelotten wird diskutiert, ob diese bei einer Sensibilitätsminderung Ulzera hervorrufen können. Bei gegebener Indikation und korrekter Ausführung haben wir gute Erfahrungen gemacht (Abb. 5.32). Druckulzera können durch eine breite Pelotte hinter mehreren oder allen Mittelfußköpfen vermieden werden. Bei flexiblen Gelenken können Ulzera bisweilen zur Heilung gebracht werden.

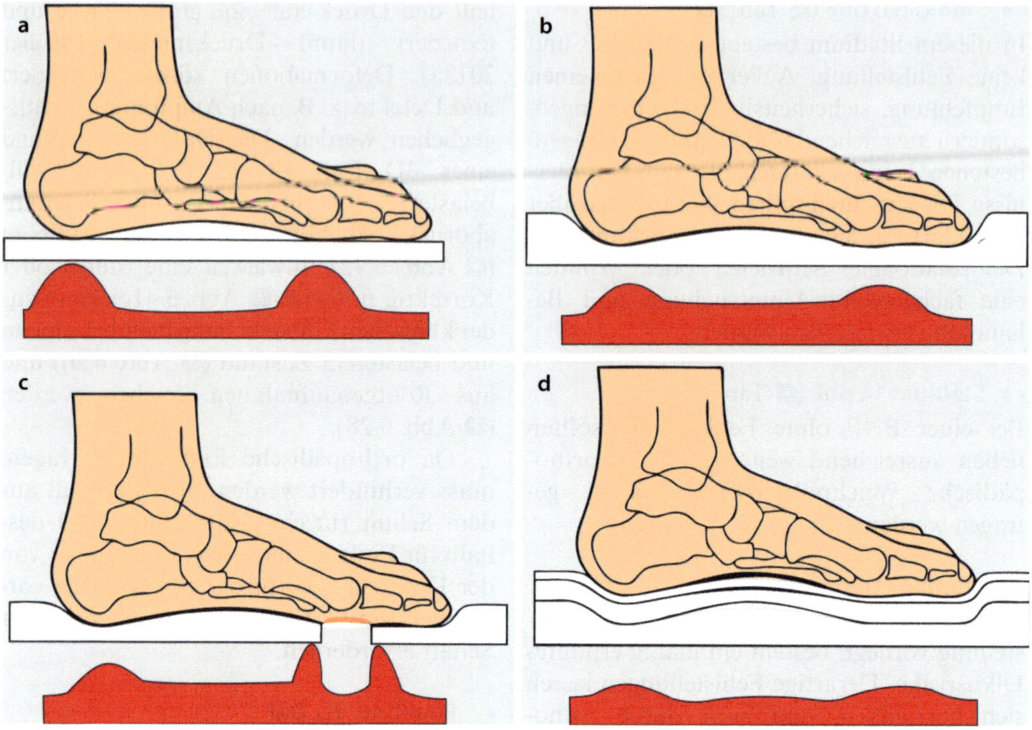

Abb. 5.31 a–d **Wirkung der Polsterung bei einem Ulkus. a** Am normalen Fuß bestehen bei Belastung auf harter gerader Unterlage Druckspitzen an den Zehen und der Ferse. **b** Bei Belastung in einem Weichpolster werden die Druckspitzen an Zehen und Ferse verringert, aber nicht beseitigt. **c** Nach Hohllegen eines Ulkus (hier am MT-1-Kopf) konzentriert sich der Druck auf den Ulkusrand, wodurch eine Durchblutungsminderung am Ulkus resultiert und die Heilung verhindert wird („Edge-Effekt"). **d** Bei maßgefertigter Einlage ist der Druck gleichmäßig verteilt, sodass Druckspitzen auch im Zusammenhang mit dem Edge-Effect aufgehoben sind

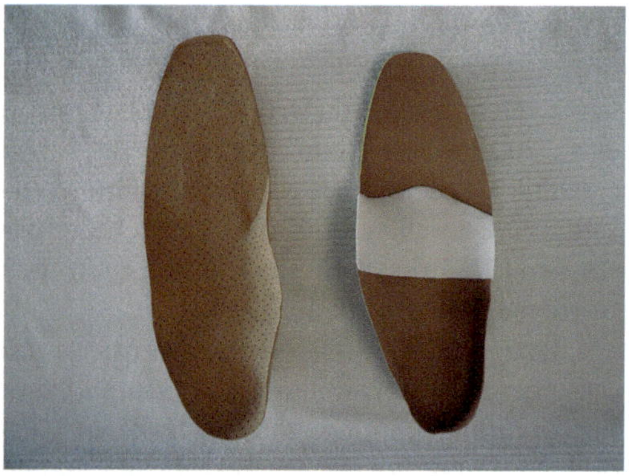

Abb. 5.32 Die Stufenpelotte verteilt den Druck gleichmäßiger über eine größere Fläche und entlastet die Mittelfußköpfe 1–5. Dargestellt ist eine nachträglich angebrachte Stufenpelotte (weiß Birkozell® 20 Shore Härte). Die Bettung für den linken Fuß hat keine korrigierende Wirkung. Die DaF muss abschließend noch mit einem Bezugstoff z. B. Neopren versehen werden

Für die Fußbettung gilt: „So viel Stabilität wie möglich, so wenig Polster wie nötig!". Dicke Polster sollten vermieden werden, da diese bei Sensibilitätsminderung ein Unsicherheitsgefühl hervorrufen (Übersicht „Ausführungsbestimmungen für die DaF) (Drerup 2000).

Ausführungsbestimmungen für die DaF

- Konfektions-Rohlinge dürfen nicht verwendet werden.
- Die Materialstärke muss an der dünnsten Stelle mindestens 10 mm betragen. Idealerweise erfolgt eine Sandwichtechnik mit mindestens drei Schichten.

- Die Fußbettung kann nach Bearbeitung des Fußpositivs direkt im Vakuum-Tiefziehverfahren mit mehreren Schichten oder nach Einscannen über eine CNC-Fräse erstellt werden.
- Nach Fertigstellung muss eine Schuhinnendruckmessung vorgenommen werden, damit zu erkennen ist, wo nachzubessern ist.

Stadium 1c pnF (Tab. 5.2)

Bei einer fixierten Fehlstellung und PNP besteht ein hohes Risiko einer Ulzeration. Zur Verhinderung von Wunden sind **Diabetesschutzschuhe** vorgesehen (Synonyme: Diabetestherapieschuhe, Aufbauschuh, Entlastungsschuh, semiorthopädischer Schuh) (Abb. 5.33). Dabei handelt es sich um industriell hergestellte Schuhe; bzgl. Anforderungen siehe Übersicht „Anforderungsbedingungen an industriell hergestellte Schuhe" (Möller 2018c).

Anforderungsbedingungen an industriell hergestellte Schuhe
- Ausreichend Platz für eine Einlage oder eine DaF
- Ausreichend Platz für die Zehen
- Polster am Schaftabschluss und an der Lasche
- Hinterkappe, die eine gute Fersenführung sicherstellt
- Keine innen liegenden Nähte

Die Diabetesschutzschuhe werden in verschiedenen Ballenweiten, unterschiedlichen Brandsohlenformen und Absatzhöhen angeboten. Indikation sind mittelgradige Fehlstellungen. Bei erheblichen Deformitäten empfiehlt es sich, Maßschuhe anzupassen (Baumgartner et al. 2018a). Keinesfalls darf aus Gründen einer falsch verstandenen Sparsamkeit eine dünne Fußbettung gewählt werden, weil dadurch die Druckspitzen nicht ausreichend reduziert werden.

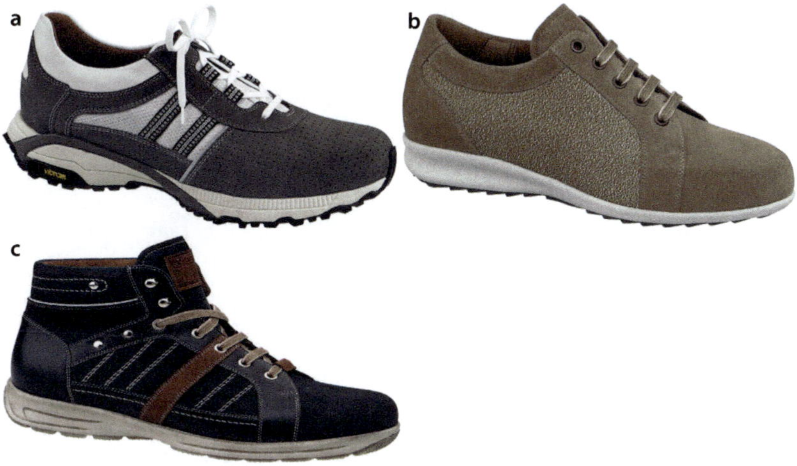

Abb. 5.33 a–c **Beispiele für Fertigschuhmodelle mit Ballenrolle und Sohlenversteifung (für DaF geeignet) (Fa. Thanner). a** Sportliches Unisexmodell mit guten Abrolleigenschaften und Sohlenversteifung. **b** Damen-Halbschuh (Brillant®) mit Stoffeinsatz langem Schnürteil (Schlittschuhschnitt) für bequemem Einschlupf. **c** Herren-Stiefelette (Brombachsee®) für besseren Halt im Köchelbereich bei Instabilität und Gangunsicherheit

Der Einstieg sollte weit sein, damit Patienten mit eingeschränkter Beweglichkeit an den Zehen und im Sprunggelenk ohne Mühe in den Schuh schlüpfen können. Der Verschluss muss variabel sein, z. B. durch Klettverschluss, damit Volumenschwankungen während des Tages ausgeglichen werden können. Der Rückfuß sollte durch eine Fersenkappe geführt und die Sohle so gestaltet sein, dass eine Sohlenversteifung mit Abrollhilfe eingebaut werden kann (◘ Abb. 6.36). Besonders wichtig ist ein weiter Innenraum für die Aufnahme der DaF (Übersicht „Anforderungsbedingungen an industriell hergestellte Schuhe") (Stinus et al. 2018).

5

Nach Fertigstellung ist das **Ergebnis** durch Schuhinnendruckmessung (◘ Abb. 6.42) von dem Schuhtechniker und/oder durch ein Röntgenbild im Schuh unter Belastung durch den Arzt zu kontrollieren (◘ Abb. 6.27). Die Erstellung des Schuhs ist zu dokumentieren, wonach Dokumentation und Gebrauchsanweisung dem Patienten auszuhändigen sind. Abschließend kontrolliert der Schuhtechniker im Verlauf den problemlosen Sitz des Schuhs und der Arzt nimmt den Schuh ab (Übersicht „Schuhabnahme durch den Arzt").

Schuhabnahme durch den Arzt

- Sind die verordneten Komponenten enthalten?
- Ist die Passform gewährleistet?
- Sind Stand-, Tritt- und Gangsicherheit gegeben?
- Ist die Funktion hinsichtlich Schutz des Fußes und Ausgleichs funktioneller Einschränkungen gegeben?
- Entspricht die Versorgung dem vorliegenden Stadium?

Die Schuhversorgung für Charcotfüße siehe ▶ Kap. 6 und für Amputationen ▶ Kap. 9.

5.6.6 Orthopädietechnische Behandlung des peripher neuropathischen Fußes

5.6.6.1 Orthosen

Orthosen sind Hilfsmittel zur Korrektur der Zehenstellung, um Druckspitzen zu reduzieren und Defekte nach Amputationen auszugleichen. Sie werden individuell aus Silikonverbundstoffen von Orthopädietechnikern und von Podologen angefertigt (◘ Abb. 5.25, ◘ Abb. 5.26, ◘ Abb. 5.27, ◘ Abb. 5.34, ◘ Abb. 9.31). Durch die Korrektur oder die Verhinderung von Fehlstellungen werden Ulzerationen zur Heilung gebracht oder vermieden. Sie stellen eine wichtige Maßnahme zum Erhalt von Zehen, aber auch zur Vermeidung von Operationen dar (Möller 2018d).

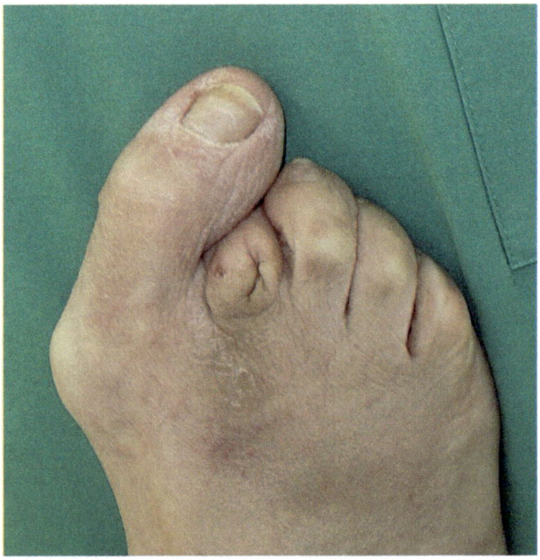

◘ **Abb. 5.34** a, b **Orthose als Platzhalter. a** Nach Amputation der zweiten Zehe kippt die Großzehe in eine Valgusstellung i. S. eines „Scheibenwischereffekts". Wenn eine Sensibilitätsminderung bei einer PNP vorliegt, drohen an druckexponierten Stellen Ulzera in diesem Fall am MT-Kopf und an den Kontaktstellen zu den Nachbarzehen. **b** Durch Einsetzen einer Orthose aus Silikonwerkstoff als Platzhalter wird die Großzehe korrigiert und das Ulkusrisiko behoben

5.6.6.2 Innenschuhe

Innenschuhe eignen sich zur Korrektur von Fehlstellungen v. a. im Mittel- und Rückfuß, wie Pronation oder Supination. Mit ihnen kann eine Stellungsverbesserung und eine weitgehende Ruhigstellung eines Gelenkes z. B. beim Charcotfuß erreicht werden. Bei einer in Heilung begriffenen Arthrodese kann durch (Teil)-Entlastung die knöcherne Durchbauung unterstützt werden. Für begrenzte Fehlstellungen kommen Fertigmodelle in Betracht (◘ Abb. 5.35). Ausgeprägte Deformationen erfordern eine Maßanfertigung. Den individuellen Anforderungen entsprechend, gibt es unterschiedliche Typen, wadenhohe, „klassische", bimalleoläre, mediale und laterale Innenschuhe (Baumgartner et al. 2018b)

5.6.6.3 Unterschenkelorthesen

Eine Vielzahl von krankhaften Zuständen können mit Unterschenkelorthesen behandelt werden. Entsprechend dem breiten Indikationsspektrum gibt es zahlreiche unterschiedliche Ausführungen, die nur zum kleinen Teil für diabetische Füße gedacht sind (Baumgartner 2018).

Erreicht werden kann mit Unterschenkelorthesen

- Stabilisierung,
- Ruhigstellung,
- Entlastung,
- Stellungskorrektur,
- Längenausgleich.

Unterschenkelorthesen sind bei Problemen des Mittel- und Rückfußes sowie des Sprunggelenks und Unterschenkels indiziert (▶ Kap. 6). Für den Bereich der Zehen können sie zur Druckentlastung und -umverteilung beitragen und damit Voraussetzungen zur Heilung von Haut, Knochen und Sehnen gewähren. Eng damit zusammen hängt die Korrektur von Deformationen. Folgen von Lähmungen, Gelenk- oder Knochenschäden können ausgeglichen werden. Durch Ruhigstellung und Entlastung können sie wesentlich zum Abklingen von Inflammationen und Infektionen beitragen.

Die **L-förmige Unterschenkelorthese** ist aus Kunststoff gefertigt (◘ Abb. 5.36).

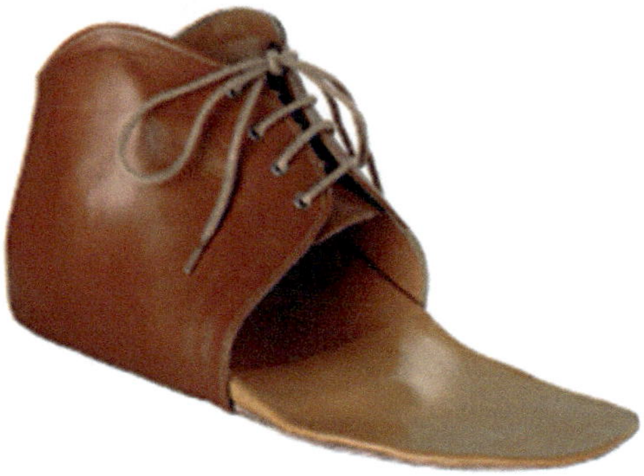

◘ **Abb. 5.35 Innenschuh, Fa Schärer**. Medizinische Bedeutung siehe Text

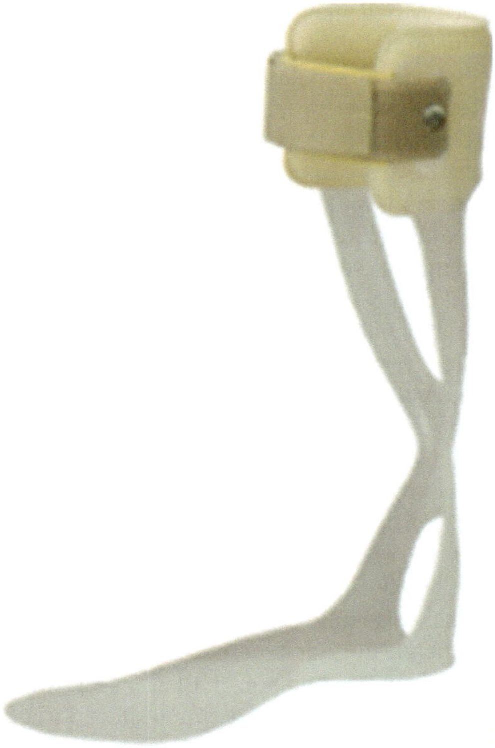

◘ **Abb. 5.36 L-Schiene, Fa Schärer.** Mit dieser lassen sich mobile Fehlstellungen wie Spitzfuß, Varus und Valgus korrigieren

Diese kommt zum Ausgleich eines Spitzfußes bzw. einer Fußheberschwäche sowie einer Varus- oder Valgusfehlstellung in Betracht. Die Stellungskorrektur ist nur möglich, solange keine Fixation eingetreten ist. Je nach Korrigierbarkeit kommen unterschiedliche Typen bzw. Materialien, Metall, Polypropylen, Kohlefaser, zur Anwendung.

Mit einer **Unterschenkel-Fertigorthese**, auch Walker, kann man in vielen Fällen einen Hartverband aus Gips oder Kunststoff (Cast) ersetzen, sofern eine anatomische Formschlüssigkeit in der Fertigorthese gewährleistet werden kann. Sie deckt ein breites Spektrum unterschiedlicher Anforderungen ab. Die Kosten liegen zwar höher als für einen individuell gefertigten Hartverband. Sie sind aber schnell anzulegen, was zum Abschluss einer Operation eine Verkürzung der Narkose und Verringerung des Personalaufwands bedeutet. Die Möglichkeiten zur Hautpflege sind günstig. Im Gegensatz zum Hartverband ist bei Änderungen der Weichteilsituation keine Neuanlage erforderlich. Außerdem ist die Lebensdauer der Orthesen wesentlich länger. So liegt man unter Betrachtung allen Aufwands an Personal und Material eventuell auch in den Kosten günstiger. Manche Fertigorthesen sind recyclingfähig.

Fertigorthesen sollten die Vorfußentlastungsschuhe ersetzen, weil sie deren Nachteile vermeiden (Gangunsicherheit mit Sturzgefahr, Verlängerung der Extremität mit der Notwendigkeit des Längenausgleichs auf der Gegenseite und der Möglichkeit der Vorfußbelastung durch Kippen über die Vorderkante). Eine hochgradige Entlastung ist mit einer Rahmenorthese möglich (Koller 2010). In vielen Fällen ist eine Druckverteilung nach Operationen ausreichend, um das Operationsergebnis zu sichern. In besonderen Fällen kann durch maßgefertigte Einlagen eine weitere Druckverringerung durch Druckverteilung erreicht werden.

Eine unübersehbare Menge an Fertigorthosen ist im Angebot. Sie unterscheiden sich in der Höhe, in der Beschaffenheit des Schafts (weich oder hart), im Gewicht, in der Festigkeit, im Verschlussmechanismus u. v. a. m. Wir stellen ein Beispiel aus der Fülle des Angebots vor (■ Abb. 6.44).

Für jeden Einzelfall ist die Orthese auszuwählen, die die medizinischen Erfordernisse am besten erfüllt und den persönlichen Gegebenheiten der Patienten am meisten entgegenkommt. Die Absprache mit dem Orthopädietechniker ist oft hilfreich. Normalerweise ist es erwünscht, dass die Orthesen durch den Patienten leicht und zuverlässig anzulegen sind. Ausnahmen bilden die Fälle, bei denen die Entfernung durch den Patienten verhindert werden soll. Dafür gibt es spezielle Schließmechanismen.

Wenn eine Orthese zu einer Verlängerung des betroffenen Beines führt, muss auf der Gegenseite ein Längenausgleich vorgenommen werden. Einige Unterschenkelfertig-Orthesen gibt es in kurzen und langen Versionen (■ Abb. 6.44).

Wichtig: Mit einer langen Unterschenkelorthese wird die Wadenmuskulatur ruhiggestellt, wodurch die Venenpumpe ausfällt. Dies führt zum Anschwellen der Weichteile und erhört das Risiko einer Thrombose, sodass an die Thromboseprophylaxe zu denken ist.

5.7 Operative Therapie beim peripher neuropathischen Fuß

Sigurd Kessler, Christoph Volkering und Sandra Sommerey

5.7.1 Weshalb kommen die Möglichkeiten der Fußchirurgie beim neuropathischen Fuß nur in eingeschränktem Maße zur Anwendung?

Die IWGDF (International Working Group on the Diabetic Foot) hat die publizierten Studien zum neuropathischen Fuß nach den Themen Prävention, orthopädietechnische Entlastung, Infektionen und Wundheilung systematisch gesichtet und einer Beurteilung unterzogen (Bakker 2014; Bus et al. 2016; Game 2014; Lipsky et al. 2016). Es ging dabei um die Frage, wie die Veröffentlichungen vor dem Hintergrund der „Evidence based Medicine" (EBM) einzuschätzen sind bzw. welche Studien nach den Prinzipien eines „Randomized Controlled Trial" (RCT) durchgeführt worden sind. Erwartungsgemäß hat sich ergeben, dass nur ein kleiner Teil der Publikationen den Kriterien entspricht. Das trifft besonders auf die Veröffentlichungen zur Chirurgie am diabetischen Fuß (dF) zu.

Es war nicht die Absicht der Autoren, die Behandlungsverfahren, die noch nicht in einem RCT bestätigt worden sind, grundsätzlich abzulehnen. Vielmehr wollten sie darauf hinweisen, dass es wünschenswert ist, Vergleichsstudien vorzunehmen. Solange diese noch nicht erfolgt sind, sollten die Behandlungsmethoden mit Vorbehalt angewendet werden. Auch wenn der Hinweis berechtigt ist, muss dennoch bedacht werden, dass RCTs zu neuropathischen Ulzera nur dann aussagekräftig sind, wenn die Behandlungen zweier Stichproben mit gleicher Pathogenese, Lokalisation und Stadium verglichen werden. Deshalb sind – als Beispiel – Ulzera an der Zehenspitze nur eingeschränkt mit denen am MT-Kopf vergleichbar, ebenso Ulzera, die bis in die Subkutis reichen, nur mit Einschränkung mit solchen, die Sehnen und Knochen einbeziehen.

Wichtiger ist noch etwas anderes: In vielen operativen Behandlungen sind die Heilungsergebnisse derart eindeutig, dass eine Vergleichsstudie aus ethischen Gründen nicht in Betracht kommt. Wenn man z. B. ein Zehenspitzenulkus durch eine Tenotomie oder ein Malum perforans mit Osteomyelitis des MTK durch Knochenresektion zur Heilung bringt, besteht keine Notwendigkeit für ein RCT.

> Für die heutigen Bedingungen ist festzustellen: Mit einer kritischen Kontrolle der Behandlungsergebnisse und einer detaillierten Analyse der Komplikationen lässt sich i. d. R. ein Operationsverfahren gut beurteilen.

5.7.2 Grundsätzliches zur operativen Therapie am neuropathischen Fuß

Die Dringlichkeit der Operationen am Fuß mit diabetischer PNP kann nach Armstrong und Frykberg in vier Kategorien unterschieden werden (Armstrong und Frykberg 2003) (Tab. 5.4).

1. **Beseitigung von Allgemeininfektionen**
   Abszesse und infizierte Nekrosen mit Allgemeinsymptomatik stellen Notfallindikationen dar, weil eine Sepsis droht (Armstrong-Klassifikation [Class] IV Notfall) (▶ Kap. 7: Wunden, Infektionen). Meist handelt es sich um Abszessdrainagen, Entfernung von infizierten Nekrosen und Amputationen.
2. **Beseitigung von Druckspitzen,** auch als „chirurgische Entlastung" („surgical offloading") bezeichnet.
   Damit sollen:
   a. die Voraussetzungen für eine Ulkusheilung geschaffen werden (Class III kurativ),
   b. die Ausbildung eines Ulkus verhindert werden (Class II prophylaktisch).

Tab. 5.4 Risikobasierte Klassifikation der chirurgischen Maßnahmen am diabetischen Fuß (Armstrong und Frykberg 2003)

Klassifikation	Risiko für Amputation	Ziel des operativen Eingriffs	Beispiel
IV Notfall	Hoch	Überwindung einer gliedmaßengefährdenden Infektion	Abszessdrainage und -ausräumung
III kurativ	Moderat	Voraussetzung zur Heilung von druckbedingten Wunden	Resektion MT-Kopf, Stellungskorrektur
II prophylaktisch	Gering	Verminderung des Ulkusrisikos	Stellungskorrektur
I elektiv	Sehr gering	Schmerzreduktion bei Diabetikern ohne PNP	Hallux-valgus-Korrektur

Dazu gehören Sehnenoperationen (Verlängerungen, Transpositionen und Tenotomien), Osteotomien, Arthrodesen und Resektionen.

3. **Herstellen eines plantigraden und stabilen Fußes,**

   gemeint ist, einen belastbaren, „schuhfähigen" („shoeable") Fuß zu schaffen, indem eine Instabilität oder eine wesentliche Fehlstellung beseitigt werden. Dies erfolgt meist durch Abtragen von Knochenprominenzen oder stellungskorrigierenden Arthrodesen (▶ Kap. 6, Charcotfuß).
4. **Verschluss von Defektwunden** (▶ Kap. 7, Wunden, Infektionen)

   Größere Haut- und Weichteildefekte erfordern operative Techniken zum Wundverschluss. Es handelt sich um Residualzustände nach Abszessen oder Wundheilungsstörungen. Hautdefekte durch Knochendruck verschließen sich meistens spontan, wenn die auslösende Ursache beseitigt ist. (siehe auch ▶ Kap. 7, Wunden, Infektionen).

5.7.3 Besonderheiten bei Operationen am neuropathischen Fuß

1. Es gibt operative Maßnahmen, die fast nur am neuropathischen Fuß indiziert sind. Dazu gehören die Resektion von Gelenkanteilen an Mittelfußknochen und Zehengliedern (Hemiarthroplastik) sowie die Tenotomien. Wer mit der Chirurgie am neuropathischen Fuß anfängt, muss an dieser Stelle umdenken. Aufgrund der Sensibilitätsminderung und der eingeschränkten Anforderung an die Mobilität tolerieren die Patienten diese Operationen bei richtiger Indikation und Durchführung.
2. Verbreitet besteht die Befürchtung, dass nach einer Resektion eine hochgradig instabile Situation verbleibt, z. B. ein „floppy toe". Richtig ist, dass im Gegensatz zu anderen Krankheitsbildern sich beim neuropathischen Fuß nach wenigen Wochen eine fibröse Einsteifung einstellt. Deshalb gibt es auch Empfehlungen, nach Resektionen von einer Arthrodese

abzusehen und sich mit einer fibrösen Steife zu begnügen.

3. Abtragungen von Knochenprominenzen („Exostosektomien", „Bumpektomien") werden nicht nur im Bereich der Zehen und Mittelfußköpfe, sondern beim Charcotfuß auch im Mittel- und Rückfuß vorgenommen.
4. Bei jungen, aktiven Patienten hat die Funktion einen höheren Stellenwert, sodass eine rekonstruktive Operation mit längerer Nachbehandlung eher in Kauf genommen werden kann. Bei Patienten, die aufgrund von Begleiterkrankungen oder Alter geschwächt sind oder eine begrenzte Lebenserwartung haben, kommen eher Verfahren mit kurzer Heilungszeit und kurzer Entlastungsdauer in Betracht, also Resektionen oder Amputationen.

Vorbehandlung

- Bei vielen Fehlstellungen und blanden Ulzerationen ist zunächst eine **nicht-operative Vorbehandlung** angezeigt. In ausgeprägten Fällen, bei denen eine Ulkusheilung unter nicht-operativem Vorgehen nicht zu erwarten ist, besteht die Indikation zur primär operativen Behandlung. Wenn man präoperativ die Wundsituation verbessern will, kommen u. a. Schuhzurichtungen in Betracht (▶ Abschn. 5.6.5).
- Wie bei jeder Operation müssen wesentliche **Vorerkrankungen** geklärt und behandelt werden. Im Besonderen ist auf eine pAVK zu achten und ggf. durch eine Intervention zu verbessern.
- **Aufklärung:** Neben den üblichen Informationen zu möglichen Heilungsverzögerungen, Wundheilungsstörungen, Infektionen usw. müssen Patienten mit PNP speziell darüber informiert werden, dass sie wegen der sensorischen Einschränkung nicht in der Lage sind zu kontrollieren, ob sie das Operationsgebiet entlasten. Sie müssen durch Sichtkontrolle und durch Anlegen von Hilfsmitteln dafür sorgen, dass die Entlastung eingehalten wird.

Überlegungen zur Chirurgie am pnF

Im Folgenden haben wir die operativen Maßnahmen schematisch dargestellt. Bezüglich der Indikationen ist zu bedenken, dass die eindimensionale Beziehung zwischen Befund und Behandlung häufig nicht gegeben ist. Begleiterkrankungen, Alter und Allgemeinzustand sind Aspekte, die die Entscheidung beeinflussen. Häufig ist eine Kombination von mehreren Operationsverfahren notwendig z. B. Tenotomien an mehreren Zehen plus Hemiarthroplastiken. Sehr häufig werden Vorfuß- und Zehen-Operationen mit einer Achillessehnenverlängerung kombiniert (Giurini et al. 2010; Johnson et al. 2013). Man sollte sich bei einer Operation nicht nur auf die Zehe beschränken, bei der ein Ulkus vorliegt, sondern auch die Nachbarzehe mit relevanten Fehlstellungen prophylaktisch korrigieren.

> Die Eingriffe in diesem Kapitel sind in erster Linie auf Befunde mit Ulkusrisiko (nF 1b und 1c) oder mit kolonisierter Wunde (nF 2) anzuwenden. Bei einer Infektion (nF 3 [oberflächlich], 4 [tief] 5 [systemisch kommen andere Prinzipien in Betracht, ▶ Kap. 7 und 8.

Gemäß DFS-Register findet sich die Mehrzahl der Ulzera im Bereich der Zehen, nämlich von knapp 60.000 dokumentierten Behandlungsfällen 57,8 % aller Ulzera (Engels et al. 2016).

5

5.7.4 Fußchirurgischen Behandlungsverfahren

Als Autoren haben wir uns bemüht, die wesentlichen Operationsmethoden anzuführen, und zwar in einer Systematik, wie sie unseres Wissens bislang noch nicht vorgenommen worden ist. Bei der Vielzahl der Verfahren ist leider eine aufzählende und manchmal stichwortartige Darstellung nicht zu vermeiden. Wir bitten um Verständnis, dass wir eine kompakte Präsentation gewählt haben. Für einzelne Operationsmethoden gibt es bei den Indikationen Überschneidungen, die sich aus der Anatomie und der Pathologie ergeben. Der Operateur muss sich nach den Befunden und persönlichen Präferenzen für ein Verfahren entscheiden.

Wir gehen davon aus, dass der Leser über fußchirurgische Erfahrung verfügt, sodass wir Routinetechniken der Fußchirurgie nicht detailliert beschreiben.

5.7.4.1 Erster Strahl

- **Ulkus(-risiko) an der Großzehenspitze oder im Bereich des Interphalangealgelenks (IPG)**

- **Ursachen:**

  Hammerzehe (HZ), Krallenzehe (KZ) (◻ Abb. 5.5).

  Ruptur der Extensor hallucis longus(EHL)-Sehne.

  Selten: Überlänge der Großzehe im Zusammenhang mit engem Schuh.
- **Nicht-operative Therapie:**
- Indikation (I): Reponierbare Fehlstellung (da die perkutane Durchtrennung der Flexor hallucis longus (FHL)-Sehne minimalinvasiv und einfach durchzuführen, hochwirksam und komplikationsarm ist, sehen wir für die rein nicht-operative Behandlung bei Ulzera an der Zehenspitze nur selten eine Indikation.)
- **Prinzipien:**

  weite Schuhe, weiche Einlegesohle, breite retrokapitale Pelotte
- **Chirurgische Optionen:**
  - **Perkutane Durchtrennung der FHL-Sehne** (Engels et al. 2016; Johnson et al. 2013; Kearney et al. 2010; Laborde 2008; Schepers et al. 2010; Tamir et al. 2008, 2014; van Netten et al. 2013, 2016)

    I: Ulkus an der Zehenspitze, Rezidivulkus. Diese Tenotomie kommt auch als Erstoperation beim Ulkus an der Dorsalseite des IPG in Betracht.

    Die Technik (T) entspricht der Tenotomie an den Kleinzehen (◻ Abb. 5.2d). Wenn die Beugestellung im IP-Gelenk durch Kapselschrumpfung fixiert ist, wird auch die Kapsel plantarseitig durchtrennt.
  - **Verlängerung der Extensor hallucis longus (EHL)-Sehne durch eine Miniinzision** (Engels 2010)

    I: Fortbestehende Hyperextension im IPG oder MTPG z. B. nach Tenotomie der FHL-Sehne. Bei ausgeprägtem Metatarsus primus varus kommt es durch den Zug der FHL- und EHL-Sehne zum „Bowstring-Effekt". Dieser lässt sich durch Sehnenverlängerung oder -durchtrennung beseitigen.

    Drohendes oder manifestes Ulkus plantar des Grundgliedkopfes (◻ Abb. 5.7).

    Voraussetzung ist eine Mobilität der Gelenke.

    T: Über eine Miniinzision wird die EHL-Sehne z-förmig durchtrennt und entsprechend verlängert. Eine Sehnennaht ist nicht erforderlich.
    Alternative: Arthrodese des IPG in leichter Beugung.

- **Resektion des Nagelfortsatzes mit Entfernung des Nagels einschließlich der Nagelwurzel**
  I: Zehenspitzenulkus mit begrenzter destruierender Infektion und Osteomyelitis (OM)
- **Abtragen der medialen Knochenprominenz am IPG** (Engels et al. 2016; Johnson et al. 2013) (◘ Abb. 5.37)

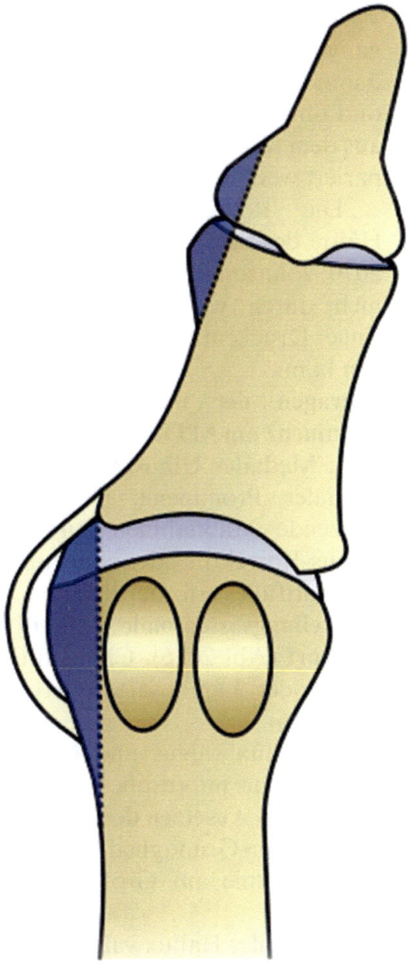

◘ Abb. 5.37 **Beispiele für Abtragungen von Knochenprominenzen bei Ulzera an der Medialseite der Großzehe.** IP-Gelenk (◘ Abb. 5.6) und MTPG: Resektion der medialen Prominenzen am End- und Grundglied bzw. des Metatarsale 1. Zusätzliche Osteotomien z. B. zur Hallux-valgus-Korrektur können erforderlich sein

  I: Große mediale Prominenz am IPG mit (drohendem) Ulkus.
  T: Über eine mediale Inzision werden die prominenten Knochenanteile reseziert. Wenn erforderlich, wird dies mit der Tenotomie der FHL-Sehne kombiniert. Postoperativ ist weites Schuhwerk ggfls. mit Ausgleich des Plattfußes erforderlich.

- **Akin-Osteotomie** (mediale Keilentnahme aus dem Grundglied) (Kaufmann 2016)
  I: Valgusstellung in der distalen Zehe mit (drohendem) Druckulkus an der zweiten Zehe
  T: Die minimal invasive Chirurgie (MIS) ist möglich.
- **Resektion des Grundgliedkopfes** (Johnson et al. 2013).
  I: Fixierte Flexionsstellung im IP-Gelenk, die nach Durchtrennung der FHL Sehne und plantarer Kapsulotomie nicht aufgehoben werden kann.
  T: Gerader oder z-förmiger Hautschnitt mit Exzision eines 5 mm Hautstreifens (entspr. ◘ Abb. 5.38) dorsal des Gelenks. Nach Eröffnen der Kapsel wird die Kondyle mit der Säge oder der Liston-Zange abgetragen.
- **Arthrodese des IPG** (Johnson et al. 2013)
  I: Kolonisiertes Ulkus plantar des Grundgliedkopfes mit Hyperextension im IPG (◘ Abb. 5.7), Varus- oder Valgus-Fehlstellung im IPG, störende Instabilität; Flexion im IPG bei Ruptur der EHL-Sehne ohne Ausgleichsmöglichkeit durch andere Verfahren.
  T: Dorsaler oder z-förmiger (entspr. ◘ Abb. 5.38) Zugang zum IPG; Resektion der Gelenkflächen in der Weise, dass eine geringe Beugestellung resultiert. Die Stabilisierung erfolgt mit einer axialen KF-Zugschraube und evtl. einem schrägen Spickdraht zur Torsionssicherung (◘ Abb. 5.7b).

Bei ausgeprägter Pronation der Großzehe im Zusammenhang mit einem Platt-

5

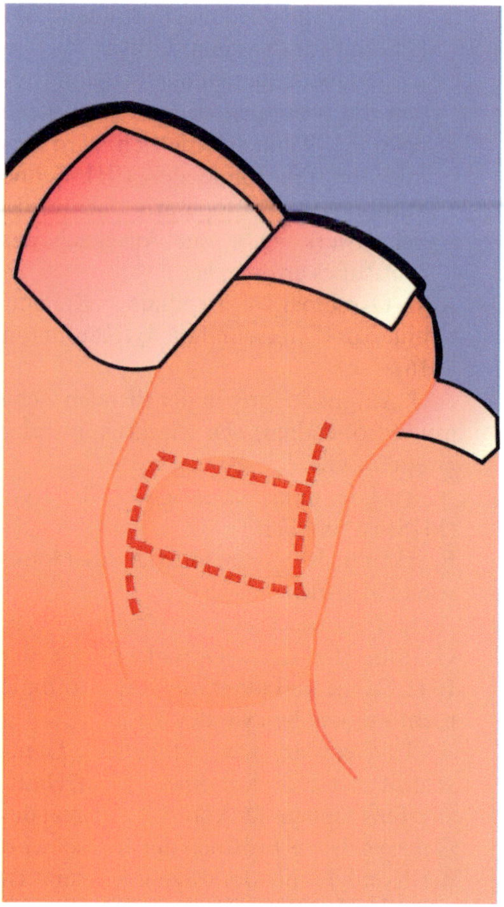

Abb. 5.38 **OP-Korrektur der Hammerzehen**. Durch Exzision eines ca. 5 mm breiten Hautstreifens und z-förmiger Verlängerung nach proximal und distal kann die Darstellung des Gelenkes verbessert und die Hautverschluss ohne Verwerfungen vorgenommen werden

fuß erfolgt entweder schuhtechnische Korrektur des Plattfußes mit Sustentakulumstütze.

Ulkus am Metatarsale-1-Kopf

Ursachen:Hallux valgus, Metatarsus primus varus, enge Schuhe, HZ, KZ, Hohlfuß, Pronation des Vorfußes.

- **Nicht-operative Therapie**: Einlegesohle mit breiter retrokapitaler Pelotte und langstreckiger Abstützung des Längsgewölbes bis zum Sustentaculum tali. Orthosen mit Stellungskorrektur (siehe ► Abschn. 5.6.3 und 5.6.6.1).

  (Verbreitet ist das „Hohllegen" in einer Einlegesohle. Wir haben mit dieser Technik keine Ulkusheilung gesehen!).
- **Chirurgische Optionen**:
  - **Entfernung des Sesambeins**

    I: Plantares Ulkus unter dem Metatarsalekopf (MTK), wenn ein Sesambein involviert ist; meist ist es das mediale.

    T: Wichtig ist ein relativ langer Zugang an der medialen Seite des MTK, damit das Sesambein gut dargestellt und ohne Verletzung der FHL-Sehne aus dem festen sehnigen Verbund präpariert werden kann.

    Die Resektion der plantaren Hälfte des Sesambeins (Giurini et al. 2010; Johnson et al. 2013) führen wir nicht durch, weil damit nur eine geringe Druckentlastung erreicht werden kann.
  - **Abtragen der medialen Knochenprominenz am MTK 1** (Abb. 5.37)

    I: Mediales Ulkus bei erheblicher medialer Prominenz. Oft sind ergänzende Maßnahmen zur Hallux-valgus-Korrektur oder zum Ausgleich des Plattfußes erforderlich.
  - **Umstellungsosteotomie des MT 1 z. B. Scarf** (Abt 2016), Chevron (Feiler 2016) oder Lapidusarthrodese (Walther 2016)

    I: Hallux valgus und Metatarsus primus varus mit (drohendem) Ulkus
  - **Perkutanes Absetzen des M. adductor hallucis** am Grundglied mit lateraler Kapsulotomie am Großzehengrundgelenk 1

    I: Mobiler Hallux valgus.
  - **Verlängerung der Peroneus longus-Sehne** (Hansen 2000)

    I: Ulkus unter dem MTK 1 bei Pronation und Spitzfuß

    T: In Lokalanästhesie wird hinter dem Außenknöchel auf die Peroneus longus-Sehne eingegangen. Diese wird z-förmig so weit verlängert, bis die Pronation ausgeglichen ist.

- **Resektion der Grundgliedbasis**, Keller-Brandes-Operation (◘ Abb. 8.8f) (Armstrong et al. 2003; Downs und Jacobs 1982; Johnson et al. 2013; Thomsen 2016)

  I: Hallux valgus mit Druck am Metatarsophalangealgelenk (MTPG) 1 speziell, wenn bei schwachen Patienten eine frühe postoperative Belastung angestrebt wird. Dieses Verfahren kann bei Neuropathiepatienten – im Gegensatz zu Nervengesunden – sinnvoll sein. Meist bildet sich postoperativ eine fibröse Steife.

- **Korrigierende Arthrodese im MTPG** (Köck 2016)

  I: Geringe bis mäßige Fehlstellung im MTPG mit Ulkus oder Ulkusrisiko bei jungen, körperlich aktiven Patienten.

  KI: Unfähigkeit zur postoperativen Entlastung, Infektion an Weichteilen oder Knochen.

- **Extensionsosteotomie am proximalen MT 1** (◘ Abb. 5.39)

  I: Tiefstand des MTK 1 mit Ulkus.

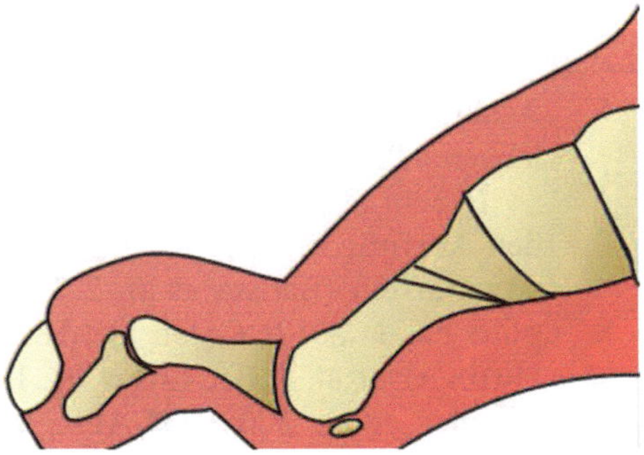

◘ **Abb. 5.39 Extensionsosteotomie am proximalen MT-1.** Nach dorsalbasiger Keilentnahme wird der Druck durch den MT-1-Kopf auf die Fußsohle reduziert, sodass ein Ulkus zur Heilung gebracht oder verhütet wird

Oft ist die Osteotomie mit anderen Verfahren zu kombinieren, z. B. mit der Tenotomie der FHL-Sehne und der Verlängerung der EHL- bzw. der Peroneus longus-Sehne.

5.7.4.2 Kleinzehen 2–4

- **Ulkus an der Zehenspitze (◘ Abb. 5.8a), am distalen Interphalangealgelenk (DIPG), proximalen Interphalangealgelenk (PIPG) und am Mittelgliedkopf**

- **Nicht-operative Therapie:**

  I: (Drohendes) Ulkus bei mobiler Fehlstellung.

  KI: Rezidivulkus, infiziertes Ulkus, OM.

  T: Weite Schuhe, Orthosen, Weichpolstereinlage, retrokapitale Pelotte.

- **Chirurgische Optionen:**
  - **Perkutane Tenotomie der FDL-Sehne** (Engels et al. 2016; Kearney et al. 2010; Laborde 2008; Schepers et al. 2010; Tamir et al. 2014; van Netten et al. 2013)

    I: Ulkus an der Zehenspitze sowie an der Dorsalseite des DIPG und PIPG bei MZ, HZ oder KZ, Rezidivulkus.

    T: siehe ◘ Abb. 5.2d.

    Wenn die Beugestellung im PIPG durch den Flexor digitorum brevis (FDB) und Kapselschrumpfung fixiert ist, können die FDB-Sehne und die Kapsel über die Stichinzision von plantar durchtrennt werden. Diese Maßnahme ist häufig an mehreren Zehen gleichzeitig vorzunehmen.

    Falls es nach der Sehnendurchtrennung zu einem Zehenhochstand kommt, wird in derselben Sitzung die EDL-Sehne z-förmig verlängert.

  - **Verlängerung der Extensor digitorum longus (EDL)-Sehne durch eine Miniinzision** (Engels 2010)

    I: Fortbestehende Extension mit Ulkusrisiko nach Tenotomie der FDL-Sehne.

T: Über zwei Stichinzisionen oder eine Miniinzision wird die EDL Sehne z-förmig durchtrennt und verlängert. Eine Naht ist meist nicht erforderlich.

- **Resektion des Mittel- oder Grundgliedkopfes** (Hohmann-OP)

  I: fixierte Beugestellung im DIPG oder PIPG, die sich durch Tenotomie mit Kapsulotomie nicht beseitigen lässt, seitliches Ulkus („kissing ulcer") (◘ Abb. 5.9), OM des MTK (◘ Abb. 7.3e, f). Die Arthrodese des DIPG oder PIPG ist bei PNP-Patienten nicht immer erforderlich.

- **Arthrodese im PIPG** (◘ Abb. 5.40) (Dohle 2016; Johnson et al. 2013; Kaufmann 2016)

  I: Fixierte Beugestellung im PIPG mit blandem Ulkus (Alternative zur Resektion des Grundglied-Kopfes, Hohmann-OP) (◘ Abb. 8.8b).

- **Osteotomien am Grund- und Mittelglied**

  I: Alternative zur Kopfresektion bei Flexionsstellung im DIPG und PIPG.

  T: Zum Ausgleich der Extension dem Grundgelenk wird eine Flexionsosteotomie im proximalen Grundglied und zum Ausgleich der Beugung im PIPG wird eine Extension im proximalen Mittelglied angelegt (MIS möglich).

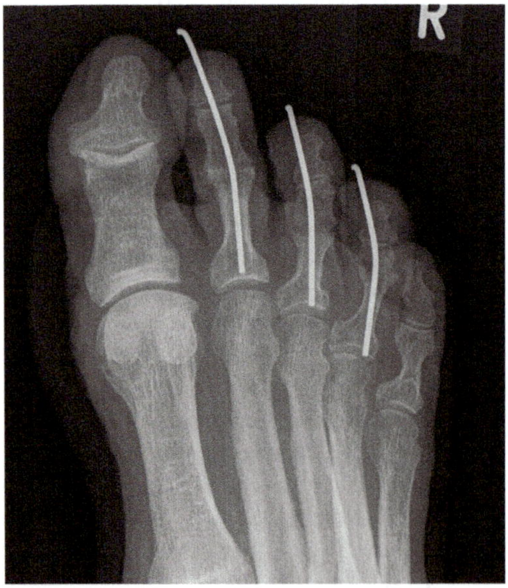

◘ **Abb. 5.40** RA nach PIP-Arthrodese 2–4 mit Spickdrahtfixation

Ulkus plantar des Metatarsale-Kopfes (◘ Abb. 5.11a, ◘ Abb. 5.13a)

- **Ursachen**:

  Tiefstand des MTK, der oft mit HZ oder KZ kombiniert ist (◘ Abb. 5.2d).

  Überlänge des Metatarsale, nach plantar ausladender Gelenkfortsatz am MTK.

  Verkürzung des Triceps surae, Überbelastung beim Stehen (◘ Abb. 5.17a) oder Sitzen (◘ Abb. 5.17b).

  Transferulkus nach Resektion von Nachbarknochen.

- **Nicht-operative Therapie:**

  I: Nicht-infiziertes Ulkus bei reponierbarer HZ oder KZ.

  T: Reposition der HZ in weiten Schuhen mit breiter retrokapitaler Pelotte und Weichpolstereinlage.

- **Chirurgische Optionen:**
  - fortbestehendes oder rezidivierendes Ulkus nach nicht-operativer Behandlung
  - Infektionen siehe ► Kap. 7 und 8.

- **Allgemein**:
  - **Achillessehnenverlängerung (ASV)/Verlängerung des Triceps surae**:

    I: Sehr wirksames Verfahren, um den Vorfuß beim Gehen und Stehen zu entlasten (Batista et al. 2011; Caputo et al. 2012; Colen et al. 2013; Hittinger et al. 2005; Lin et al. 1996; Mueller et al. 2003) (◘ Abb. 5.12). Mit der Verlängerung kann eine Spitzfußstellung aufgehoben oder eine Schwächung der Plantarflexion und damit eine Reduktion der Vorfußbelastung erreicht werden. Sie kommt als alleiniges Verfahren in Betracht, wird meist aber in Kombination mit anderen Operationen u. a. nach Korrekturen von Zehen und Vorfuß oder Mittelfußarthrodesen beim Charcotfuß angewandt.

Varianten der ASV:

Offene Z-Plastik: Damit lässt sich die größte Verlängerung erzielen (◻ Abb. 5.41).

Perkutane Tripleinzision

Eine ähnliche Verlängerung lässt sich mit drei Hemitenotomien über Stichinzisionen erzielen. Wegen der fehlenden Übersicht kann es zu unvollständigen Verlängerungen oder zur kompletten Sehnendurchtrennung kommen (Batista et al. 2011).

Strayer-Plastik (◻ Abb. 5.41) (Laborde 2009; Pinney et al. 2002; Roche und Calder 2012; Strayer 1950).

Es wird über einen Zugang von drei QF auf die Vereinigung von M. gastrocnemius und M. soleus eingegangen und der M. gastrocnemius von der Unterlage abgelöst. Danach wird der Fuß forciert dorsal extendiert

Erweiterte Barouk-Plastik (◻ Abb. 5.41) (Barouk 2006).

T: In Rückenlage wird vor Beginn der Hauptoperation am Sprunggelenk oder Fuß bei gebeugtem Knie und abduzierter Hüfte über einen 5-cm-Zugang am medialen Gastrocnemiuskopf die Unterschenkelfaszie unter Schonung der V. saphena magna und des N. saphenus eröffnet. Anschließend wird zunächst die Faszie des medialen Gastrocnemiuskopfes und danach die des lateralen dargestellt und durchtrennt. Die laterale Faszie kann bisweilen nicht im lateralen Viertel eingesehen werden. Das ist auch nicht erforderlich, weil sich keine gefährdeten Strukturen in der Nachbarschaft befinden und die Faszie mit dem Finger und der Schere ertastet und durchtrennt werden kann. Danach ist eine Zunahme der Extension um ca. 20° möglich.

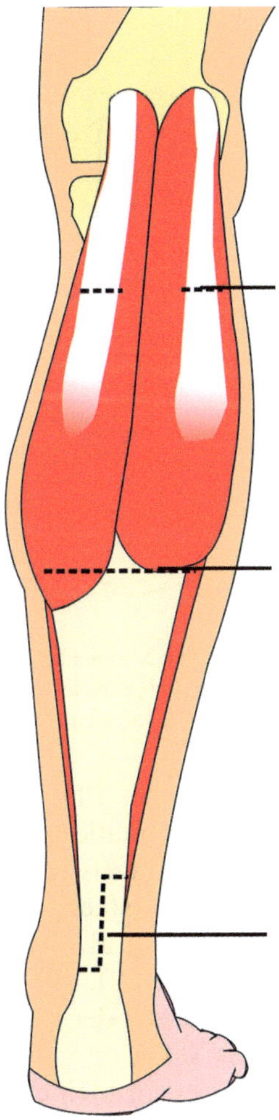

◻ **Abb. 5.41** a–c **Für die Verlängerung der Triceps surae stehen mehrere Verfahren zur Verfügung.** Verlängerung der AS durch Z-Plastik (**a**) oder durch Triple-Inzision, Strayer-Plastik (**b**) am Übergang des Gastrocnemius in die Soleussehne, die über Miniinzision vorgenommen werden kann (Roche und Calder 2012; Strayer 1950). Wir haben gute Erfahrung mit der erweiterten Barouk-Plastik gemacht (**c**) (Barouk], siehe Text

- **Tenotomie FDL-Sehne, Verlängerung EDL-Sehne:**

  Die alleinige Tenotomie der FDL-Sehne hat sich nach Tamir et al. für das Ulkus am MTK nicht bewährt (Tamir et al. 2014).

  I: Ein plantares Ulkus bei nicht fixierten Gelenken ist eine gute Indikation für

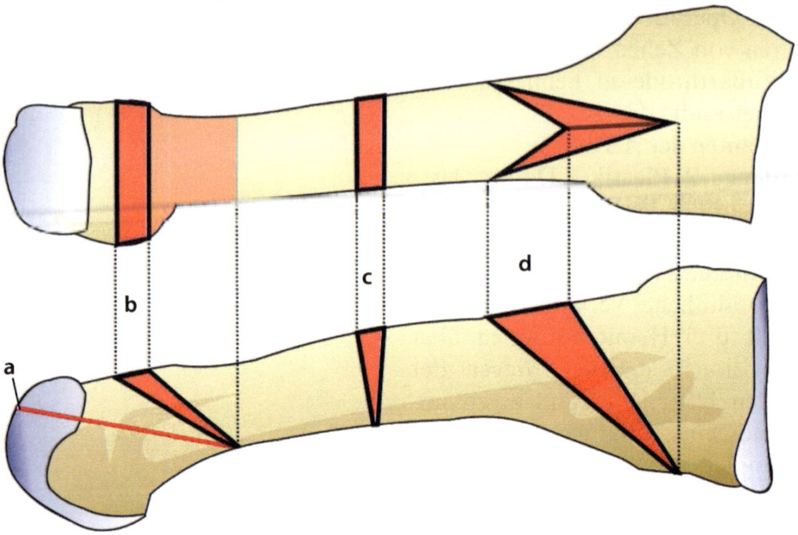

Abb. 5.42 a–d **Die Möglichkeiten zur Osteotomie an den Metatarsalia 2–4. a** Weil-Osteotomie. **b** Retrokapitale Keilentnahme zur Anhebung des MT-Kopfes. **c** Extensionsosteotomie in Schaftmitte (Stabilisierung durch Osteosynthese mit Miniplatte). **d** Proximale Extensionsosteotomie

die Tenotomie der FDL-Sehne (Abb. 5.2d) in Kombination mit der EDL-Verlängerung (Engels 2010).

- **Retrokapitale Osteotomie des Metatarsale** (Batista et al. 2011; Tamir et al. 2014) (Abb. 5.42):

  I: Manifestes (oder drohendes) Ulkus plantar des MTK.

  T: Über einen kleinen dorsalen Zugang wird retrokapital ein dorsal basiger Keil entnommen. Durch Frakturierung der plantaren Kortikalis erfolgt eine Anhebung der plantaren Prominenz. Eine Fixation ist nicht erforderlich, wenn der Patient den Fuß im Verbandsschuh schont. Die Anhebung des MTK fällt geringer aus als bei proximalen Osteotomien und demzufolge auch die Druckentlastung (MIS möglich).

- **MT-Osteotomie in Schaftmitte** (Abb. 5.11, Abb. 5.42) (Fleischli et al. 1999):

  I: Manifestes (oder drohendes) Ulkus plantar des MTK.

  T: Nach Entnahme eines Dreiecks oder eines Trapezes mit dorsaler Basis in Schaftmitte erfolgt die Osteosynthese mit einer 4-Loch-Miniplatte.

- **Proximale MT-Osteotomie** (Abb. 5.42)

  I: manifestes (oder drohendes) Ulkus plantar des MTK.

  T: Im meta-diaphysären Übergang wird ein dreidimensionales V reseziert, wobei dorsal mehr entnommen wird als plantar. Die exakte Einstellung des MTK erfolgt spontan unter Belastung. Eine Osteosynthese nicht erforderlich. (MIS möglich).

- **Resektion des MTK** (Abb. 5.13, Abb. 5.21) (Brodsky 2007; Faglia et al. 2012; Giurini et al. 2010; Griffiths und Wieman 1990; Hamilton et al. 2005; Johnson et al. 2013)

  Für die Ulzera am Vorfuß hat sich die Resektion des MTK auch in Kombination mit einer Achillessehnenverlängerung und nachfolgendem TCC oder Walker als Verfahren etabliert. Dieses reduziert gegenüber der nichtoperativen Behandlung die Häufigkeit von Ulkusrezidiven (14 % vs. 41 %, p <

0.01) (Piaggesi et al. 1998). Obwohl die Ulzera nach Kopfresektion regelmäßig heilen, kommen nachfolgende Ulzera an den benachbarten MTK („Transferulzera") vor (Faglia et al. 2012), wobei als Häufigkeit 0–41 % angegeben wird (Molines-Barroso et al. 2013). Nach unserer Erfahrung ist das Risiko einer Transferulzeration bei korrekter Einlagenversorgung gering. Wenn keine Luxation oder OM vorliegen, bevorzugen wir die Umstellungsosteotomie.

I: Luxation im MTPG (◘ Abb. 5.21, ◘ Abb. 7.3e), Ulkus bei Patienten, die für eine Osteotomie nicht infrage kommen (Unfähigkeit zur Schonung) OM des MTK, (◘ Abb. 5.19) (▶ Kap. 8/9)

(Die Reposition des luxierten MTPG ist bei PNP-Patienten selten sinnvoll, weil das Risiko der Reluxation hoch ist, die Resektion des MTK aber für diese Patienten bei korrekter postoperativer Schuhversorgung meist ein günstiges Resultat ergibt.)

T: Möglich sind ein plantarer und ein dorsaler Zugang. Einige Autoren sehen im plantaren Zugang den Vorteil, dass das Ulkus exzidiert und abschließend verschlossen werden kann, was nach unserer Erfahrung nicht erforderlich ist. Beim plantaren Zugang liegt der MTK näher zur Hautebene (◘ Abb. 5.13).

Beim dorsalen Zugang hat man die Möglichkeit, den zu resezierenden Knochenanteil mit einer scharfen Kocherklemme zwischen Markhöhle und Außenseite zu fassen, um ihn für die Präparation zu positionieren. Die nach makroskopischem Befund infektiös geschädigten Gewebeanteile werden komplett entfernt, was über den dorsalen Zugang besser möglich ist. Die OP-Wunde verschließen wir bei fehlender oder bei leichter Infektion. Bei höheren Infektionsgraden überlassen wir die Wunde der sekundären Heilung. Das Ulkus kann dem spontanen Verschluss überlassen werden (◘ Abb. 7.3h).

- **Ulkus plantar über mehreren Mittelfußköpfen**

- **Ursachen**:
  Spitzfuß oder die Gewohnheit des Patienten vermehrt auf dem Vorfuß zu belasten oder beim Sitzen den Fuß auf den Mittelfußköpfen abzustellen (◘ Abb. 5.12a).
  Nicht-operative Therapie:
  Wird nicht empfohlen.
- **Chirurgische Optionen:**
  - **Resektion aller Mittelfußköpfe** (◘ Abb. 5.22b) (Armstrong et al. 2012; Baumgartner 2011; Faglia et al. 2012; Giurini et al. 1993; Johnson et al. 2013; Koller 2009).

    I: Wenn an mehreren MTPG Ulzerationen bestehen (oder drohen), ist es bei Neuropathiepatienten, besonders bei eingeschränktem Allgemeinzustand, nicht aussichtsreich, aufwendige Rekonstruktionen vorzunehmen, sondern sinnvoll, alle Mittelfußköpfe zu resezieren.
    Mehrfache osteomyelitisch destruierte MTK-e (▶ Kap. 8).

    T: Über einen dorsalen Querschnitt oder drei Längsinzisionen sind die Metatarsalköpfe so zu resezieren, dass am medialen, plantaren und lateralen Fuß keine Druckspitzen verbleiben.

    Dieses Verfahren ist nicht so unproblematisch, wie bisweilen angenommen. Postoperativ können Narbenschrumpfungen eintreten, die die Zehen in Dorsalextension ziehen. An den Absetzungsstellen der Mittelfußknochen kann es zu reichlich Knochenneubildung („heterotope Ossifikation") (◘ Abb. 5.22b, ◘ Abb. 8.12b) und damit zu neuen Druckulzera kommen. Deshalb ist darauf zu achten, dass bei der Absetzung der Metatarsalia wegen seiner osteoinduktiven Potenzen kein Knochenmark in das Gewebe fließt. Falls das nicht vermieden werden konnte, sollte gründlich gespült werden (siehe auch ▶ Kap. 8).

– **Verlängerung der Achillessehne/Triceps surae**

I und T siehe oben.

5.7.4.3 Fünfter Strahl

- Ulkus MTK 5 (◘ Abb. 5.14)
- **Ursachen**:

Metatarsus quintus valgus, Deformation des fünften Metatarsale, enges Schuhwerk.

- **Nicht-operative Therapie:**

Weite Schuhe, Weichpolstereinlage, breite retrokapitale Pelotte, Orthose.

I: Drohendes oder kolonisiertes Ulkus.

KI: Weichteilinfektionen Stadium 3 und höher.

- **Chirurgische Optionen:**

– **Abtragen der lateralen oder plantaren Prominenz** (◘ Abb. 5.43) (Johnson et al. 2013)

I: Persistierendes oder rezidiviertes Ulkus bei einer begrenzten Deformation.

T: Die Abtragung der Druck auslösenden Knochenanteile erfolgt offen oder durch MIS.

- **Distale Osteotomie des MT 5**

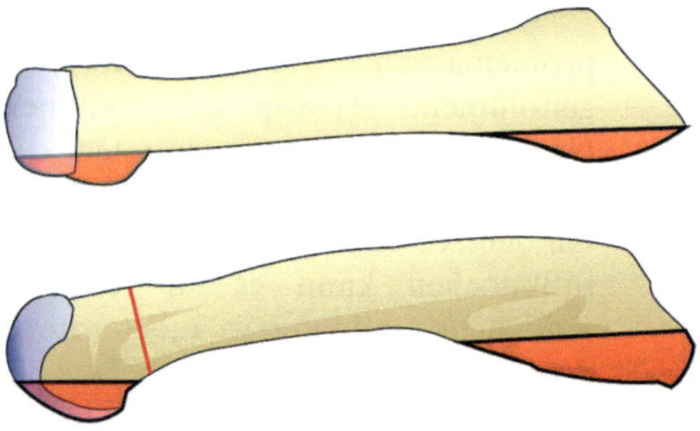

◘ **Abb. 5.43** **Möglichkeiten der Resektion am MTK-5.** Oben: dp-Ansicht: Resektion der lateralen Prominenz am MT-Kopf und an der MT-Basis. Unten: seitliche Ansicht: Resektion der plantaren Prominenz am MT-Kopf und an der MT-Basis, cave: Wenn der Ansatz der Peroneus-brevis-Sehne abgelöst werden muss, ist eine Refixation vorzunehmen

I: Plantares oder lateral plantares Ulkus am MTK 5 bei Schneiderballen.

T: Perkutane retrokapitale und extrakapsuläre Osteotomie mit der Fräse. Dadurch Elevation und Medialisierung des Köpfchens und Verkürzung des Strahls.

- **Schaftosteotomien am MT 5**

I: Ulzera aufgrund Deformation, die sich durch Abtragen der Prominenz nicht korrigieren lässt.

T: Es gibt zahlreiche Umstellungsosteotomien distal (z. B. Chevronosteotomie), im Schaft (z. B. als Schräg- oder Scarf-Osteotomie) oder proximal (Coughlin et al. 2007). Das chirurgische Vorgehen entspricht den Verfahren, die bei Patienten ohne PNP indiziert sind. Es sind die Verfahren zu bevorzugen, mit denen die größte Erfahrung besteht.

- **Resektion des MTK 5** (Armstrong et al. 2005)

I: Ausgeprägte Deformation, sehr großes Ulkus, Infektionen (▶ Kap. 7, 8).

- Ulkus MT-5-Basis (◘ Abb. 5.15)
- **Ursachen**:

Plattfuß und/oder Supinationsstellung z. B. bei Ausfall der Peroneus-brevis-Funktion, Hohlfuß, charcotbedingter Einbruch in der distalen Tarsalreihe.

- **Nicht-operative Therapie:**

Es kann der Versuch unternommen werden, die Supinations- bzw. Varusstellung des Fußes schuhtechnisch auszugleichen.

- **Chirurgische Optionen:**

– **Resektion des plantar ausladenden Anteiles der MT 5 Basis** (◘ Abb. 5.43)

I: (Drohendes) Ulkus plantar der MT-5-Basis.

T: Über einen seitlichen Zugang erfolgt die Abtragung (MIS möglich). Bei erhaltener Sehnenfunktion muss der Ansatz der Peroneus brevis-Sehne, der sich auf die dorsalen zwei Drittel der MT-5-Basis erstreckt, erhalten werden! Wenn viel Knochen entfernt werden muss, kann die Peroneus brevis-Sehne abgelöst und am Kuboid wieder fixiert werden (s. u.).

Beim Charcot-bedingten Einbruch im Mittelfuß muss bisweilen der tief stehende Anteil des Kuboids ebenfalls abgetragen werden.

- **Refixation der Peroneus brevis-Sehne**

  Bei einer Desinsertion resultiert eine Vorfußadduktion und eine Supination, wodurch ein Ulkus am lateralen Fuß hervorgerufen wird. Unter günstigen Umständen, wenn die Sehne sich noch nicht zu weit zurückgezogen hat und keine Infektion vorliegt, kann eine Refixation erfolgen.

- **Transposition der Tibialis anterior-Sehne auf das laterale Keilbein** (Knutsen et al. 2015)

  I: Eine Supination, typischerweise durch Insuffizienz des Peroneus brevis, muss wegen der Ulkusgefahr beseitigt werden. Voraussetzung ist die erhaltene Mobilität der Gelenke.

- **Triple-Arthrodese mit Stellungskorrektur** (Mann 2007)

  I: Bei fixierter Supination kommt die korrigierende Triple-Arthrodese in Betracht.

5.7.4.4 Ferse

Fersenulzera können durch pAVK, PNP oder durch Lagerungsschäden bei bettlägerigen Patienten hervorgerufen werden. Bei einem Ulkus am diabetischen Fuß ist die Differenzialdiagnose pAVK/PNP sorgfältig zu prüfen. Trotz palpabler A. tibialis posterior bzw. A. plantaris kann ein Fersenulkus aufgrund von Minderperfusion entstehen nämlich dann, wenn der Ramus calcanei verschlossen ist. Der V. a. pAVK als Ulkusursache besteht immer, wenn sich die Wunde außerhalb des Zentrums der Belastung befindet und ein Nekrosebelag vorliegt.

> Vor allen Eingriffen an der Ferse muss eine Minderdurchblutung sicher ausgeschlossen sein.

- **Ursachen:**

  Bei erhaltener Perfusion kommen Fersenulzera bei einem Hackenfuß aufgrund einer Trizeps surae-Insuffizienz oder einer chronischen Achillessehnenruptur vor (◘ Abb. 5.16). Es kann sich auch um eine iatrogene Achillessehnenverletzung nach perkutaner Achillessehnenverlängerung handeln (Holstein et al. 2004).

- **Nicht-operative Optionen**:

  Sie kommen in Betracht, wenn der Hackenfuß gering ausgeprägt ist und das Ulkus eine begrenzte Ausdehnung hat.

  Der Fuß wird mit einer Fersenpolsterung versorgt. Die Entlastung an Gehstöcken wird erfahrungsgemäß selten eingehalten. Nach Ulkusheilung wird die Ferse mit einer Weichpolsterung versorgt.

- **Operative Optionen**

  I: Ausgedehntes Ulkus, erhebliche Fehlstellung, persistierendes Ulkus, Rezidivulkus.

  - **Direkte Naht der Achillessehne**, wenn die Ruptur noch nicht lange zurückliegt.
  - **Achillessehnenersatz durch Transfer der FHL-Sehne** (Hansen 2000; Kim et al. 2010).
  - Resektionen und Amputation am Kalkaneus siehe ▶ Kap. 9.

5.7.5 Nachbehandlung

Bei den meisten Operationen, wie Tenotomien und Resektionen, ist die kurzfristige postoperative Versorgung im Verbandsschuh bis zur Wundheilung angemessen. Zur Unterstützung der Wundheilung nach aufwendigen Operationen, zur Sicherung der Osteosynthese und zum Abklingen einer Infektion kann die längerfristige Entlastung und Ruhigstellung notwendig sein. In Betracht kommen Schienen und aufgeschnittene Zirkulärverbände aus Gips oder Kunststoff, „Bettcast“ oder „Liegecast“ (Hochlenert et al. 2014b). Thermoplastische Schienen haben sich bewährt, weil sie schnell anzulegen sind. Zur längerfristigen Behandlung kommen je nach Erfordernis auch ein Verbandsschuh, ein Mabal-Schuh (▪ Abb. 5.24), ein kurzer oder langer Walker (▪ Abb. 6.44), ein TCC und eine Rahmenorthese (▪ Abb. 6.46) in Betracht.

Wenn nach Vorfußkorrekturen wesentliche Fehlstellungen im Mittel- oder Rückfuß belassen worden sind, werden diese schuhtechnisch durch eine langstreckige Abstützung des Längsgewölbes und/oder durch eine Fersenfassung oder operativ korrigiert.

Literatur

Rahmenvertrag gemäß § 125 Abs. 2 SGB V über die Versorgung mit podologischen Leistungen: RV-P (2014)

Abt HP (2016) Scarf Osteotomie. In: Walther MTM (Hrsg) http://www.my-medibook.de

Apelquist J (2014) Epidemiology of diabetic foot disease and etiology of ulceration. In: Hinchliffe RJ, Schaper N, Thompson MM, Tripathi RK, Timaran CH (Hrsg) The diabetic foot. JP Medical Publishers, London, S 3–10

Aragon-Sanchez J (2014) Osteomyeltis: surgical management. In: Hinchliffe RJ, Schaper N, Thompson MM, Tripathi RK, Timaran CH (Hrsg) The diabetic foot. JP Medical Publishers, London, S 79–91

Armstrong DG, Frykberg RG (2003) Classifying diabetic foot surgery: toward a rational definition. Diabet Med 20:329–331

Armstrong DG, Lavery LA, Harkless LB (1996) Treatment-based classification system for assessment and care of diabetic feet. J Am Podiatr Med Assoc 86:311–316. https://doi.org/10.7547/87507315-86-7-311

Armstrong DG, Lavery LA, Vazquez JR, Short B, Kimbriel HR, Nixon BP, Boulton AJM (2003) Clinical efficacy of the first metatarsophalangeal joint arthroplasty as a curative procedure for hallux interphalangeal joint wounds in patients with diabetes. Diabetes Care 26:3284–3287

Armstrong DG, Rosales MA, Gashi A (2005) Efficacy of fifth metatarsal head resection for treatment of chronic diabetic foot ulceration. J Am Podiatr Med Assoc 95:353–356

Armstrong DG, Fiorito JL, Leykum BJ, Mills JL (2012) Clinical efficacy of the pan metatarsal head resection as a curative procedure in patients with diabetes mellitus and neuropathic forefoot wounds. Foot Ankle Spec 5:235–240. https://doi.org/10.1177/1938640012449038

Bakker K (2014) Introduction. In: Hinchliffe RJ, Schaper N, Thompson MM, Tripathi RK, Timaran CH (Hrsg) The diabetic foot. JP Medical Publishers, London, S xvii–xxiii

Barouk L-S (2006) Forefoot reconstruction. Springer, Dordrecht

Batista F, Magalhaes AA, Nery C, Baumfeld D, Monteiro AC, Batista F (2011) Minimally invasive surgery for diabetic plantar foot ulcerations. Diabet Foot Ankle 2. https://doi.org/10.3402/dfa.v2i0.10358

Baumgartner R, Möller M, Stinus H (Hrsg) (2018a) Orthopädieschuhtechnik, 3. überarbeitete und erweiterte Auflage, revidierte Ausgabe. C. Maurer Fachmedien GmbH & Co. KG, Geislingen an der Steige

Baumgartner R, Möller M, Stinus H (Hrsg) (2018b) Orthopädieschuhtechnik, 3. überarbeitete und erweiterte Auflage, revidierte Ausgabe. C. Maurer Fachmedien GmbH & Co. KG, Geislingen an der Steige

Baumgartner R (2011) Amputationen an Vor- und Mittelfuß. Oper Orthop Traumatol 23:254–264

Baumgartner R (2018) Unterschenkelorthesen. In: Baumgartner R, Möller M, Stinus H (Hrsg) Orthopädieschuhtechnik, 3. überarbeitete und erweiterte Auflage, revidierte Ausgabe. C. Maurer Fachmedien GmbH & Co. KG, Geislingen an der Steige, S 87–94

Bayerisches Staatsministerium für Gesundheit und Pflege (2014) Bayerischer Diabetesbericht 2014. http://www.diabetes-bewegt-uns.de

Belatti DA, Phisitkul P (2013) Declines in lower extremity amputation in the US Medicare population, 2000–2010. Foot Ankle Int 34:923–931. https://doi.org/10.1177/1071100713475357

Bertea M, Rütti MF, Othman A, Marti-Jaun J, Hersberger M, von Eckardstein A, Hornemann T (2010) Deoxysphingoid bases as plasma markers in diabetes mellitus. Lipids in health and disease 9(1):84

Bevan WPC, Tomlinson MPW (2008) Radiografic measures as a predictor of ulcer formation in diabetic charcot midfoot. Foot Ankle Int 29:568–573. https://doi.org/10.3113/FAI.2008.0568

Birke JA, Sims DS, Buford WL (1985) Walking casts: effect on plantar foot pressures. J Rehabil Res Dev 22:18–22

Birke JA, Novick A, Patout CA, Coleman WC (1992) Healing rates of plantar ulcers in leprosy and diabetes. Lepr Rev 63:365–374

Bischof F, Meyerhoff C, Harriehausen S, Schwenk S (Hrsg) (2004) Qualitätsmanagement in der Hilfsmittelversorgung- am Beispiel des diabetischen Fußes: Handbuch ffür Orthopädieschuhmacher. C. Maurer Fachmedien GmbH & Co. KG, Geislingen an der Steige

Bjordal JM, Johnson MI, Ljunggreen AE (2003) Transcutaneous electrical nerve stimulation (TENS) can reduce postoperative analgesic consumption. A meta-analysis with assessment of optimal treatment parameters for postoperative pain. Eur J Pain 7:181–188. https://doi.org/10.1016/S1090-3801(02)00098-8

Brodsky JW (2007) The diabetic foot. In: Coughlin MJ, Mann RA, Saltzman CL (Hrsg) Surgery of the foot and ankle. II. Mosby, St. Louis, S 1281–1368

Brodsky JW (2008) Classification of foot lesions in the diabetic foot. In: Bowker JHPM (Hrsg) Levin and O'Neal's the diabetic foot, 7. Aufl. Mosby/Elsevier, Philadelphia, S 221–226

Burden AC, Jones GR, Jones R, Blandford RL (1983) Use of the „Scotchcast boot" in treating diabetic foot ulcers. Br Med J (Clin Res Ed) 286:1555–1557

Bus SA, van Netten JJ, Lavery LA, Monteiro-Soares M, Rasmussen A, Jubiz Y, Price PE (2016) IWGDF guidance on the prevention of foot ulcers in at-risk patients with diabetes. Diabetes Metab Res Rev 32(Suppl 1):16–24. https://doi.org/10.1002/dmrr.2696

Butz R (2007) Radiologische Diagnostik. In: Köck FX, Koester B (Hrsg) Diabetisches Fußsyndrom: 50 Tabellen. Thieme, Stuttgart, S 81–87

Cameron NE (2013) Role of endoplasmic reticulum stress in diabetic neuropathy. Diabetes 62(3):696–697

Caputo WJ, Fahoury G, Johnson ES (2012) Resurrection of the Achilles tenotomy. Surg Technol Int 22:66–69

Caravaggi C, Faglia E, de Giglio R, Mantero M, Quarantiello A, Sommariva E, Gino M, Pritelli C, Morabito A (2000) Effectiveness and safety of a nonremovable fiberglass off-bearing cast versus a therapeutic shoe in the treatment of neuropathic foot ulcers: a randomized study. Diabetes Care 23:1746–1751

Colen LB, Kim CJ, Grant WP, Yeh J-T, Hind B (2013) Achilles tendon lengthening: friend or foe in the diabetic foot? Plast Reconstr Surg 131:37e–43e. https://doi.org/10.1097/PRS.0b013e3182729e0b

Coughlin MJ, Mann RA, Saltzman CL (Hrsg) (2007) Surgery of the foot and ankle. Mosby, St. Louis

Cruccu G, Aziz TZ, Garcia-Larrea L, Hansson P, Jensen TS, Lefaucheur J-P, Simpson BA, Taylor RS (2007) EFNS guidelines on neurostimulation therapy for neuropathic pain. Eur J Neurol 14:952–970. https://doi.org/10.1111/j.1468-1331.2007.01916.x

Diamond JE, Mueller MJ, Delitto A (1993) Effect of total contact cast immobilization on subtalar and talocrural joint motion in patients with diabetes mellitus. Phys Ther 73:310–315

Dohle JSB (2016) Die Arthrodese des PIP-Gelenks. In: Walther MTM (Hrsg). http://www.my-medibook.de

Dohrn MF, Othman A, Hirshman SK, Bode H, Alecu I, Fähndrich E, Claeys KG (2015) Elevation of plasma 1-deoxy-sphingolipids in type 2 diabetes mellitus: a susceptibility to neuropathy? European journal of neurology 22(5):806

Downs DM, Jacobs RL (1982) Treatment of resistant ulcers on the plantar surface of the great toe in diabetics. J Bone Joint Surg Am 64:930–933

Drerup BWH (2000) Der Einfluss der Fußbettung und Schuhzurichtung auf die plantare Druckverteilung. Medizinisch Orthopädische Technik 3:84–90

Drerup B, Hafkemeyer U, Möller M, Wetz HH (2001) Der Einfluss der Ganggeschwindigkeit auf die Druckverteilung. Orthopädieschuhtechnik 12

Dyck PJ (1988) Detection, characterization, and staging of polyneuropathy: assessed in diabetics. Muscle Nerve 11:21–32

EB (2016) Diabetisches Fusssyndrom: Zu viele Amputationen. Dtsch Arztebl Int 113:A332

Engels G (2010) Ambulante chirurgische Prozeduren bei Diabetischem Fußsyndrom. Diabetes Stoffw Herz 19:111–115

Engels G, Stinus H, Hochlenert D, Klein A (2016) Konzept der Plantarisierung zur Zehenkorrektur beim diabetischen Fusssyndrom (Concept of plantarization for toe correction in diabetic foot syndrome). Oper Orthop Traumatol 28:323–334. https://doi.org/10.1007/s00064-016-0453-9

Faglia E, Clerici G, Caminiti M, Curci V, Somalvico F (2012) Feasibility and effectiveness of internal pedal amputation of phalanx or metatarsal head in diabetic patients with forefoot osteomyelitis. J Foot Ankle Surg 51:593–598. https://doi.org/10.1053/j.jfas.2012.05.015

Feiler S (2016) Chevron MTI. In: Walther MTM (Hrsg). http://www.my-medibook.de

Fleischli JE, Anderson RB, Davis WH (1999) Dorsiflexion metatarsal osteotomy for treatment of recalcitrant diabetic neuropathic ulcers. Foot Ankle Int 20:80–85

Foster AEM (2000) Simple staging system: a tool for diagnosis and mangaement. Diabetic Foot 3:56–63

Game F (2014) Scoring systems and assessment of the ulcerated foot. In: Hinchliffe RJ, Schaper N, Thompson MM, Tripathi RK, Timaran CH

(Hrsg) The diabetic foot. JP Medical Publishers, London, S 223–229

Gesetz über den Beruf der Podologin und des Podologen: PodG

Giurini JM, Basile P, Chrzan JS, Habershaw GM, Rosenblum BI (1993) Panmetatarsal head resection. A viable alternative to the transmetatarsal amputation. J Am Podiatr Med Assoc 83:101–107. https://doi.org/10.7547/87507315-83-2-101

Giurini JM, Cook JJ, Cook EA (2010) Elective surgery for the neuropathic diabetic foot. In: Zgonis T (Hrsg) Surgical reconstruction of the diabetic foot and ankle, 1. Aufl. Lippincott William & Wilkins, Baltimore, S 39–64

Griffiths GD, Wieman TJ (1990) Metatarsal head resection for diabetic foot ulcers. Arch Surg 125:832–835

Guyton GP (2014) Radiograf to reality: pathways to objectivity in the grading of the degenerative joint: commentary on an article by the MARS Group: „osteoarthritis classification scales: interobserver reliability and arthroscopic correlation". J Bone Joint Surg Am 96:e124. https://doi.org/10.2106/jbjs.N.00297

Hamilton GA, Ford LA, Perez H, Rush SM (2005) Salvage of the neuropathic foot by using bone resection and tendon balancing: a retrospective review of 10 patients. J Foot Ankle Surg 44:37–43. https://doi.org/10.1053/j.jfas.2004.11.001

Hansen ST (2000) Functional reconstruction of the foot and ankle. Lippincott Williams & Wilkins, Philadelphia u. a

Haslbeck M, Kalpen A, Hasbeck KM (2012) Pedografie beim Diabetischen Fußsyndrom. In: Kröger K, Gröchenig E, Santosa F (Hrsg) Nicht invasive Diagnostik angiologischer Krankheitsbilder, 2., aktualisierte und erw. Aufl. ABW-Wiss.-Verl., Berlin, S 160–171

Heller G, Gunster C, Schellschmidt H (2004) Wie haufig sind Diabetes-bedingte Amputationen unterer Extremitaten in Deutschland? Eine Analyse auf Basis von Routinedaten (How frequent are diabetes-related amputations of the lower limbs in Germany? An analysis on the basis of routine data). Dtsch Med Wochenschr 129:429–433. https://doi.org/10.1055/s-2004-820063

Helm PA, Walker SC, Pullium G (1984) Total contact casting in diabetic patients with neuropathic foot ulcerations. Arch Phys Med Rehabil 65:691–693

Hissink RJ, Manning HA, van Baal JG (2000) The MABAL shoe, an alternative method in contact casting for the treatment of neuropathic diabetic foot ulcers. Foot Ankle Int 21:320–323

Hittinger M, Regauer M, Rucker A, Kessler S (2005) Die Behandlung neuropathischer Vorfußulzera durch Achillessehnenverlängerung. Fuss-Sprungg:210–213

Hochlenert D, Engels G, Morbach S (2014a) Das diabetische Fußsyndrom – über die Entität zur Therapie. Springer, Berlin

Hochlenert D, Engels G, Morbach S (2014b) Das diabetische Fußsyndrom – über die Entität zur Therapie. Springer, Berlin

Hochlenert D, Engels G, Altenhofen L (2006) Integrierte Versorgung:Ergebisse des Netzwerks Diabetischer Fuß Köln und Umgebung. Dtsch Arztebl Int 103:A1680–A1683

Hodgkin T (1884) On diabetes. Assoc Med J 2:916–918

Holstein P, Lohmann M, Bitsch M, Jorgensen B (2004) Achilles tendon lengthening, the panacea for plantar forefoot ulceration? Diabetes Metab Res Rev 20(Suppl 1):S37–S40. https://doi.org/10.1002/dmrr.452

Ince P, Kendrick D, Game F, Jeffcoate W (2007) The association between baseline characteristics and the outcome of foot lesions in a UK population with diabetes. Diabet Med 24:977–981. https://doi.org/10.1111/j.1464-5491.2007.02189.x

International Working Group of thet Diabetic Foot (2011) International Consensus on the diabetic foot and practical guidelines on the management and the prevention of the diabetic foot. zitiert nach Apelquist J. 2014. http://www.idf.org/bookshop or http://www.diabeticfoot.nl

Johnson JE, Klein ES, Brodsky JW (2013) Diabetes. In: Coughlin MJ, Saltzman CL, Anderson RB (Hrsg) Mann's surgery of the foot and ankle, Bd 9, 9. Aufl. Mosby Elsevier, Philadelphia u. a., S 1385–1480

Joslin EP (1928) The treatmentof diabetes mellitus. Lea and Febiger, Philadelphia

Kast B (2018) Physiotherapie des Fußes. In: Baumgartner R, Möller M, Stinus H (Hrsg) Orthopädieschuhtechnik, 3. überarbeitete und erweiterte Auflage, revidierte Ausgabe. C. Maurer Fachmedien GmbH & Co. KG, Geislingen an der Steige, S 182–187

Kaufmann G (2016) Akin Osteotomie. In: Walther MTM (Hrsg). http://www.my-medibook.de

Kearney TP, Hunt NA, Lavery LA (2010) Safety and effectiveness of flexor tenotomies to heal toe ulcers in persons with diabetes. Diabetes Res Clin Pract 89:224–226. https://doi.org/10.1016/j.diabres.2010.05.025

Kessler SKP (1997) Stütz- und ruhigstellende Verbände. In: Eibl-Eisfeldt BKS (Hrsg) Stenger, Verbandslehre, 6. Aufl. Urban & Schwarzenberg, München, S 83–164

Kim J-Y, Lee I, Seo K, Jung W, Kim B (2010) FHL tendon transfer in diabetics for treatment of nonhealing plantar heel ulcers. Foot Ankle Int 31:480–485. https://doi.org/10.3113/FAI.2010.0480

Klare WR, Koggel A, Stumpf J, Trentmann H (2007) Total contact cast: Effektiv in der Behandlung Diabetischer Fußulzera. Orthopädieschuhtechnik 5:16–21

Knighton DR, Ciresi KF, Fiegel VD, Austin LL, Butler EL (1986) Classification and treatment of chronic nonhealing wounds. Successful treatment with autologous platelet-derived wound healing factors (PDWHF). Ann Surg 204:322–330

Knutsen AR, Avoian T, Sangiorgio SN, Borkowski SL, Ebramzadeh E, Zionts LE (2015) How do different anterior tibial tendon transfer techniques influence forefoot and hindfoot motion? Clin Orthop Relat Res 473:1737–1743. https://doi.org/10.1007/s11999-014-4057-0

Köck FX (2016) Arthrodese im Großzehengrundgelenk. In: Walther MTM (Hrsg) http://www.mymedibook.de

Koller A (2010) Rehabilitation and therapeutic footwear for the reconstructed and amputee patient. In: Zgonis T (Hrsg) Surgical reconstruction of the diabetic foot and ankle, 1. Aufl. Lippincott William & Wilkins, Baltimore, S 411–425

Koller A FR (2009) Innere Amputationen beim diabetischen Fußsyndrom. Diabetologie:10

Laborde JM (2009) Midfoot ulcers treated with gastrocnemius-soleus recession. Foot Ankle Int 30:842–846. https://doi.org/10.3113/FAI.2009.0842

Laborde JM (2008) Neuropathic plantar forefoot ulcers treated with tendon lengthenings. Foot Ankle Int 29:378–384. https://doi.org/10.3113/FAI.2008.0378

Laing PW, Cogley DI, Klenerman L (1992) Neuropathic foot ulceration treated by total contact casts. J Bone Joint Surg Br 74:133–136

Lavery LA, Armstrong DG, Harkless LB (1996a) Classification of diabetic foot wounds. J Foot Ankle Surg 35:528–531

Lavery LA, Vela SA, Lavery DC, Quebedaux TL (1996b) Reducing dynamic foot pressures in high risk diabetics with foot ulcerations: a comparison of treatments. Diabetes Care 19:818–821

Lavery LA, Armstrong DG, Wunderlich RP, Tredwell J, Boulton AJM (2003) Diabetic foot syndrome: evaluating the prevalence and incidence of foot pathology in Mexican Americans and non-Hispanic whites from a diabetes disease management cohort. Diabetes Care 26:1435–1438

Lin SS, Lee TH, Wapner KL (1996) Plantar forefoot ulceration with equinus deformity of the ankle in diabetic patients: the effect of tendo-Achilles lengthening and total contact casting. Orthopedics 19:465–475

Lin SS, Bono CM, Lee TH (2000) Total contact casting and Keller arthoplasty for diabetic great toe ulceration under the interphalangeal joint. Foot Ankle Int 21:588–593

Lipsky BA, Aragon-Sanchez J, Diggle M, Embil J, Kono S, Lavery L, Senneville E, Urbancic-Rovan V, van Asten S, Peters EJG (2016) IWGDF guidance on the diagnosis and management of foot infections in persons with diabetes. Diabetes Metab Res Rev 32(Suppl 1):45–74. https://doi.org/10.1002/dmrr.2699

Lobmann R (2005) Pathogenese, Epidemiologie und Klassifikation des diabetischen Fußsyndroms. In: Eckhardt A, Lobmann R (Hrsg) Der diabetische Fuß. Springer Medizin, Heidelberg, S 1–11

Mann RA (2007) Arthrodesis of the foot and ankle. In: Coughlin MJ, Mann RA, Saltzman CL (Hrsg) Surgery of the foot and ankle. Mosby, St. Louis

Marchal de Calvi A (1852) Des rapports de la gangrene et de la glycosurie. Gazette des Hopitaux Cevils et Militaires 25:178

Martin RL, Conti SF (1996) Plantar pressure analysis of diabetic rockerbottom deformity in total contact casts. Foot Ankle Int 17:470–472. https://doi.org/10.1177/107110079601700806

Molines-Barroso RJ, Lazaro-Martinez JL, Aragon-Sanchez J, Garcia-Morales E, Beneit-Montesinos JV, Alvaro-Afonso FJ (2013) Analysis of transfer lesions in patients who underwent surgery for diabetic foot ulcers located on the plantar aspect of the metatarsal heads. Diabet Med 30:973–976. https://doi.org/10.1111/dme.12202

Möller M (2018a) Einlagen. In: Baumgartner R, Möller M, Stinus H (Hrsg) Orthopädieschuhtechnik, 3. überarbeitete und erweiterte Auflage, revidierte Ausgabe. C. Maurer Fachmedien GmbH & Co. KG, Geislingen an der Steige, S 44–55

Möller M (2018b) Fußgymnastik. In: Baumgartner R, Möller M, Stinus H (Hrsg) Orthopädieschuhtechnik, 3. überarbeitete und erweiterte Auflage, revidierte Ausgabe. C. Maurer Fachmedien GmbH & Co. KG, Geislingen an der Steige, S 178–181

Möller M (2018c) Spezialschuhe. In: Baumgartner R, Möller M, Stinus H (Hrsg) Orthopädieschuhtechnik, 3. überarbeitete und erweiterte Auflage, revidierte Ausgabe. C. Maurer Fachmedien GmbH & Co. KG, Geislingen an der Steige, S 75–81

Möller M (2018d) Zehensilikonorthesen. In: Baumgartner R, Möller M, Stinus H (Hrsg) Orthopädieschuhtechnik, 3. überarbeitete und erweiterte Auflage, revidierte Ausgabe. C. Maurer Fachmedien GmbH & Co. KG, Geislingen an der Steige, S 276–275

Mooney V, Wagner FW (1977) Neurocirculatory disorders of the foot. Clin Orthop Relat Res:53–61

Morbach S, Müller E, Reike H, Risse A, Spraul M (2008) Diabetisches Fußsyndrom. Diabetologie und Stoffwechsel 3:S175–S180. https://doi.org/10.1055/s-2008-1004682

Morbach S, Müller E, Reike H, Rümenapf G, Spraul M (2012) Diabetisches Fußsyndrom: Praxisempfehlungen der Deutschen Diabetes Gesellschaft. Diabetologie 7:S143–S151

Mueller MJ, Diamond JE, Sinacore DR, Delitto A, Blair VP, Drury DA, Rose SJ (1989) Total contact casting in treatment of diabetic plantar ulcers. Controlled clinical trial. Diabetes Care 12:384–388

Mueller MJ, Sinacore DR, Hastings MK, Strube MJ, Johnson JE (2003) Effect of Achilles tendon lengthening on neuropathic plantar ulcers. A randomized clinical trial. J Bone Joint Surg Am 85-A:1436–1445

Obrosova IG (2003) Update on the pathogenesis of diabetic neuropathy. Curr Diab Rep 3:439–445

Papa J, Myerson M, Girard P (1993) Salvage, with arthrodesis, in intractable diabetic neuropathic arthropathy of the foot and ankle. J Bone Joint Surg Am 75:1056–1066

Pfeifer KJ, Krotz M, Kessler SB (1999) Die bildgebende Diagnostik des diabetischen Fuss-Syndroms unter besonderer Berucksichtigung der radiologisch-interventionellen Therapiemoglichkeiten (Diagnostic imaging of diabetic foot syndrome with special reference to radiologic interventional therapy options). Internist (Berl) 40:1042–1050

Piaggesi A, Schipani E, Campi F, Romanelli M, Baccetti F, Arvia C, Navalesi R (1998) Conservative surgical approach versus non-surgical management for diabetic neuropathic foot ulcers: a randomized trial. Diabet Med 15:412–417. https://doi.org/10.1002/(SICI)1096-9136(199805)15:5<412:AID-DIA584>3.0.CO;2-1

Piaggesi A, Goretti C, Iacopi E, Clerici G, Romagnoli F, Toscanella F, Vermigli C (2016) Comparison of removable and irremovable walking boot to total contact casting in offloading the neuropathic diabetic foot ulceration. Foot Ankle Int 37:855–861. https://doi.org/10.1177/1071100716643429

Pinney SJ, Hansen ST, Sangeorzan BJ (2002) The effect on ankle dorsiflexion of gastrocnemius recession. Foot Ankle Int 23:26–29. https://doi.org/10.1177/107110070202300105

Pinzur M, Freeland R, Juknelis D (2005) The association between body mass index and foot disorders in diabetic patients. Foot Ankle Int 26:375–377

Pollard JP, Le Quesne LP (1983) Method of healing diabetic forefoot ulcers. Br Med J (Clin Res Ed) 286:436–437

Reilingh ML, Beimers L, Tuijthof GJM, Stufkens SAS, Maas M, van Dijk CN (2010) Measuring hindfoot alignment radiografically: the long axial view is more reliable than the hindfoot alignment view. Skeletal Radiol 39:1103–1108. https://doi.org/10.1007/s00256-009-0857-9

Roche AJ, Calder JDF (2012) User-friendly instrument for modified Strayer procedure: technical tip. Foot Ankle Int 33:1159–1160. https://doi.org/10.3113/FAI.2012.1159

Ruck H, Birkner G (Hrsg) (2012) Handbuch für die medizinische Fußpflege: Grundlagen und Praxis der Podologie, 2., überarb. Aufl. Haug, Stuttgart

Saltzman CL, el-Khoury GY (1995) The hindfoot alignment view. Foot Ankle Int 16:572–576. https://doi.org/10.1177/107110079501600911

Sandireddy R, Yerra VG, Areti A, Komirishetty P, Kumar A (2014) Neuroinflammation and oxidative stress in diabetic neuropathy: futuristic strategies based on these targets. International journal of endocrinology 2014

Schaper NC (2004) Diabetic foot ulcer classification system for research purposes: a progress report on criteria for including patients in research studies. Diabetes Metab Res Rev 20(Suppl 1):S90–S95. https://doi.org/10.1002/dmrr.464

Schepers T, Berendsen HA, Oei IH, Koning J (2010) Functional outcome and patient satisfaction after flexor tenotomy for plantar ulcers of the toes. J Foot Ankle Surg 49:119–122. https://doi.org/10.1053/j.jfas.2009.12.001

Scholz N (2004) Lehrbuch und Bildatlas für die Podologie, 2., überarb. und erw. Aufl. Verl. Neuer Merkur, München

Shaw JE, Boulton AJ (1997) The pathogenesis of diabetic foot problems: an overview. Diabetes 46(Suppl 2):S58–S61

Shaw JE, Hsi WL, Ulbrecht JS, Norkitis A, Becker MB, Cavanagh PR (1997) The mechanism of plantar unloading in total contact casts: implications for design and clinical use. Foot Ankle Int 18:809–817. https://doi.org/10.1177/107110079701801210

Sinacore DR (1996) Total contact casting for diabetic neuropathic ulcers. Phys Ther 76:296–301

Smith DG, Barnes BC, Sands AK, Boyko EJ, Ahroni JH (1997) Prevalence of radiografic foot abnormalities in patients with diabetes. Foot Ankle Int 18:342–346. https://doi.org/10.1177/107110079701800606

Stinus H, Möller M, Baumgartner R (2018) Das diabetische Fußsyndrom DFS. In: Baumgartner R, Möller M, Stinus H (Hrsg) Orthopädieschuhtechnik, 3. überarbeitete und erweiterte Auflage, revidierte Ausgabe. C. Maurer Fachmedien GmbH & Co. KG, Geislingen an der Steige, S 278–291

Strayer LM (1950) Recession of the gastrocnemius; an operation to relieve spastic contracture of the calf muscles. J Bone Joint Surg Am 32-A:671–676

Szeimies U, Stäbler A, Walther M (Hrsg) (2012) Bildgebende Dianostik des Fußes, 1. Aufl. Georg Thieme, Stuttgart

Tamir E, McLaren A-M, Gadgil A, Daniels TR (2008) Outpatient percutaneous flexor tenotomies for management of diabetic claw toe deformities with ulcers: a preliminary report. Can J Surg 51:41–44

Tamir E, Vigler M, Avisar E, Finestone AS (2014) Percutaneous tenotomy for the treatment of diabetic toe ulcers. Foot Ankle Int 35:38–43. https://doi.org/10.1177/1071100713509604

Thomsen M (2016) Keller Brandes bei Arthrose im Großzehengrundgelenk. In: Walther MTM (Hrsg). http://www.my-medibook.de

Treves F (1884) Treatment of perforating ulcer of the foot. Lancet 2:949–951

Umapathi T, Tan WL, Loke SC, Soon PC, Tavintharan S, Chan YH (2007) Intraepidermal nerve fiber density as a marker of early diabetic neuropathy. Muscle & nerve 35(5):591–598

Van Acker K, De Block C, Abrams P et al (2002) The choice of diabetic foot ulcer classification in relation to the final outcome. Wounds 14:16–25

van Netten JJ, Bril A, van Baal JG (2013) The effect of flexor tenotomy on healing and prevention of neuropathic diabetic foot ulcers on the distal end of the toe. J Foot Ankle Res 6:3. https://doi.org/10.1186/1757-1146-6-3

van Netten JJ, Price PE, Lavery LA, Monteiro-Soares M, Rasmussen A, Jubiz Y, Bus SA (2016) Prevention of foot ulcers in the at-risk patient with diabetes: a systematic review. Diabetes Metab Res Rev 32(Suppl 1):84–98. https://doi.org/10.1002/dmrr.2701

Veves A, Murray HJ, Young MJ, Boulton AJ (1992) The risk of foot ulceration in diabetic patients with high foot pressure: a prospective study. Diabetologia 35:660–663

Wagner FW, JR (1981) The dysvascular foot: a system for diagnosis and treatment. Foot Ankle 2:64–122

Walker SC, Helm PA, Pullium G (1987) Total contact casting and chronic diabetic neuropathic foot ulcerations: healing rates by wound location. Arch Phys Med Rehabil 68:217–221

Walther M (2012a) Rückfuß. In: Szeimies U, Stäbler A, Walther M (Hrsg) Bildgebende Dianostik des Fußes, 1. Aufl. Georg Thieme, Stuttgart, S 17–60

Walther M (2012b) Vorfuß, Aufnahme unter Belastung. In: Szeimies U, Stäbler A, Walther M (Hrsg) Bildgebende Dianostik des Fußes, 1. Aufl. Georg Thieme, Stuttgart, S 14–16

Walther MTM (Hrsg) (2016). http://www.my-medibook.de

Zetkin, Schaldach (1974) Wörterbuch der Medizin. dtv/Thieme, München/Stuttgart

Der Charcotfuß

Sigurd Kessler, Christoph Volkering, Sandra Sommerey, Maike Dohrn, Manuel Dafotakis, Axel Stäbler, Mathias Kaemmerer, Michael Möller, Georg Seeßle, Markus Seeßle und Thomas Kurtze

Inhaltsverzeichnis

S. Kessler (Hrsg.), *Die interdisziplinäre Behandlung des diabetischen Fußes*,
https://doi.org/10.1007/978-3-662-63119-5_6

6.1 Zusammenfassung

Der Charcotfuß (CF) kann zu extremen Fehlstellungen, ausgedehnten Wunden und schweren bakteriellen Infektionen führen, die Anlass zu Amputationen geben. Dennoch gehört er zu den vernachlässigten Krankheiten, was auch daran zu erkennen ist, dass die Diagnose häufig nicht oder verspätet gestellt wird. Die Pathogenese ist nicht geklärt, und es gibt demzufolge bislang keine Klassifikation, auf der sich Leitlinien für die Therapie und die interdisziplinären Kooperationen entwickeln ließen.

Verschiedene Probleme verhindern die Vertiefung der Kenntnisse: Dazu gehören die unberechtigte Gleichsetzung vom syphilitischen CF aus dem 19. Jahrhundert und dem heutigen, meist diabetesbedingten CF sowie das Festhalten an nicht haltbaren Vorstellungen zur Pathogenese.

Die Ausführungen geben grundsätzliche Beiträge zur Pathogenese, Klassifikation und zu Therapiekonzepten. Anhand experimenteller und neurologischer Erkenntnisse wird dargelegt, weshalb alles dafürspricht, dass der heutige CF auf einen ausgedehnten Knochenabbau als Folge einer nervalen Fehlregulation zurückzuführen ist.

Für den CF trifft zu, dass sich mit den heutigen Kenntnissen – richtig angewandt – nicht nur die meisten Spätkomplikationen erfolgreich behandeln lassen; es lässt sich auch die Entwicklung zu den Spätkomplikationen durch ein interdisziplinär abgestimmtes Vorgehen verhindern. Voraussetzung ist die korrekte und gezielte Anwendung spezieller schuh- und orthopädietechnischer sowie chirurgischer Verfahren.

6.2 Einleitung

Sigurd Kessler, Christoph Volkering und Sandra Sommerey

6.2.1 Jean-Martin Charcot

Jean-Martin Charcot (1825–1893) war seit 1862 neurologischer Chefarzt im Hôpital de la Salpetiere in Paris mit 4000 Betten. Zusammen mit GB Duchenne war er Gründer der Neurologie als Fachdisziplin. 1882 übernahm er den ersten Lehrstuhl für Krankheiten des Nervensystems. Er hat wichtige Beiträge zu neurologischen Erkrankungen geliefert wie zur amyotrophen Lateralskerose, Multiplen Sklerose und dem M Parkinson. Schwerpunkte seiner Tätigkeit waren auch die Hypnose und die Hysterie. Für letztere vermutete er organische Ursachen.

Eine Reihe berühmter Schüler waren bei ihm tätig, darunter Sigmund Freud, G de la Tourette, J Babinsky, P Janet. Seine Leçons de mardi hatten „Kultstatus“. Hier kommt neben allem Überragendem eine dunkle Seite zum Ausdruck. Diesen Dienstagsvorlesungen wohnten nicht nur Mediziner, sondern auch Journalisten, Schriftsteller und alle bei, die an der Demonstration der klinischen Fälle interessiert waren. Deren Attraktion lag neben der gekonnten Selbstinszenierung in der schonungslosen Zurschaustellung der leidenden und wehrlosen Patientinnen, unter denen auch solche waren, die man heute als depressiv, manisch, unangepasst oder sexuell aktiv bezeichnen würde. Die Behandlung bestand in entwürdigenden Maßnahmen wie die Ovarienpresse. Auch Versuche mit der Neurochirurgie zur Besserung der Psychosen wurden unternommen (Buck 2018).

1868 berichtete Charcot über Gelenkschäden im Rahmen von neurologischen Erkrankungen, wie Tabes dorsalis, (Charcot 1868). 1883 publizierte er einen (!) Fall der Fußaffektion bei Tabes dorsalis (Charcot 1883). Im Jahr 1936 hat Jordan auf Ähnlichkeiten beim Tabesfuß und beim diabetischen Fuß hingewiesen (Jordan 1936). Seither geht man davon aus, dass Fußdestruktionen bei einer Tabes dorsalis und einer diabetischen

Neuropathie gleichartige Veränderungen sind. Aber ist das gerechtfertigt?

Der Charcotfuß (CF) beginnt klinisch mit einem Weichteilödem, das oft nicht sehr eindrücklich ist (◘ Abb. 6.1a). Es geht von einem Knochenödem aus, das auf die Weichteile übergreift (◘ Abb. 6.1b). Später können erhebliche Komplikationen folgen wie Frakturen, Fehlstellungen (FS), chronische Wunden und Infektionen bis hin zur Gefährdung der Gliedmaße und des Lebens (◘ Abb. 6.2). Die verursachende

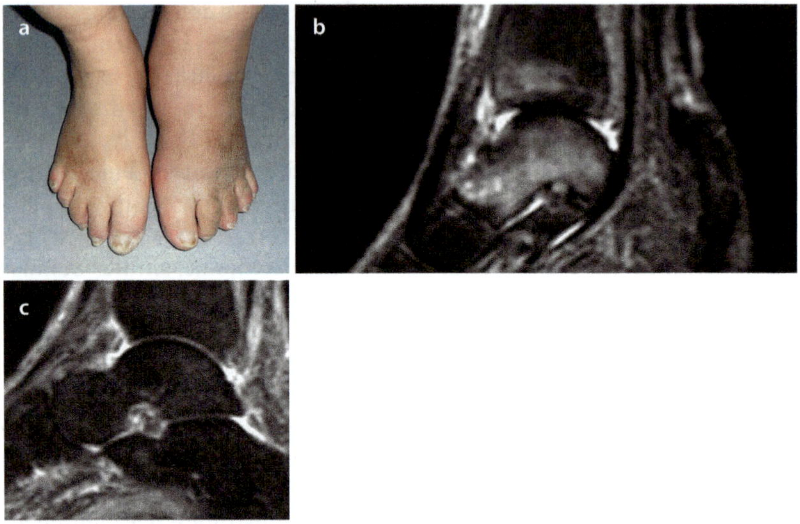

◘ **Abb. 6.1** a–c **a** w 62 J. Die schmerzlose Weichteilschwellung am Fuß mit Neuropathie ohne vorausgegangenes Trauma ist das klinische Symptom für den frühen Charcotfuß. Hinter dem Ödem können sich verschiedene Stadien verbergen, u. a. das Knochenödem (CS Ia), das Resorptionsstadium (CS Ib), die periphere Fraktur (CS IIa), die Teilfraktur (CS IIb). **b** w 56 J. Bei spontaner Weichteilschwellung am Sprunggelenk und unauffälliger RA zeigt das MRT in der T2-Gewichtung ein diffuses Ödem im Talus und in der ventralen distalen Tibia (CS Ia). **c** Nach neun Monaten: Unter Entlastung ist das intraossäre Ödem vollständig abgeklungen (CS Ic)

◘ **Abb. 6.2** a–f m 66 J. Der engagierte Leiter von Laienmusikgruppen hat zwei Jahre lang mit dem stark varisch gekippten Fuß den Außenknöchel belastet. **a** Ulzera am Außenknöchel mit geringer Sekretion, wenig nekrotische Belege am Ulkusrand. Das Allgemeinbefinden war subjektiv nicht eingeschränkt. Nach dem klinischen Befunden und den Laborwerten bestand kein Anhalt für eine Allgemeininfektion. Bei geringer Unterminierung der Wundränder ließen sich außer dem Außenknöchel keine tieferen Strukturen mit der Sonde erreichen. b Die RA zeigt die Varuskippung bei Destruktion der tibialen Gelenkfläche. Einzelheiten der Schädigung am Talus und am Pilon sind nicht zu differenzieren. **c** Im CT erkennt man einen Knochenverlust an Tibia und Talus mit verbliebenen kleinen Fragmenten (CS IIc). Im Außenknöchel liegen kleine Gasbläschen vor als Zeichen der Osteomyelitis. In den Tibiafragmenten fehlen Gasbläschen, was gegen eine Infektion an dieser Stelle spricht. Im intraoperativen Befund war der tibiotalare Bereich infektfrei, sodass in einer Sitzung die tibiokalkaneare Fusion vorgenommen werden konnte. **d** RA drei Monate postoperativ nach Entfernung des Ringfixateurs. Der knöcherne Durchbau ist auch wegen Implantatüberlagerung nicht zuverlässig zu beurteilen. **e** Das CT zeigt die knöcherne Überbrückung in der tibiokalkanearen Fusion. Da der Knochen an dieser Stelle eine wabige Struktur hat, muss man annehmen, dass es sich um mechanisch noch nicht vollbelastbaren Geflechtknochen handelt. Die Fusion zwischen Mittel- und Rückfuß ist bis auf geringe Knochenschleier noch nicht eingetreten. **f** Die RA neun Monate postoperativ zeigt neben der tibiokalkanearen Fusion eine knöchern durchbaute distale Tibiafraktur. Der Patient hatte selbst kein Frakturereignis registriert. Die Überbrückung ist spontan eingetreten. Obwohl die Annahme einer Schwächung durch Ilisarov-Drähte nahe liegt, kann diese nicht bewiesen werden, weil die Drähte etwas weiter proximal gelegen haben. Derartige Spontanfrakturen haben meist eine gute Heilungsprognose und erfordern nicht in jedem Fall eine operative Stabilisierung

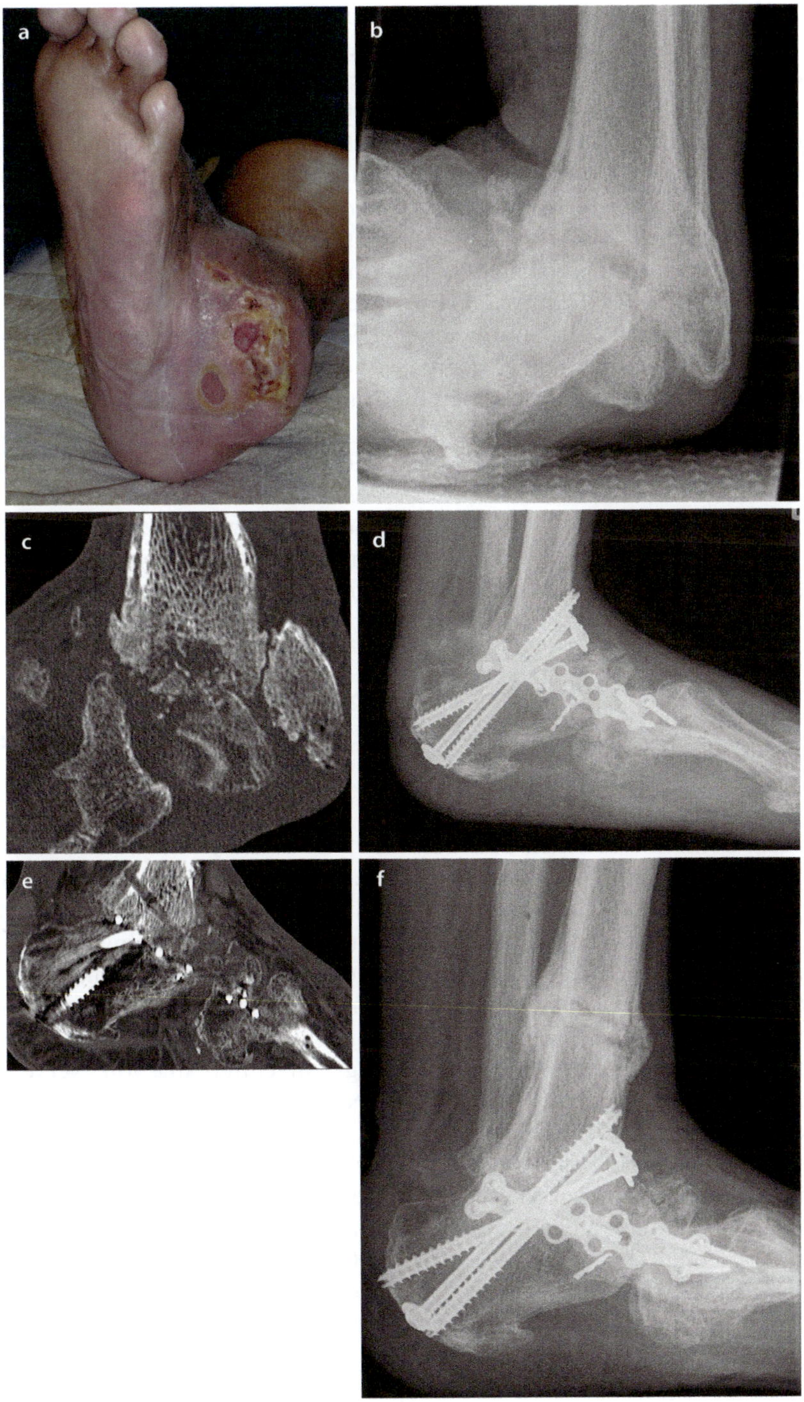
a
b
c
d
e
f

(PNP) und eingetretene Schäden am Knochen lassen sich therapeutisch nicht überwinden. Bei frühzeitig gezielter Behandlung lassen sich aber alle schweren Komplikationen und damit auch alle Amputationen vermeiden.

Bisweilen werden schwere Komplikationen beim diabetischen Fuß zusammenfassend als CF bezeichnet. Das ist nicht korrekt, weil der Ablauf des CF mit zunächst undramatischen Stadien beginnt und andererseits auch beim peripher neuropathischen Fuß, dem neuropathischen Fuß ohne den Charcotfuß, schwere Infektionen vorkommen können (◘ Abb. 7.3, ◘ Abb. 7.27, ◘ Abb. 7.31).

6.2.2 Geschichte des Charcotfußes

Musgrave publizierte 1703 als erster über Arthritiden in der Folge von venerischen und nicht-venerischen Erkrankungen (Kelly 1963a, b; Sanders 2008). JK Mitchell hat über Gelenkschäden nach neurologischen Ausfällen bei Wirbeltuberkulose (Mitchell 1831) und sein Sohn SW Mitchell über solche nach kriegsbedingten Wirbelsäulenverletzungen (Mitchell et al. 1864) berichtet.

J.M. Charcot beschrieb vier Fälle mit Gelenkschäden außerhalb des Fußes bei progressiver lokomotorischer Ataxie auf dem Boden einer Tabes dorsalis, Neurolues (Charcot 1868). Von ihm wurde 1993 eine Vorlesung in englischer Übersetzung publiziert (Charcot 1993). Er erwähnte verschiedene Schäden am Knie, der Schulter, dem Ellbogen und dem Hüftgelenk aus Sektionsbefunden. Im Rückenmark wurden eine Hinterstrangfibrose sowie Schäden am Vorderhorn demonstriert. Am Kniegelenk lag eine Arthrosis deformans vor, wobei fraglich ist, ob eine sichere Abgrenzung zwischen den Folgen der Neuropathie und einer Gonarthrose möglich war.

Die klinische Symptomatik beschrieb Charcot als progressive „lokomotorische Ataxie“, d. h. Verlust der motorischen Koordination bei progressiver Muskelatrophie. Nach seinen Beobachtungen hatten sich die Gelenksveränderungen in kurzer Zeit „ohne Trauma und ohne diätetische Störungen“ entwickelt. An den Gelenken habe eine Schwellung, eine extreme Hypermobilität und eine Gelenkdestruktion bestanden. Er veröffentlichte Zeichnungen vom Verlust des Femurkopfes. Über den Fuß beschrieb Charcot mit Féré lediglich einen Fall von Destruktion des Fußskeletts (Charcot 1883). Dies legt den Schluss nahe, dass die Veränderungen am Fuß seltener zu beobachten waren als jene an den proximalen Gelenken.

Jordan hat auf Ähnlichkeiten der Veränderungen am Fuß von Patienten mit Neurolues und denen bei diabetischer Neuropathie hingewiesen (Jordan 1936). Das war verdienstvoll; dennoch sollten die grundsätzlichen Unterschiede berücksichtigt werden.

6.2.3 Unterschiede zwischen Charcotfüßen aufgrund luetischer und diabetischen Polyneuropathie

Bei der Neurolues handelt es sich um ein schweres Krankheitsbild mit erheblicher allgemeiner Einschränkung und ausgedehnten neurologischen Symptomen wie Lähmungen, lanzinierenden Schmerzen und Wahnvorstellungen. Pathologisch anatomisch liegt ein Untergang von Nervengewebe im ZNS vor (◘ Tab. 6.1). Die Lebenserwartung ist begrenzt, und die Skelettschäden finden sich vor allem an den großen proximalen Gelenken wie dem Hüft- und Kniegelenk (Babazadeh et al. 2010; Rapała und Obrebski 2007; Viens et al. 2010). Die exakte Pathogenese der Veränderungen an proximalen Gelenken wie der Verlust des Femurkopfes (Charcot 1883) und die Dissoziation des Kniegelenks (Hellner 1970) kann im Nachhinein ohne Vorliegen von CT- und MRT-Befunden nicht sicher geklärt werden.

Bei der diabetischen PNP dagegen nehmen die betroffenen Patienten ihre Er-

Tab. 6.1 Unterschiede zwischen syphilitischer und diabetischer Neuropathie

	Syphilitische Neuropathie	Diabetische Neuropathie
Lokalisation des Nervenschadens	Gehirn, Rückenmark	Peripherie der Nervenfasern, Unterschenkel, Fuß
Art der Nervenschädigung	Degeneration der Nervenzellen	Schäden an Nervenfasern
Lebenserwartung	Hochgradig reduziert	Geringe Einschränkung
Allgemeinzustand der Patienten	Erheblich eingeschränkt, u. a. durch die muskuläre Ausfälle schwer behindert	Deutlich geringere Einschränkung
Begleitende neurologische Befunde	U. a. lanzinierende Schmerzen, zerebrale Ausfälle, Wahnvorstellungen	Relativ selten Schmerzattacken am Unterschenkel und Fuß, keine bis allenfalls geringe zerebrale Einschränkungen
Blasen-, Mastdarm-Erektionsstörungen	Häufig	Selten
Lokalisation der Skelettschäden	Meist große Gelenke: Schulter, Hüfte Knie	Fußskelett, selten am distalen Unterschenkel
Ursache der Skelettschäden	Wiederholtes Trauma aufgrund von Fehlbelastung	Lokalisierte Knochenabbau

krankung bisweilen kaum oder gar nicht wahr und, wenn doch, nehmen sie diese oft nicht ernst („Es tut ja nicht weh."). Pathologisch liegt eine Schädigung der peripheren Nervenfasern vor. Gelenkschäden außerhalb des Fußes kommen vor, sind aber eine Rarität (Illgner et al. 2014; Patel et al. 2018). Syphilitische Arthropathien und Diabetes-bedingte Charcotfüße haben somit zwar Ähnlichkeiten, dennoch handelt es sich um unterschiedliche Krankheitsbilder.

6.2.4 Spontane Verlauf

Die Darstellung des Verlaufs erfolgt anhand zweier Grundsätzen:

1. Die „neurotraumatische Theorie" muss aufgegeben werden. Wie unter ► Abschn. 6.2 ausgeführt wird, gehen wir davon aus, dass der heutige Charcotprozess durch eine neural bedingte Osteolyse ausgelöst wird.
2. Der Ablauf erfolgt in sechs Entwicklungssträngen, die wir Charcotstadien (CS) nennen. Diese treten zwar grundsätzlich nacheinander auf. Bis zu einem gewissen Grad ist aber eine Entwicklung nebeneinander möglich, wobei jedes CS einen unterschiedlichen Schweregrad haben kann.

Der erste klinische Befund des CF ist ein Weichteilödem (■ Abb. 6.1a), das von einem spontanen Knochenödem ausgeht (CS Ia) (■ Abb. 6.1b). In der Folgezeit kommt es zum Knochenabbau durch Osteoklasten (CS Ib), wodurch pathologische Frakturen (CS II) entstehen. Die Frakturen führen zu Instabilitäten (CS IV) und bisweilen zu extremen Fehlstellungen (CS V). Diese erzeugen hohe Drucke an der Haut mit der Folge von Ulzera und später Infektionen (CS VI). Der Ablauf des CF kann spontan oder durch Therapie zum Stillstand kommen.

6.2.4.1 Frühcharcot (CS I)

(Beginnender Charcotfuß, Initialstadium, Charcot 0). In diesem Stadium verlaufen die wesentlichen Veränderungen innerhalb des Knochens, dessen äußere Struktur erhalten ist.

a. Das **intraossäre Ödem** (CS Ia) ist das erste morphologisch nachweisbare Symptom (◘ Abb. 6.1b), dem eine Weichteilschwellung folgt (◘ Abb. 6.1a). Das Knochenödem hat im Magnetresonanztomogramm (MRT) Ähnlichkeit mit dem spontanen Knochenmarksödem, sodass ein ähnlicher Pathomechanismus bestehen kann (Aigner et al. 2001; Mirghasemi et al. 2016; Orr et al. 2010). Es gibt Hinweise, dass es sich bei dem Ödem um Absonderungen von Osteoklasten handelt, die durch HCl stark sauer (Bartl 2011) und Folge einer nervalen Fehlstimulation im Zusammenhang mit einer fortschreitenden PNP sind (◘ Abb. 6.3) (► Abschn. 6.2.3). Das Ödem bildet sich unter Entlastung innerhalb von einigen Wochen zurück (◘ Abb. 6.1c).
b. **Resorptionsstadium (CS Ib):** Wenn der Fuß im Ödemstadium belastet wird, stimuliert das die Osteoklastentätigkeit und damit den Knochenabbau. Dieser erfolgt in sog. Umbaueinheiten und beschränkt sich zunächst auf die Havers'schen Kanäle (◘ Abb. 6.4a, b, ◘ Abb. 6.7a, b). Mehrere Resorptionskanäle nebeneinander konfluieren und schwächen den Knochen (◘ Abb. 6.5). Bisweilen sind benachbarte Knochen betroffen (◘ Abb. 6.7c), sodass in der Röntgenaufnahme (RA) und im Computertomogramm (CT) eine lokale Osteopenie zu erkennen ist (◘ Abb. 6.6a, b). Bei Entlastung und Ruhigstellung kommt die Osteoklastentätigkeit zur Ruhe. Es erfolgt ein Knochenanbau und eine Remineralisierung (◘ Abb. 6.6c).

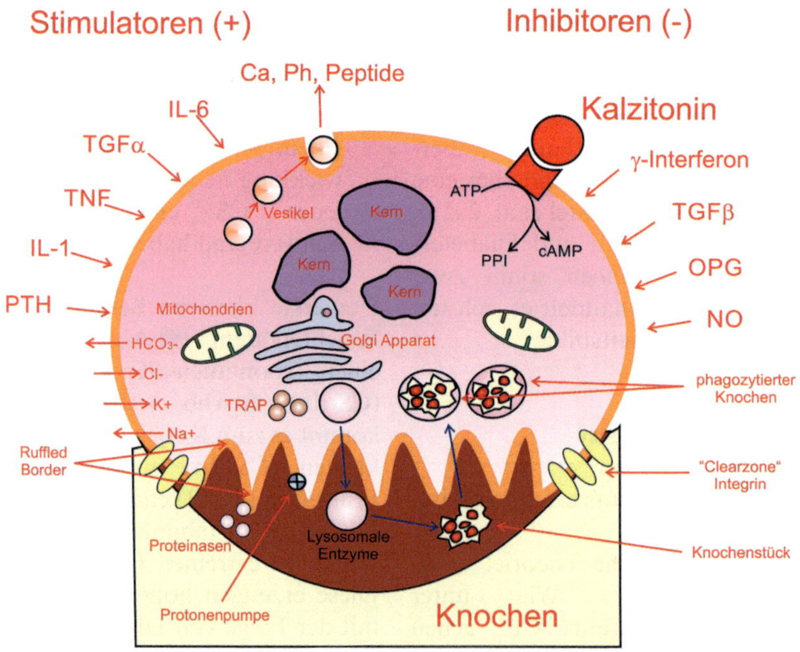

◘ **Abb. 6.3 Schema zur Wirkungsweise eines Osteoklasten, umgezeichnet nach Bartl.** (Aus Bartl 2011)

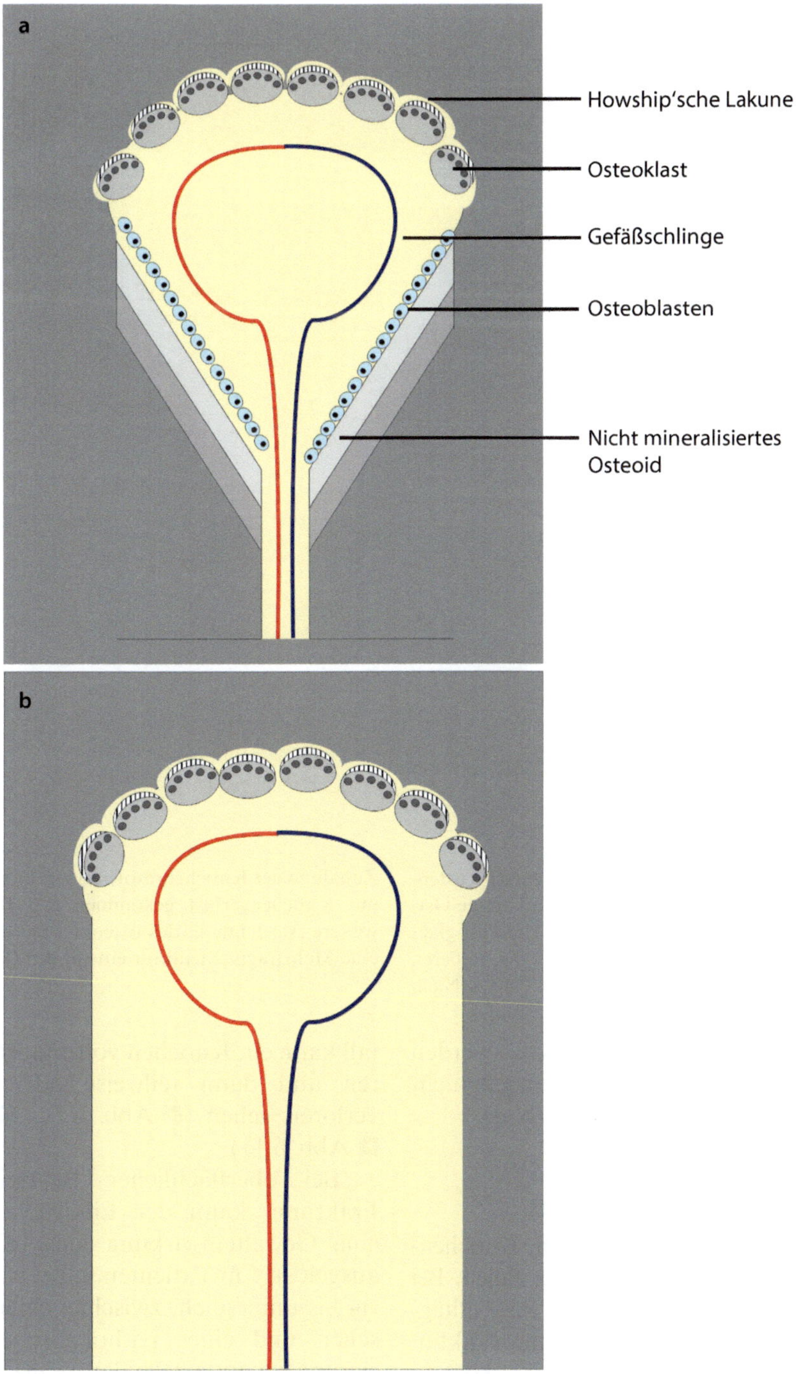

Abb. 6.4 a,b **Schema einer Umbaueinheit. a** Normale Funktion. **b** Aktivierte Osteoklasie: Der Knochenabbau erfolgt so schnell, dass die Knochenneubildung nicht mithalten kann

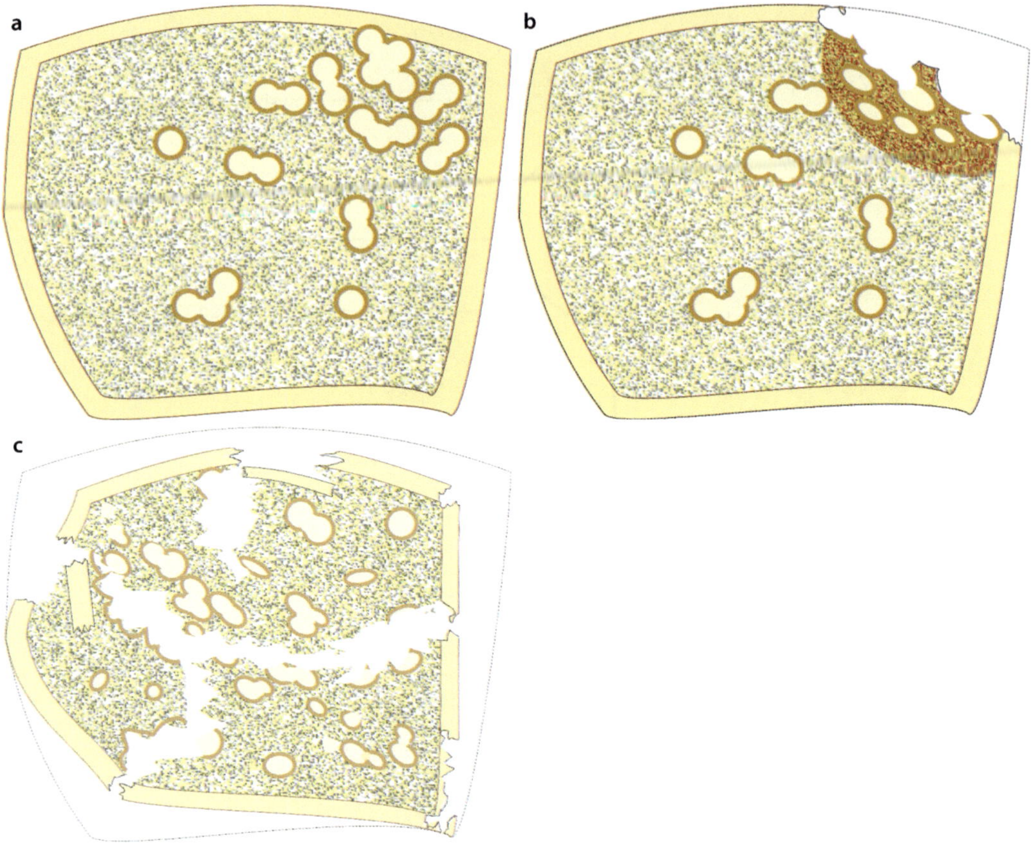

Abb. 6.5 a–c **Schema der vermehrten osteoklastischen Resorption. a** rechts oben sind einige Osteone aufgeweitet und einige konfluiert. Die Festigkeit des Knochens ist hier beeinträchtigt, die äußeren Knochenlamellen sind noch erhalten (CS Ib). **b** Nach Zunahme der Knochenresorption ist es zum Einbruch mit Knochenverlust gekommen (CS IIa). **c** Durch weitere Ausdehnung des osteoklastischen Abbaus ist eine Mehrfragmentfraktur entstanden (CS IIc)

Eingetretene Knochendefekte werden nur in geringem Umfang oder gar nicht wieder aufgefüllt (Abb. 6.7b, d).

6.2.4.2 Knochenverlust und Frakturierung (CS II)

Es können kleine oder umfangreiche Knochenanteile der Osteoklasie zum Opfer fallen. Bei größeren Defekten entsteht unter einer alltäglichen Belastung eine pathologische Fraktur. Knochenverlust und Frakturierung können sich auf eine begrenzte Region beschränken (Abb. 6.5b, Abb. 6.24, Abb. 6.25), aber auch größere Anteile einbeziehen (Abb. 6.7d, Abb. 6.8a, b). Im Extremfall kann ein Knochen vollständig frakturieren und dann teilweise oder insgesamt verloren gehen (Abb. 6.5c, Abb. 6.9, Abb. 6.11).

Bei oberflächlicher Beurteilung von Frakturen kann der Eindruck entstehen, eine Gewalteinwirkung habe die Fraktur ausgelöst. Für Patienten selbst ist es schwierig bis unmöglich, zwischen einer traumatischen und einer pathologischen Frakturierung zu unterscheiden, ganz besonders, wenn eine PNP vorliegt. Wegen der PNP kann der Knochenbruch schmerzlos sein, sodass weiter belastet und somit Osteolyse weiter stimuliert wird.

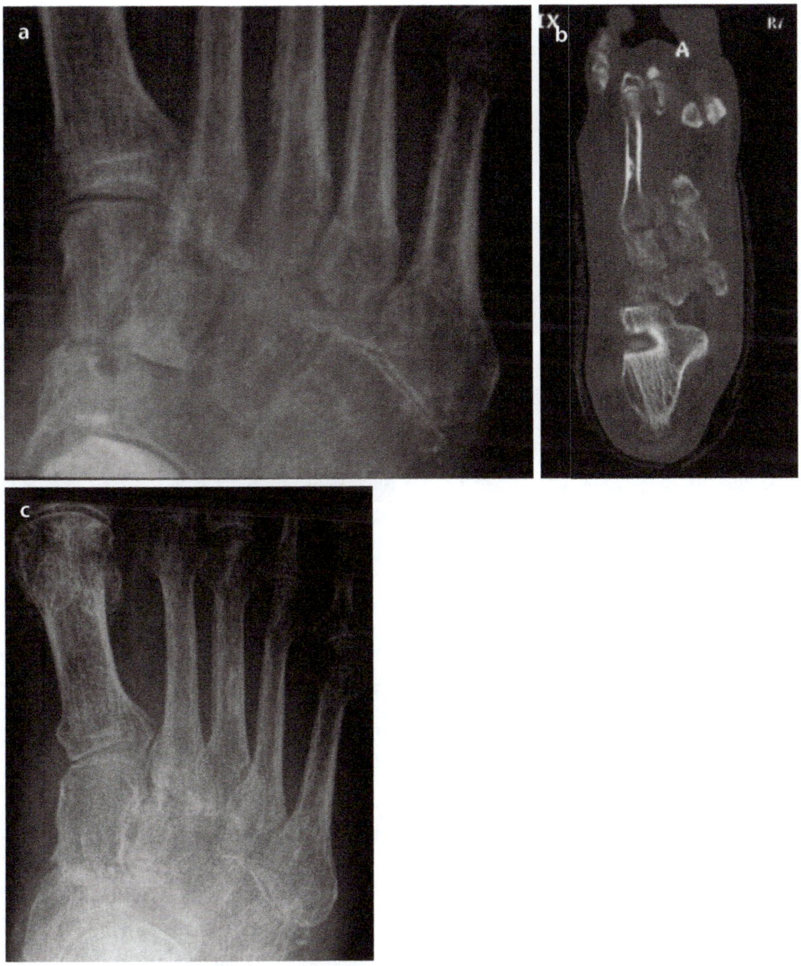

Abb. 6.6 a–c **a** Die Basen der Metatarsalia, das laterale Keilbein und das Kuboid sind entmineralisiert (CS Ib). Einige Gelenksspalten sind verschmälert, sodass anzunehmen ist, dass es bereits zu Einbrüchen gekommen ist. An dem dargestellten Anteil des Taluskopfes erscheint der Mineralgehalt unverändert. Selten ist die Entmineralisierung derart ausgedehnt. Man sieht, dass es sich um eine segmentale und nicht um eine allgemeine Entmineralisierung handelt. **b** Auch das CT zeigt die Entmineralisierung in den kleinen Tarsalknochen sowie in den Basen der Metatarsalia. Die Knochendichte am Kalkaneus und am Schaft des zweiten Mittelfußknochens ist weitgehend unverändert. **c** Nach drei Monaten ist es unter Entlastung zu einer deutlichen Remineralisierung gekommen

Das Muster der Frakturen ist vielfältig: Ein Knochen kann peripher, partiell oder insgesamt involviert sein (Abb. 6.5b, c). Die Frakturform hängt von anatomischen Bedingungen, vom Ausmaß des Knochenverlustes und von den einwirkenden Kräften ab. An den Metatarsalia finden sich meist Quer- und Schrägfrakturen (Abb. 6.10). Kompressionsfrakturen finden sich häufig im Mittelfuß (Abb. 6.15a, b), im Rückfuß (Abb. 6.11) und im Sprunggelenksbereich (Abb. 6.2b, c). An Sehnenansätzen kann es zum knöchernen Ausriss kommen (Abb. 6.12a, b). Bisweilen wird die Vermutung geäußert, dass es im Rahmen eines Charcotprozesses zu Bandrupturen kommen kann. Wir haben diese nie gesehen, stattdessen aber knöcherne Bandausrisse.

6

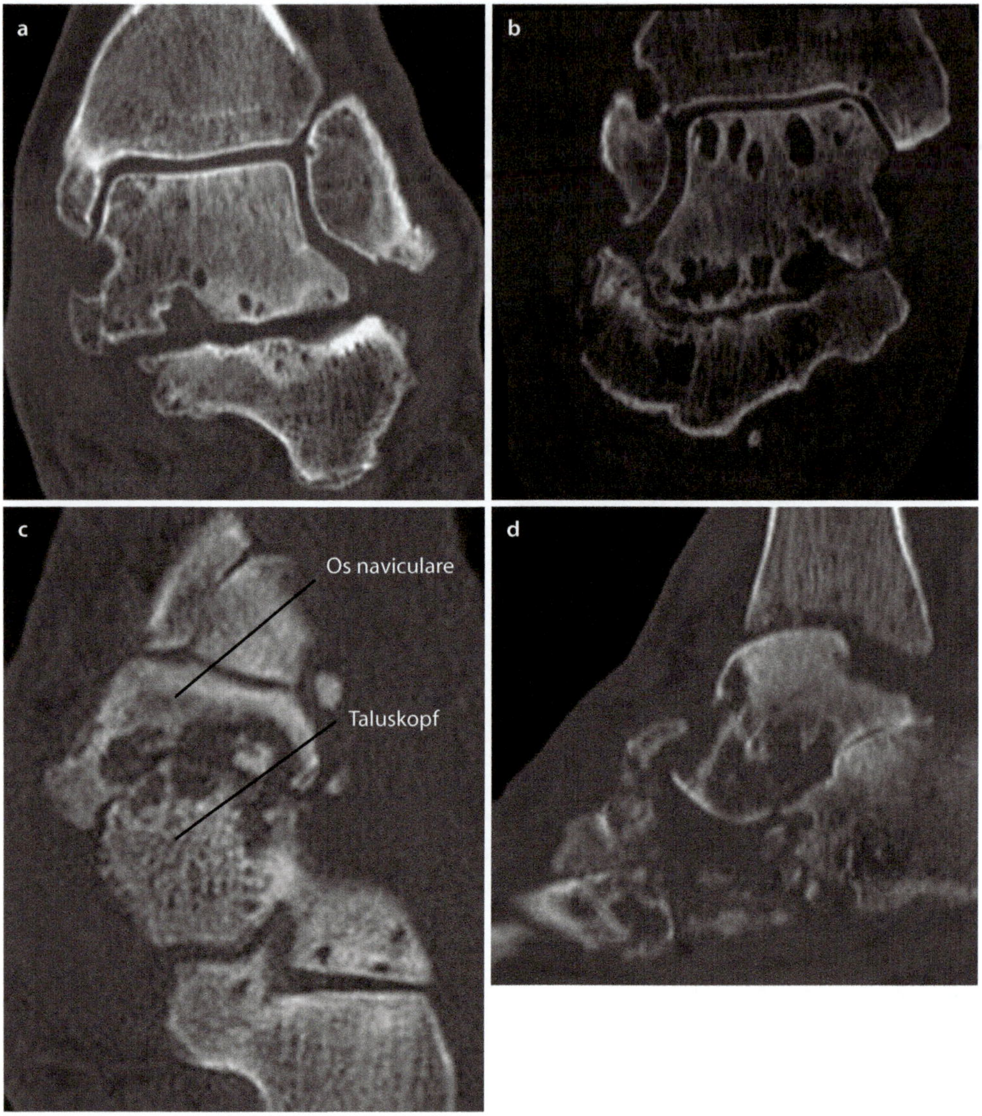

Abb. 6.7 a–d Resorptionsvorgänge im frühen Charcotstadium. **a** w. 62 J. Koronares CT durch das Sprunggelenk: Es finden sich kleine Resorptionshöhlen v. a. an der medialen Talusschulter, etwas weniger im Kalkaneus, im Außenknöchel und in der Tibia. Die Resorptionshöhlen sind nicht durch Lamellenknochen abgegrenzt, was darauf hinweist, dass die Osteoklasten aktiv sind und somit das Resorptionsstadium vorliegt (CS Ib). Knorpel und subchondrale Knochenlamelle an der medialen Talusschulter sind intakt, sind aber im Fall einer Belastung gefährdet. **b** m 83 J. Koronares CT durch das Sprunggelenk. Unter der kranialen Fläche des Talus finden sich vier etwa reiskorngroße Resorptionshöhlen, die nicht auf die Gelenksfläche übergegriffen haben. Sie sind durch lamellären Knochen begrenzt, d. h. die osteoklastische Resorption ist angeschlossen (CS Ic). **c** m 64 J. Horizontales CT. An dem Talonavikulargelenk bestehen große Resorptionshöhlen mit Verlust der Gelenkflächen; daneben kleine Resorptionshöhlen im Talus und Kalkaneus (CS Knochenverlust IIb). Es ist noch nicht zur Knochenneubildung gekommen (CS KNB IIIa). **d** w. 57 J. Sagittales CT durch Tibia, Talus und Kalkaneus. Es bestehen große Resorptionshöhlen, denen weite Teile des Talus und das gesamte Kuboid zum Opfer gefallen sind (CS Knochenverlust IIc). Kleinere Substanzverluste liegen an der distalen Tibia, am ventralen Kalkaneus und an den kleinen Tarsalknochen vor. Es ist zu befürchten, dass der Taluskopf unter Belastung i. S. einer Kompressionsfraktur einbricht

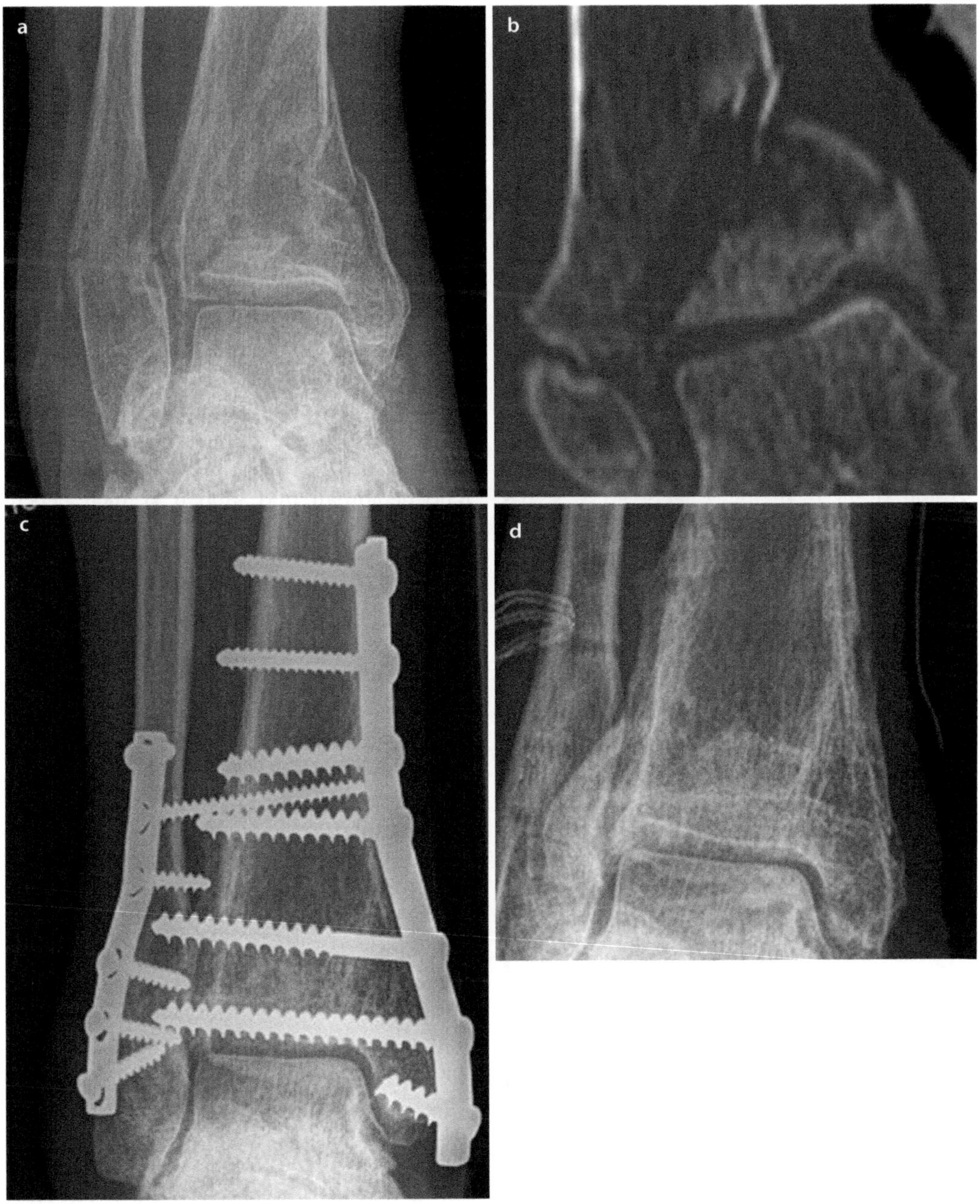

■ **Abb. 6.8** a–d **w 42 J. Spontane schmerzlose Schwellung am Sprunggelenk. a** Die Frakturform und der erkennbare Knochenverlust sprechen nicht für ein Trauma. Das Ausmaß des Knochendefekts kann in der RA nicht exakt beurteilt werden. **b** Das CT stellt einen ausgedehnten Spongiosadefekt im Pilon dar (CS Knochenverlust IIb-c). Die Tibiagelenkfläche ist lateral ohne Substanzdefekt frakturiert. Außerdem bestehen Frakturen an der medialen Kortikalis. Bei der frischen Fraktur ist es noch nicht zur Knochenneubildung gekommen (CS KNB IIIa). Außerdem besteht eine Porosierung in der Tibia und im Talus. **Der Knochendefekt hat proximal des Gelenks seinen Ausgang genommen und hat auf die Gelenkfläche übergegriffen. Es handelt sich also nicht um eine primäre Arthropathie oder Traumafolge. c** RA 18 Monate nach OP-Versorgung durch autologe Spongiosa und Platten. **d** Nach der Implantatentfernung ist die intakte Gelenkfläche bei erhaltenem Gelenkspalt erkennbar

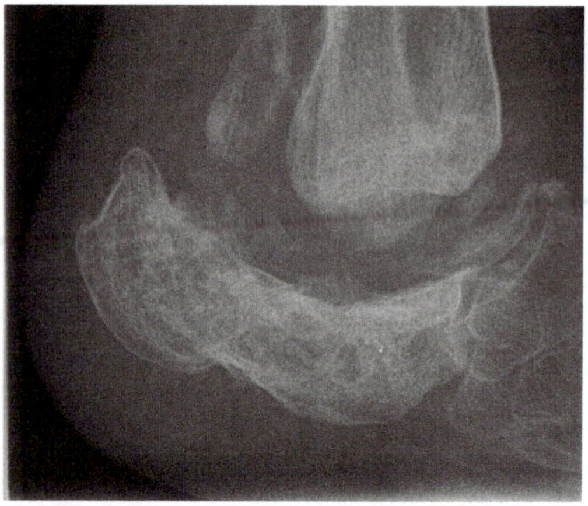

Abb. 6.9 **w 31 J.** Verlust des gesamten Talus und eines Teils des Kalkaneus (CS Knochenverlust IIc). Ursache ist die Kombination aus Charcotosteolyse und Druckbelastung. Man sieht neben multipler, schollenartiger Knochenbildung, dass die kraniale Kalkaneusfläche mit lamellärem Knochen abgeschlossen ist (CS KNB IIIc). Wegen hoher Instabilität konnte die Patientin nur in einer Zwei-Schalen-Orthese gehen, sodass die Indikation zur tibiokalkanearen Fusion bestand

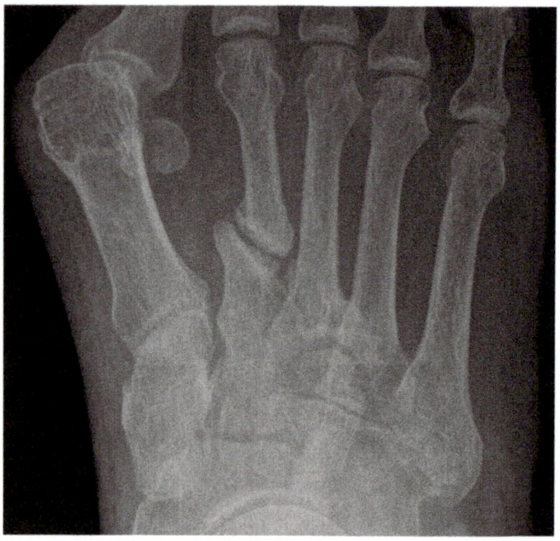

Abb. 6.10 **m 56 J.** Charcotfraktur am proximalen Drittelpunkt des Metatarsale 2. Die Fragmentenden sind „elefantenfußartig" verdickt, über eine Faserschicht miteinander verbunden und durch eine Knochenlamelle abgegrenzt. Nach der Morphologie liegt eine hypertrophe Pseudarthrose vor (CS KNB IIIc). (Bei Beschwerdefreiheit an dieser Stelle hatte der Befund keine klinische Bedeutung.)

Dabei sind kleine Knochenfragmente in der RA wegen einer Überlagerung oft nicht oder schlecht nachweisbar, sodass die Annahme einer Bandruptur naheliegt. Das CT zeigt dagegen das Ausrissfragment (Abb. 6.13c, Abb. 6.34c).

6.2.4.3 Knochenneubildung (CS III)

Wie jede Fraktur initiiert auch die Charcotfraktur eine Knochenneubildung (KNB). Diese setzt mit einer gewissen Verzögerung ein, sodass zunächst frische Resorptionsflächen vorliegen Abb. 6.7c, d, Abb. 6.8a, b). Die KNB ist im CT frühzeitig (Abb. 6.14) und in der RA etwas später nachzuweisen (Abb. 6.10, Abb. 6.16a, Abb. 6.17). Knochenanbau und -abbau können nebeneinander stattfinden (Abb. 6.16, Abb. 6.32).

Größere Defekte oder Fehlstellungen werden spontan nicht aufgefüllt oder korrigiert (Abb. 6.2b, Abb. 6.9, Abb. 6.16, Abb. 6.17, Abb. 6.18).

Zum Abschluss der KNB wird die Frakturzone durch Lamellenknochen abgedeckt (Abb. 6.9, Abb. 6.10, Abb. 6.15c, d, Abb. 6.19b). Selten kann es spontan zu einer knöchernen Überbrückung von Fragmenten kommen (Abb. 6.11c, Abb. 6.14).

Bisweilen werden für das Stadium nach Abschluss der KNB Ausdrücke wie „Heilung des Charcotfußes" oder „ausgebrannter Charcotfuß" verwandt. Da der CF weder geheilt noch „ausgebrannt" ist, sind die Bezeichnungen unpassend. Sie legen außerdem nahe, dass eine Therapie nicht nötig oder nicht möglich ist. Deshalb sollten sie nicht verwendet werden. Richtig ist der Zustand mit „Abschluss der Knochenneubildung" beschrieben.

6.2.4.4 Instabilität (CS IV)

Die Fehlstellungen sind nach der Frakturierung anfangs instabil und zwar umso mehr, je größer der Knochenverlust ist. Sie können dann manuell oder schuhtechnisch reponiert

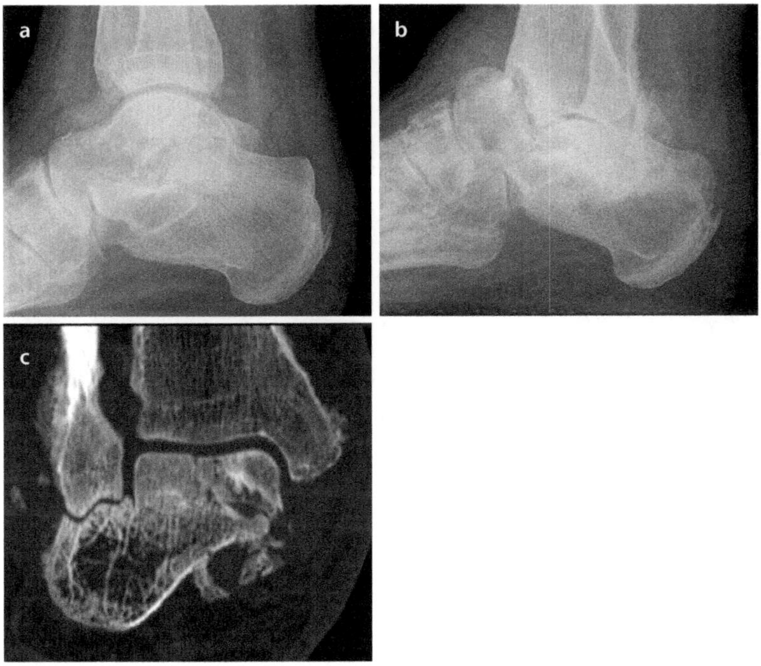

Abb. 6.11 a–c **m 54 J. a** Der Patient stellte sich bei seinen behandelnden Ärzten wegen unbestimmter Beschwerden im Bereich des SG vor. Die RA zeigt eine Destruktion des USG infolge einer begrenzten Kompressionsfraktur (CS Frakturierung IIb). Eine zarte Aufhellungslinie an der Grenze zwischen Corpus und Collum tali deutet eine Fraktur an. Es wurden keine therapeutischen Konsequenzen gezogen. **b** Nach sechs Monaten: Das Corpus tali ist bis auf einen Rest der kranialen Gelenkfläche verschwunden (CS Knochenverlust IIc). Kopf und Hals sind erhalten. **c** Der koronare CT-Schnitt zeigt den Verlust des größten Teils des Corpus tali. Der Talusrest weist eine Fissur auf. Im Tuber calcanei besteht ein größerer Resorptionsraum. Da die Knochenränder erhalten sind, entsteht durch diesen keine akute Frakturgefahr. Der Kalkaneus ist im Valgussinne abgewichen. Zwischen Talus und Kalkaneus hat die knöcherne Überbrückung begonnen. Der Kalkaneus stützt sich lateral am Außenknöchel ab (CS Fehlstellung Vb). Wenn keine wesentlichen Beschwerden oder Einschränkungen bestehen, kann eine schuh- und/oder orthopädietechnische Behandlung versucht werden

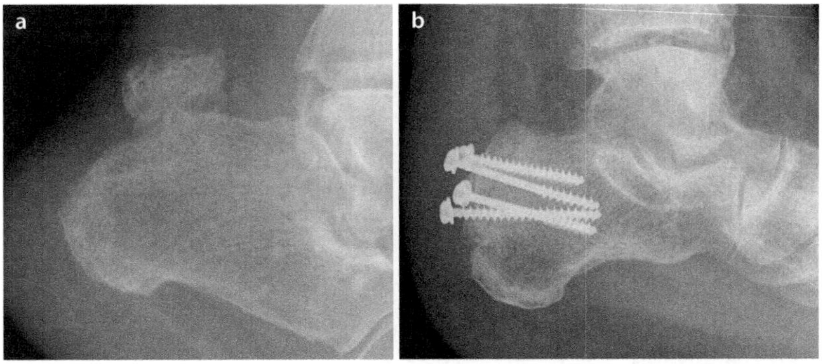

Abb. 6.12 a,b **a** w 51 J. Vollständig extraartikulärer, knöcherner Ausriss des Achillessehnenansatz am Kalkaneus mit Dislokation nach ventral (CS-Fehlstellung Vc). Die geglätteten Frakturränder zeigen, dass die Fraktur länger zurückliegt. Spärliche Knochenneubildung mit beginnender Andockung des Fragments an den Tuber calcanei. Da die mehrfach kranke Patientin ohne subjektive Probleme gehen konnte, wurde keine operative Refixation vorgenommen. **b** w 43 J. Bei der Patientin bestand eine Abrissfraktur am Achillessehnenansatz. In diesem Fall wurde wegen Beschwerden beim Gehen die Refixation des Knochenfragments vorgenommen

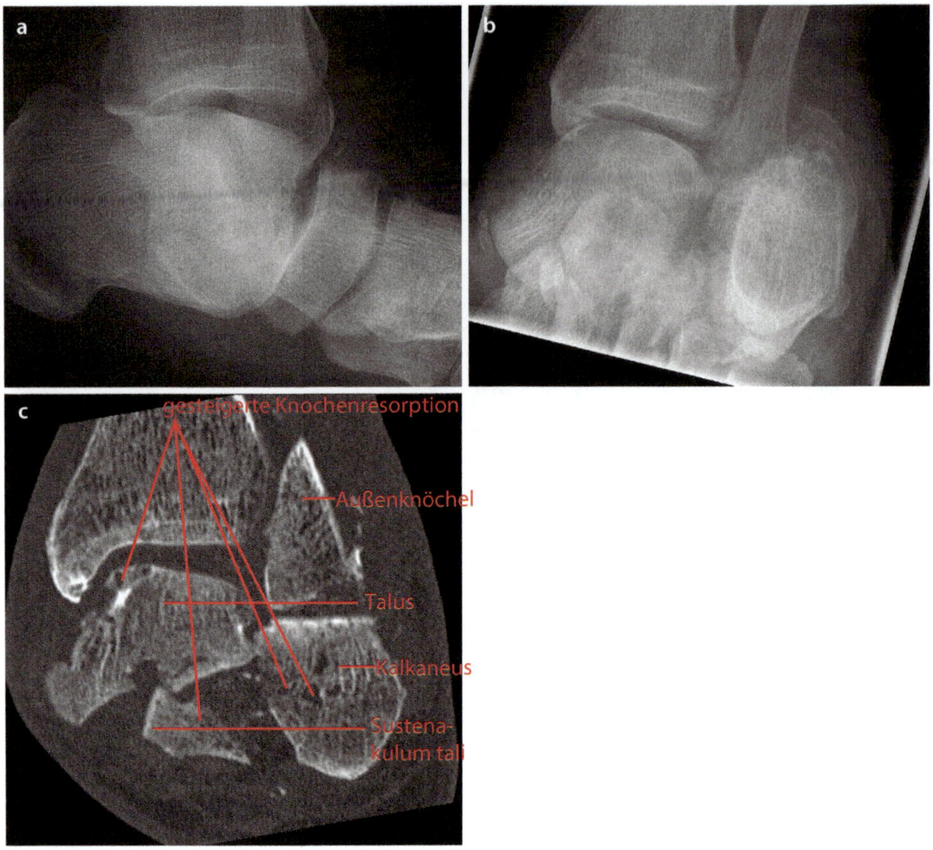

Abb. 6.13 a–c **m 82 J.** Der Patient berichtete, sei Fuß habe plötzlich nachgegeben. **a** Die seitliche RA zeigt, dass Talus und Kalkaneus sich teilweise überlagern und somit eine Luxation im USG vorliegt (CS-Fehlstellung Vc). **b** In der ap-Aufnahme sieht man, dass der Kalkaneus nach lateral disloziert ist. Es sind keine Frakturen erkennbar, sodass Bandrupturen angenommen werden könnten. **c** Koronarer CT Schnitt: Das Sustentaculum tali ist in einer Zone vermehrter Porosierung abgerissen, worauf das Tuber nach lateral disloziert ist (CS KNB IIIa, Fehlstellung Vc)

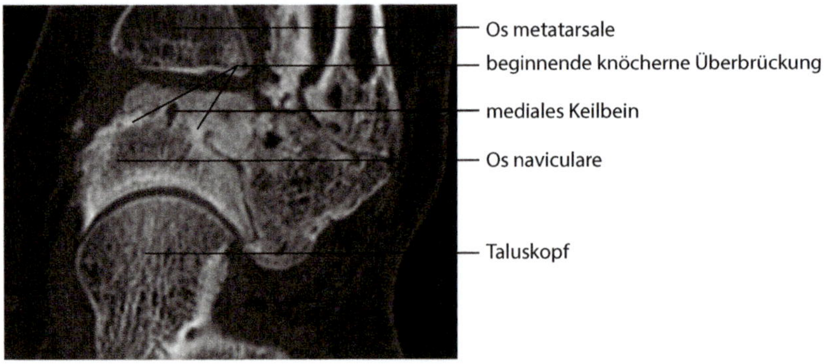

Abb. 6.14 **w 52 J.** Horizontaler CT-Schnitt durch die Basis der Metatarsalia, der Keilbeine, des Os naviculare und des Talus. Knochen und Knorpel um das Navikulo-Kuneiform-Gelenk sind verloren gegangen (CS Knochenverlust IIb). Zwischen dem Navikulare und dem medialen Keilbein ist es zur beginnenden knöchernen Verbindung gekommen (CS Knochenbildung IIIb)

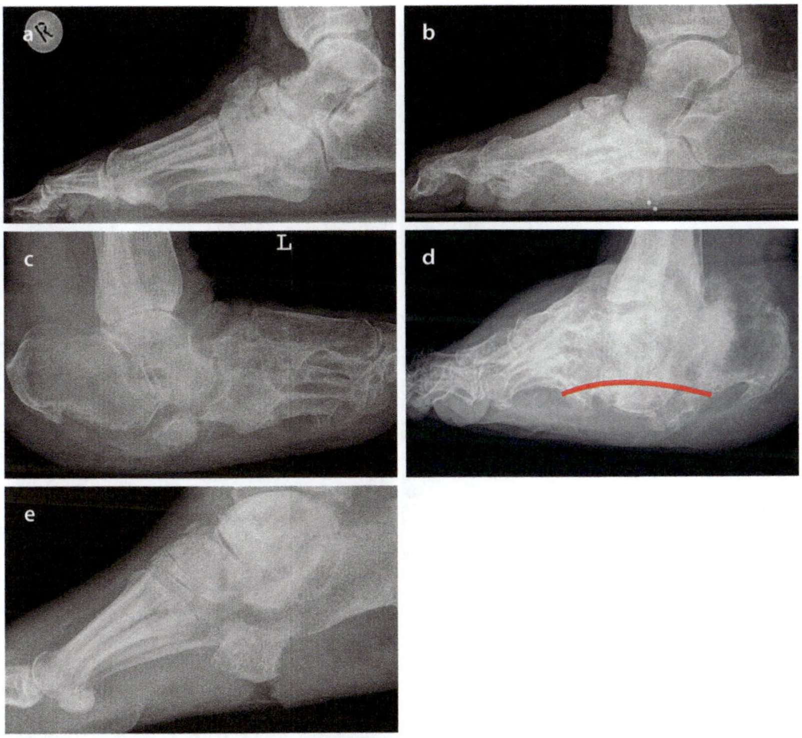

■ **Abb. 6.15** a–e **Stadien des Mittelfußeinbruchs nach Schon anhand einer seitlichen RA unter Belastung (Schon et al. 1998a). a** Schon A: geringer oder kein Einbruch des Fußgewölbes (CS Va). Die Basis des MT-5 liegt ca. 1 cm über der Fußsohle. Der Talus-MT-1-Winkel beträgt 15°. Bei dieser Stellung besteht kein Ulkusrisiko. Außerdem hat sich dorsal des Os naviculare und der Keilbeine eine überbrückende Kalluswolke gebildet. Der neue Knochen weist eine Bälkchenstruktur und eine Abschlusslamelle auf. Dies zeigt, dass die Knochenneubildung abgeschlossen und die Frakturzone stabilisiert ist. Mit einem Nachsintern ist nicht zu rechnen. **b** Schon B: Mittelgradiger Einbruch des Fußgewölbes (CS Vb). Der Talus-MT-1 Winkel beträgt 40°. Das Kuboid hat Kontakt zur Fußsohle. Klinisch lag ein Ulkus vor, das mit Blei markiert ist. **c** Schon C: Tintenlöscherfuß, Rocker-Bottom-Foot (CS Vc). Der Rest des Kuboids ist plantar prominent und hat ein Ulkus hervorgerufen, das als Schatten zu erkennen ist. Der Befund stellt eine Indikation zur Entfernung des Kuboids dar, am besten in Kombination mit einer Triceps-Surae-Verlängerung. Nach jahrelang bestehendem Charcotfuß kann man erkennen, dass die Basen der Mittelfußknochen mit den Resten der kleinen Fußwurzelknochen in einem reifen Knochenkonglomerat eingebunden sind (CS KNB IIIc). **d** Klinisch besteht ein Tintenlöscherfuß mit plantarem Ulkus. Die RA zeigt einen Charcoteinbruch des Mittel- und Rückfußes mit Steilstellung des Talus. Alles ist in ein Kalluskonglomerat eingebettet. Der Taluskopf mit dem aufgelagerten Kallus drückt auf die Fußsohle und bedingt dadurch das Ulkus. Die Therapie bestand in der ausgedehnten Abtragung der Knochenprominenz. **e** Im Rahmen des Charcotprozesses ist es zur Loslösung des Kuboids mit Luxation nach plantar gekommen (CS Dislokation Vc). Dort wurde ein Ulkus bewirkt, das nach Entfernung des Kuboids heilte

werden (■ Abb. 6.20). Wenn keine Ruhigstellung erfolgt, kann die Instabilität bestehen bleiben (■ Abb. 6.16). Am Fuß erfolgt oft eine Einsteifung in Deformation (■ Abb. 6.15c). Diese kann durch Faserbildung erfolgen und zu einer Pseudarthrose führen (■ Abb. 6.9, ■ Abb. 6.10, ■ Abb. 6.19b, c). Es kann auch eine knöcherne Überbrückung eintreten (■ Abb. 6.11c, ■ Abb. 6.14). Die Pseudarthrose löst bei Sensibilitätsverlust keine Schmerzen aus und wird dann toleriert. Wenn erhebliche Beschwerden vorliegen, muss orthopädietechnisch oder operativ stabilisiert werden (■ Abb. 6.19).

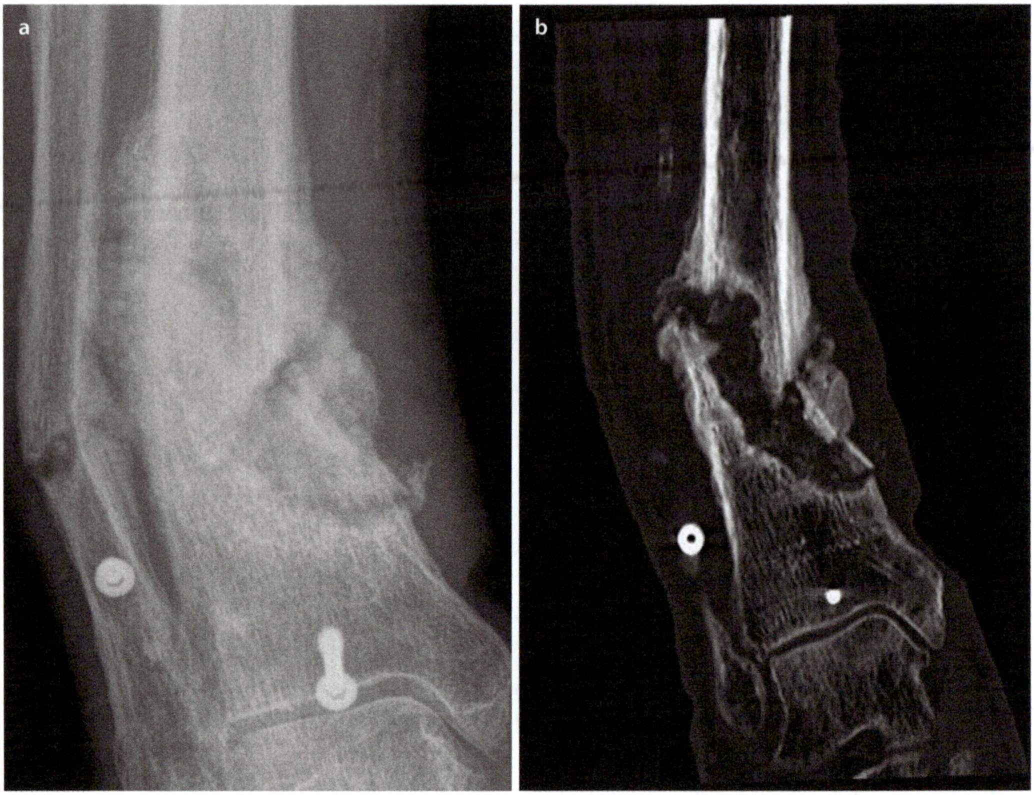

◘ **Abb. 6.16** a,b **w 77 J.** Die Patientin wurde mit der Frage vorgestellt, ob bei pathologischer Fraktur und ausbleibender Heilung nach Plattenosteosynthese die Amputation indiziert ist. **a** In der RA sieht man eine pathologische Fraktur ohne tumorspezifische Osteolysen. Externer Kallus ist vorhanden ohne Nachweis des Durchbaus (CS-Fraktur IIc). **b** In der CT-Schicht sieht man, abgesehen von den Lagern der Schrauben, einen großen Knochendefekt. An mehreren Stellen findet sich periostaler und auch etwas endostaler Kallus. V. a. am distalen Fragment sind die Zeichen der Osteoklastenaktivität zu erkennen. Es wurde im Heimatkrankenhaus eine Verriegelungsnagelung mit autologer Spongiosaplastik vorgenommen

6.2.4.5 Fehlstellungen (CS V)

Frakturen und Knochenverlust führen zu Fehlstellungen, deren Ausmaß von der Lokalisation, vom Ausmaß des Substanzverlusts und der einwirkenden Kraft abhängen (◘ Abb. 6.15c, ◘ Abb. 6.18a, b). Vom Aspekt her bestehen an den Metatarsalia Ähnlichkeiten mit „Marschfrakturen". Die Pathogenese ist aber eine andere, sodass eine Verwechslung vermieden werden muss und durch die Anamnese auch vermieden werden kann (◘ Abb. 6.10). Solange nicht mehrere Metatarsalia betroffen sind, sind die Fehlstellungen gering, weil eine Schienung durch die Nachbarknochen erfolgt.

Im Mittelfuß kommt es zum Plattfuß, oft kombiniert mit einer Abduktion bzw. einer Adduktion (◘ Abb. 6.15). Den Extremfall bezeichnet man als Schaukelfuß oder Rocker-Bottom-Foot (◘ Abb. 6.15c, d). Im Bereich des Sprunggelenks ergibt sich häufig eine Varus- oder Valgusdeformation (◘ Abb. 6.2, ◘ Abb. 6.11c). Im Kalkaneus können eine Abrissfraktur am Achillessehnen-Ansatz (◘ Abb. 6.12a,b) oder eine Fraktur am Tuber calcanei resultieren (◘ Abb. 6.19). Bisweilen kommt es zu einem hochgradigen oder vollständigen Knochenverlust (◘ Abb. 6.7d, ◘ Abb. 6.9, ◘ Abb. 6.11a, b, ◘ Abb. 6.16, ◘ Abb. 6.17,

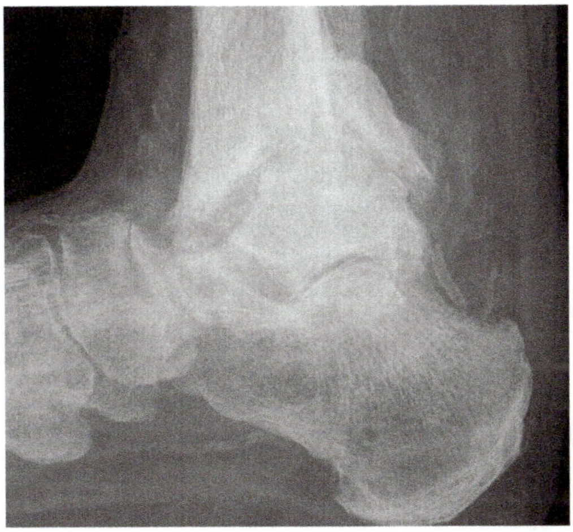

■ **Abb. 6.17** m 75 J. Der multimorbide Patient geht nur mit Rollator in der Wohnung. In der RA sieht man einen Knochenverlust in den dorsalen drei Vierteln des Pilon tibiale (CS IIc). Die korrespondierende Gelenkfläche des Talus ist destruiert. Der Talus ist um halbe Tibiabreite nach dorsal disloziert. Gelenk und Frakturzone sind in wolkenartigen Kallus eingehüllt, der eine beginnende Strukturierung aufweist (CS KNB IIIb). CT-Befund siehe ■ Abb. 6.32

■ Abb. 6.18b). Frakturen an der distalen oder der mittleren Tibia ähneln in der Fehlstellung traumatischen Frakturen. Im Detail liegen jedoch deutliche Unterschiede vor (■ Abb. 6.2, ■ Abb. 6.16, ■ Abb. 6.17).

6.2.4.6 Lokale Weichteilschäden und Infektionen (CS VI, uKnF 5a)

Durch die Deformation des Fußskeletts werden Druckspitzen erzeugt, die wegen der PNP häufig keine Schmerzen auslösen und deshalb oft weiter belastet wird. An der Haut bildet sich eine Schwiele (■ Abb. 6.21a) und später ein Ulkus, das sich oft im mittleren Bereich der Fußsohle findet (■ Abb. 6.21b, c). Auch unter der Basis des Os metatarsale 5 (■ Abb. 6.21d), dem Os naviculare und dem Os cuneiforme mediale können charcotbedingte Ulzera auftreten. Ausgeprägte Varus- oder Valgus-Fehlstellungen am Sprunggelenk führen zu Ulzerationen am Außen- oder Innenknöchel (■ Abb. 6.2a).

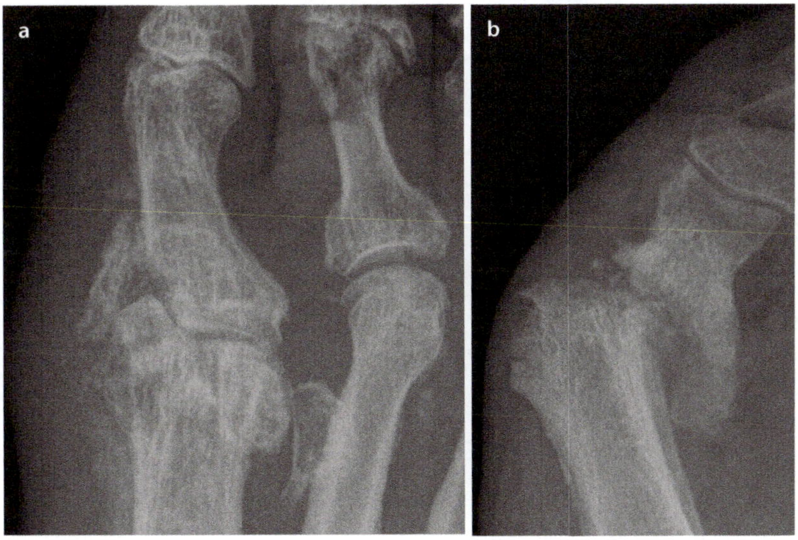

■ **Abb. 6.18** a,b **Knochenverlust. a** m 68 J. Die RA zeigt einen Knochenverlust und eine Frakturierung an der medialen Großzehen-Grundgliedbasis (CS Frakturierung IIb-c). Ein Gelenkfragment hat sich gedreht, sodass die Gelenksfläche nach distal gezeigt. Es ist zu reichlicher Knochenneubildung gekommen. Die starke Dislokation der Sesambeine nach lateral ist vielleicht eine Folge der Ablösung der Sehnenansätze des M. flexor hallucis brevis. **b** m 72 J. Verlust des proximalen Drittels des Großzehengrundglieds und Resorptionen am MT-1-Kopf gekommen (CS IIc). Die spärliche Knochenneubildung spricht für einen frischen Prozess

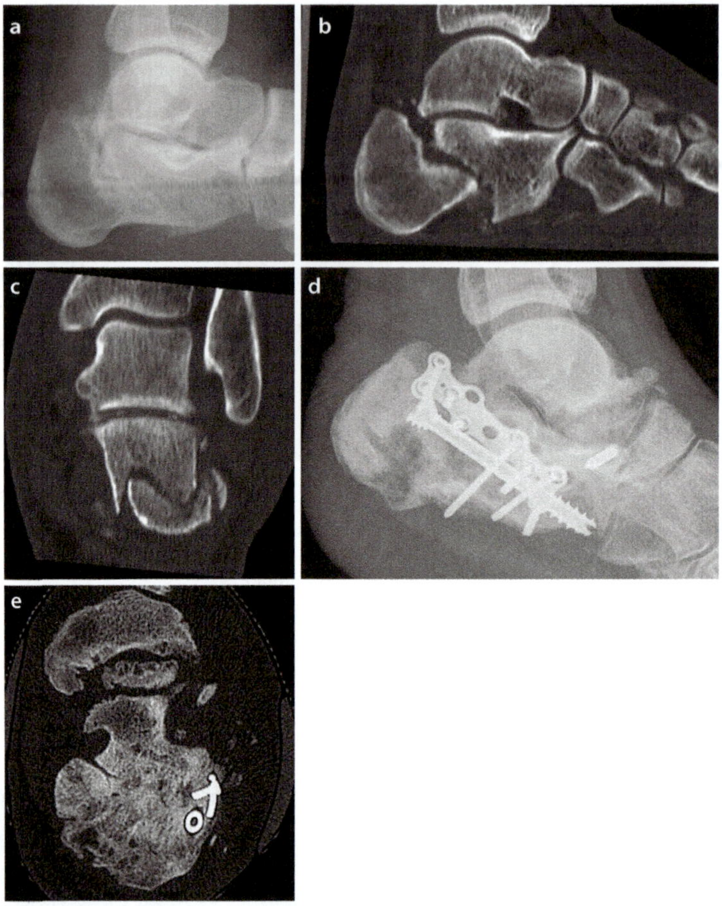

Abb. 6.19 a–e **w 25 J.** Die Patientin war einige Wochen mit belastungsabhängigen Beschwerden an der Ferse gegangen. Im Heimatkrankenhaus ist die atypische Kalkaneusfraktur aufgefallen. **a** Die RA zeigt eine Fraktur durch das Corpus calcanei mit Verkürzung des Tuber. Die Fraktur verläuft außerhalb der Gelenke und berührt die hintere Facette lediglich am dorsalen Rand (CS IIc). **b** und **c** Im CT erkennt man der Frakturverlauf im Detail. **d** Seitliche RA nach Spongiosaplastik und Plattenosteosynthese. Der knöcherne Durchbau ist fraglich, weil dorsal-plantar ein großer Defekt besteht. **e** Das CT zeigt, passend zur Beschwerdefreiheit, eine solide Überbrückung im zentralen Bereich

6

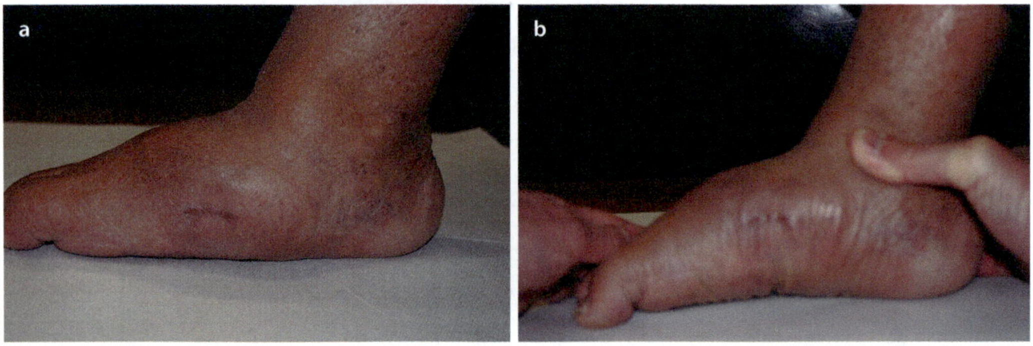

Abb. 6.20 a,b m 72 J (CS IVb). **a** Unter Belastung ist das Fußgewölbe vollständig abgeflacht. Gleichzeitig ist der Vorfuß abduziert. **b** Plattfuß und Abduktion lassen sich unter Entlastung manuell korrigieren. Therapie: schuhtechnische Versorgung mit korrigierender Einlegesohle, Sustentakulumstütze, in Kombination mit Sohlenversteifung und Mittelfußrolle. Wenn ein erhöhter Zug des Triceps besteht, ist die Verlängerung der Achillessehne indiziert

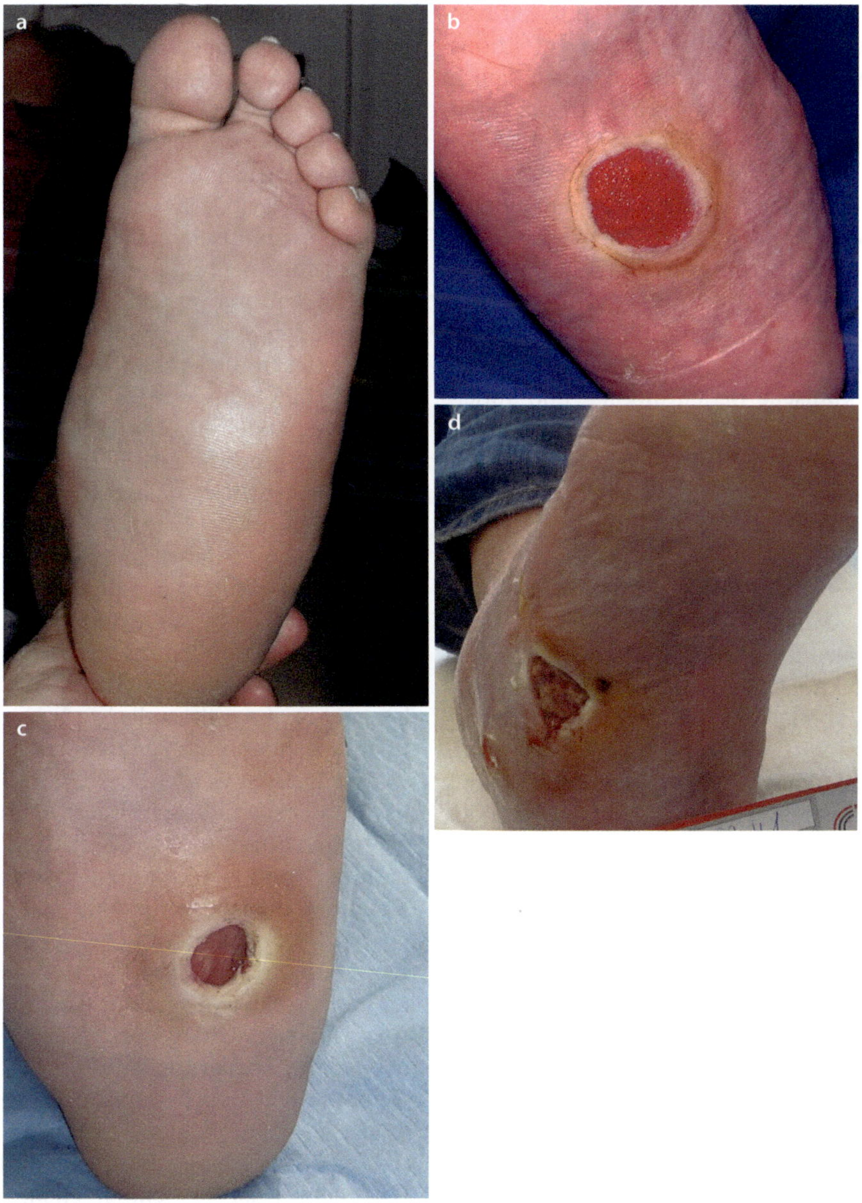

Abb. 6.21 a–d Stadien der druckbedingten Weichteilschädigung im Mittelfuß (nF 2–4). **a** Schwiele an der Mittelfußsohle bei Teileinbruch des Fußgewölbes (CS Instabilität IVa, Fehlstellung Vb, nF Weichteilschaden 1c). Therapie: korrigierende, stützende Einlegesohle kombiniert mit Sohlenversteifung und Mittelfußrolle. Sollte es zu einer Ausdünnung der Haut oder zu einem Ulkus kommen, ist die knöcherne Prominenz großzügig abzutragen. **b** m 58 J. Bei Teileinbruch des Fußskeletts besteht ein kontaminiertes Ulkus im Mittelfuß ohne Unterminierung des Ulkusrands und ohne Belege auf dem Ulkusgrund (nF 2). Indikation zur Abtragung der prominenten Knochenanteile über einen lateralen Zugang. **c** m 53 J. Bei vollständiger Aufhebung des Fußgewölbes (CS Vb) liegt ein Mittelfußulkus mit unterminiertem Rand vor (nF 3). Wegen der dicken Hornhaut ist die Rötung nur angedeutet zu erkennen. Indikation zur ausgiebigen Abtragung der prominenten Knochenanteile über einen lateralen Zugang. **d** m 49 J. Ulkus am lateralen Mittelfuß bei erheblicher Supination aufgrund eines Ausfalls der Peroneus-brevis-Funktion. Infektion bis in die Subkutis (nF 4bI)

Die Ulzera sind anfangs bakteriell kontaminiert, ohne dass klinische Infektionszeichen vorliegen. Darüber können sich in einen kurzen oder längeren Zeitraum Infektionen entwickeln (▣ Abb. 7.5, ▣ Abb. 8.7, ▣ Abb. 8.18). Es ist üblich, von einer Infektion zu sprechen, wenn klinische Zeichen vorliegen wie Rötung, eitrige Belege, eitrige Sekretion, Infektionswerte im Labor (Lipsky et al. 2016) (► Kap. 7 und 8).

Alle anatomischen Strukturen können infiziert sein, wobei die Infektion jeweils eine andere klinische Bedeutung hat und andere therapeutische Erfordernisse nach sich zieht. Deshalb ist die Differenzierung nach Befall der Subkutis, der Sehnen, der Kompartimente, Knochen usw. wichtig.

6.2.4.7 Systemische Infektion (uKnF 5b)

Aus lokalen Infektionen können sich systemische Infektionen entwickeln. Wie bereits ausgeführt, können die Stadien vor den Infektionen kurz sein. Deshalb schließen ein frühes Frakturstadium oder eine geringe Fehlstellung die baldige Entwicklung einer gravierenden Infektion nicht aus. Es ist zu unterscheiden, ob eine stabile Atem- und Kreislauffunktion (uK 5a nF) vorliegt oder nicht (5b nF).

6.2.5 Nomenklatur

6.2.5.1 Bezeichnungen zum Charcotfuß allgemein

Eine Vielzahl von Ausdrücken ist im Gebrauch. In den USA ist der Begriff „Neuroarthropathie (neuroarthropathy)" üblich, der auf die Beobachtungen zur Zeit Charcots zurückgeht, als die Patienten v. a. Gelenkschäden hatten. Mit dem Begriff „Osteoarthropathie" wird ausgedrückt, dass häufig relevante Knochenschäden vorliegen. Verwendet werden auch „Neuroosteoarthropathie (NOAP)" und „diabetisch neuropathische Osteoarthropathie (DNOAP)". Weitere Synonyme sind „Charcot-Arthropathie", „Charcot-joint" und „diabetische Neuroarthropathie".

„Charcotfuß" ist der am häufigsten gebrauchte Begriff. Es wird nie unterschieden, ob eine syphilitische, eine diabetische oder eine sonstige neurologische Genese vorliegt. Manche Autoren verstehen darunter nur die Spätschäden mit Fehlstellung, Ulzeration oder Infektion. Frühe Stadien, wie das intraossäre Ödem, werden bisweilen separat betrachtet oder auch als Charcot-0 bezeichnet (Shibata et al. 1990).

Der Ausdruck „Charcotfuß" ist strenggenommen nicht korrekt, weil die Fußprobleme des 19. Jahrhunderts andere waren als die heutigen. Da der Begriff global verwendet wird, ist es wenig aussichtsreich, diesen ersetzen zu wollen. Er erscheint akzeptabel, wenn man sich der Unterschiede bewusst ist. Es sollten alle Stadien – von den Früh- bis zu den Spätstadien – darunter zusammengefasst werden. Die Genese – diabetisch oder syphilitisch oder neurologisch (z. B. hereditäre motorisch-sensible Neuropathie) – und das Stadium müssen in der Diagnose angegeben werden.

Eine wissenschaftlich exakte Beschreibung liegt bislang nicht vor. Wie später im Einzelnen ausgeführt wird, erfolgt die Auslösung des Charcotprozesses durch eine nervale Fehlsteuerung mit Aktivierung der Osteoklasten. Es gibt auch andere nerval induzierte Osteopathien, wie M Sudeck (CRPS), M Paget, die nicht mit einem Knochenverlust einhergehen. Der M. Gorham-Stout ist eine nerval induzierte Osteopathie mit Knochenverlust. Der Begriff **„nerval bedingte Verlustosteopathie des Fußes"** gibt die pathogenetischen Gegebenheiten wieder. Damit wird auch ausgedrückt, dass der primäre Schaden im Knochen liegt und nicht im Gelenk.

6.2.5.2 Bezeichnungen zum Frühstadium

Es ist wichtig, das Initialstadium des CFes zu erkennen und zu behandeln, um die schweren Komplikationen zu verhindern (Armstrong et al. 1997; Chantelau 2005; Chantelau und Richter 2013; Edmonds et al. 2006; Game et al. 2012; Hingsammer et al. 2016; Holmes et al. 2015; Modricker 2008; National Institute for Clinical and Healthcare Excellence (NICE) 2016; Osterhoff et al. 2013; Petrova und Edmonds 2016; Poll 2010; Ruotolo et al. 2013; Sella und Barrette 1999; Stark et al. 2016; Wukich et al. 2011b; Yu und Hudson 2002). Shibata et al. führten den Ausdruck „Stadium 0" für die Weichteilschwellung beim leprösen Charcotfuß ein. Sie stützten sich auf klinische Befunde (Shibata et al. 1990).

Das ausschließliche Knochenödem ohne Frakturen bezeichnen Edmonds et al. als „initiales Knochenödem" (Edmonds et al. 2006), Modricker als „Frühcharcot" (Modricker 2008) und Holms et al. als Stadium 0 (Holmes et al. 2015). Auch der Ausdruck „Prächarcot" ist gebräuchlich.

Der Begriff „Stadium 0" ist unkorrekt, denn mit „0" verbindet man die Vorstellung, dass keine krankhafte Veränderung vorliegt, z. B. Karzinom „0" heißt, es liegt kein Karzinom vor. Tatsächlich ist das Ödemstadium ein pathologischer Befund, der zielgerichtet behandelt werden muss.

„Akuter Charcotfuß" ist ein häufig verwendeter Ausdruck, der viel Verwirrung stiftet. Teils wird darunter das Stadium der Weichteilschwellung ohne Nachweis von Frakturen in der RA (Chantelau 2005) verstanden, wobei offen bleibt, ob im CT Osteolysen oder Frakturen nachzuweisen sind. Andere Autoren verbinden mit diesem Begriff ein Ödem und frühe Frakturformen (Hingsammer et al. 2016; Osterhoff et al. 2013; Petrova und Edmonds 2016; Stark et al. 2016; Wukich et al. 2011b). Teils werden darunter nur frische Frakturen und Luxationen verstanden (Sinacore 1998). Teils wird der Ausdruck sehr weit gefasst, indem alle Befunde mit „profunder Schwellung, lokal erhöhter Hauttemperatur, Erythem, Gelenkerguss, Knochenresorption und Fragmentierung" und damit auch Ulzera und frühe Osteomyelitis eingeschlossen werden (Armstrong und Lavery 1997; Game et al. 2012). In der klinischen Praxis wird eine floride Infektion häufig als „akuter Charcotfuß" bezeichnet.

Zur diagnostischen Klärung beschränken sich manche Autoren auf den klinischen Befund (Shibata et al. 1990; Stark et al. 2016), andere setzen zusätzlich die RA ein (Armstrong und Lavery 1997). Häufig wird das MRT hinzugezogen (Chantelau und Richter 2013; Edmonds et al. 2006; Game et al. 2012; Hingsammer et al. 2016; Holmes et al. 2015; Modricker 2008; National Institute for Clinical and Healthcare Excellence (NICE) 2016; Osterhoff et al. 2013; Petrova und Edmonds 2016; Ruotolo et al. 2013; Yu und Hudson 2002). Selten wird die Knochenszintigrafie (Sella und Grosser 2003; Yu und Hudson 2002) und das PET/CT mit ^{18}F-FDG (Ruotolo et al. 2013) eingesetzt. Damit fallen unter den Begriff „akuter Charcotfuß" höchst unterschiedliche Stadien, sodass dieser keine echte Aussage hat und keine Grundlage für eine differenzierte Therapie bildet.

Wukich et al. bezeichnen die Stadien der frühen Fraktur als „aktive Charcot-Neuroarthropathie" (Wukich et al. 2011b). Die Bezeichnung hat den Nachteil, dass die vorausgehenden und die nachfolgenden Stadien logischerweise „inaktiv" sein müssten. Tatsächlich wird der Knochen im Ödem- und Resorptionsstadium „aktiv" abgebaut und im folgenden Reparationsstadium „aktiv" angebaut, während die Frakturierung durch äußere Einwirkung, also biologisch passiv, erfolgt.

Nach unserem Dafürhalten eignen sich die Ausdrücke „Frühcharcot" oder „Initialstadium der nervalen Verlustosteopathie" oder „Charcotstadium I", um den Stand der pathogenetischen Entwicklung eindeutig wiederzugeben. Darin sind die Substadien „Knochenödem“ und „Osteoporosierung bei intakter Knochenkontur“ enthalten.

6.3 Ätiologie und Pathogenese

Sigurd Kessler, Christoph Volkering und Sandra Sommerey

6.3.1 Auslösung durch neurale Fehlregulation

Sigurd Kessler, Christoph Volkering und Sandra Sommerey

Nach dem Papyrus Ebers soll bereits im alten Ägypten die Nervenversorgung des Knochens bekannt gewesen sein (Ebell 1937). Sicher ist, dass Charles Estienne 1545 (Jones et al. 2004) und Gros 1846 (Gros 1846) den Eintritt von Nerven in den Knochen anatomisch dokumentiert haben. Standardwissen ist heute, dass sich ein CF auf dem Boden einer PNP entwickelt. Es gibt viele Untersuchungen, die die nervale Steuerung des Wachstums, des Umbaus und der Heilung des Knochens dokumentieren (Akopian et al. 2000; Chenu 2004; Imai und Matsusue 2002; Irie et al. 2002; Lerner 2002; Lerner und Persson 2008; Persson und Lerner 2011; Valentijn et al. 1997). Deshalb liegt es nahe, die nervale Dysregulation als Ursache des CF zu erörtern. Seit 150 Jahren kreisen Überlegungen zur Pathogenese, hauptsächlich formuliert als „neurotraumatische Theorie“ oder „neurovaskuläre Theorie“.

Zwei Probleme erschweren das Verständnis der Pathogenese: Es ist offensichtlich, dass keine der klassischen pathogenetischen Faktoren wie Infektion, Tumor, Trauma, Degeneration, Durchblutungsstörung, Antigen-Antikörperreaktion als Charcotursache infrage kommt. Außerdem wirkt es sich ungünstig aus, dass es bislang keine umfassende Systematik zum CF gibt.

6.3.2 Bisherige Vorstellungen zur Pathogenese

Sigurd Kessler, Christoph Volkering und Sandra Sommerey

Charcot hatte die Veränderungen am Skelett der Patienten mit Neurolues mit „trophischen Störungen“ erklärt, die sich seiner Ansicht nach aus den Nervenschäden ergeben (Chantelau und Onvlee 2006). Charcots „neurotrophe Theorie“ hatte bereits zu dessen Lebzeiten Widerspruch hervorgerufen. Volkmann vertrat die Auffassung, dass die Gelenkdestruktionen durch Schäden am Kapselbandapparat aufgrund der Fehlbelastungen zu erklären sind, was als „neurotraumatische“ oder „deutsche Theorie“ bezeichnet wurde (Charcot 1993).

Die „neurotrophe Theorie“ wurde durch die „neurovaskuläre“ oder „französische Theorie“ abgelöst. Dazu gibt es viel Diskussion, aber nur wenig Publikationen. Brower und Allman fanden auf Röntgenaufnahmen bei 91 „neurotrophen“ Gelenken „viele Veränderungen, die nicht durch Trauma erklärt werden konnten.“ Sie waren sich sicher, diese „durch einen vaskulären Mechanismus“ erklären zu können (Brower und Allman 1981). Dahinter kann man die Vorstellung vermuten, dass es durch die PNP zu einem vermehrten Blutfluss kommt, wodurch Mediatoren aktiviert und Mineralien bzw. Hartsubstanz aus dem Knochen herausgelöst werden. Dazu ist festzustellen: Wenn die Hyperämie ein relevanter Pathomechanismus wäre, müsste dieser auch bei anderen Hyperämien, wie AV-Fisteln und Hämangiomen, wirksam sein. Außerdem müsste die Entmineralisierung oder der Knochenabbau in dem gesamten von der Hyperämie betroffenen Gliedmaßenabschnitt eintreten. Tatsächlich beschränkt sich der Knochenabbau immer auf einen begrenzten Bereich.

Demgegenüber steht die verbreitete „neurotraumatische Theorie“ (Anonymous 1886; Chantelau und Onvlee 2006; Frykberg und Mendeszoon 2000; Jeffcoate et al. 2005; Johnson 1967; Kaynak et al. 2013; Petrova und Edmonds 2016; Trieb 2016; Young et al. 1995). Diese geht davon aus, dass ein einzelnes oder ein „repetitives" oder „Mikrotrauma" den Charcotprozess auslöst, wobei behauptet wird, dass die Patienten das Unfallereignis vielfach wegen der PNP nicht wahrnehmen. Diese Annahme geht auf die lähmungsbedingten Fehlbelastungen bei NL z. B. bei Genu recurvatum zurück, bei denen es aufgrund der Überstreckung bei jedem Schritt zu einer Schädigung von Knorpel, Kapselbändern und Knochen kommt (Hellner 1970). Abgesehen davon, dass ein Charcotprozess am Knie bei dPNP eine Rarität darstellt (Babazadeh et al. 2010), ist dieser Mechanismus nicht direkt auf den Fuß übertragbar.

Mit der „neurotraumatischen Theorie" wird jedoch nicht geklärt, weshalb nur ein Teil der dPNP-Patienten betroffen ist und weshalb das initiale Knochenödem im Zentrum eines Knochens liegen kann (◘ Abb. 6.1b). Von unfallchirurgischer Seite ist anzumerken, dass sich die Mehrzahl der charcotbedingten Frakturen in Form und Verlauf grundsätzlich von traumatischen Frakturen unterscheidet (z. B. ◘ Abb. 6.8a, b, ◘ Abb. 6.19). Nur in Einzelfällen haben charcotbedingte Frakturen Ähnlichkeiten mit traumatischen Knochenbrüchen (◘ Abb. 6.22a). Die Anamnese – vorbestehende dPNP und fehlendes adäquates Trauma – sowie die Bildmorphologie, die meist den lokalisierten Knochenverlust darstellt, ergeben eine einfache Differenzialdiagnose (z. B. ◘ Abb. 6.22a).

Nie wurde beschrieben, worin sich das „Mikrotrauma" von der alltäglichen Belastung unterscheiden soll. In diesem Zusammenhang sollte beachtet werden, dass ein gesunder Knochen auf eine vermehrte Belastung mit Knochenbildung reagiert und nicht mit einem Abbau.

Jeffcoate nimmt inflammatorische Abläufe, ausgelöst durch die Neuropathie, als Ursache für den CF an (Jeffcoate et al. 2005; Jeffcoate 2015).

Es sind tierexperimentelle Untersuchungen an Katzen und Hunden durchgeführt worden (Eloesser 1917; O'Connor et al. 1992). Dabei wurden wirbelsäulennahe Durchtrennungen am Nerven oder Nervenwurzeln und Gelenkschädigungen durch Kauterisierung des Knorpels bzw. durch Kreuzbanddurchtrennung vorgenommen. Es entwickelten sich groteske Gelenkschäden. Diese Experimente sind jedoch nicht als Modelle für den diabetischen CF anzusehen; erstens war der experimentelle Nervenschaden deutlich gravierender als der bei einer diabetischen PNP und zweitens ist in den Versuchen initial ein Gelenkschaden gesetzt worden, der beim CF erst mit dem Verlauf eintritt und sich nach Morphologie und Lokalisation wesentlich vom CF unterscheidet. Die Versuche stellen somit kein Modell für den diabetischen CF dar, sondern ein Modell für das Fortschreiten einer posttraumatischen Arthrose unter den Bedingungen des Sensibilitätsverlustes.

6.3.3 Pathogenese des Charcotfußes aus neurologischer Sicht

Maike Dohrn, Manuel Dafotakis und Sigurd Kessler

6.3.3.1 Neuronale Regulierung des Knochenstoffwechsels

Die Geschichte der Pathophysiologie zur Entstehung des Charcotfußes ist komplex und reicht zurück bis in die Mitte des 18. Jahrhunderts, als William Musgrave bereits über Nervenschäden im Zusammenhang mit Arthritiden berichtete (Kelly 1963a, b). Im 19. Jahrhundert schlossen sich Mitchel sen. und jun. sowie Chopart an (Charcot 1868; Mitchell 1831; Mitchell et al. 1864; Papanas und Maltezos 2013). Heute stellt die diabetische Neuropathie die bekannteste

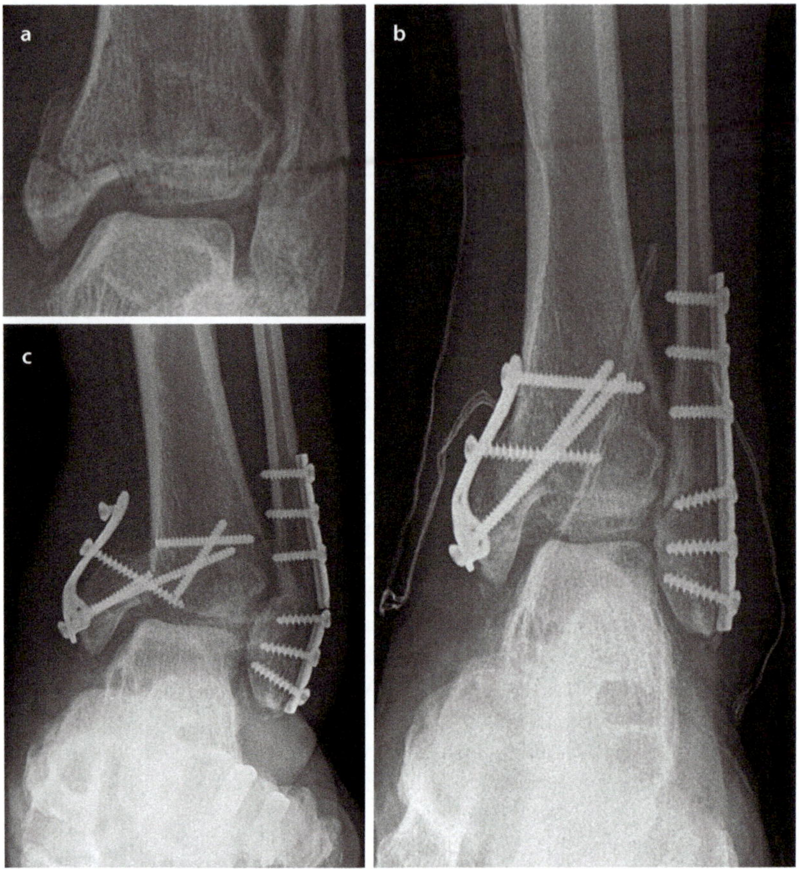

Abb. 6.22 a–c **m 34 J.** Der Patient stellte sich wegen einer spontan aufgetretenen schmerzlosen Schwellung am SG vor. **a** Man sieht Frakturen am Innen- und Außenknöchel, die in ihrem Verlauf für eine Traumagenese atypisch sind, z. B. die Querfraktur am Außenknöchel. **b** Der Operateur hat die Frakturen mit spezieller Osteosynthesetechnik versorgt. Eine zusätzliche Sicherung im Ringfixateur hätte die sekundäre Dislokation wahrscheinlich verhütet. c Nach drei Wochen war eine vollständige Dislokation mit Bruch von mehreren Implantaten eingetreten, was nur mit einer Vollbelastung zu erklären ist

und gesundheitspolitisch wichtigste Ursache des Charcot-Fußes dar (Papanas und Maltezos 2013; Trieb 2016). Die Tatsache, dass dieser aber auch bei erblichen Neuropathien, wie z. B. der Transthyretin-assoziierten familiären amyloidotischen Polyneuropathie oder bei der Fehlbildungs- oder traumatisch bedingten Syringomyelie auftreten kann, leitet das Augenmerk auf die vielfältige Genese der Nervenschädigung.

Charakteristisch für den Charcotfuß ist die nicht-infektiöse Schwellung mit Überwärmung und Demineralisierung, gefolgt von Knochendestruktion und Deformierung, die in ca. 75% unilateral auftritt (Hartemann-Heurtier et al. 2002) und typischerweise in einem selbstlimitierenden Prozess in einer Defektheilung zum Stillstand kommt (Kaynak et al. 2013). Die bisweilen erheblichen Fehlstellungen können zu neuropathischen Ulzera führen, die Infektionen hervorrufen und letztlich Amputationen erforderlich machen können.

Noch immer ist es nicht geklärt, wodurch der „Charcotprozess“ ausgelöst wird. Unbestritten ist jedoch: Am Anfang der pathophysiologischen Ereigniskette steht die Nervenschädigung, oder: kein Charcotfuß ohne Neuropathie!

6.3.3.2 Knochenmetabolismus

Der Knochenstoffwechsel wird durch Zytokine beeinflusst bzw. gesteuert. Durch Aktivierung des Rezeptors RANK (Receptor Activator of NF-κB) wird der Transkriptionsfaktor NFκB (nuclear factor ‚kappa-light-chain-enhancer' of activated B-cells) in den Zellkern unreifer Osteoklastenprogenitoren verlagert, was die Differenzierung zu reifen Osteoklasten bewirkt. Als Agonist zu RANK wirkt der RANK-Ligand (RANK-L), während Osteoprotegerin (OPG) als Antagonist fungiert. Bei Patienten mit Charcotfuß ist das Verhältnis dieser beiden Faktoren, die RANKL/OPG-Ratio, erhöht (Ndip et al. 2011). Als Ursache des Ungleichgewichtes zugunsten des Knochenabbaus wird das pro-inflammatorische Milieu und insbesondere die Überexpression von TNF-α angesehen (Jeffcoate et al. 2005; Kaynak et al. 2013; Uccioli et al. 2010). Monozyten, die Vorstufen der Osteoklasten, erwiesen sich bei Patienten mit Charcotprozess als Apoptose-resistenter (Uccioli et al. 2010), was eine für die Akutphase spezifische Veränderung darstellt. Genetische Assoziationsstudien hypothetisieren zudem eine individuelle Suszeptibilität im Zusammenhang mit bestimmten Polymorphismen in den Genen *OPG* und *RANKL* (Bruhn-Olszewska et al. 2017).

6.3.3.3 Periphere neuronale Regulation

Die Innervation des Knochens findet sowohl durch myelinisierte als auch durch kleine unmyelinisierte Nervenfasern statt (Chenu 2004; Jones et al. 2004). Mittels Histofluoreszenz konnten sowohl gefäßnah als auch in unmittelbarem Knochenkontakt Noradrenalin und vasoaktives intestinales Peptid (VIP) produzierende sympathische Nervenfasern dargestellt werden (Persson und Lerner 2011). Nervenfasern sind sowohl im Periost, im Knochenkortex sowie im -mark vorhanden, in besonderer Dichte allerdings nah der osteochondralen Junktion im Bereich der Wachstumsfuge. Nach Frakturen ist eine besonders hohe Nervenfaserdichte dort auszumachen, wo viel Knochenneubildung stattfindet (Li et al. 2007), sodass die neuronale Regulation des Knochenmetabolismus nicht nur beim Knochenwachstum, sondern auch bei der Frakturheilung eine Rolle spielen muss. Nicht-synaptisch sezernierte Transmitter sind u. a. CGRP (calcitonin gene related peptide), Substanz P und VIP (Jones et al. 2004; Persson und Lerner 2011).

CGRP entsteht durch alternatives Splicing des Calcitonin-Gens. Wie auch Calcitonin selbst ist es durch Inhibition der Knochenresorption an der Kalziumregulation beteiligt. Exprimiert wird CGRP allerdings nicht in den follikulären Schilddrüsenzellen, sondern in den knochennahen Nervenfasern. Capsaicin führt zur Destruktion dieser Zellen, was in einer verminderten Knochendichte resultiert (Lerner und Persson 2008; Li et al. 2007). Darüber hinaus ist CGRP dafür bekannt, überschießende zytokinvermittelte Inflammationsreaktionen zu begrenzen, indem es beispielsweise den TNF-α-Spiegel senkt (Gomes et al. 2005; Chiu et al. 2013).

Substanz P wird in Dorsalganglien produziert und durch Axonreflexe in terminalen Nervenendigungen freigesetzt. Als typischer Transmitter der neurogenen Inflammation ist es mit Vasodilatation und -extravasation, Glattmuskelkontraktion, Schmerzmodulation und Angiogenese assoziiert. Osteoklasten werden zur Ausreifung angeregt, der Effekt von RANKL potenziert und das RANKL/OPG-Verhältnis zugunsten von RANKL verschoben (Lerner und Persson 2008, Sohn 2005).

VIP reduziert die RANKL/OPG-Ratio durch Erhöhung zirkulierenden OPGs und hemmt die Sekretion pro-inflammatorischer

Zytokine. Es bewirkt die vermehrte Expression der alkalischen Phosphatase in Osteoblasten, welche für die Knochenmineralisation zuständig ist, und führt somit zu einer gesteigerten Kalziumakkumulation in Knochennoduli und einer verminderten Osteoklastenformation (Lerner und Persson 2008; Persson und Lerner 2011).

Störungen der Knocheninnervation können also zu einem Ungleichgewicht von Neurotransmittern führen. Ein Mangel an CGRP und VIP verschiebt das Verhältnis von Knochenauf- und -abbau, von OPG und RANKL zugunsten der Demineralisation. Zudem inhibiert CGRP die Produktion von pro-inflammatorischen Zytokinen wie TNF-α, was ebenfalls direkten Einfluss auf Osteoklastenprogenitoren hat. Ein lokaler CGRP Mangel könnte ein wichtiger Auslöser (Trigger) für die Entwicklung eines Charcotfußes sein, worunter die Osteolyse auf dem Boden einer Neuropathie zu verstehen ist mit der Gefahr von Frakturierung, Fehlstellung, Ulzeration und Infektion.

6.3.3.4 Zentrale Regulationsmechanismen

Auch das Zentrale Nervensystem übt Einfluss auf den Knochenstoffwechsel aus. Serotonerge Neurone der Raphe-Kerne aktivieren den ventromedialen Hypothalamus, welcher präganglionäre sympathische Neurone hemmt. Durch Reduktion des Sympathikotonus wird der Knochenaufbau gegenüber der -resorption gefördert. Leptin beeinflusst diesen Pathway negativ, wobei der genaue Mechanismus noch unverstanden ist. Auch bei der Appetitsregulation sind Serotonin und Leptin Gegenspieler; und tatsächlich haben leptindefiziente Mäuse eine erhöhte Knochendichte (Lavoie et al. 2019). Das anabol wirkende Serotonin wird zudem von Knochenzellen selbst produziert, gleichzeitig sind Serotoninrezeptoren im Knochen exprimiert, sodass Autoregulation als zusätzlicher serotonerger Mechanismus diskutiert wird (Lavoie et al. 2019).

6.3.3.5 Nervenschädigung und neurogene Inflammation – die Brücke zum Knochenstoffwechsel

Unter der neurogenen Inflammation versteht man die antidrome Freisetzung entzündungsfördernder Faktoren aus afferenten Nervenendigungen (Richardson und Vasko 2002). Den Begriff Inflammation setzen wir in diesem Werk mit der nichtinfektiösen Entzündung gleich.

Entgegen ihrer eigentlichen Signalleitungsrichtung kommunizieren nozizeptive C- und Aδ- Fasern nicht-synaptisch mit Entzündungszellen, welche systemisch wirksame proinflammatorische Faktoren wie IL-2 und TNF-α sezernieren (Chiu et al. 2012). Die wichtigsten Transmitter neben Glutamat sind Neuropeptide wie Substanz P, VIP, CGRP, Hypophysen-Adenylatcyklase stimulierendes Peptid (PACAP) und Neuropeptid Y (NPY) (Sorkin et al. 2018).

Als nozizeptive Sensoren der C- und Aδ-Fasern gelten u. a. die Transient Receptor Potential (TRP)-Kanäle, zu deren aktivierenden und sensitivierenden Faktoren Hitze oder Kälte, Protonen, reaktive Sauerstoffspezies, Stickstoffmonoxid sowie intrazelluläre Modulationswege zählen (Gouin et al. 2017). TRPV1-Kanäle aus C-Fasern sind gleichzeitig auch verantwortlich für die Peak-Vasodilatation nach Ischämie oder Stauung (Marche et al. 2017).

Die C- und Aδ-Fasern sind im Rahmen der diabetischen Neuropathie früh und häufig geschädigt (Umapathi et al. 2007), was ein Ungleichgewicht an CGRP, VIP, Substanz P und weiteren Transmittern als Voraussetzung zum Erwerb des Charcotfußes erklärt. Demnach stellt die Fehlregulation nozizeptiver Nervenfasern auf molekularer Ebene die pathophysiologische

Brücke zwischen Diabetes mellitus und neurogener Inflammation dar.

6.3.3.6 Der Blick nach rechts und links: andere Knochenerkrankungen als Folge neuronaler Fehlregulation

Der Charcotfuß ist nicht spezifisch für die diabetische Neuropathie. Die abhängig von der Ätiologie ungleiche Übernahme (sekundär) prophylaktischer Maßnahmen durch die Kostenträger des Gesundheitssystems erscheint daher zweifelhaft. Andere Neuropathien, wie z. B. die hereditäre sensible und autonome Neuropathie (HSAN) oder die familiäre amyloidotische Polyneuropathie (FAP), können ebenfalls zu schmerzloser Überwärmung, Schwellung und Rötung mit Knochendemineralisation und Deformierung der Füße führen (Benson 2003; Feldman et al. 2009). Die verminderte Schmerzwahrnehmung ist für alle diese drei Erkrankungen charakteristisch.

Mit starken neuropathischen Schmerzen namensgebend assoziiert ist hingegen das chronische regionale Schmerzsyndrom (CRPS) (Marinus et al. 2011). Als Auslöser des CRPS wird charakteristischerweise eine Verletzung bzw. Operation der betroffenen Extremität beschrieben (Harden et al. 1999). Unabhängig davon, ob große Nervenfasern nachweislich geschädigt waren, konnte eine verminderte intraepidermale Dichte schmerzvermittelnder C- und Aδ-Fasern an vom CRPS betroffenen Extremitäten hautbioptisch gezeigt werden (Oaklander et al. 2006; Albrecht et al. 2006). Es entsteht auch hier eine neurogene Inflammation, vermittelt z. B. durch die Zytokine TNF-α und IL-1β (Birklein 2005; Bruehl 2010). Pathophysiologisch bestehen darüber hinaus parallele Erklärungsansätze, die ebenfalls ein Ungleichgewicht des RANK-RANKL-OPG-NFκB-Systems hypothetisieren (de Mos et al. 2009; Krämer et al. 2014). Die Gemeinsamkeit zwischen CRPS und Charcotfuß liegt somit in der nerval bedingten Inflammation und Demineralisierung von Knochensubstanz. Im Unterschied zum Charcotfuß ist die Nervenschädigung beim CRPS reversibel, der Verlauf äußerst schmerzhaft, eine Knochendestruktion beim CRPS nicht typisch und auch der Weichteilschaden unterscheidet sich deutlich.

6.3.3.7 Zusammenfassung und Fazit

Ausgang der Pathogenese zur Entwicklung des Charcotfußes ist die Neuropathie. Der Knochenmetabolismus wird neuronal reguliert. Wichtige Botenstoffe, die sich auf die Osteoblasten- und Osteoklastenreifung- und -aktivität modulierend auswirken sind CGRP, VIP und Substanz P, die aus knochennah gelegenen C- und Aδ-Fasern sezerniert werden. Da diese Fasern bei der diabetischen Neuropathie bevorzugt geschädigt sind, ist die neurogene Inflammation als Ursache eines Transmitterungleichgewichtes wahrscheinlich.

6.3.4 Klassifikation Charcotfuß

Sigurd Kessler, Christoph Volkering und Sandra Sommerey

6.3.4.1 Bedeutung einer Klassifikation

Die Klassifikation von Krankheiten ist die Voraussetzung für eine stadiengerechte Therapie und für wissenschaftliche Studien. Untersuchungen zur Behandlung sind nicht aussagekräftig, solange Ursache, Lokalisation und Stadien nicht spezifiziert sind. Die Behandlung des CF hängt neben der Lokalisation wesentlich von Faktoren ab wie Ausmaß der Frakturen, der Fehlstellung und der Instabilität sowie der Ausdehnung einer Infektion ab. Deshalb sollten alle charakteristischen Veränderungen in einem System kategorisiert werden.

Wichtig ist auch, den Krankheitswert von pathologischen Veränderungen zu berücksichtigen. Die Initialveränderungen, Knochenödem und die Resorption stellen für sich allein keine Bedrohung dar, sind aber Vorstadien von bedrohlichen Zuständen. Fehlstellungen und Instabilitäten sind relevant, weil sie die Gehfähigkeit und damit die Lebensqualität beeinträchtigen. Die Infektionen haben die größte Bedeutung, weil sie eine Gefahr für die Gliedmaße und das Leben darstellen können.

6.3.4.2 Bisherige Klassifikationen des Charcotfußes

G. P. Guyton hat 2014 in einem Kommentar zu einem Artikel über Klassifikationen der Gonarthrose ausgeführt, dass die Gradeinteilung „die gemeinsame Sprache für die Diskussion, die Prognose und das Studium von Knochen- und Gelenkerkrankungen" darstellt (Guyton 2014). Er legte dar, dass es grundsätzlich problematisch ist, Variablen, die sich kontinuierlich verändern, in einer begrenzten Zahl von Kategorien unterzubringen. Die Tatsache, dass es bei der Mehrzahl der Schemata in der Orthopädie kaum weniger als drei und kaum mehr als sechs Kategorien gibt, führt er mehr auf den psychologischen Wunsch nach praktikablen Behandlungsschemata zurück als auf die „göttliche Ordnung aller Krankheitssysteme". Die Eichenholtz-Klassifikation für den Charcotfuß beruht nach seiner Beurteilung wie kaum eine andere, auf einer subjektiven Einschätzung. Er empfiehlt für alle orthopädischen Klassifikationen eine kontinuierliche Re-Evaluation.

Eichenholtz hat 1966 eine Klassifikation verschiedener Stadien der Charcotgelenke publiziert (Eichenholtz 1966). Seine Analyse hat sich auf 34 Patienten mit Syphilis und zwölf mit Diabetes mellitus gestützt (Chantelau und Grutzner 2014). Die Hüfte war in sieben, das Knie in 32, das Sprunggelenk in 13 und der Fuß in 31 Fällen involviert. Er ging von einer gleichartigen Pathogenese bei Syphilis und Diabetes mellitus aus.

Trotz der historischen Verdienste dieser Klassifikation müssen wir heute die Unzulänglichkeiten überwinden. Diese bestehen v. a. darin, dass sich keine Rückschlüsse auf die Therapie ableiten lassen, weil mehrere Stadien nicht angeführt sind, nämlich das Ödemstadium, die Fehlstellung und die Infektionen (◘ Tab. 6.2). Der beginnende CF wurde von Shibata et al. unter der Bezeichnung „Stadium 0" eingeführt (Shibata et al. 1990), worunter die Autoren die negativen Befunde in der RA verstanden haben. Darunter können sich das Ödemstadium mit intaktem Knochen, das Resorptionsstadium und Frakturen, die sich wegen Kleinheit oder Überlagerung nicht darstellen, verbergen. „Stadium 0" ist ein unspezifischer Oberbegriff, dessen Untereinheiten unterschiedlich zu therapieren sind.

◘ **Tab. 6.2** Die Eichenholtz-Klassifikation im Vergleich zu den Stadien des Charcotfußes

Eichenholtz	Stadien Charcotfuß
(0 nach Shibata)	Ödem
	Lokale Osteopenie
I Frakturierung II Coalescence III Knochenheilung	Frakturen Frische Fraktur Beginnende Knochenbildung Abschluss der Knochenbildung
Nicht angegeben	Fehlstellung Keine Mittelgradig Erheblich
Nicht angegeben	Instabilität Keine Mittelgradig Erheblich
Nicht angegeben	Weichteilschäden / Infektionen Keine Schwiele Blandes Ulkus Infiziertes Ulkus Tiefe Infektion Sepsis, SIRS

Die bisherige Handhabung des Initialstadiums

Das Stadium der Osteopenie (Abb. 6.6a, b) wird in der Eichenholtz-Klassifikation nicht erwähnt. Der zeitliche Ablauf der Frakturen wird im Prinzip beschrieben. Allerdings ist der Begriff Coalescence, Verschmelzung, ungenau und in der Osteologie nicht definiert. Damit ist wohl das Stadium der Knochenbildung gemeint, das zu einer Verbindung von Fragmenten führen kann, aber nicht zwingend muss.

Das abschließende Stadium wird „Knochenheilung" genannt. Unter Knochenheilung versteht man die Wiederherstellung der Statik und Funktion. Diese ist aber nur in Ausnahmefällen zu verzeichnen. „Abschluss der Reparationsvorgänge" oder „Abschluss der Knochenbildung" wären zutreffende Bezeichnungen.

Der entscheidende Nachteil ist, dass Fehlstellung, Instabilität und v. a. Infektion nicht erwähnt werden und damit die Befunde mit wesentlicher Beeinträchtigung bzw. Gefährdung. Auch bei den Weiterentwicklungen von Levin (Tab. 6.3) sowie Sella und Barrette 1999 (Tab. 6.4) (Sella und Barrette 1999) fehlen diese Aspekte.

Chantelau und Grützner haben eine Klassifikation für das frühe Stadium vorgeschlagen, in dem sie zwei Schweregrade zu den Frakturen (Fehlen oder Vorhandensein) und zwei Stadien zur Inflammation (aktiv oder inaktiv) unterscheiden (Chantelau und Grutzner 2014). Die fortgeschrittenen Stadien sind mit dieser Klassifikation nicht erfasst.

Tab. 6.3 Klassifikation nach Levin (1978)

Verlaufsstadium	Radiologische Zeichen	Klinische Zeichen
0 Initialstadium, Ödemstadium	Röntgen nativ: unauffällig MRT: Knochenmarködem	Fehlen
I Destruktion Ia Fragmentation Ib Luxation	Röntgen, MRT Demineralisation Osteolyse, ossäre Fragmentation Gelenkdestruktion	Zeichen der Entzündung (Schwellung, Überwärmung, Rötung) Gelenkdeformation durch Gelenkerguss Gelenkinstabilität Zunehmende Deformation Entwicklung meist schmerzlos wegen der Polyneuropathie
II Reparationsstadium	Remineralisation Fragmentresorption Knochenneubildung (Osteophyten, Kallus, Sklerosierung	Schwellung, Rötung Überwärmung bilden sich zurück
III Konsolidierungsstadium	Knöcherne Fusion mit Gelenkeinsteifung (Ankylose)	Bleibende Fußdeformität
IV Ulkusstadium	deformiertes Fußskelett	Deformierter Fuß mit hohem Risiko der Ulkusbildung und Gefahr der Wundinfektion. Der Fuß ist schmerzlos

Kommentar: Die Klassifikation ist ausführlicher als die von Eichenholtz. Nicht erwähnt sind die Fehlstellungen, die Instabilität, die lokale und die systemische Infektion

Tab. 6.4 Sella et Barette 1999

Stadium	Klinische Zeichen	Bildgebung
0	Schwellung, Wärme, Schmerz	CR negativ Technetium 99 Scan: deutlich positiv Indium- und Gallium-Scan: negativ
1	Schwellung, Wärme, Schmerz	CR: periartikuläre Zysten, Erosionen, lokalisierte Osteopenie, Diastasen
2		CR: Subluxationen
3	Plattfuß	CR: Luxationen, Einbruch des Fußgewölbes
4	Stabiles Ende des Prozesses: Keine Temperaturdifferenz mehr zwischen beiden Füßen	CR: Knöcherne Überbrückung des Gelenkspalts mit stabilem Durchbau

Kommentar: Nicht erwähnt sind die Fehlstellung (außer Plattfuß), die Instabilität, die lokale und die systemische Infektion

Klassifikationen der Lokalisation

1991 haben Sanders und 1993 Brodsky Klassifikationen zur Lokalisation vorgenommen (Tab. 6.5) (Brodsky 1993; Sanders 1991). Die Vielfalt der möglichen Frakturformen wird mit keiner Einteilung abgedeckt, sodass im Hinblick auf eine differenzierte Therapie weitere Spezifizierungen ähnlich wie bei traumatischen Frakturen erforderlich sind.

Tab. 6.5 Lokalisationsklassifikation nach Sanders und Frykberg

Sanders, Frykberg	Brodsky	Betroffener Bereich
Typ I		Zehen und MtP Gelenke
Typ II	Typ 1	Lisfrancgelenk
Typ III	Typ 2	Chopartgelenk
Typ IV	Typ 3	Talus mit OSG und USG
Typ V	Typ 4	Kalkaneus

Kommentar: Die Vielfalt der möglichen Frakturformen wird nicht wiedergegeben

Ausmaß der Fehlstellung

Schon et al. haben Graduierungen der Fehlstellungen am Mittelfuß vorgenommen. Das Ausmaß des Einbruchs des Fußgewölbes wird nach klinischem Befund oder RA differenziert (Tab. 6.6) (Abb. 6.15a–d) (Schon et al. 1998a). Daneben werden im Verlauf der Frakturen an den distalen Tarsalknochen vier Typen unterschieden, die von I–IV beziffert werden (Tab. 6.6) (Schon et al. 1998b). In einer weiteren Studie hat die Arbeitsgruppe das Ausmaß der Fehlstellungen kategorisiert. Eine geringe Fehlstellung ist mit einem geringen Ulkusrisiko behaftet. Das Beta-Stadium beinhaltet die Diskokation eines Knochens sowie vermehrte Winkelabweichungen: für den medialen Talo-Metatarsale-1-Winkel von ≥30° und für den lateralen Kalkaneo-Metatarsale-5 Winkel von ≤0° (Schon et al. 2002) (Abb. 6.15) (Tab. 6.7).

Pinzur und Schiff haben eine Klassifikation zu Fehlstellungen und Operationsindikationen im Mittelfuß vorgestellt (Pinzur und Schiff 2018). Sie unterscheiden Valgus-, Varus- und komplexe Fehlstellung (=subtalare Dislokation). Nach der klini-

■ **Tab. 6.6** Schon-Klassifikationen (Schon et al. 1998b)

Einbruch des Fußgewölbes beim Charcotfuß (■ Abb. 6.16)	
Grad A	Kein bis geringer Einbruch
Grad B	Einbruch des Fußbogens medial oder lateral bis auf das Sohlenniveau
Grad C	Medialer Kollaps des Fußbogens, negativer Fußbogen, Rocker-Bottom-Fuß
Kommentar: Sinnvolle Graduierung der Fehlstellungen	
Klassifikation des Frakturverlaufs im distalen Tarsalbereich	
Frakturtyp	Frakturverlauf
Typ I	Im Lisfrancgelenk
Typ II	Vom Navikulo-kuneiform-Gelenk bis zu den TMT-Gelenken 4–5
Typ III	Durch das Navikulare bis zu den TMT-Gelenke 4–5
Typ IV	Im Chopartgelenk

schen Symptomatik werden (Aigner et al. 2001) eine nicht-plantigrade mit Wunde und Infektion, (Aikawa et al. 2016) eine nicht-plantigrade Fehlstellung ohne Wunde und ohne Infektion und (Akopian et al. 2000) eine instabile Fehlstellung differenziert.

Positiv an dem Konzept ist, dass die wichtigsten Operationsindikationen und die Kriterien für die Beurteilung der Behandlungsergebnisse nachvollziehbar herausgearbeitet worden sind. Ungünstig ist, dass sich die Klassifikation auf den „Mittelfuß" aber unter Einbeziehung des Subtalargelenks beschränkt. Vorfuß und Sprunggelenk sind ausgeschlossen. Ebenfalls ausgeschlossen sind die frühen Stadien (Ödem, Frakturierung) sowie die späten (fortgeschrittene Infektionen).

■ **Tab. 6.7** Schon-Klassifikation zum Ausmaß der Fehlstellung im Mittelfuß (Schon et al. 2002)

Grad der Fehlstellung	
Alpha	FS geringer als Stadium Beta
Beta	Dislokation eines Knochens oder der laterale Talo-Metatarsale 1-Winkel ≥30° oder der laterale Kalkaneo-Metatarsale-1-Winkel ≤0°

Die Ursachen der Fehlstellungen werden nicht differenziert, was u. a. bei den Varusdeformationen von Nachteil ist; denn eine Fehlstellung aufgrund eines Peroneus-brevis-Ausfalls wird mit einer Sehnenoperation und eine solche aufgrund eines charcotbedingten Einbruchs wird durch Rekonstruktion des Fußgewölbes behandelt. Da die drei Kategorien der Fehlstellung zwar Einfluss auf die Prognose haben, sich in der Therapie aber nicht unterscheiden, sollte eine Weiterentwicklung erfolgen.

6.3.4.3 Klassifikation des Charcotfußes

Wir schlagen eine Klassifikation vor, die die therapierelevanten Veränderungen einbezieht. Diese bezieht sich nur auf die charcotspezifischen Befunde im Knochen bzw. im Skelett. (Die begleitenden Weichteilschäden, das sind v. a. die Infektionen, entsprechen in der Systematik denen beim peripher neuropathischen Fuß und sind nach der umfassenden Klassifikation (uK) für den neuropathischen Fuß [■ Tab. 5.2]). Da der CF einen vielschichtigen Verlauf vom intraossären Ödem über Frakturen bis zu Fehlstellungen durchmacht, muss auch die Klassifikation vielschichtig sein. Sieben Charcotstadien (CS) mit bis zu sechs Substadien sind zu unterscheiden (■ Tab. 6.8), mit römischen Zahlen für das Stadium. (Die Stadien

Tab. 6.8 Stadien der Skelettveränderungen am Charcotfuß. Die Weichteilveränderungen am Charcotfuß entsprechen denen am peripher neuropathischen Fuß und sind nach dessen Kategorien zu klassifizieren. Die Charcotstadien (CS) werden römischen Zahlen angegeben, die des peripher neuropathischen Fußes in arabischen

	Pathologisches Substrat	Klinischer Befund	RA	CT	MRT	Therapie-Möglichkeiten
0	**Kein Charcotfuß CS 0**					
	keine krankhaften Veränderungen	unauffällig	unauffällig	unauffällig	unauffällig	
I	**Frühcharcot CS I**					
a	Knochen- und WT-Ödem	WTÖ Abb. 6.1a	unauffällig	negativ	KWTÖ Abb. 6.1b	Entlastung
b	Knochenresorption Abb. 6.5b, 6.6a	WTÖ	Bisweilen ist die Entmineralisierung dargestellt. Abb. 6.6a	Porosierung mit aktiven Osteoklasten Abb. 6.7a	KWTÖ	Entlastung, Stützung
c	Das Ödem und die Resorption sind abgeklungen.			Porosierung nach abgeschlossener OK Aktivität Abb. 6.7b	Abb. 6.1c, Abb. 6.23a,b	
II	**Knochenverlust und Frakturierung CS II**					
0	Keine Fraktur Abb. 6.6a					
a	Periphere Fx Abb. 6.6b	WTÖ	Wird oft in der RA nicht dargestellt.	Fraktur in der Knochenperipherie	Ödem, evtl. Frakturnachweis	Entlastung, Stützung
b	Teilfraktur, mittelgradiger Verlust	WTÖ	Nachweis möglich, meist nachweisbar	Abb. 6.7c		Entlastung, Stützung
c	Vollständige Fx, Trümmer Fx oder hochgradiger Knochenverlust Abb. 6.6c	WTÖ Deformation	Abb. 6.2b, 6.8a, 6.9, 6.11c	Abb. 6.2c, 6.8b, 6.9		Entlastung Stützung Op Korrektur

▪ **Tab. 6.8** Fortsetzung

III Knochenneubildung (KNB) CS III

a	frische Fraktur ohne KNB			Abb. 6.7d, 6.16c		
b	aktive KNB			Abb. 6.19b, 6.45		Abhängig von FS und Instabilität
c	abgeschlossene KNB		Abb. 6.10, 6.11, 6.18a	Abb. 6.18b, c		s.o.

IV Instabilität, Hypermobilität

0	Stabil in Ausgangsstellung					
a	Geringe Instabilität	Klinischer Befund	RA möglich			DaF
b	Erhebliche Instabilität	Klinischer Befund Abb. 6.20	RA möglich			Sustentakulum-Stütze, Fersenkappe
c	Fixierte FS	Klinischer Befund	Standard RA Abb. 6.18b			DaF oder OP-Stellungskorrekt
						ur

V Fehlstellungen

0	Keine FS					
a	Geringe FS	Oft nicht erkennbar	Abb. 6.15a			DaF
b	Mittelgradig FS	mäßige Deformation	Abb. 6.15b			DaF evtl. Op-Stellungskorr ektur
c	Erhebliche FS Rocker-bottom oder Luxation oder Abrissfraktur	Erhebliche Deformation Deformation	Abb. 6.15c, d Abb. 6.15e Abb. 6.12a	Für kleine Abrissfrakturen Abb. 6.34c		Bei WT-Schäden und Funktionsausfällen häufig Indikation zur Operation

(Fortsetzung)

■ **Tab. 6.8** Fortsetzung

Wunden und Infektionen

Die Wunden und Infektionen beim CF sind im Prinzip gleich wie die beim peripher neuropathischen Fuß. Deshalb sind diese nach der umfassenden Klassifikation des neuropathischen Fußes klassifizieren Tab. 5.3, nF 4 = „tiefe Infektionen", nF 5 = „systemische Infektionen"

DaF	Diabetes adaptierte Fußbettung	
Debr.	Debridement	
FS	Fehlstellung	
Fx	Fraktur, Frakturen	
KNB	Knochenneubildung	
KWTÖ	Knochen-Weichteil-Ödem	
WTÖ	Weichteilödem	

in der umfassenden Klassifikation werden in arabischen Zahlen angegeben [■ Tab. 5.2]).

Mit dem Verlauf des CFes ändern sich die therapeutischen Konsequenzen. Eine strenge Korrelation zwischen Stadium und Therapie ist nicht gegeben, weil neben den Charcot-bedingten Befunden auch der Allgemeinzustand, das Alter und die Begleiterkrankungen bei der Therapie zu berücksichtigen sind. Die Klassifikation stellt einen wichtigen Schritt in Richtung auf eine verlaufsabhängige Therapie bzw. ein Therapieprotokoll dar.

Die einzelnen Stadien laufen nicht streng nacheinander ab. Es kann eine frische, aber auch eine alte Fraktur ein Ulkus hervorrufen. Bei fortgeschrittenen Fehlstellungen liegen meist Wunden mit Infektionen vor; bisweilen sind die Weichteile jedoch intakt. Deshalb müssen für die Beurteilung eines CF u. U. mehrere Zustände oder Stadien angeben werden: Das Ausmaß und die Lokalisation der Fraktur, der Status der Knochenbildung, die Fehlstellung, die Instabilität und das Ausmaß des Weichteilschadens bzw. der Infektion. Entsprechendes kennt man von der Klassifikation der malignen Erkrankungen.

Die Stadien des Charcotfußes

- **Frühcharcot (CS I)** In diesem ist die äußere Struktur des Knochens erhalten. Es beginnt mit dem initialen Knochenödem (CS Ia) (■ Abb. 6.1b). Dem folgt die Knochenresorption (CS Ib) (■ Abb. 6.4b, ■ Abb. 6.5, ■ Abb. 6.7a, b).
- **Frakturierung (CS II)** beginnend mit einer peripheren Fraktur (CS IIa) (■ Abb. 6.5b). Im Weiteren entstehen Frakturierung oder Verlust eines Teils des Knochens (CS IIb) (■ Abb. 6.7c). Am Ende der Entwicklung stehen Trümmerfrakturen (■ Abb. 6.5c) oder der subtotale oder vollständige Verlust des Knochens dar (CS IIc) (■ Abb. 6.5c, ■ Abb. 6.7d, ■ Abb. 6.9).

- **Knochenneubildung (KNB) (CS III).** Diese fehlt naturgemäß bei der frischen Fraktur (IIIa) (▪ Abb. 6.7c, d, ▪ Abb. 6.8b). Die aktive Knochenbildung sieht man am frühesten im CT (IIIb) (▪ Abb. 6.16, ▪ Abb. 6.18a, b, ▪ Abb. 6.32). Die Knochenbildung ist abgeschlossen, wenn die Frakturfläche von reifen Knochenlamellen bedeckt ist (IIIc) (▪ Abb. 6.9, ▪ Abb. 6.10, ▪ Abb. 6.15c, ▪ Abb. 6.19b, c).
- **Instabilität (CS IV)** In den Anfangsstadien mit geringer Ausprägung der Fraktur besteht Stabilität im Fußskelett (IV0). Beeinflusst vom Ausmaß der Frakturzone und der Lokalisation kann die Instabilität gering (IVa) oder erheblich zu (IVb) (▪ Abb. 6.20a, b). Es kann eine Teilstabilisierung i. S. einer Pseudarthrose eintreten (▪ Abb. 6.16, ▪ Abb. 6.17, ▪ Abb. 6.19). Mit der Zeit kommt es durch Fibrosierung (▪ Abb. 6.2c) oder zur Verknöcherung (▪ Abb. 6.15d) mit Fixation der Stellung (CS IVc). Solange Instabilität oder Mobilität besteht, kann die Fußstellung schuhtechnisch korrigiert werden kann.
- **Fehlstellungen (CS V)** Diese können im Mittelfuß im Plattfuß (▪ Abb. 6.15a–d), in Abduktion, Adduktion oder Luxationen bestehen (▪ Abb. 6.15e), im Sprunggelenk in einer Varus- (▪ Abb. 6.2a–c), Valgusstellung, Subluxation oder Luxation. Es beginnt mit (CS Va, Schon A) keine oder geringe Fehlstellung (▪ Abb. 6.15), gefolgt von mittelgradiger Fehlstellung, (CS Vb, Schon B) (▪ Abb. 6.15b) und endet mit der maximalen Fehlstellung, Rocker bottom (CS Vc, Schon C) (▪ Abb. 6.15c) oder Luxation (Mittelfuß: ▪ Abb. 6.15e, Subtalargelenk: ▪ Abb. 6.13) oder Abrissfraktur (▪ Abb. 6.12).
- Die Weichteilveränderungen und lokalen Infektion beim CF werden nach der umfassenden Klassifikation des neuropathischen Fußes systematisiert (▪ Tab. 5.2).
- **Weichteilveränderungen und lokale Infektionen (nF 1–4)** . Das sind die Entwicklungen, die den CF wie den neuropathischen Fuß insgesamt zu bedrohlichen Krankheiten machen. Da die Weichteilschäden bei CF und pnF im Grundsatz gleich sind, sollen sie gleichartig kodiert werden. Dazu wird die umfassende Klassifikation zum pnF mit arabischen Ziffern verwendet. Zu Anfang des Charcotprozesses sind die Weichteile intakt (uK 0). Später folgen eine Schwiele (uK 1c) (▪ Abb. 6.21a) und danach das kolonisierte Ulkus (uK 2) (▪ Abb. 6.21b). Die Infektion beginnt in der Ulkusumgebung, erkennbar an gerötetem oder unterminiertem Ulkusrand (uK 3) (▪ Abb. 6.21c). Bei der tiefen Infektion (uK 4) ist zu klären, welche Strukturen befallen sind: die Subkutis (uK 4bI), eine Sehne mit Sehnenscheide (uK 4bII) (▪ Abb. 7.5, ▪ Abb. 7.17b), Faszien (uK 4bIII) (▪ Abb. 6.21d), Kompartimente (uK 4bIV) (▪ Abb. 7.10e, f), ein Gelenk (uK 4bV) (▪ Abb. 6.2a–c, ▪ Abb. 8.7). Die Infektionen der WT werden in ► Kap. 7 und die Infektionen der Knochen, Osteomyelitiden, im ► Kap. 8 behandelt. Bei der Osteomyelitis (uK 4bVI) ist zu unterscheiden, ob die Oberfläche des Knochens intakt ist (uK 4bVI1) (▪ Abb. 8.7d), eine Resorption an der Oberfläche vorliegt (uK 4bVI2), der Knochen teildestruiert (uK 4bVI3a) oder vollständig destruiert oder nekrotisch ist (uK 4bVI3b).
- **Systemische Infektionen (uK 5)** Diese sind zu unterteilen in die kompensierte mit stabiler Atmung und Kreislauf (uK 5a) und die dekompensierte systemische Infektion mit instabiler Atmung und Kreislauf (uK 5b).

6.3.4.4 Zusammenfassung Klassifikation

In der Klassifikation haben wir die für die Therapie wesentlichen Veränderungen im Ablauf des Prozesses aufgenommen. Es lassen sich sieben Stadien unterscheiden –

Initialstadium, Frakturierung, Knochenbildung, Fehlstellung, Instabilität, Weichteilveränderung und lokale sowie die systemischen Infektionen. Am Beginn steht das Knochenödem (CS Ia), dem die Osteopenie folgt (CS Ib). Frakturen können in beschränkter bis hin zu erheblicher Ausprägung auftreten (Stadien II0-c). Die Knochenneubildung hat bei einer frischen Fraktur noch nicht begonnen (CS IIIa).Im weiteren Verlauf liegt aktive Knochenneubildung von (CS IIIb). Schließlich ist die Knochenneubildung abgeschlossen (CS IIIc). Instabilität und Fehlstellung können gering bis erheblich sein (Stadien IV0-c, V0-c).

Zu den Weichteilveränderungen gehören die Schwielen und die Ulzera sowie später die tiefen Infektionen unterschiedlicher Strukturen (uK 1–4 nF). Die systemischen Infektionen (uK 5 nF) werden danach unterschieden, ob Intensivpflichtigkeit vorliegt (5b) oder nicht (5a). Die Stadien treten grundsätzlich nacheinander auf, überlagern sich aber in verschiedener Hinsicht. Für die Beschreibung eines aktuellen CF sind mehrere Stadien anzugeben. Daraus ergeben sich grundsätzliche Aspekte zur Therapie.

6.4 Diagnostik zum Charcotfuß

Sigurd Kessler, Christoph Volkering und Sandra Sommerey

Um die Zahl der desaströsen Verläufe beim CF zu verringern, ist es in erster Linie wichtig, den CF im Frühstadium – Ödem und beginnende Frakturierung – zu erkennen, also bevor bleibende Veränderungen eingetreten sind (Wukich et al. 2011a). Auch wenn Knochendefekte bestehen, ist die richtige Einordnung ein wesentlicher Aspekt zur Vermeidung von schweren Fehlstellungen und Infektionen. Die Forderung geht nicht nur an die, die sich häufig mit dem CF befassen – Diabetologen, Fußchirurgen -, sondern auch an die, die selten damit zu tun haben: Orthopäden, Radiologen, Dermatologen.

6.4.1 Klinische Diagnostik

Sigurd Kessler, Christoph Volkering und Sandra Sommerey

6.4.1.1 Vorgeschichte

Die typische Angabe zur Vorgeschichte ist, dass sich spontan Veränderungen wie Schwellung oder Fehlstellung entwickelt haben. Selten berichten Patienten über Ereignisse wie Umknicken. Anamnestisch ist es nicht einfach zu differenzieren, ob tatsächlich ein „Unfall" oder ein Versagen im Sinne einer pathologischen Fraktur vorgelegen hat. Bei akribischer Befragung ergibt sich meist letzteres. Es kann schwierig sein herauszubekommen, ob ein angegebenes Trauma adäquat gewesen ist.

Häufig berichten Patienten, dass die Veränderungen bereits einige Zeit bestanden haben und sie diese wegen fehlender Beschwerden nicht ernst genommen haben. Auch die Angabe, dass der Schuh auf einer Seite nicht mehr passt, kommt vor. Die Vorbehandlung durch Schuh- und Orthopädietechnik oder Operationen ist zu erfragen.

6.4.1.2 Klinischer Befund

▪▪ Inspektion

Wenn bei einem Patienten mit PNP eine spontane, schmerzlose oder schmerzarme Schwellung am Fuß eingetreten ist, handelt es sich meist um einen Charcotfuß (Strotman et al. 2016). Eine Rötung kann vorliegen. Sie ist weniger ausgeprägt als bei einer bakteriellen Infektion (▣ Abb. 6.1). Allerdings gibt es die Weichteilschwellung nicht nur im Zusammenhang mit dem intraossären Ödem, sondern auch bei Frakturen, besonders in der Zeit nach der Entstehung.

In fortgeschrittenen Stadien sind Deformationen zu erkennen, am häufigsten im Mittelfuß. Ein Plattfuß oder „Rocker-Bottom-Fuß" sind nicht zu übersehen (▣ Abb. 6.20, ▣ Abb. 6.21). Ab- bzw. Adduktion können dazukommen. Im Rückfuß und Sprunggelenk können Varus- oder Valgusdeformitäten vorliegen (▣ Abb. 6.2). Die

Fehlstellungen gehen initial meist mit einer Schwielenbildung einher (■ Abb. 6.21).

Schmerzlose Fehlstellungen, Schwielen oder Ulzerationen sind typische Befunde (■ Abb. 6.2, ■ Abb. 6.21). Auf Infektionszeichen ist zu achten. Eine bakterielle Infektion, die häufig als Differenzialdiagnose zum CF diskutiert wird, beinhaltet meist eine infizierte Wunde oder Fistel. Wenn eine seltene geschlossene Infektion vorliegt, besteht eine deutliche Rötung mit (bisweilen praller) Schwellung (■ Abb. 8.7a). Bei chronischen Infektionen wird Sekret über das Ulkus oder die Fistel abgesondert oder es liegen unterminierte Wundränder (■ Abb. 6.21c) und infizierte Nekrosebeläge vor (■ Abb. 6.21d). Freiliegende Strukturen, wie Sehnen und Knochen, sind als infiziert anzusehen (siehe ► Kap. 7 und 8).

Mit der **Palpation** wird geprüft, welcher Knochen die ulkusauslösende Prominenz darstellt, und gegebenenfalls, ob eine Fluktuation vorliegt. Zusätzlich ist zu prüfen, ob eine Fehlstellung fixiert oder mobil ist (■ Abb. 6.20a, b). Bei der Stabilitätsprüfung können Missempfindungen und selten Schmerzen angegeben werden. Immer ist nach den Fußpulsen zu tasten!

Klinisch apparativ ist die PNP mit den üblichen Hilfsmitteln, Monofilament, Thermosonde, Stimmgabel, zu prüfen (Hochlenert et al. 2014). Bei einer Schwellung kann die lokale Temperaturerhöhung mit Thermografie gemessen werden. Eine Seitdifferenz von $\geq 2°$ spricht für einen aktiven Charcotprozess (Rogers et al. 2011). Die Temperaturmessung hat besondere Bedeutung, um im Verlauf das Abklingen einer Inflammation oder Infektion zu verfolgen.

Wenn die Fußpulse nicht zu tasten sind, kann das auf einen Gefäßverschluss oder auf eine ausgedehnte Schwellung zurückzuführen sein. Zur Klärung wird die Verschlussdruckmessung vorgenommen.

6.4.1.3 Labor

Es gibt bislang keine Laboruntersuchung zum Nachweis oder Ausschluss eines CF. Entzündungswerte können geringgradig, aber unspezifisch erhöht sein. Bei einer Infektion sind die Infektionsparameter zu bestimmen (► Kap. 7 und 8).

6.4.1.4 Zur Differenzialdiagnose Charcotfuß/Osteomyelitis

■ ■ Differenzialdiagnosen

Bei Schwellung, Fehlstellung, Ulzera an typischen Stellen (■ Abb. 5.4a) ohne (oder mit geringen) Schmerzen bestehen kaum Differenzialdiagnosen. Es sollte aber an Phlegmone, Arthrose, tiefe Venenthrombose, traumatische Frakturen, Osteonekrose, Pes planus, akuten Gichtanfall, Tuberkulose und Tumoren gedacht werden. Im Gegensatz zu der immer wiederkehrenden Behauptung ist die Differenzialdiagnose zwischen CF und Osteomyelitis (OM) einfach. Zunächst ist zu berücksichtigen, dass eine OM mit geschlossener Weichteildecke im Erwachsenenalter extrem selten ist. In so einem Fall entwickeln sich die Zeichen der Infektion – Schwellung, Rötung, Schmerz und Infektionswerte – dramatisch. Umgekehrt bedeutet das: Bei langsamer Zunahme eines Ödems, das sich über Nacht teilweise wieder zurückbildet, und bei fehlenden eindeutigen Infektionszeichen im klinischen Befund und im Labor liegt keine OM, sondern ein CF vor. Die Magnetresonanztomografie (MRT) ist zur Kontrolle der Ausdehnung indiziert. Zur DD von OM und CF wird sie überschätzt. Obwohl Nuklearmedizin und Positronen-Emission-Tomografie (PET-Scan) oft veranlasst werden, tragen diese nichts zur DD bei.

> Es gilt der Grundsatz: Bei einer Schwellung ohne vorausgegangenes Trauma am neuropathischen Fuß und intakter Haut, handelt es sich so gut wie immer um einen Charcotfuß und nicht um eine Osteomyelitis.

Wenn in einer Röntgenaufnahme (RA) vom neuropathischen Fuß Knochendestruktionen gefunden werden, kommt regelmäßig die

Frage auf, ob ein Charcotfuß oder eine Osteomyelitis (OM) vorliegt. Folgendes Szenario ist typisch: Es wird ein MRT veranlasst, das ein Ödem im Knochen und in den Weichteilen darstellt. Da keine Entscheidung getroffen werden kann, wird eine Skelettszintigrafie veranlasst, die eine Mehranreicherung zeigt, aber keine Differenzierung erlaubt. Deshalb folgt eine Szintigrafie mit Leukozytenmarkierung. Diese ergibt eine gering bis mäßig vermehrte Anreicherung, woraus der Schluss gezogen wird, dass eine OM möglich ist, woraufhin eine Antibiotikatherapie begonnen wird. Da die Schwellung und die Bildbefunde darunter nicht zurückgehen, wird die Antibiose Wochen bis Monate fortgesetzt.

Dieses Vorgehen kostet Zeit und Geld, währenddessen das Fußskelett u. U. weiter einbricht. Dabei ist es überraschend einfach, zwischen CF und OM zu unterscheiden, nämlich durch den klinischen Befund.

> Wenn an einem neuropathischen Fuß oder Sprunggelenk bei intakter Haut eine pathologische Fraktur eingetreten ist, liegt so gut wie immer ein Charcotfuß vor. Eine OM ist auszuschließen, solange keine Wunde oder Fistel besteht.

Es gibt eine extrem seltene Ausnahme, die akute, hämatogene OM im Erwachsenenalter. Diese ist klinisch charakterisiert durch Rötung, Überwärmung und Beeinträchtigung des Allgemeinbefunds sowie durch erhöhte Laborwerte. Im Gegensatz zum CF nimmt die Symptomatik rasch zu und bildet sich nachts unter Entlastung nicht zurück. Bei der **chronischen** OM liegt immer eine Wunde oder eine Fistel vor, der Allgemeinzustand ist nicht oder nicht wesentlich beeinträchtigt, die Laborwerte sind allenfalls gering erhöht, weshalb der CF keine diagnostische Alternative darstellt.

Aus diesen Gründen ist bei Kenntnis der Krankheitsbilder keine Verwechslung möglich. Die Frage, ob ein CF oder eine OM vorliegt, ist demnach ganz wesentlich von klinischer Seite zu beantworten (Tab. 6.9).

Eine andere Frage ist, ob eine OM bei einem CF mit Wunde vorliegt. Im ▶ Kap. 8 wird ausgeführt, dass bei jeder Wunde der auslösenden Knochen eine OM aufweist, die Frage ist, um welches Stadium es sich handelt, ödematöse, erosive oder nekrotisierte OM.

Tab. 6.9 Differenzialdiagnose Charcotfuß/akute OM/chronische OM

	Frühcharcot	Akute OM	Chronische OM
Wunde	keine	keine	Wunde oder Fistel
Rötung	Keine bis mäßig	Starke Rötung	Wenig Rötung
Schwellung	Mäßig	Stark	wenig
Schmerzen	Keine bis wenig	Starke	Keine
Leukozytose	Gering	Stark erhöht	Keine bis geringe
Röntgenaufnahme	Unspezifische Frakturierung	Unspezifische Frakturierung	Unspezifische Frakturierung
CT	Unspezifische Frakturierung	Unspezifische Frakturierung	Unspezifische Frakturierung
MRT	Ödem	Ausgedehntes Ödem	Lokales Ödem, evtl. Knochennekrose

6.4.2 Bildgebende Diagnostik beim Charcotfuß

Axel Stäbler, Mathias Kaemmerer und Sigurd Kessler

6.4.2.1 Vorbemerkung

Die Bildgebung liefert einen wesentlichen Anteil zur Einschätzung des Charcotfußes (CF). Die verschiedenen diagnostischen Maßnahmen müssen je nach Stadium ihren Aussagemöglichkeiten entsprechend eingesetzt werden. Ganz allgemein lässt sich feststellen, dass für das Ödemstadium die Magnetresonanztomografie (MRT) das sensitivste Verfahren ist. Die Computertomografie (CT) ist geeignet, die intraossären Veränderungen und die beginnende Frakturierung darzustellen. Die Röntgenaufnahmen (RA) stellen v. a. die Deformationen in fortgeschrittenen Stadien dar. Zur Beurteilung ist es für die Radiologen wichtig, dass sie in der Anforderung über die wesentlichen klinischen Befunde und die Voruntersuchungen und Vorbehandlungen informiert werden.

6.4.2.2 Röntgenaufnahmen (RA)

Röntgenaufnahmen gelten beim Charcotfuß als veraltet und wenig aussagefähig. Dies ist jedoch nicht richtig. Die verbreitete Praxis, initial beim dF ein MRT zu veranlassen, ist nicht nur kostspielig, sondern birgt auch Nachteile. Eine RA ist schneller zu erhalten und erlaubt in vielen Fällen eine eindeutige Diagnose. Sie gibt oft einen exakten Gesamtüberblick und ermöglicht die Bestimmung der Winkelstellung von Deformationen (Tab. 6.10). Außerdem zeigt sie Knochendestruktionen und -verluste sowie spontan eingetretene Überbrückungen (Strotman et al. 2016).

Die Literatur zur RA beim CF ist spärlich. Wir möchten an einigen Beispielen zeigen, dass damit aussagefähige Befunde zu erheben sind. Zum einen erlauben Röntgenbefunde eine Therapieentscheidung und zum anderen geben sie die Voraussetzung für eine gezielte Schnittbilddiagnostik. Deshalb sollte die RA auch beim CF das erste bildgebende Verfahren sein (Rogers et al. 2011; Rosskopf et al. 2019; Strotman et al. 2016) Der Fuß sollte unter Belastung in drei Ebenen und das Sprunggelenk in zwei Ebenen geröntgt werden, wenn die technischen Voraussetzungen gegeben sind und der Patient dazu in der Lage ist (Walther 2012).

Zur Beurteilung ist es wichtig, das Stadium zu berücksichtigen. Als Beispiel: Eine Fehlstellung hat eine andere Wertigkeit bzw. andere therapeutische Konsequenz, wenn es sich um eine frische oder alte Fraktur handelt, bzw. wenn eine Infektion vorliegt.

Die RA trägt dazu bei, die Stadieneinteilung vorzunehmen.

Tab. 6.10 Röntgenbefunde Charcotfuß

Charcot spezifische Befunde in der Röntgenaufnahme	Fortgeschrittene Entmineralisierung Fortgeschrittene Knochenarrosion und -destruktion Atypische Frakturen, Frakturen nach Destruktion Ulkus auslösender Knochendruck Lokalisation und Ausmaß von Fehlstellungen z. B. Mittelfußeinbrüche, gering, mäßig, stark, Fehlstellung des Kalkaneus (Saltzmann) Luxationen im Mittel-, Rückfuß und Sprunggelenk
Therapierelevante Röntgenbefunde beim Charcotfuß	Zehenfehlstellung: Hallux valgus, Krallenzehen, Digitus quintus varus Luxationen Nekrose oder Destruktion der Sesambeine Vorausgegangene Knochenoperationen, Arthrodesen, Resektionen Veränderungen unabhängig von der PNP wie Arthrose, cP

6

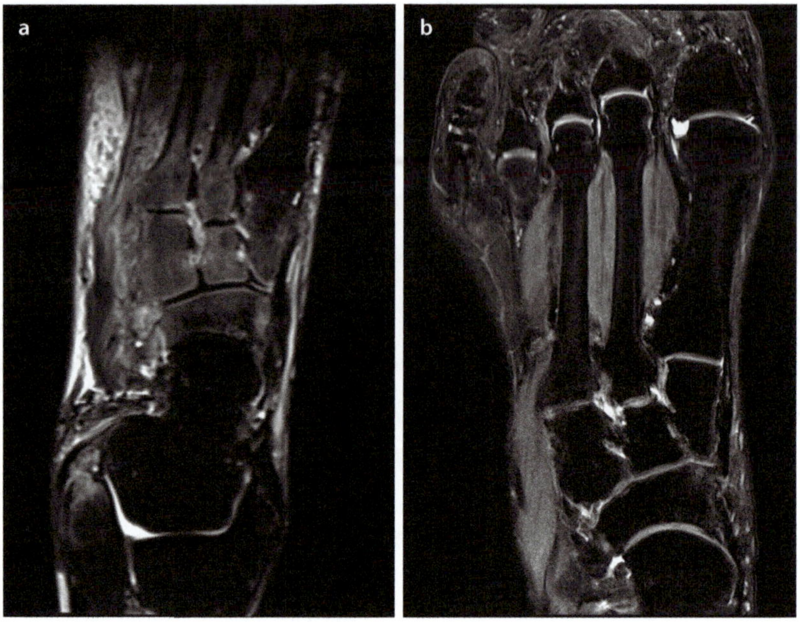

Abb. 6.23 a,b **a** Initialstadium der Charcot-Osteopathie mit Knochenödem im Os naviculare, Ossa cuneiformia und den proximalen Metatarsalia. Es liegt keine Destruktion am Knochen vor (CS Ia). **b** Innerhalb von zwölf Wochen hat sich unter Entlastung das intraossäre Ödem vollständig zurückgebildet. Der Befund zeigt, dass Reversibilität besteht, solange keine Veränderungen am Knochen eingetreten sind (CS Ic)

> Bei einem Weichteilödem ohne vorausgegangenes Trauma ist das Fehlen eines Befundes in der RA ein starker Hinweis, auf ein Ödem- (CS Ia) oder Resorptionsstadium (CS Ib) des Charcotfußes.

Der exakte Nachweis erfolgt durch ein MRT (Abb. 6.1b, c, Abb. 6.23). Das Stadium der **Porosierung** ohne Frakturierung (CS Ib) ist kurz und wird nur selten in einer RA in Form einer **Entmineralisierung** erfasst (Abb. 6.6a).

In vielen Fällen lässt sich in der RA erkennen, ob es sich um eine „atypische" Fraktur handelt, die nicht zu einem Trauma passt. Der Knochenverlust bei sensibilitiätsgeschädigtem Fuß ohne tumorspezifische Reaktionen ist das Erkennungszeichen für einen Charcotprozess (Abb. 6.2b, Abb. 6.8a, Abb. 6.9, Abb. 6.10, Abb. 6.11, Abb. 6.13a, b, Abb. 6.15a–d, Abb. 6.16a, Abb. 6.22a).

Frakturen von geringer Ausdehnung in der Peripherie des Knochens (CS IIa) lassen sich nicht immer in einer RA nachweisen, besonders wenn eine Überlagerung durch andere Knochen vorliegt (Abb. 6.5b). Es ist möglich, dass Frakturen einen kleineren oder größeren Teil des Knochens betreffen (Teilfrakturen) (CS IIb) (Abb. 6.24). Andererseits können Trümmerfrakturen (CS IIc, Abb. 6.5c, Abb. 6.25) oder größere Knochenverluste vorliegen (Abb. 6.9, Abb. 6.26). Die Lage der Frakturen und Knochenverluste lässt sich in der RA beurteilen (Abb. 6.10, Abb. 6.11, Abb. 6.18a, b, Abb. 6.19a, Abb. 6.22a).

Mit einer RA unter Belastung lassen sich Art und Ausmaß von **Fehlstellungen** darstellen (Abb. 6.15, Abb. 6.18b, Abb. 6.28). Auch Luxationen werden dokumentiert (Abb. 6.13a, Abb. 6.15e, Abb. 6.52a, Abb. 6.53a, b). Es gibt die Möglichkeit, mit der RA zu kontrollieren,

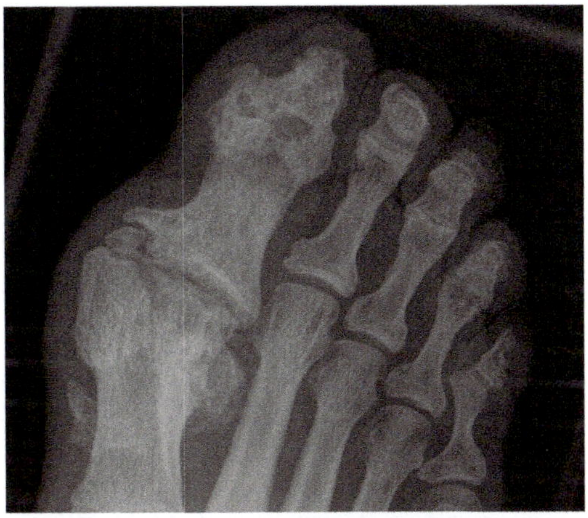

Abb. 6.24 m 55 J. Der Patient hatte seit mehreren Monaten ein Ulkus unter dem ersten Mittelfußkopf rechts. Die RA zeigt einen Knochenverlust an der Kuppe des MT-Kopfes, sodass dieser abgeflacht und die Großzehe im Valgussinne abgewichen ist (CS Knochenverlust IIb). Es ist eine Knochenneubildung eingetreten, die bereits Bälkchenstruktur angenommen hat, also reifen Knochen darstellt. Dies trifft für die ehemalige Gelenksfläche des MT-Kopfes wie auf die Spange an der medialen Grundgliedbasis zu (CS Knochenneubildung IIIc). Der Knochenverlust mit nachfolgender Neubildung und Knochenreifung ist typisch für einen Charcotprozess, aber nicht für eine Osteomyelitis

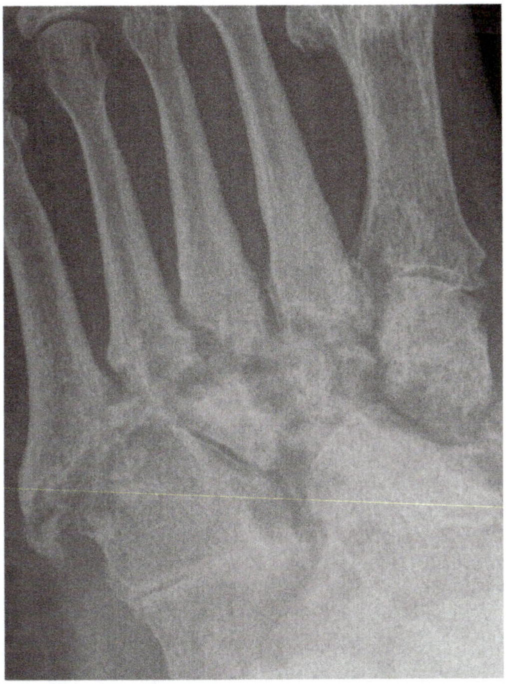

Abb. 6.25 62 J w, DM Typ 1. Seit einem Jahr Schwellung am linken Fuß. Behandlung als Charcotfuß durch Maßschuhe. Klinisch bestand eine mäßige Weichteilschwellung und eine Schwiele am plantaren Mittelfuß ohne Ulkusrisiko. Die dorso-plantare RA zeigt Osteolysen unterschiedlichen Ausmaßes an den kleinen Tarsalknochen und den angrenzenden Basen der Metatarsalia 2–5. Das intermediäre Keilbein ist vollständig destruiert und teilweise durch neu gebildeten Knochen substituiert. Im Gegensatz zu einer rheumatologischen Destruktion bestehen keine Entkalkungen, sondern teilweise vermehrte Sklerosierungen (CS Knochenverlust IIb-c, Knochenneubildung IIIc)

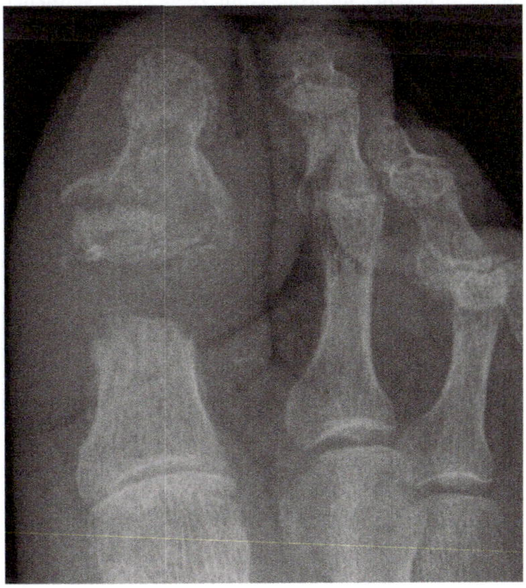

Abb. 6.26 Frische, ausgedehnte osteolytische Destruktion des Grundgliedkopfes der Großzehe sowie Destruktion der Endgliedbasis. Anders als bei einer bakteriellen Infektion ist der verbliebene Knochen vermehrt sklerotisch. Es ist bislang noch zu keiner wesentlichen Knochenneubildung gekommen. Charcotstadium: Knochenverlust (CS vollständiger Verlust des Gelenkkopfes IIc, keine Knochenneubildung IIIa)

ob eine schuhtechnische Korrektur ausreichend ist oder verbessert werden muss (Abb. 6.27).

Die **Instabilität** ist hauptsächlich klinisch zu klären (Abb. 6.20), jedoch ist unter Belastung das Ausmaß der Instabilität darzustellen (Abb. 6.28).

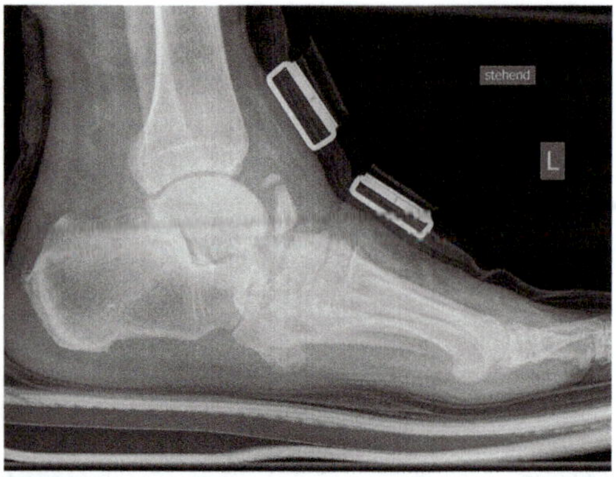

■ **Abb. 6.27** **m 57 J.** Klinisch mobiler Charcoteinbruch im Bereich der Chopartgelenklinie. Die RA unter Belastung im Maßschuh zeigt einen seitlichen Talo-Metatarsale-1-Winkel von 25° (CS Fehlstellung: Vb). Durch Stützung der Längswölbung (Sustentakulumstütze) wurde der Talo-Metatarsale-1-Winkel gehalten. Eine weitere Korrektur wäre denkbar

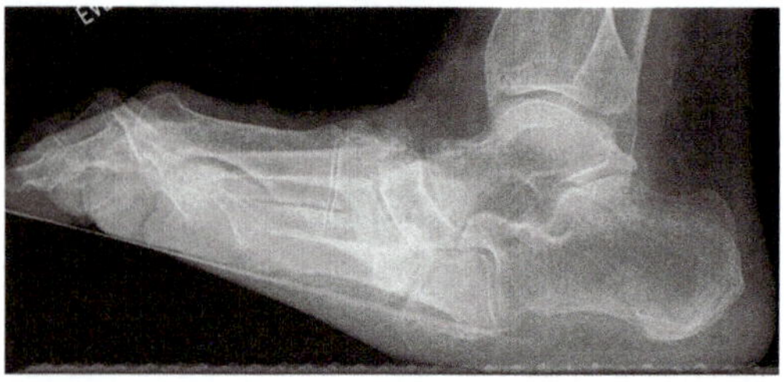

■ **Abb. 6.28** Die Mobilität in einem Charcotfuß kann in der RA dokumentiert werden, wenn die Endstellung fixiert wird, hier mit einem Keil (CS erhebliche Instabilität IVb)

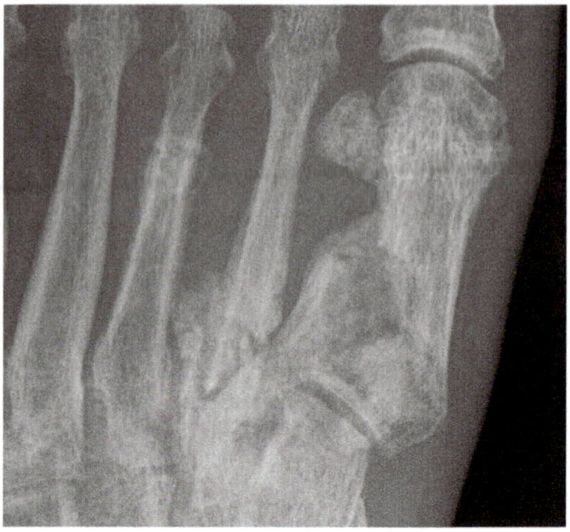

■ **Abb. 6.29** **64 J w, DM Typ 1.** Vor mehreren Monaten war eine schmerzlose Schwellung am rechten Fuß aufgetreten, die unter Schonung in letzter Zeit zurückgegangen ist. Die Weichteile sind intakt. Unter der Diagnose Osteomyelitis wurde mit Antibiotika behandelt. Die RA zeigt am proximalen MT 1 eine lange Schrägfraktur, die zu einer Verkürzung und zur Beseitigung der üblichen Varusstellung geführt hat. Die Fraktur ist durch interfragmentären Kallus belastungsstabil überbrückt. MT 2: V-förmige Fraktur in der proximalen Metaphyse, mit geringer Verkürzung, belastungsstabiler Durchbau durch periostalen Kallus. MT 3: Eine Querfraktur in Schaftmitte hat zu einer geringen Verkürzung geführt. (Die Schrägprojektion zeigt den knöchernen Durchbau deutlich.) (CS Frakturierung IIb, Knochenneubildung abgeschlossen IIIc). Dies ist ein Beispiel für die eher seltenen Charcotfrakturen in den Metatarsalia. Für die Annahme einer Osteomyelitis bestand kein Anhalt, weil keine wesentliche Überwärmung bzw. keine eitrige Fistelung vorlag. Darüber hinaus ist die Kallusbildung nicht mit einer Osteomyelitis vereinbar

Das Fehlen bzw. Vorhandensein von **neugebildetem Knochen** entscheidet darüber, ob nach einer schuh- oder orthopädietechnischen Korrektur eine Konsolidierung erwartet werden kann. Eine frische Fraktur liegt vor, wenn der Frakturfläche kein neuer Knochen aufliegt. Ein CT liefert genauere Befunde (■ Abb. 6.8a, b). Die abgeschlossene Knochenheilung ist an der Bälkchenstruktur des Kallus und der abschließenden Knochenlamelle (reifer Knochen), zu identifizieren (■ Abb. 6.15c, ■ Abb. 6.29).

Die **Knochenprominenz,** die ein Ulkus auslöst, ist meist auf tangentialen Aufnahmen zu erkennen (■ Abb. 6.15c–e), wobei die Bleimarkierung des Ulkus hilfreich sein kann (■ Abb. 6.15b). Bezüglich Veränderungen aufgrund von Infektionen siehe auch ▶ Kap. 7 und 8.

Ausgedehnte **Knochennekrosen**, die sich als Sekundärveränderungen bei Unterbrechung der Durchblutung ergeben können, sind an der verdichteten Knochenstruktur und der verminderten Strahlentransparenz zu erkennen (■ Abb. 6.30). Nicht selten wird angenommen, dass Knochenverlust die Folge

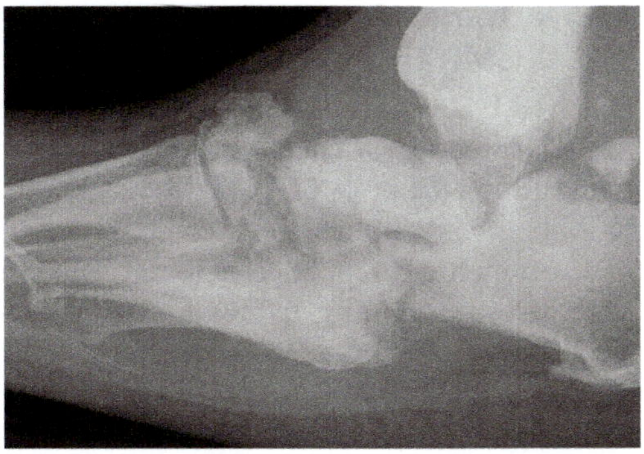

Abb. 6.30 m 51 J. Die RA zeigt einen weitgehend destruierten und dislozierten Talus mit verdichteter Knochenstruktur. Die technisch eingeschränkte RA legt die Annahme einer Talusnekrose nahe, die sich intraoperativ bestätigt hat

einer Knochennekrose sei wie in Abb. 6.9. Dem ist jedoch nicht so. Der Knochenverlust ist auf den osteoklastischen Abbau, also eine vitale Reaktion zurückzuführen. Zur genauen Beurteilung der Ausdehnung einer Nekrose ist ein MRT erforderlich.

6.4.2.3 Computertomografie (CT)

Die Computertomografie zum CF hat in der Literatur eine „untergeordnete Rolle" Bedeutung, wenn überhaupt auf diese eingegangen wird. Tatsächlich ist das CT in mehrerer Hinsicht hilfreich u. a., weil bereits geringe Veränderungen in den kalziumhaltigen Geweben überlagerungsfrei dargestellt werden. Dazu gehören die Resorption, die Frakturierung, die Fehlstellung und die Knochenneubildung. Darüber hinaus lässt sich an CT-Aufnahmen zur Charcotgenese eindrücklich demonstrieren, dass die gängigen Annahmen zur „neurotraumatischen Theorie" unzutreffend sind (Übersicht „Spezifische Aussagen durch die Computertomografie)).

Spezifische Aussagen durch die Computertomografie

- Beginnende Knochenresorption innerhalb des Knochens und an der Peripherie
- Entmineralisierung
- Früher Nachweis von Fraktur und Destruktion
- Ursache und Ausmaß einer Fehlstellung
- Überlagerungsfreie Darstellung von Ausrissfragmenten am Ansatz von Sehnen und Gelenkbändern besonders am Mittel- und Rückfuß
- Details zu Luxationen
- Beginn der Knochenneubildung
- Abschluss der Knochenneubildung
- Knöcherner Durchbau, spontan oder nach operativer Behandlung

Knochenresorption

Die initial aufgeweiteten Havers'schen Kanäle werden dargestellt (Abb. 6.7a, b). Deren vermehrtes Auftreten ist pathologisch und zeigt eine Zunahme des Abbauprozesses an. Dies kann unterschiedliche Ursachen haben: Im Zusammenhang mit einer PNP ist in erster Linie an einen Charcotprozess zu denken. Eine geringe Vermehrung der Umbaueinheiten ist klinisch ohne Bedeutung, solange damit keine Frakturgefährdung einhergeht (CS Ib, Abb. 6.7). Eine deutliche Zunahme der Größe und der Anzahl der Resorptionshöhlen vermindern die Belastbarkeit (Abb. 6.7c). Wenn die Resorptionstätigkeit zu erheblichem Knochenabbau geführt hat, stellt sich das in der Übersichtsaufnahme und im CT als Entmineralisierung dar (Abb. 6.6).

Bei weiterem Knochenabbau bricht der Knochen unter alltäglicher Belastung i. S. einer pathologischen Fraktur (Abb. 6.7d). Außerhalb der Hauptbelastung bedeutet eine größere Resorptionshöhle u. U. keine Gefahr für einen Einbruch. Die osteoklastische Aktivität kann sich über Knochengrenzen hinweg auf Nachbarknochen ausbreiten (Abb. 6.7c, d). Im Extremfall können ganze Knochen eliminiert werden (Abb. 6.9).

Frakturierung

Im CT ist zu erkennen, dass die Frakturen durch die Resorptionszysten verlaufen

(◘ Abb. 6.2c, ◘ Abb. 6.7c, ◘ Abb. 6.8b, ◘ Abb. 6.13c, ◘ Abb. 6.16b, ◘ Abb. 6.32).

Es kann wichtig sein, auch kleine Knochenfragmente zu erkennen (◘ Abb. 6.13c, ◘ Abb. 6.34a–c). Damit lässt sich z. B. die Ursache einer subtalaren Luxation oder Tibialis-posterior-Insuffizienz erkennen. Gleichzeitig sind solche Befunde ein Beleg gegen die Annahme von Bandrupturen im Rahmen eines Charcotprozesses. Vielmehr handelt es sich um knöcherne Ausrisse von Sehnen- und Bandansätzen. Sie sind eine Bestätigung für die zentrale Bedeutung der neurogenen Osteolyse.

Die CTs zeigen das Ausmaß eines Knochendefekts genauer als eine RA (◘ Abb. 6.2c, ◘ Abb. 6.8a, b). Der Verlauf einer Fraktur ist im CT exakt zu verfolgen (◘ Abb. 6.16b, ◘ Abb. 6.17, ◘ Abb. 6.32, ◘ Abb. 6.19a–c).

▪▪ Knochenneubildung

Frische Frakturen sind daran zu erkennen, dass der Frakturfläche kein junger Knochen aufgelagert ist (◘ Abb. 6.7c, d, ◘ Abb. 6.8b). Später wird Osteoid angelagert, das im weiteren Verlauf mineralisiert wird, sodass Geflechtknochen entsteht (◘ Abb. 6.16b, ◘ Abb. 6.32). Abschließend wird der Geflechtknochen durch Lamellenknochen ersetzt. Man kann diesen an ehemaligen Frakturflächen (◘ Abb. 6.19b) und an Kallusformationen (◘ Abb. 6.33) erkennen.

▪▪ Knöcherner Durchbau

Wenn nach Sistieren der Osteoklasie die Resorptionsflächen zweier Knochen in engem Kontakt stehen, kann es durch Knochenneubildung zu einer Überbrückung kommen. Der Grad des knöchernen Durchbaus lässt sich im CT erkennen (◘ Abb. 6.11c, ◘ Abb. 6.14, ◘ Abb. 6.33b). Entsprechend lässt sich das Ausmaß des knöchernen Durchbaus nach Arthrodese anhand von CT-Aufnahmen beurteilen (◘ Abb. 6.50f, ◘ Abb. 6.53d, ◘ Abb. 6.57d, e). Umgekehrt kommt auch die ausgebliebene Überbrückung zur Darstellung (◘ Abb. 6.19b, c).

6.4.2.4 Magnetresonanztomografie (MRT)

Das **MRT** kommt v. a. für den Frühcharcot zur Klärung des Ödemstadiums (CS Ia) zur Anwendung (◘ Abb. 6.1b, ◘ Abb. 6.23a, b, ◘ Abb. 6.35a). Man sieht, welche Knochen bzw. ob mehrere Knochen beteiligt sind. In Verlaufsuntersuchungen lässt sich darstellen, ob das Ödem abgeklungen ist (◘ Abb. 6.23b). In fortgeschrittenen Stadien werden die Frakturen und Destruktionen sowie die Fehlstellungen dargestellt (◘ Abb. 6.35b). Darüber hinaus lässt sich im MRT klären, ob Knochen der Nekrose anheimgefallen sind (► Kap. 7 und 8).

6.4.2.5 Knochenszintigrafie und PET-CT

Mit der Knochenszintigrafie und PET-CT werden die Areale vermehrten Knochenumbaus dargestellt. Mit den Verfahren lässt sich nicht sicher unterscheiden, ob der vermehrte Knochenumbau auf ein Ödem, eine Inflammation oder Infektion zurückgeht. Es wird immer wieder angeführt, dass eine Differenzierung mit einer Leukozytenmarkierten Szintigrafie möglich ist. In der Praxis hat sich dies für uns nicht bestätigt. Wie unter ► Abschn. 6.4.1.2 ausgeführt, ist in aller Regel die wesentliche Unterscheidung auf der Grundlage des klinischen Befundes und der anderen bildgebenden Untersuchungen möglich.

Eine seltene Indikation für eine Szintigrafie sehen wir, wenn eine Kontraindikation für ein MRT vorliegt und der Verdacht auf eine Knochennekrose abzuklären ist.

6.4.2.6 Bildgebende Darstellung nach Stadien

▪▪ CS I, Frühcharcot

- Im Stadium Ia besteht im klinischen Befund ein Weichteilödem. Die RA und das CT sind zunächst negativ. Im MRT ist das Ödem im Knochen und in den Weichteilen zu erkennen (◘ Abb. 6.1b, ◘ Abb. 6.35a) Das MRT ist das Verfahren der Wahl zum Nachweis für dieses Stadium.

- Das Stadium Ib ist durch den Beginn der osteoklastischen Resorption charakterisiert. Diese sind im CT frühzeitig zu erkennen (◘ Abb. 6.7). Wenn die osteoklastische Resorption nicht zum Stillstand kommt, weiten sich die Knochenhöhlen kontinuierlich aus (◘ Abb. 6.7b, c). Im CT sieht man die zunehmende Osteolyse, die große Höhlen (◘ Abb. 6.8b) und sogar den vollständigen Knochenverlust hervorrufen kann (◘ Abb. 6.9).
- Die Osteoklastenaktivität kommt früher oder später zum Stillstand (CS Ic). Dann werden die Resorptionshöhlen mit einer dünnen Knochenlamelle ausgekleidet, was im CT zu erkennen ist (◘ Abb. 6.7b).
- Bei einem ausgedehnten Knochenabbau kann man auch in der RA eine Entmineralisierung erkennen (◘ Abb. 6.6b)

CS II, Frakturen und Knochenverlust

- Stadium II bedeutet Frakturen und Knochenverlust (◘ Abb. 6.26, ◘ Abb. 6.27, ◘ Abb. 6.29). Das Muster der Frakturen und des Knochenverlustes ist außerordentlich vielfältig und hängt von der Größe des Knochens und der Osteoklastenaktivität ab. Charakteristikum der Charcotveränderungen ist der Knochenverlust ohne tumorspezifische Reaktion.
- Stadium IIb bedeutet begrenzte Frakturierung, (◘ Abb. 6.7c, ◘ Abb. 6.10)), oder begrenzter Knochenverlust (◘ Abb. 6.17, ◘ Abb. 6.32, ◘ Abb. 6.24).
- Stadium IIc: Die ◘ Abb. 6.2b, c und ◘ Abb. 6.7d zeigen eine ausgedehnte Frakturierung und die ◘ Abb. 6.8, ◘ Abb. 6.9, ◘ Abb. 6.11 und ◘ Abb. 6.26 einen größeren Knochenverlust.

CS III, Knochenneubildung

Im Stadium IIIa ist noch keine Knochenneubildung eingetreten (◘ Abb. 6.7c, d, ◘ Abb. 6.8a, b). Die beginnende Knochenneubildung (CS IIIb) ist in der RA, wenn überhaupt, nur angedeutet nachweisbar. Sie kommt im CT zur Darstellung (◘ Abb. 6.11, ◘ Abb. 6.14, ◘ Abb. 6.16). Die abgeschlossene Knochenneubildung (CS IIIc) ist häufig in der RA zu erkennen (◘ Abb. 6.9 ◘ Abb. 6.10, ◘ Abb. 6.15, ◘ Abb. 6.29). Die Darstellung im CT ist jedoch genauer (◘ Abb. 6.19).

CS IV, Instabilität

Die Instabilität eines Charcotfußes wird in der Regel durch die klinische Prüfung der Mobilität erkannt. Mit der RA besteht die Möglichkeit das Ausmaß der Instabilität zu dokumentieren (◘ Abb. 6.28).

CS V, Fehlstellung

Das Ausmaß der Fehlstellung ist ein wichtiger Aspekt für die klinische Bedeutung eines Charcotfußes. Abhängig von den lokalen Gegebenheiten sind sie teils besser in der RA teils besser im CT darzustellen. Beispiele für geringe Fehlstellungen (CS Va) sind die ◘ Abb. 6.8 und ◘ Abb. 6.10. Größere Fehlstellungen (CS Vb) zeigen die ◘ Abb. 6.17, ◘ Abb. 6.27, ◘ Abb. 6.29. Endgradige Fehlstellungen bzw. Luxationen (CS Vc) sieht man in den ◘ Abb. 6.2, ◘ Abb. 6.11, ◘ Abb. 6.16, ◘ Abb. 6.31, ◘ Abb. 6.34, ◘ Abb. 6.11, ◘ Abb. 6.31, ◘ Abb. 6.2b, c, ◘ Abb. 6.34a–c, ◘ Abb. 6.16.

Sekundärveränderungen

Bei sekundären Veränderungen beim Charcotfuß geht es am häufigsten um Infektionen seltener um Nekrosen. Infektionen werden in den ► Kap. 7 und 8 behandelt. Nekrosen können entstehen, wenn durch eine Dislokation die Gefäßversorgung eines Knochens unterbrochen worden ist. Dies findet man bisweilen am Talus, in dem der nekrotische Knochen eine höhere Röntgendichte als die Nachbarknochen aufweist. Dies Phänomen ist im CT früher zu erkennen als in der RA (◘ Abb. 6.30).

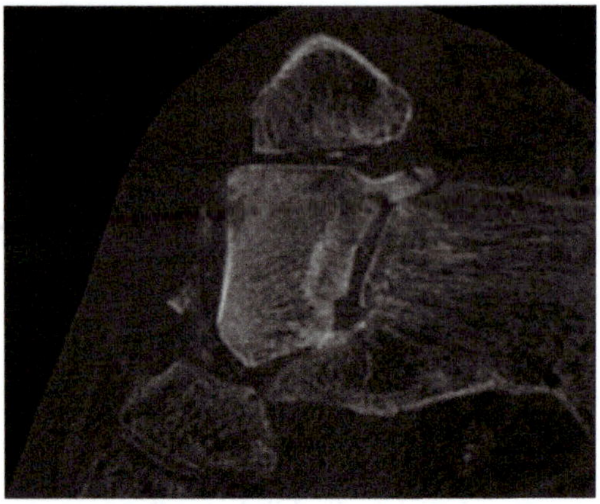

◘ Abb. 6.31 Das sagittale CT zeigt die Luxation des Talus mit Drehung um 90°. Die Dichte des Talus ist höher als die der umgebenden Knochen, weil dieser sich nicht an der reflektorischen Entmineralisierung beteiligt hat. Dies entspricht einer Talusnekrose aufgrund von Gefäßrupturen nach Luxation (CS Fehlstellung, Luxation: Vc)

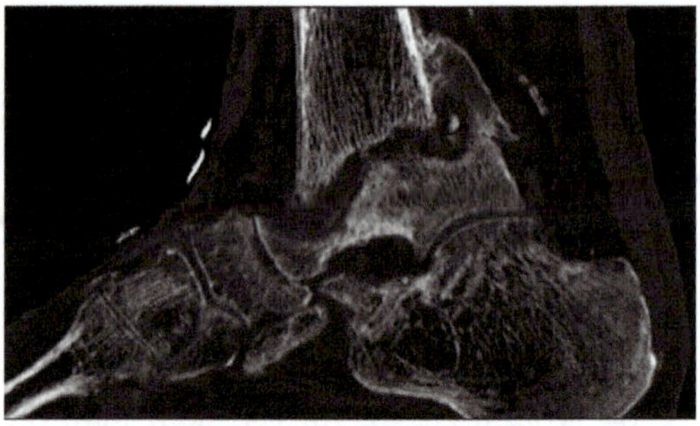

◘ Abb. 6.32 75 J m. DM Typ 2, (RA siehe ◘ Abb. 6.20). In der sagittalen CT Aufnahme sieht man den Verlust des oberen Sprunggelenks durch Osteolyse der distalen Tibia und der kranialen Anteile des Taus. Die unregelmäßigen Begrenzungen der Knochenflächen sind typisch für die Osteoklastenaktivität. Dorsal besteht eine überbrückende, jedoch nicht stabilisierende Knochenspange. Es sind keine Veränderungen vorhanden, die als direkte oder indirekte Traumafolgen gedeutet werden können (CS Teilverlust der Knochen IIb, Knochenneubildung: aktiv IIIb)

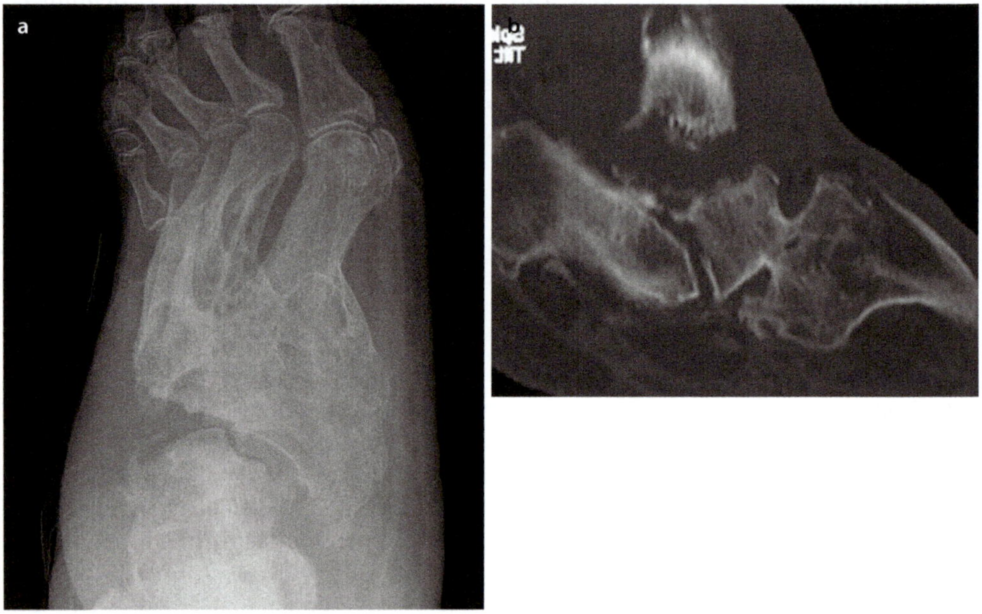

◘ Abb. 6.33 a,b **m 71 J.** Charcotfuß seit mehreren Jahren mit plantarem Ulkus. Patient von ◘ Abb. 6.18c, 16 Monate später. **a** In der Schrägaufnahme fehlen das Kuboid und das laterale Keilbein. Die verbliebenen kleinen Tarsalknochen sind mit den distalen Anteilen der Metatarsalia durch eine große Kallusmanschette fusioniert (KNB IIIc). Der neu gebildete Knochen ist trabekulär strukturiert und durch Lamellen abgegrenzt, sodass der Beginn des Charcotprozesses passend zur Anamnese länger zurück liegen muss (CS abgeschlossene Knochenregeneration IIIc). **b** Das CT nach zwei Jahren zeigt eine knöcherne Brücke zwischen dem Kuboid und dem Konglomerat der angrenzenden Mittelfußknochen. Dabei handelt es sich um einen älteren Vorgang, weil es sich um die Bälkchenstruktur von reifer Spongiosa handelt. Der Talus ist durch Resorption in einem zweiten Charcotprozess verloren gegangen. Man sieht die Resorptionsfront am proximalen Kuboid und an der distalen Tibia

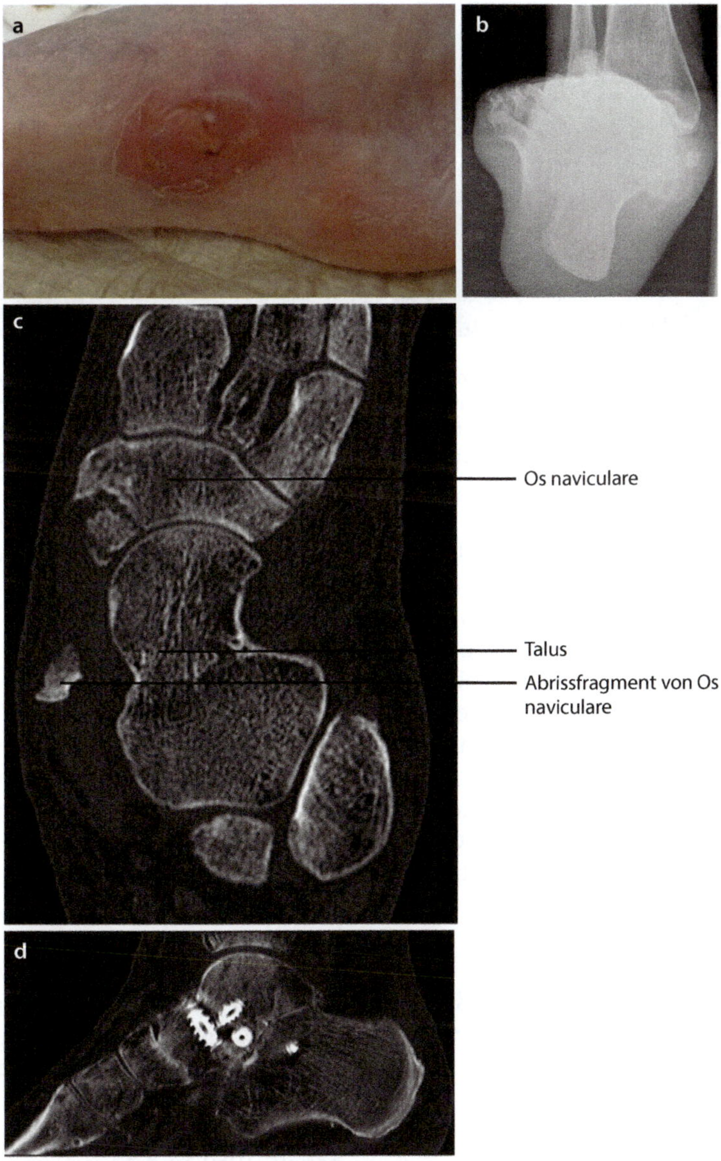

Abb. 6.34 a–d **w 72 J.** Die Patientin hatte ohne Trauma eine rasch zunehmende Plattfußbildung i. S. einer Tibialis-posterior-Insuffizienz erlebt. **a** Unter dem Navikulare hat sich ein Ulkus mit mäßiger Sekretion entwickelt (Weichteilschaden Ulkus bis in Subkutis 4bi). **b** Die Saltzman-Aufnahme ergab eine Valgusstellung des Kalkaneus von 20°. (CS Mittelgradige Fehlstellung Vb). Außerdem fand sich ein knapp erbsgroßes Knochenfragment an der Medialseite des Talus, dessen Bedeutung in der RA nicht zu erkennen ist. **c** Der horizontale CT-Schnitt zeigt i. W. zwei Fragmente aus dem Ansatz der Tibialis-posterior-Sehne am Navikulare. Ein Fragment ist in anatomischer Position verblieben. Das andere ist durch den Zug der Tibialis-posterior-Sehne nach proximal disloziert, was die Symptomatik der Tibialis-posterior-Dysfunktion erklärt (CS Frakturierung Stadium IIb; Fehlstellung Vc). Dies ist ein weiterer Beleg dafür, dass es beim Charcotprozess nicht zu Bandrupturen, sondern als zu knöchernen Sehnen- oder Bandausrissen kommt. Außerdem zeigt der Befund, dass ein kleiner Befund am Knochen, erhebliche Bedeutung haben kann. **d** Acht Wochen nach Triplearthrodese. Im CT sieht man die beginnende knöcherne Überbrückung im Subtalar- und im Talonavikulargelenk

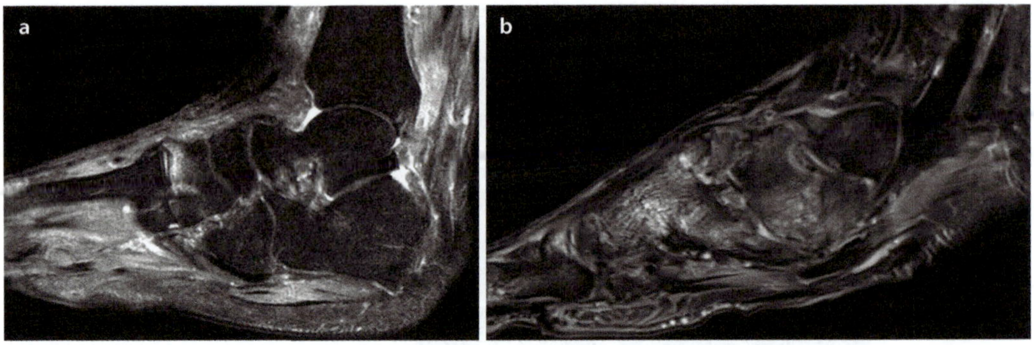

Abb. 6.35 a, b **a** Stadium der Frakturierung: Frühes Stadium der neurogenen Osteopathie mit initialer Impressionsfraktur und Frakturödem im Os cuneiforme mediale (CS IIa). **b** Der Patient hat die vorgesehene Entlastung nicht eingehalten. Innerhalb von zwei Jahren ist es zu einer erheblichen Destruktion der Fußwurzelknochen gekommen (mit begleitendem, diffusem Frakturödem) (CS Frakturierung IIc, Fehlstellung/ Deformation Vb-c)

Postoperative Kontrollen

Die postoperativen Kontrollen stellen eine Standardindikation für die Bildgebung dar. Die Erstuntersuchung ist gewöhnlich die RA (Abb. 6.2e, Abb. 6.8c, Abb. 6.12b, Abb. 6.54, Abb. 6.55, Abb. 6.57c, f). An dieser lässt sich die Stellung der Fragmente bzw. der Knochen beurteilen. Ebenfalls stellt sich ein fortgeschrittener knöcherner Durchbau dar. Den beginnenden knöchernen Durchbau stellt das CT das (Abb. 6.34d, Abb. 6.50f, Abb. 6.53d, Abb. 6.57d, e).

6.5 Therapie des Charcotfußes

Sigurd Kessler, Christoph Volkering und Sandra Sommerey

6.5.1 Vorbemerkung

Sigurd Kessler, Christoph Volkering und Sandra Sommerey

Die Stadien des CF haben unterschiedliche klinische Bedeutung. Die frühen Stadien gehen mit einer geringen Beeinträchtigung einher, die mittleren schränken die Lebensqualität durch Fehlstellung und Instabilität ein und die späten gefährden die Gliedmaße und das Leben. Wenn die initialen Symptome erkannt und unmittelbar behandelt werden, lassen sich alle einschränkenden Folgen vermeiden auch die dramatischen.

6.5.2 Geschichte der Behandlung des diabetischen Charcotfußes

Sigurd Kessler, Christoph Volkering und Sandra Sommerey

Bis 1990 wurde der Charcotfuß überwiegend nicht-operativ (wie unter ► Abschn. 5.6 ausgeführt, vermeiden wir meist den Ausdruck „konservativ" und verwenden stattdessen „non-operativ" oder „nicht-operativ") mit Orthesen oder Casts behandelt (Baumgartner et al. 1995; Greitemann 2002). Samilson et al. hatten jedoch bereits 1959 und Stuart und Morrey 1990 über Behandlungen durch Arthrodese berichtet (Samilson et al. 1959; Stuart und Morrey 1990). Brodsky und Rouse haben 1993 über die Abtragung von ulkusverursachenden Prominenzen berichtet (Brodsky und Rouse 1993). Für Deutschland war es Lehrmeinung, dass es beim CF nicht möglich sei, eine Knochenheilung nach Korrekturoperation zu erreichen (Wetz 1997), während in den USA seit den 1990er-Jahren vermehrt eingebrochene

Charcotfüße operativ korrigiert wurden (Clohisy und Thompson 1988; Early und Hansen 1996; Marks et al. 1998; Schon und Marks 1995; Thompson und Clohisy 1993). Schließlich wurden auch in Deutschland die Prinzipien übernommen (Kessler et al. 1999).

Inzwischen ist akzeptiert, dass eine knöcherne Heilung nach Korrekturoperationen möglich ist, wenn die erforderlichen Prinzipien eingehalten werden (Armstrong und Lavery 1997; Schon und Marks 1995). Aktuelle Fragen sind, wann eine non-operative und wann eine chirurgische Behandlung indiziert ist und was die günstigen Operationsverfahren sind.

6.5.3 Therapieziele

Sigurd Kessler, Christoph Volkering und Sandra Sommerey

Im Initialstadium (CS I) ist es das Ziel, das Ödem und die Osteoklastenaktivität durch Entlastung und Immobilisation zum Abklingen zu bringen. Auch begrenzte Frakturen (CS IIa) mit geringer Instabilität (CS IVa) ohne Fehlstellung (CS Va) sind auf diese Weise zu beherrschen. Solange eine Zunahme der Fehlstellung oder ein Ulkus nicht zu befürchten ist, kann belastet werden. Bei einer Beeinträchtigung der Steh- und Gehfunktion sowie einem (drohendem) Ulkus sind Deformationen zu korrigieren, und zwar anfangs durch Schuh- und Orthopädietechnik und in fortgeschrittenen Stadien durch chirurgische Maßnahmen. Bei der Entscheidung zur Therapie ist auch die Heilungszeit zu berücksichtigen, weil manchen Patienten eine lange Heilungszeit nicht zuzumuten ist.

Bei Schmerzfreiheit tolerieren Neuropathiepatienten eine straffe Pseudarthrose. Solange keine weiteren Komplikationen, wie relevante Fehlstellung oder Instabilität, vorliegen, kann diese akzeptiert werden. Bei einer tiefen Infektion muss die chirurgische Ausräumung oder – seltener als vielfach angenommen – die Amputation vorgenommen werden (► Kap. 7, 8, 9).

6.5.4 Besonderheiten in der Behandlung des Charcotfußes

Sigurd Kessler, Christoph Volkering und Sandra Sommerey

Bei der Planung der Therapie müssen heilungs-behindernde und -fördernde Faktoren berücksichtigt werden. Eine **Behinderung der Knochenheilung** geht im frühen Stadium von einer Osteoklastenaktivität, im fortgeschrittenen Stadium von einer Instabilität und im späten Stadium von einer Abdeckelung der Frakturfläche durch kortikale Lamellen aus (◘ Abb. 6.15c, ◘ Abb. 6.19b, c). Eine Infektion schließt eine Knochenheilung aus. Auch avitale Knochenfragmente können die Frakturheilung ausschließen. Außerdem sind allgemeine Faktoren wie hohes Alter und ein reduzierter Kräftezustand zu berücksichtigen ebenso wie Begleiterkrankungen z. B. Niereninsuffizienz, KHK, Leberzirrhose und Alkoholkrankheit. Diese sind auch für die Nachbehandlung wegen der längeren Entlastungszeit von Bedeutung. Da die Neuropathiepatienten nicht merken, wenn sie den Fuß belasten, sind Sicherungssysteme einzuplanen wie Casts, Orthesen oder ein externer Fixateur.

Die Knochenheilung beim CF ist besser als vielfach angenommen, weil auch ausgedehnte Arthrodesen bei korrekter Versorgung heilen. Ein blandes Ulkus stellt keine Kontraindikation für eine interne Osteosynthese dar, auch wenn das verschiedentlich behauptet wird.

6.5.5 Nicht-operative Behandlung des Charcotfußes

6.5.5.1 Grundsätze der stadienabhängigen Therapie

Sigurd Kessler, Christoph Volkering und Sandra Sommerey

■ ■ Frühcharcot (CS I)

Publikationen zur Behandlung von Frühstadien sind selten (Christensen et al. 2012; Holmes et al. 2015; Modricker 2008; Petrova und Edmonds 2016; Stark et al. 2016; Yu und Hudson 2002). Leider wird meist keine strikte Abgrenzung zwischen einem reinen Ödem, einer Knochenresorption und frischen Frakturen vorgenommen. Unter diesen Bedingungen bleibt unklar, ob nur marginale oder bereits ausgedehnte Frakturen vorliegen (Stark et al. 2016). Aufgrund der unterschiedlichen Therapie ist eine klare Differenzierung wichtig. Zwar gehen von dem Ödemstadium keine direkten Gefährdungen aus. Es können jedoch schnell die bekannten Komplikationen auftreten (Wukich et al. 2011a).

Yu und Hudson berichteten 2002 über zwei Patienten mit röntgennegativer Weichteilschwellung ohne MRT-Untersuchung (Yu und Hudson 2002). Sie haben für drei Wochen im Kompressionsverband und für 12–16 Wochen im Cast bei Gabe von Bisphosphonaten behandelt. Modricker hatte 2008 15 Patienten mit 17 befallenen Füßen mit einem Knochenödem im MRT und unauffälligen CR prospektiv über 2 Jahre verfolgt (Modricker 2008). Die klinische Symptomatik bestand in Schwellung, Überwärmung und/oder Schmerz. Es handelt sich um die einzige uns bekannte Studie, die sich ausschließlich auf das initiale Ödem mit ausgeschlossener Frakturierung bezieht. Es erfolgten Kontrollen nach zwei, sechs und zwölf Monaten. Die Behandlung bestand in der Entlastung mit Cast, Gehstöcken, Rollator, Rollstuhl oder Bettruhe bis zum Abklingen von Schwellung, Überwärmung oder Schmerzen. Die Dauer der Entlastung betrug 8–16 Wochen. Es ist zu keinem Rezidiv gekommen. Als Schlussfolgerung wurde gezogen, dass für initiale Ödeme eine Entlastung von acht, höchstens 16 Wochen bis zum Abklingen der klinischen Symptomatik angemessen ist. Das Knochenödem kann im MRT noch mehrere Monate nachweisbar sein.

Christensen et al. hatten 56 Patienten mit „akutem Charcotfuß“, mit der Symptomatik Temperaturdifferenz, Weichteilödem, aktive Zonen im Szintigramm und unauffälligem Röntgen retrospektiv untersucht (Christensen et al. 2012). Nach dem Studiendesign ist damit zu rechnen, eine unbekannte Anzahl von Frakturen vorgelegen hat. Die Entlastungsdauer betrug 141 ± 21 Tage, wobei es zu zehn Rezidiven gekommen war.

Holmes et al. bezogen sich in einer Literaturarbeit auf vorausgegangene Publikationen (Sella und Barrette 1999; Shibata et al. 1990), sodass eine nicht bekannte Anzahl von Frakturen eingeschlossen ist (Holmes et al. 2015). Sie weisen auf die Notwendigkeit hin, an den frühen Charcotfuß zu denken und diesen zu behandeln. Es werden keine Angaben zur Dauer der Entlastung gemacht. Petrova und Edmunds publizierten über den „akuten Charcotfuß“, wobei Häufigkeit und Ausdehnung der Frakturen offenbleiben. Die mediane Entlastung betrug zehn Monate (Petrova und Edmonds 2016).

■ ■ Intraossäres Ödem (CS Ia) (◘ Tab. 6.8)

Das initiale Knochenödem, meist begleitet von einer WT-Schwellung, bildet sich bei vollständiger Entlastung in acht bis 16 Wochen wieder zurück (◘ Abb. 6.1b, c, ◘ Abb. 6.23). Die langen Entlastungszeiten in der Literatur hängen möglicherweise damit zusammen, dass auch Frakturen eingeschlossen waren. Für die Behandlung ist es wesentlich, Frakturen und ausgedehnte Osteolysen durch CT auszuschließen. Da-

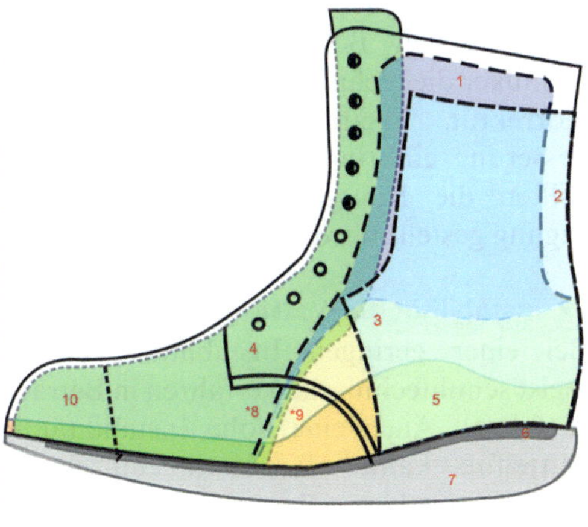

Abb. 6.36 **Bestandteile des orthopädischen Schuhs mit stichpunktartiger Beschreibung der Funktion.** 1. Mit **Knöchelkappe**: lässt Bewegung im OSG zu bei Aussparung der Achillessehne. 2. **Arthrodesenkappe**: bewirkt eine Ruhigstellung im Sprunggelenk. 3. **Hinterkappe**: fixiert die Ferse gegen Varus- oder Valguskippung. 4. **Vorderblatt und Laschenversteifung**: schränkt die Dorsalextension und die Mobilität im Mittelfuß ein, stabilisiert die Schuhform besonders bei Amputationen und überträgt die Hebelkräfte auf die vordere Schienbeinkante. 5. **Diabetes-adaptierte Fußbettung**: Bettung, Stützung, Korrektur des Fußgewölbes, Druckverteilung. 6. **Sohlenversteifung**: schränkt die Bewegung im Vor- und Mittelfuß ein, gleicht Druckspitzen aus. 7. **Keilsohle mit kurzer Standfläche**: stabilisiert die Sohlenform, harmonisiert den Abrollvorgang. 8. **Drehpunkt/Scheitelpunkt der Ballenrolle**, Standard bei Vor- und Mittelfußproblemen. 9. **Drehpunkt der Mittelfußrolle**, Standard bei Rückfuß und Sprunggelenksproblemen. Je weiter dieser nach dorsal verlegt wird, umso früher wird der Abrollvorgang eingeleitet. 10. **Vorderkappe**: erhält die Zehenbox

nach erfolgt die Entlastung für zum Rückgang von Schwellung und Überwärmung. Die Art der Entlastung richtet sich nach dem Kräftezustand und der Zuverlässigkeit des Patienten. Zu wählen ist zwischen Orthesen, Cast, Gehstöcken, Rollator, Rollstuhl und – selten – Bettruhe. Die Entlastung muss nicht bis zum Verschwinden des intraossären Ödems im MRT fortgeführt werden.

Porosierung ohne Frakturierung (CS Ib) (Tab. 6.8)

Eine fortgeschrittene Porosierung erkennt man bisweilen in der RA an der vermehrten Strahlentransparenz (Abb. 6.6a). Eine beginnende Porosierung ist im CT nachzuweisen (Abb. 6.7a, b). Ein erheblicher Knochenverlust bedeutet eine hohe Frakturgefahr (Abb. 6.7c, d), sodass bis zur Konsolidierung entlastet werden muss.

Ödem und Resorption abgeklungen (CS Ic)

Wenn das Weichteilödem ohne Rezidivneigung abgeklungen ist, kann man davon ausgehen, dass auch das Ödem im Knochen in Rückbildung ist. Dann kann mit kontrollierter Belastungssteigerung begonnen werden. Die Freiheit von Ödem im MRT muss nicht abgewartet werden. Sollte es zu einem Wiederauftreten des Ödems können, wird die Belastung noch einmal zurückgefahren. Wenn eine wesentliche Resorption vorliegt, kann erst wieder belastet werden, wenn in der RA oder im CT ein stabiler Wiederaufbau eingetreten ist.

Knochenverlust und Frakturierung (CS II) (Tab. 6.8)

Ausdehnung und Formation des Knochenverlustes und der Frakturen können unterschiedlich ausfallen. Es sollte zwischen dem Minimalschaden, (CS IIa periphere Fraktur) (Abb. 6.5b), einer Teilfraktur bzw. mittelgradiger Knochenverlust (CS IIb) und dem Maximalschaden, Trümmerfraktur (IIc) (Abb. 6.5c) oder Verlust des gesamten Knochens (Abb. 6.9), differenziert werden. Solange es sich um frische Frakturen handelt, die manuell korrigiert werden können, ist die Schuhtechnik indiziert. Nach der Versorgung erfolgt die Entlastung bis in der klinischen Untersuchung die Stabilisierung eingetreten ist. Der knöcherne Durchbau ist nicht in jedem Fall gefordert.

Knochenneubildung (CS III) (Tab. 6.8)

Auf das Ausmaß der Knochenneubildung (KNB) ist bislang wenig geachtet worden. Es ist aber ein wichtiger Unterschied, ob eine frische Fraktur oder eine solche mit abgeschlossener Knochenbildung vorliegt. Bei frischen Frakturen, bei denen noch keine Auflagerung von neuem Knochen erfolgt ist (CS IIIa) (◘ Abb. 6.7c, d) oder bei denen die KNB begonnen hat (CS IIIb) (◘ Abb. 6.14), kann eine knöcherne Fusion zwischen den Fragmenten eintreten, sofern ausreichende Ruhigstellung gewährleistet ist und der Defekt nicht zu groß ist. Dies kann bei der nicht-operativen Versorgung ausgenutzt werden (◘ Abb. 6.11, ◘ Abb. 6.14). Wenn in diesem Stadium die Deformation ausgeglichen und eine angemessene interfragmentäre Ruhigstellung erreicht wird, erfolgt der Durchbau in korrekter Stellung.

Wenn dagegen die KNB abgeschlossen ist und die Frakturfläche von einer durchgehenden Knochenlamelle umhüllt ist (CS IIIc), ist kein reparativer Beitrag von den Frakturflächen mehr zu erwarten (◘ Abb. 6.15c, d, ◘ Abb. 6.19a–c). Damit ein knöcherner Durchbau eintreten kann, ist in diesem Stadium eine operative Dekortizierung und evtl. eine Spongiosaplastik erforderlich.

Das Stadium der frischen Fraktur, in dem noch keine KNB stattgefunden hat, sollte für die Korrektur mit schuhtechnischen Verfahren genützt werden. Voraussetzung ist der Abschied von zwei überholten Prinzipien: Das ist zunächst die Annahme, dass am neuropathischen Fuß keine schuhtechnische Stellungskorrektur vorgenommen werden darf, weil – so die Vorstellung – schädlicher Druck ausgeübt werden muss, der ein Ulkus erzeugt.

Außerdem muss die Gewohnheit aufgegeben werden, Verordnungen nach dem Schema: „Orthopädischer Maßschuh" bei der Diagnose „Charcotfuß" zu erstellen. Wie unter ausgeführt wird, bedarf es zur Verordnung einer exakten Beschreibung des Stadiums (z. B. frische vs. alte Fraktur, intakte Weichteile vs. Wunden) und der Fehlstellung (gering vs. erheblich; mobil vs. fixiert). Außerdem das Therapieziel anzugeben, Bettung, Stützung, Korrektur.

In fortgeschrittenen Stadien ist eine Absprache zwischen Arzt und Schuhtechniker erforderlich. Für die Planung der schuhtechnischen Versorgung soll der Arzt die medizinischen Befunde und der Schuhtechniker die technischen Möglichkeiten zur Korrektur, Fixation und Mobilitätsverbesserung einbringen. Den Schuhmachern sollten die Röntgenaufnahmen zur Verfügung gestellt werden.

▪▪ Instabilität (CS IV) (◘ Tab. 6.8)

Bei einer geringen Instabilität kommen meist schuhtechnische Verfahren in Betracht (CS IVa). Auch eine hohe Instabilität im Mittelfuß kann oft schuhtechnisch beherrscht werden, während eine im Sprunggelenk oft eine operative Stabilisierung erfordert. Fixierte, hochgradige Fehlstellungen erfordern die operative Korrektur (CS IVc) (◘ Abb. 6.2, ◘ Abb. 6.52).

▪▪ Fehlstellungen (CS V) (◘ Tab. 6.8)

Die Möglichkeiten zur Korrektur von Fehlstellungen sind vielseitig. Diese hängen von der lokalen Anatomie ab: Dislokationen an den Zehen haben andere Erfordernisse als am Mittelfuß und wieder andere als am Sprunggelenk. Selbstverständlich hat das Ausmaß des Knochenabbaus große Bedeutung. Von dem Prinzip, jede Normabweichung wieder in die Ursprungsanatomie zurückzuführen, ist man abgekommen, weil Fehlstellungen toleriert werden können, solange sie nicht mit Weichteilschäden, Schmerzen oder wesentlichen Instabilitäten einhergehen. Eine geringe Fehlstellung (CS Va) bedingt selten therapeutische Konsequenzen am Mittelfuß, bisweilen eine diabetesadaptierte Fußbettung (DaF) (◘ Abb. 6.11, ◘ Abb. 6.21). Eine mittelgradige Fehlstellung (CS Vb) kann eine Bedrohung der WT bedeuten, sodass eine DaF oder selten das Abtragen einer Knochenprominenz) indiziert ist (◘ Abb. 6.21c).

Im CS Vc kann es zum Rocker-Bottom-Fuß (◘ Abb. 6.15c, d), zur Luxation von Knochen (◘ Abb. 6.15e) oder Gelenken (◘ Abb. 6.13, ◘ Abb. 6.18b), aber auch zu Abrissfrakturen kommen (◘ Abb. 6.12).

Wenn mit schuhtechnischen Mitteln die Ulkusentstehung vermieden werden kann, werden diese eingesetzt. Im Vorfuß ist typischerweise die Sohlenversteifung bei weitem Zehenraum indiziert. Anschließend ist meist ein Diabetesschutzschuh angemessen. Im Mittelfuß kommen die langstreckige Abstützung des Fußgewölbes in einer DaF und im Rückfuß und Sprunggelenk die Fersenfassung mit Hochschaft und Abrollhilfe zur Anwendung (◘ Abb. 6.41c). Ausgedehnte Deviationen mit hoher Beeinträchtigung, Instabilität und Weichteilgefährdung erfordern eine Operation (◘ Abb. 6.2, ◘ Abb. 6.50, ◘ Abb. 6.51, ◘ Abb. 6.52, ◘ Abb. 6.53, ◘ Abb. 6.54).

Auf die Infektionen an Weichteilen und Knochen wird in den ► Kap. 7 und 8 eingegangen.

6.5.5.2 Orthopädieschuhtechnische Behandlung des Charcotfußes

Michael Möller, Christoph Volkering, Georg Seeßle, Markus Seeßle und Sigurd Kessler

▪ ▪ Vorbemerkung

Beim Charcotfuß kann es zu grotesken Fehlstellungen und bedrohlichen Infektionen kommen. Am Beginn steht ein Ödem im Knochen und in den Weichteilen, das in das Stadium der Knochenresorption übergeht. Diesem folgen Frakturen, Instabilitäten und Deformationen, die ohne Therapie zu chronischen Wunden und septischen Komplikationen führen können. In fortgeschrittenen Stadien sind Amputationen oft nicht zu umgehen.

Die Orthopädieschuhtechnik ist nicht nur für die Therapie der dramatischen Spätbefunde zuständig; vielmehr sollte sie bereits in frühen Stadien zum Einsatz kommen, um Gehbehinderungen und Infektionen zu vermeiden.

Wir verwenden nicht die in der Schuhtechnik übliche Levin Klassifikation, weil sie wichtige Kategorien wie Instabilität, Fehlstellung und Infektion nicht einbezieht. Stattdessen beziehen wir uns auf die oben ausgeführte Klassifikation des Charcotfußes (◘ Tab. 6.8) (► Abschn. 6.3.4.3).

▪ ▪ Bedeutung von Stadium und Lokalisation für die Schuhversorgung

Im **Ödem- und Resorptionsstadium** ist die Entlastung entscheidend (CS Ia und b). Diese kann durch einen TCC, durch industriell gefertigte Unterschenkelentlastungsorthesen in Kombination mit Gehstöcken oder durch einen Rollstuhl erreicht werden. Eine andere Möglichkeit ist die Zwei-Schalen-Entlastungsorthese (◘ Abb. 6.46). Diese kommt für Patienten in Frage, die die Wichtigkeit der konsequenten Entlastung akzeptieren und deshalb gewillt sind, die Orthese konsequent zu tragen.

Es gibt industriell gefertigte Unterschenkelorthesen, bei denen – anders als bei der Zwei-Schalen-Orthese – nicht die vollständige Entlastung angestrebt wird (◘ Abb. 6.44). Hier erfolgt die Entlastung dadurch, dass die Orthese formschlüssig an den Tibiakopf und trichterförmig dem Unterschenkel angepasst wird. Die rigide Bauweise reduziert außerdem die Scherkräfte auf Fuß und Ulzera. Im besten Fall wird hierdurch eine weitestgehende Entlastung erreicht. In der Praxis verbleibt oft eine gewisse Belastung der Fußsohle. Durch eine diabetesadaptierte Fußbettung ggf. mit zusätzlicher Weichbettung an druckexponierten Stellen kann die Last weiter verteilt werden.

Frische Frakturierung (CS IIIa) und die Instabilität oder Hypermobilität (CS IVb) erfordern eine konsequente Entlastung, weil unter Belastung der Knochenverlust und die Fehlstellung vergrößert werden. Frische Frakturen sind solche, bei denen noch keine Knochenneubildung erfolgt oder diese noch im Gange ist. Sie können schuhtechnisch reponiert werden. Darunter kann sich das Fußskelett stabilisieren. Das Zeitfenster innerhalb der ersten zwei Monate, in dem die Frakturflächen noch keine größeren Kallusauflagen aufweisen, muss genutzt werden, um die ungünstige Weiterentwicklung zu größeren Fehlstellungen zu vermeiden.

Nach Abschluss der Knochenneubildung kann ohne Operation keine knöcherne Überbrückung mehr erreicht werden. Solange noch keine Fixierung eingetreten ist, kann die Reposition zwar erfolgen, eine knöcherne Stabilisierung in Korrekturstellung ist aber nicht mehr zu erwarten. Deshalb muss die Stützung des Fußes bei Lotabweichungen auch mit hohen, Knöchel übergreifenden Kappen u. U. lebenslang fortgesetzt werden (◘ Abb. 6.36).

Wenn eine Fixation in erheblicher Fehlstellung eingetreten ist (CS Vc), wie beim Rocker-Bottom-Fuß oder Luxation im Sprunggelenk, bedeutet das ein extremes Ulkusrisiko, das meist nur mit einer Operation beseitigt werden kann. Bei begrenzter Fehlstellung (CS Vb) kann mit einer sorgfältigen Bettung eine Ulkusentwicklung oft verhindert werden.

▪ ▪ Schuhtechnische Pathomechanik des Charcotfußes

Bei der Versorgung des CF sind die statischen Veränderungen am Knochen und die dynamischen Veränderungen an den Muskeln als Folge der Neuropathie zu berücksichtigen. Bekanntermaßen übt die Belastung an den Knochen des Mittelfußes dorsal Druck und plantar Zug aus (◘ Abb. 6.41). Der Fuß wird also bei jedem Abrollvorgang plantar auseinandergezogen und dorsal gestaucht. Bei einen Charcotprozess im Mittelfuß entsteht damit ein Plattfuß, wobei bisweilen die proximalen Knochen unter die distalen „tauchen“ (◘ Abb. 6.52a). Bei einer medial oder lateral gelegenen Osteolyse kann zusätzlich oder ausschließlich eine Adduktion oder Abduktion des Vorfußes resultieren.

Die Polyneuropathie hat zur Folge, dass die kleinen Fußmuskeln in der Funktion ausfallen. An der Unterschenkelmuskulatur ergibt sich eine Schwächung und eine Verkürzung. Die Verkürzung der Wadenmuskulatur führt zunächst zu einer Einschränkung der Dorsalextension und später zu einer Spitzfußstellung. Im Rückfuß und Sprunggelenk kann der Charcotprozess zu einer Varus- oder Valgusdeviation führen, die im Extremfall Ulzera am Außen- oder Innenknöchel bedingen (◘ Abb. 6.2a).

▪ ▪ Orthopädische Maßschuhe

Orthopädische Maßschuhe sind handwerklich gefertigte Schuhe für Füße, die aufgrund einer Deformation oder einer Behinderung in der Funktion eingeschränkt sind (◘ Abb. 6.36). Es können spezielle korrigierende Elemente in den Schuh eingebaut werden. Die Patienten erhalten als Grundausstattung zwei Paar Straßenschuhe und ein Paar Hausschuhe. Darüber hinaus sind Badeschuhe sowie Sportschuhe verordnungsfähig. Alle orthopädischen Schuhe müssen durch die Krankenkasse genehmigt werden. Straßenschuhe werden nach zwei, Hausschuhe gewöhnlich nach drei bis vier Jahren oder nach erhöhtem Verschleiß ersetzt.

Was kann mit dem Maßschuh erreicht werden?

- Entlastung, Druckverteilung
- Stabilisierung, Ruhigstellung
- Stellungskorrektur
- Ersatz ausgefallener Gelenkfunktionen
- Längenausgleich

Orthopädische Maßschuhe sind indiziert, wenn Probleme wie Fehlstellungen und Instabilitäten durch Zurichtung von Konfektionsschuhen nicht behoben werden können oder wichtige Gründe gegen eine Operation sprechen. Sie sind nicht indiziert, wenn eine Korrektur durch Zurichtung und die Versorgung mit Diabetes-Therapieschuhen möglich ist oder wenn erhebliche Fehlstellungen besonders mit Wunden und Infektionen eine operative Behandlung erfordern.

Solange die Fehlstellung mobil ist (CS IVb), sollte die abgewichene Ferse schuhtechnisch reponiert und fixiert werden. Dies erfolgt durch eine mediale, laterale oder beidseitige Knöchelkappe oder durch Arthrodesenkappen (◘ Abb. 6.36).

Herstellung Der Aufbau und die Konstruktion von Maßschuhen sind auf die Anforderungen abzustimmen. Eine Tätigkeit im Haushalt erfordert eine andere Ausführung als eine für die Fabrik, ein Vielgeher braucht eine andere als ein Weniggeher. Für Diabetiker sind oft spezielle Materialien zu verwenden z. B. dehnbare Stoffe. weiche Nappa- oder Veloursleder.

Zusammengefasste Darstellung der Anfertigung und der funktionellen Elemente von Orthopädischen Schuhen:

I. **Maßnehmen** mit Maßband, Blau- oder Gipsabdruck oder Fußscan (2D, 3D)
II. **Grobe Leistenfertigung:** Als Leisten (Fußpositiv) stehen solche aus Holz aus der Leistenbibliothek, individuell nach Gipsabdruck gegossene, aus Kunststoff oder solche in CAD/ CAM-Fertigung zur Wahl. Diese werden nach Erfordernis bearbeitet (◘ Abb. 6.37).
III. **Die Folienanprobe:** Im durchsichtigen Folienschuh werden mögliche Druckstellen und Prominenzen besonders an Knöcheln und Zehen angezeichnet, damit der Maßschuh gezielt nachgearbeitet werden kann (◘ Abb. 6.43d).
IV. **Feine Leistenfertigung:** Anatomische, statische und dynamische Besonderheiten werden für eine optimale Passform und Funktion in den Leisten eingearbeitet Die Konturen oder Korrekturen für die DaF werden ebenfalls in das Fußpositiv eingearbeitet.
V. **Der Bettungsbau:** Die Fußbettung überträgt die Last vom Fuß auf den Schuh. Mit dieser lassen sich Defekte ausgleichen. Auch kann eine lokale Entlastung, eine Stützung oder eine Druckumverteilung vorgenommen werden. Sie ist wesentlich für den Therapieerfolg und den Tragekomfort verantwortlich.

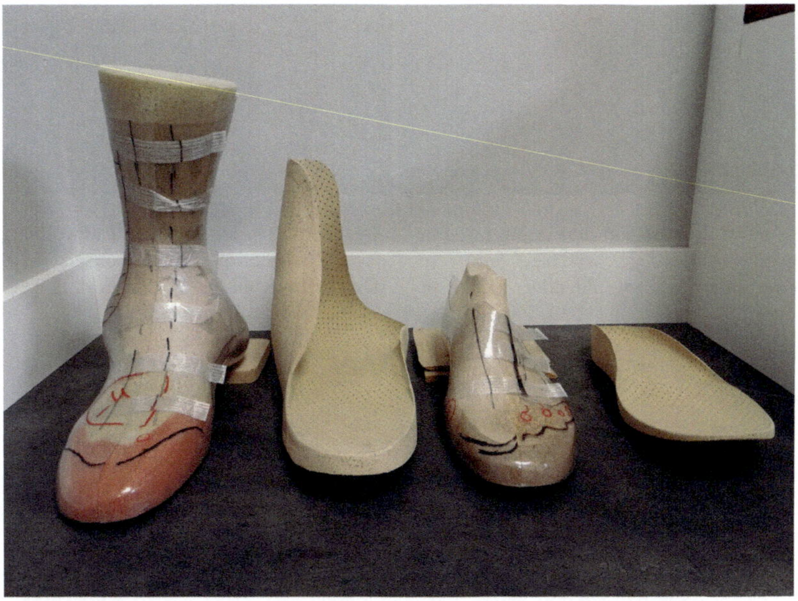

◘ **Abb. 6.37** **Folienanprobe.** Dargestellt sind vier Leisten, zwei für Halbschuhe und zwei für Überknöchelschuhe. Markierungen zeigen an, wo an dem Maßschuh noch Veränderungen vorgenommen werden müssen: Rot: Veränderungen an Länge und Prominenzen; schwarz: Veränderungen zu Volumina und Abtragungen

Aufbau und Wirkungsweise der Diabetes adaptierten Fußbettung siehe auch ▶ Kap. 5 (◘ Abb. 5.30, ◘ Abb. 6.39).

Um zu verhindern, dass der Fuß von der Einlegesohle rutscht, muss insbesondere lateral, aber auch medial ein Gegenlager angelegt werden (◘ Abb. 5.30).

Solange keine fibröse oder knöcherne Einsteifung eingetreten ist, kann die Fehlstellung schuhtechnisch korrigiert werden. Die Korrekturen stellen bei der Herstellung eine Herausforderung dar, weil eine einfache Bettung sinnlos ist (◘ Abb. 6.38a, b). Richtigerweise erfolgt das durch eine DaF **mit Sustentakulumstütze**, die das Fußgewölbe reponiert und stützt (◘ Abb. 6.39, ◘ Abb. 6.40a, b). Gegen ein derartiges Vorgehen wird häufig argumentiert, dass damit Druck auf das Fußskelett und die Weichteile ausgeübt würde, was bei Sensibilitätsminderung ein hohes Ulkusrisiko beinhalten würde. Tatsächlich ist es umgekehrt: Wenn ein eingebrochenes Gewölbe angehoben wird, verteilt sich der Druck u. a. auf die Ferse und den Vorfuß, sodass der Mittelfuß entlastet wird (◘ Abb. 6.41).

VI. **Die versteifenden Elemente: hohe Knöchel- und Arthrodesenkappen**

Die Einbauteile im Schaft dienen dazu, durch Druckreduktion bzw. Umverteilung die Belastbarkeit zu verbessern. Je nach Indikation kann das untere und/oder obere Sprunggelenk in der Mobilität graduell eingeschränkt

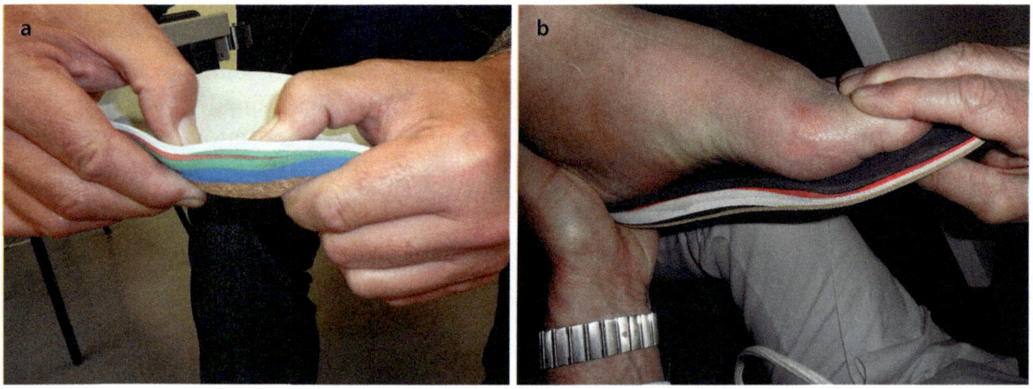

◘ **Abb. 6.38** a,b **a** Eine weiche DaF kann mit Fingern komprimiert werden, sodass kein repositionierender oder druckverteilender Effekt erwartet werden kann. **b** Die Fußwölbung an der DaF ist ungenügend gestaltet, sodass keine Stützung bzw. Druckumverteilung erfolgen kann

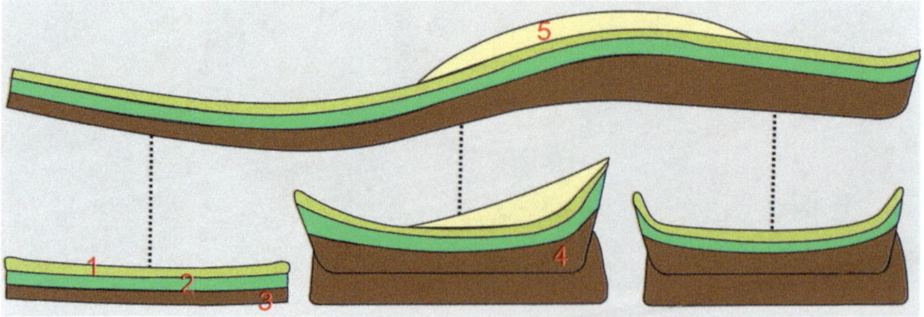

◘ **Abb. 6.39** **Bettungsschema**. 1. Mikroentlastung durch Feinanpassungsmaterialien. 2. Dauerhafte Polsterung mit Rückstellkraft. 3. Formstabilisierendes Material, das die Konturen der DaF erhält mit medialem Lotaufbau. 4. Versteifungsmaterial bei hoher Beanspruchung. 5. Sustentakulumstütze

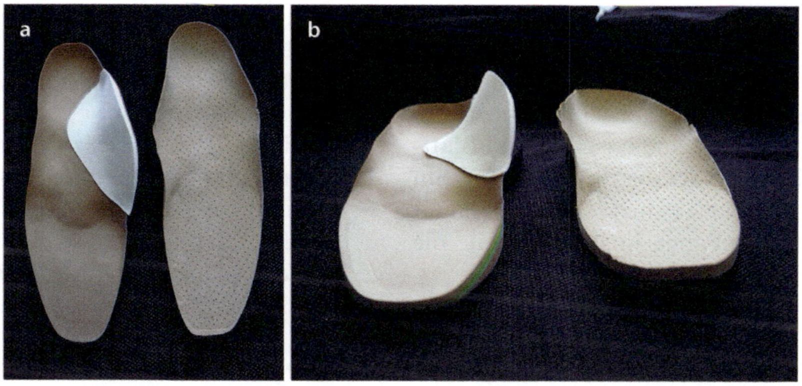

Abb. 6.40 a,b **Herstellung einer Sustentakulumstütze für die rechtsseitige DaF.** (Zur besseren Veranschaulichung wird dies an einem nachträglichen Einbau demonstriert). Bei mobiler Fehlstellung wird unter Vermeidung einer lokalen Überlastung so viel Material aufgelegt, bis die korrekte Stellung erreicht ist. **a** Ansicht von oben. **b** Ansicht von vorne: Zur Fertigstellung wird ein Überzug mit Feinanpassungsmaterial angelegt. Zum Vergleich ist die linksseitige Einlage ohne Korrektur abgebildet

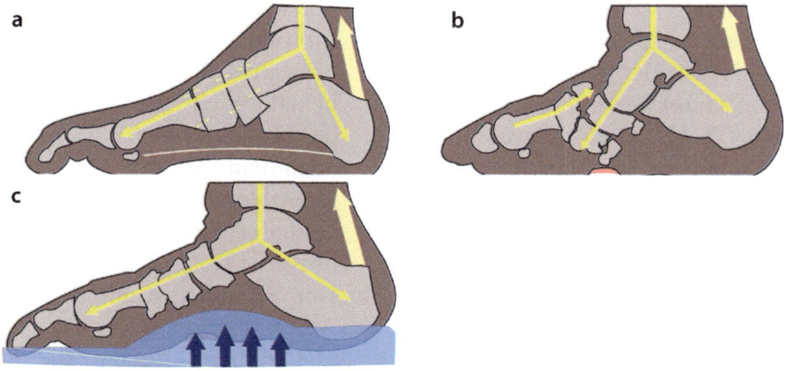

Abb. 6.41 a–c **Lastverteilung in der Standphase. a** Bei intaktem Fußskelett wird die Last auf den Vorfuß und die Ferse aufgeteilt. **b** Nach Mittelfußeinbruch wird ein Großteil der Last am Mittelfuß auf die Fußsohle übertragen, sodass ein Ulkus hervorgerufen wird. **c** Wenn das Fußgewölbe wieder aufgerichtet wird, wird die Fußsohle wieder entlastet. Das bedeutet: durch die Reposition wird die Druckspitze aufgehoben

werden. Auch die Fersenstellung kann korrigiert werden.

Die versteifenden Elemente werden individuell und formschlüssig über das Fußpositiv angefertigt (Abb. 6.43c). Damit werden die auftretenden Kräfte vom Unterschenkel auf das Einbauteil im Schuhschaft und schließlich auf den Boden abgeleitet. Ein normalgewichtiger Patient ohne wesentliche Fehlstellung kann mit einem Schuhschaft von 15 bis 18 cm Höhe ausreichend versorgt sein. Dagegen kann bei einem adipösen Patienten mit eingebrochenem Fußgewölbe ein Schaft von 40 cm erforderlich sein. Es stehen Knöchelkappen medial, lateral, ein- oder beidseitig sowie Arthrodesenkappen zur Verfügung (Abb. 6.36). Es gibt sie in verschiedenen Härtegraden. Mit der **Knöchelkappe** wird das USG ruhiggestellt, während die Beweglichkeit im OSG erhalten bleibt. Korrekturen der Lotabweichung nach medial oder lateral sind bis zu einem gewissen

Grad möglich. Mit der **Arthrodesenkappe** werden OSG, USG und Fußwurzel ruhiggestellt. Wenn eine maximale Ruhigstellung erwünscht ist, kann zusätzlich noch eine **Laschen- und Blattversteifung** eingearbeitet werden. Wenn eine Fußheberschwäche vorliegt, kommt die **Peroneuskappe** in Betracht, die die Dorsalextension ermöglicht.

Es gilt: Je höher und stabiler der Schuhschaft, desto mehr Kräfte können aus dem Mittel- und Vorfußbereich abgeleitet werden. Die Materialeigenschaften der Kappen beeinflussen wesentlich die statischen und dynamischen Bedingungen. Dabei gibt es viele Möglichkeiten zur Kombination. Im Verlauf der Herstellung und bei Kontrollterminen werden Anpassungen vorgenommen. Dabei sind Abweichungen von der stadiengerechten Versorgung zu dokumentieren.

VII. **Der Schaft** (▣ Abb. 6.36) ist wesentlich für die Akzeptanz und damit den Erfolg der Therapie. Er wird in der Regel individuell angefertigt. Dabei lässt sich der Komfort z. B. durch eine weite Öffnung zum Anziehen und die Ästhetik durch Wahl der Farbe und des Materials beeinflussen.

Die Schafthöhe hängt von verschiedenen Faktoren ab. In erster Linie sind dies Gewicht und Größe sowie die Lotabweichung im Sprunggelenk und Amputationen. Auch das Alter sowie der Einsatzbereich müssen berücksichtigt werden. Je höher der Schaft, umso stabiler können die Einbauteile gearbeitet werden. Es geht darum, den notwendigen Grad an Ruhigstellung und Stabilität zu erreichen.

VIII. **Sohlenversteifungen** werden durch Kunststoffe oder Gießharzlaminat (früher Metall) in Verbindung mit Glas- oder Kohlefasermatierialien in den Schuhboden erreicht (▣ Abb. 6.36). Bei der Abrollbewegung nehmen sie die Energie auf und verteilen sie auf die ganze Sohlenlänge. Dadurch wird vermieden, dass sich der Schuhboden im Bereich der Ballenlinie erheblich durchbiegt, was zu einem übermäßigen Vor- und Mittelfußdruck führen würde. Durch die Sohlenversteifung wird die Kontaktzeit im Ballenbereich verkürzt und der Schuhboden über eine größere Fläche gebogen, sodass die Belastungsfläche vergrößert wird. Dadurch wird die Spitzenbelastung an den Metatarsaleköpfen und die Biegebelastung am Mittelfuß reduziert.

Zu einer Sohlenversteifung gehört immer eine Rolle. Zu berücksichtigen ist, dass diese die Passform der Schuhe verändert, was insbesondere bei Halbschuhen von Bedeutung ist. Bei einer Versteifung ohne Ballen- oder Mittelfußrolle wird im Rahmen der Abrollbewegung die Ferse aus dem Schuh gehebelt. Wichtig ist, bei der Ausführung der Sohlenversteifungen und der Rollen nach dem Gewicht des Patienten zu differenzieren. Als Faustregel kann gelten: Je steifer der Schuhboden umso stärker muss die Rolle gearbeitet werden.

IX. **Der Schuhboden mit Rollentechnik und Abrollabsätze:**
Die **Rollen** ersetzen die ausgefallene Mobilität der Gelenke. Je stärker die Abrollhilfen gearbeitet werden, umso größer ist das Entlastungspotenzial (▣ Abb. 6.36). Je weiter der Scheitelpunkt nach proximal verlegt, wird desto leichter ist der Abrollvorgang, aber desto mehr verkleinert sich auch die Standfläche. Die Tintenlöscherrolle ist die Extremvariante, die keine Standfläche mehr aufweist.

Es muss gewährleistet sein, dass der Schuhboden mit all seinen Ergänzungen wie Rollen und Absätzen insgesamt lotrecht aufgebaut ist (▣ Abb. 6.43).

Mittelfußrollen verkürzen die funktionelle Fußlänge. Die Scheitellinie des Ballenauftritts wird dadurch in den Mittelfuß zurückverlagert. Das führt

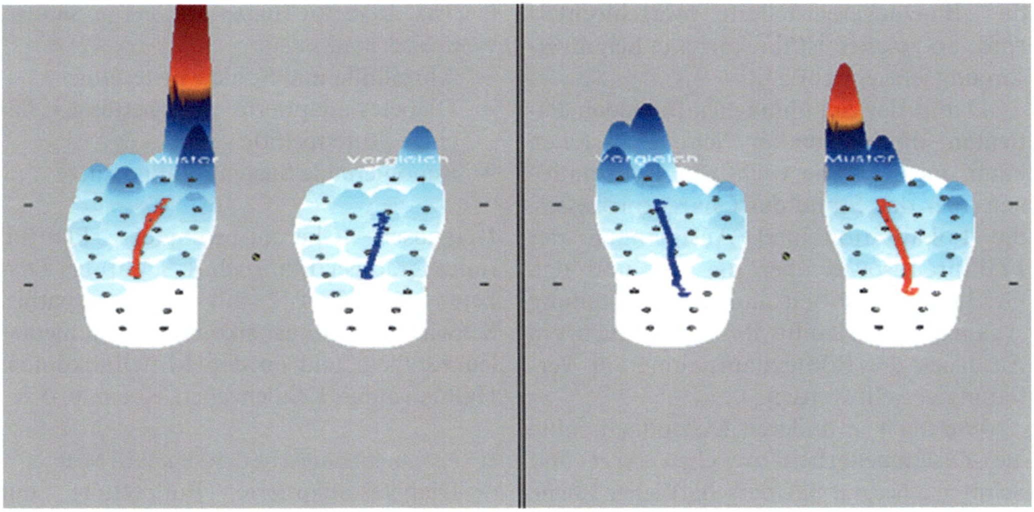

Abb. 6.42 **Innendruckmessung.** w 75 J, diabetische PNP und Hallux rigidus beidseits. Nachdem die Patientin mehrere Jahre ohne Probleme mit einem Therapieschuh gehen konnte, hat sie beidseits ein Ulkus an der Großzehe entwickelt, die beiden äußeren Bilder zeigen die Druckverteilungsmessung im Schuh zum Zeitpunkt der Ulzera. Es wurde eine Maßschuhversorgung mit Sohlenversteifung, Abrollhilfe und Hochschaft vorgenommen. Die Ulzera konnten zur Heilung gebracht werden. Der deutlich reduzierte Druck an den Großzehen ist an den inneren beiden Bildern erkennbar

zur Reduzierung der Kräfte, die vom vorderen Hebelarm auf das Längsgewölbe, die Fußwurzel und das obere Sprunggelenk wirken. Wenn erwünscht, kann das Ausmaß der Gelenkbeweglichkeit des Fußes in Verbindung mit einer Absatzrolle und Schaftversteifungen teilweise bis völlig aufgehoben werden.

Der **Absatz** ist für den Auftritt von entscheidender Bedeutung, da er die Schrittabwicklung einleitet und die Auftrittsenergie reduziert. Außerdem harmonisiert er die Schrittabwicklung. Besonders bei hohen Schuhen mit versteifenden Elementen wie Knöchel oder Arthrodesenkappen ist ihm besondere Aufmerksamkeit zu widmen (Abb. 6.36). Ein langer Abrollabsatz ergänzt eine Ballen- oder Mittelfußrolle und kompensiert fehlende Gelenkbewegung.

X. **Innendruckmessung, Nachbesserung und Auslieferung**

Wenn sich bei der Schuhinnendruckmessung zur Kontrolle und Dokumentation eine ungenügende Entlastung zeigt, muss entsprechend nachgearbeitet werden, um eine gleichmäßigere Druckverteilung zu erreichen (Abb. 6.42). Danach erfolgt die Auslieferung (▶ Kap. 5).

Grundsätze zur Verordnung der orthopädischen Schuhversorgung

Bereits in den frühen Stadien des CF, Ödem, Resorption, frische Frakturierung, kommt der Schuhtechnik entscheidende Bedeutung zu, weil mit einer gezielten Versorgung der Fortgang in Richtung Ulkus und Infektion unterbrochen werden kann, während unter einem falschen Konzept die Knochendestruktion, Instabilität und Deformation bis hin zu den gefürchteten Weichteilschäden fortschreiten.

In den späten Stadien entscheidet die Schuhversorgung über die Mobilität und damit ganz wesentlich über das Wohlbefinden. Eine schlechte Schuhversorgung bedingt eine geringe körperliche Aktivität, wodurch die Lebensqualität verringert und die Blutzuckereinstellung verschlechtert wird. So gesehen ist die korrekte Schuhversorgung lebenswichtig.

Damit der Schuhmacher für jeden Patienten die optimalen Schuhe erstellen kann, muss er alle wichtigen Informationen über den Stand des Charcotprozesses, die Lokalisation und Ausdehnung der Frakturen sowie über die Art und den Grad der Instabilität und der Fehlstellung erhalten. Dazu sollte ihm u. a. auch ein Ausdruck der Röntgenaufnahme zur Verfügung gestellt werden.

6

Wie auch in anderen Disziplinen sollte die Zusammenarbeit zwischen Arzt und Schuhmacher auf partnerschaftlicher Ebene erfolgen, indem von der einen Seite das medizinische Fachwissen und von der anderen die Kenntnisse über die technischen Möglichkeiten eingebracht werden. Verordnungen wie: „Diagnose: Charcotfuß, Verordnung: orthopädischer Maßschuh" sind heute genauso unangemessen, wie „Ausführung, wie angeordnet; Änderungen sind unzulässig!"

Bei speziellen Befunden oder persönlichen Besonderheiten ist eine detaillierte Absprache zwischen Arzt und Schuhmacher erforderlich. Diese kann vielfach am Telefon erfolgen. Komplexe Probleme können jedoch eine Besprechung mit dem Patienten u. U. unter Hinzuziehung eines Krankengymnasten und eines Angehörigen erforderlich machen.

Beispiele für Verordnungen zur Schuhtechnik

Es folgen hier einige Beispiele für Verordnungen von orthopädischen Schuhen bei Charcotfüßen.

Ein Paar Diabetes-Therapieschuhe in Sonderweite nach Maß

- Abrollhilfe und Sohlenversteifung
- Diabetes-adaptierte Fußbettung, flächige Stufenpelotte
- Reponierende Sustentakulumstütze

Diagnose: Charcot-bedingter Plattfuß (mittelgradiger Einbruch [CS Vb]) bei Diabetes mell. Typ 2 mit Polyneuropathie, Schwiele mit Ulkusrisiko unter dem medialen Keilbein und an den Mittelfußköpfen, Hallux valgus, Krallenzehen >3 cm, pAVK

Ein Paar orthopädische Schuhe nach Maß

- Diabetes-adaptierte Fußbettung mit Stützung des Längsgewölbes
- Flächige Stufenpelotte nach Maß
- Gehprobenmodell, Sonderleisten erforderlich
- Mit hohem Schaft 20 cm und langer Mittelfuß- und Absatzrolle

Diagnose: Reponierbarer Plattfuß bei Charcotfuß (mittelgradiger Einbruch CS Vb) mit beginnendem Ulkus unter dem Kuboid und Schwielen an den Mittelfußköpfen, Hallux valgus, Krallenzehen >5cm, Diabetes mell. Typ 2 mit Polyneuropathie, pAVK, Z. n. Amputation D1 links, Z. n. rezidiv. Ulzera D2 rechts

Ein Paar orthopädische Schuhe nach Maß

- Diabetes-adaptierte Fußbettung nach Gehprobenmodell (Sonderleisten erforderlich)
- Hoher Schaft ca. 20 cm ab Blatt- bzw. Laschenversteifung
- Knöchel- oder Arthrodesenkappe links und
- lange Mittelfußrolle oder Schaukelrolle und reponierende Sustentakulumstütze

→

Abb. 6.43 a–d **Lotaufbau. a** m 61 J, Charcot-bedingte Talusdestruktion mit nachfolgend erheblicher Lotabweichung nach lateral und Ulkus am Außenknöchel. Aus persönlichen Gründen musste die Operation auf einen späteren Zeitpunkt verschoben werden. **b** Blauabdruck der Fehlstellung. Man sieht rechtzeitig die erhebliche Überbelastung am äußeren Fußrand. **c** Zur (vorübergehenden) Korrektur der extremen Fehlstellung ist ein massiver Lotaufbau erforderlich. Dazu ist ein Einbauteil, gleich Bettung plus Kappe, lateral 20 cm bis über den Außenknöchel hochgezogen worden. Dargestellt ist das Arbeitseinbauteil aus Kork. Das endgültige Einbauteil ist in der Schichttechnik entsprechend einer DaF gearbeitet. **d** Folienanprobe mit Einbauteil. Die Stellen, an denen eine Korrektur zur Druckentlastung erfolgen muss, sind rot markiert

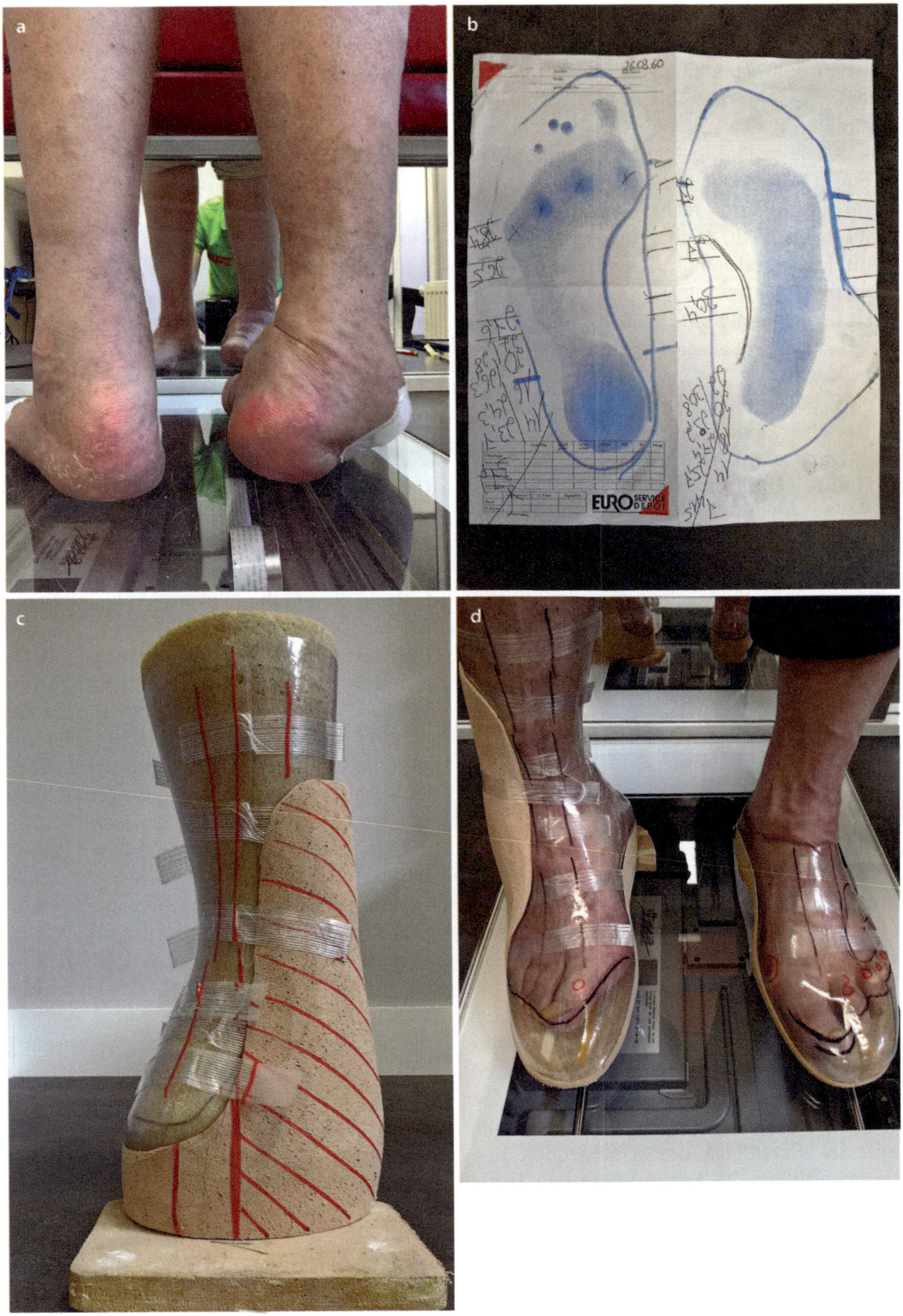
a
b
26.03.60
EURO SERVICE DEPOT
c
d

Peroneuskappe rechts lateral knöchelübergreifend. **Diagnose**. Diabetes mell. Typ 2 mit Polyneuropathie, Charcotfuß links mit Einbruch (Charcot bedingter Plattfuß, Schaukelfuß IVc mit Schwiele und hohem Ulkusrisiko), Hallux valgus, Krallenzehen >5cm, pAVK, Z. n. Amputation D1 rechts, Peroneuslähmung rechts mit Instabilität OSG rechts, Z. n. rezidiv. Ulzera D2. rechts plantar, Z. n. talonavikularer Fusion.

Ein Paar orthopädische Maßschuhe mit DaF nach Gehprobenmodell (Sonderleisten erforderlich)

- Mit hohem Schaft 30 cm ab Blatt
- Laschenversteifung
- Arthrodesenkappe
- Lange Mittelfuß- und Absatzrolle

Diagnose: Reponierbarer, Charcot-bedingter Einbruch (CS IVb) im Talus und an der distalen Tibiagelenkfläche mit mittelgradiger Varusfehlstellung (CS Vb).

6.5.5.3 Orthopädietechnische Versorgung beim Charcotfuß

Thomas Kurtze, Christoph Volkering und Sigurd Kessler

■■ Indikationen

Der Charcotfuß kann je nach Entwicklungsstand, Lokalisation und Ausdehnung sehr unterschiedliche Befunde aufweisen. Diese können mit einer geringen, aber auch mit einer erheblichen Einschränkung der Lebensqualität einhergehen. Orthopädietechnische Verfahren kommen für verschiedene Konstellationen in Betracht. Die Überlegungen zur Indikation sollten immer auf der Grundlage des vorliegenden Stadiums erfolgen (◘ Tab. 6.8). In den Frühstadien, dem Knochen-Weichteilödem (CS Ia), der Porosierung (CS Ib) und der beginnenden Frakturierung (CS IIa), besteht die Aufgabe, die weitere Schädigung, also den weiteren Knochenabbau, die Ausdehnung der Fraktur und damit die Fehlstellung, zu verhindern. Dies erfolgt durch Entlastung, bis die Osteoklastentätigkeit abgeklungen bzw. die Belastbarkeit des Knochens wieder eingetreten ist. Wenn der Knochen bzw. das Fußskelett stabil sind, kann die Entlastung auch einmal in einem Verbandschuh (u. U. in Kombination mit einer maßgefertigten, stützenden Einlage) erfolgen (◘ Abb. 6.45). Wenn bei einer größeren Fraktur (CS IIb und IIc) ein Knochenverlust und eine Deformation eingetreten sind, ist eine Stellungskorrektur vorzunehmen, solange die Reponierbarkeit vorliegt (CS IIIa, b). In den frühen Stadien besteht Aussicht, dass durch die ossären Reparationsvorgänge die Knochenverluste wieder aufgefüllt werden und die Stabilisierung in reponierter Stellung wiedererlangt werden kann. Zusammen mit der Orthopädieschuhtechnik kommt der Orthopädietechnik die entscheidende Bedeutung zu, um die schweren Fehlstellungen und die Infektionen zu verhindern.

Im weiteren Verlauf speziell nach Operationen stellt die äußere Sicherung von Arthrodesen oder Osteosynthesen eine Indikation für eine orthopädietechnische Versorgung dar. Bei frühen Infektionen, solange noch keine Einschmelzung eingetreten ist (CS VIc, VId), besteht das Behandlungskonzept in der Entlastung und der Ruhigstellung unter Antibiose. Bei fortgeschrittenen Infektionen, also bei Einschmelzungen und Nekrosen, erfolgt nach operativer Infektausräumung die Entlastung und Ruhigstellung bis zum Abklingen der Infektionszeichen (► Kap. 7 und 8).

Die orthopädietechnische Versorgung wird heute meist nur für eine begrenzte Dauer vorgesehen. Eine Langzeitbehandlung ist indiziert, wenn eine operative Korrektur aus lokalen oder allgemeinen Gründen nicht möglich ist.

> Die Versorgung durch Schuh- oder Orthopädietechnik stellt häufig eine große Herausforderung dar, deren Lösung daran gebunden ist, dass diagnostische Detail-

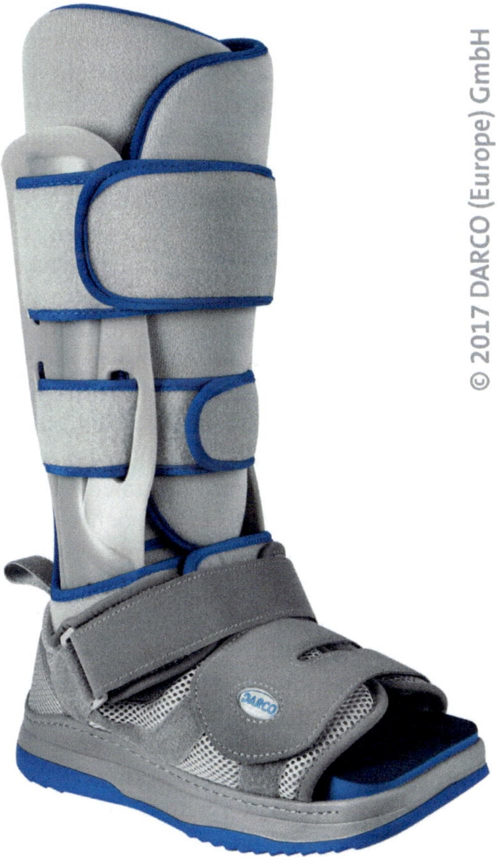

Abb. 6.44 Beispiel für eine Unterschenkel-Fußorthese, DARCO Relief Insert Walker®. Diese besteht aus drei kombinierbaren Teilen: Einer Schiene für Unterschenkel und Fuß, einem Schuh und einer Sohle. Die Orthese kann als Lagerungsschiene fürs Bett, aber auch als Walker verwendet werden. Fertigorthesen können abhängig dem Schwellungszustand und der Menge des Verbandmaterials enger oder weiter eingestellt werden. Es kann eine antiödematöse Wirkung, ähnlich einem Kompressionsstrumpf, erzielt werden. Falls eine Stützung des Fußgewölbes erforderlich ist, kann eine individuell angefertigte Einlage eingelegt werden. Bei Ruhigstellung der Unterschenkelmuskulatur ist die Thromboseprophylaxe zu beachten

befunde mit technischem Sachverstand verbunden werden. Deshalb ist in schwierigen Fällen die detaillierte Absprache z. B. am Telefon und in komplexen Fällen auch im Rahmen einer Konferenz unter Beteiligung aller wesentlichen Fachrichtungen erforderlich (Übersicht unten).

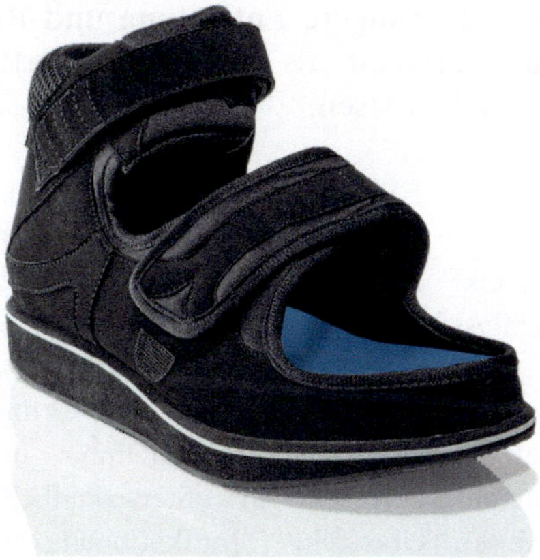

Abb. 6.45 **Diabetiker-Verbandschuh Fa. Bort**. Dieser ist mit Klettverschlüssen leicht an- und abzulegen. Die Weichpolstereinlage kann gewechselt werden. Die steife Sohle weist eine Abrollhilfe auf

Themen für Versorgungskonferenzen mit Diabetologen, Fußchirurg, Physiotherapeut, Orthopädietechniker und Patient

1. Welche allgemeinen Diagnosen liegen vor?

   Was sind die lokalen Bedingungen am Fuß / Stumpf?

   Welche Erwartungen hegt der Patient?

   Welche Versorgung ist dem Patienten zumutbar?

   Was kann als Vorbereitung zur technischen Versorgung anatomisch oder physiotherapeutisch verbessert werden?

   Das gemeinsame Konzept?

Versorgungsformen

Zu unterscheiden sind industriell hergestellte Fertigorthesen und individuell gefertigte Maßorthesen. Beide Formen gibt es in kurzer Version, also bis in Höhe des distalen Unterschenkelschafts, und in langer Version, d. h. bis unterhalb des oder unter Einschluss des Tibiakopfes (Abb. 6.44).

Mit kurzen Orthesen und Fertigorthesen wird eine geringere Entlastung und Ruhigstellung erreicht als mit langen Orthesen oder Maßorthesen.

> In jedem Fall ist der Charcotprozess nach Stadium, Lokalisation und Ausdehnung korrekt einzustufen und daraus die Schlussfolgerung für die beste Orthesenversorgung zu ziehen. Die verschiedenen Versorgungformen realisieren die Grundsätze Entlastung, Ruhigstellung und Stellungskorrektur in unterschiedlicher Weise (Übersicht „Indikationen von Unterschenkelorthesen"). Es ist die medizinische Entscheidung, mit welcher Versorgungsform das vorliegende Problem am wirkungsvollsten anzugehen ist.

Indikationen von Unterschenkelorthesen

1. Entlastung und Ruhigstellung, um
   - die Osteoklastenaktivität zum Abklingen zu bringen,
   - bei Frakturen die Überbrückung Knochen zu ermöglichen,
   - bei Inflammation und Infektion die Rückbildung zu unterstützen.
2. Stellungskorrektur
   - v. a. mobilem Plattfuß und Rückfußdeviationen.

Casts sind anmodellierte Verbände, die aus härtendem Material hergestellt werden – heute meist aus Kunststoff, umgangssprachlich „Kunstoffgips". Sie werden in der Praxis und in der Klinik angefertigt, können aber auch aus Polyethylen-Materialien in der orthopädischen Werkstätte nach Maß hergestellt werden. Bei Volumenschwankungen besteht die Möglichkeit der thermoplastischen Nachpassung.

Total Contact Cast (TCC) Der TCC wurde in den 1930er-Jahren in Indien erstmals eingesetzt und von PW Brand weiterentwickelt, um die Patienten mit leprabedingter PNP zu behandeln (Coleman et al. 1984). Ziel ist es, eine Gewichtsverteilung am Fuß bzw. eine Druckreduktion an den Knochenprominenzen zu erreichen. Es handelt sich um eine effektive und zuverlässige Methode, die in den USA die Erstbehandlung bei neuropathischen Ulzera darstellt. Es sind Verfahren entwickelt worden, um die Anlage zu erleichtern und zu verbessern. Die Industrie bietet Kits an, die alle benötigten Materialien wie Stockinette, Polstermaterialien, Kunststoffbinden und Informationsmaterial enthalten z. B. TCC-EZ® Total Contact Cast-System (MedEfficiency, Inc) und Cutimed® Total Contact Cast-Kit (BSN). Von den Firmen sind instruktive Videos zur Anlagetechnik ins Internet gestellt.

Die Orthopädietechniker und -schuhtechniker sind aufgrund ihrer Ausbildung und ihrer täglichen Praxis in der Lage, die TCCs auf hohem technischem Niveau und guter Formgebung anzulegen.

Indikationen sind die temporäre Ruhigstellung und Entlastung im Frühstadium, die nicht eitrige bakterielle Infektion (kombiniert mit einer Antibiose) und die postoperative Ruhigstellung nach Arthrodese oder Osteosynthese.

Vorzüge: Bei korrekter Anlage werden eine hochgradige Ruhigstellung und eine Teilentlastung bzw. eine Druckverteilung erzielt. Der TCC ist schnell anzufertigen.

Nachteile: Bei eitriger Wundsekretion muss der Cast regelmäßig gewechselt werden. Die kurzfristige Erneuerung wird von den Kostenträgern nicht erstattet.

Unterschenkelorthesen Kurze und lange Unterschenkelfertigorthesen

Die kurze Version bewirkt die Reduktion der Belastung und Mobilität v. a. im Vor- und Mittelfuß, die durch maßgefertigte Einlegesohle noch verstärkt werden kann. Im Rückfuß und Sprunggelenk wird eine Teilruhigstellung, aber keine Entlastung erreicht. Lange Unterschenkelorthesen reichen bis proximal des Tibiakopfes und führen im Rückfuß und Sprunggelenk zu einer vermehrten Ruhigstellung und Entlastung (◘ Abb. 6.44).

Indikationen bestehen für das Knochenödem (CS Ia), die Porosierung (CS Ib), die frische Frakturierung (CS IIa) und die Instabilität (CS IVb). Auch Infektionen stellen wie beschrieben Indikationen dar. Die Orthesen bieten u. a. den Vorzug, dass sie schnell an- und abzulegen sind und eine Wechselmöglichkeit der Stoffauskleidung besitzen.

Verbreitet sind Orthesen, bei denen eine Anpassung an die Konturen des Fußes und Unterschenkels durch Unterdruck- oder Luftkissentechnik angestrebt wird. Die Möglichkeiten zur Stützung oder Korrektur sind aber gering bzw. nicht vorhanden, sodass diese Prinzipien nicht zu empfehlen sind.

▪ Maßgefertigte Unterschenkelorthesen

Mit diesen kann durch eine exakte Modellabnahme (Maßanfertigung) und, daraus resultierend, eine optimale Volumenbelastung, die vollständige Entlastung von Fuß und Unterschenkel erreicht werden. Dazu wird der Tibiakopf nach anatomischem Formabdruck gefasst, entsprechend der Patella-Tendon-Bearing-Technik. Es kann dann über eine Zwei-Schalen-Orthese oder über einen Rahmen die Last auf die Sohlenplatte geleitet werden (◘ Abb. 6.46). Indikationen sind u. a. ausgedehnte Schäden am Talus oder Pilon tibiale wie Porosierung (CS Ib) und Frakturierung (CS IIb, c).

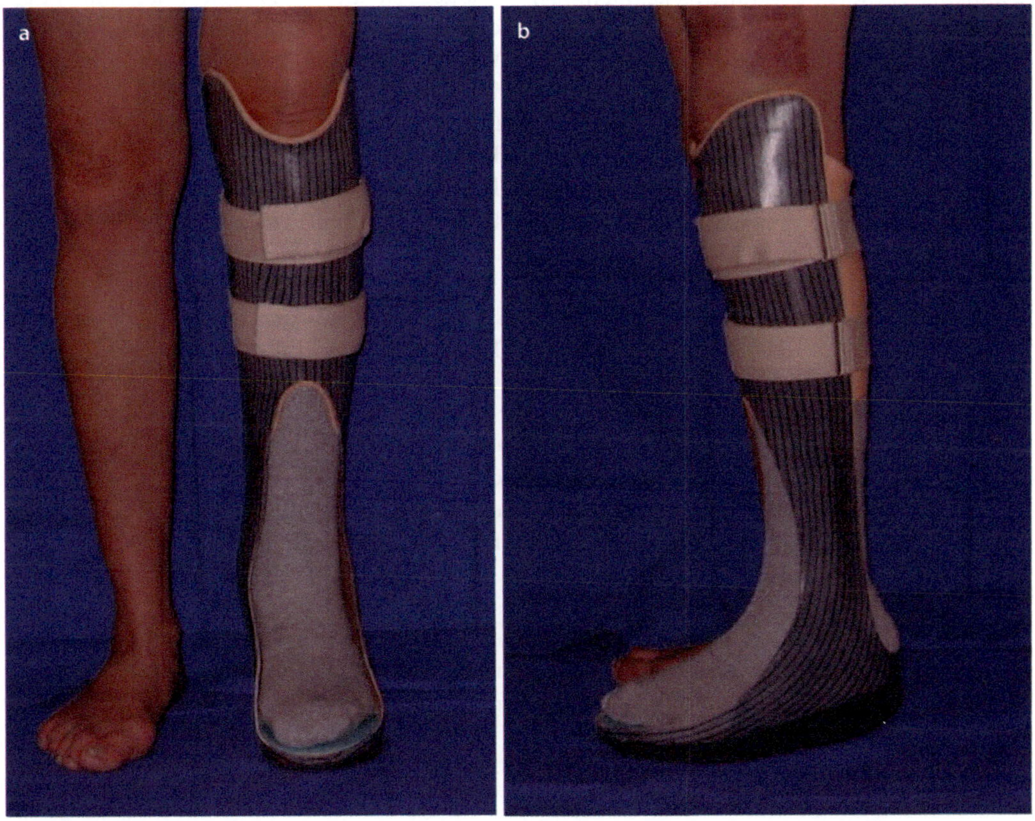

◘ **Abb. 6.46 Zwei-Schalen-Orthese als Rahmenorthese**. Diese Version der Zwei-Schalen-Orthese ist leichter als die klassische Form, bedingt durch Verwendung von Kohlefaser-Verbundwerkstoffen und Materialeinsparung **a** Ansicht von vorne und **b** von lateral

6.5.6 Chirurgische Behandlung des Charcotfußes

Sigurd Kessler, Sandra Sommerey und Christoph Volkering

6.5.6.1 Indikationen und Kontraindikationen zur Operation

Wenn trotz sachgerechter schuh- und orthopädietechnischer Therapie (SOT) Ulzera, gehbehindernde Fehlstellungen oder Schmerzen fortbestehen, ist die Indikation zur operativen Behandlung gegeben. Es gibt ein breites Spektrum von unterschiedlichen Operationsverfahren. SOT und operative Behandlung sind auch beim CF nicht als Gegensätze anzusehen, weil vor und nach Operationen regelmäßig schuh- und orthopädietechnische Maßnahmen erfolgen müssen. Für geringinvasive, („kleine“) Eingriffe (Abtragen von Knochenprominenzen und Sehnenverlängerungen) ist die Operationsindikation öfter zu stellen als für aufwendige rekonstruktive Arthrodesen.

Kontraindikationen (KI) bestehen, wenn die SOT nicht in vollem Umfang ausgeschöpft worden ist. Für die großen rekonstruktiven Eingriffe bestehen KIen, wenn schwere Formen von pAVK, KHK, Leber- oder Niereninsuffizienz vorliegen oder wenn eine Infektion besteht (nF ≥3). Näheres siehe ▶ Kap. 7 und 8.

6.5.6.2 Ziele der Operation

Ziele der Operation sind die Verhinderung oder die Beseitigung von Deformationen, also einen Ulkus auslösenden Druckspitzen oder Gehbehinderungen. Die Erhaltung oder Wiederherstellung der Gelenkfunktion und der Ursprungsanatomie kann bisweilen eine Operationsindikation darstellen.

6.5.6.3 Grundsätzliche Aspekte zur Operation

▪ ▪ Die Knochenqualität am Charcotfuß

Es wird immer wieder betont, dass Diabetiker mit mehr Operationskomplikationen belastet sind als Nicht-Diabetiker (Ayoub 2008; Myers et al. 2012; Rogers et al. 2011; Wukich et al. 2011a). Auch wenn dieser Umstand zu berücksichtigen ist, darf er nicht überbewertet werden, weil auch bei Diabetikern mehrstündige Operationen komplikationslos überstanden werden. Die Erfahrung hat gezeigt, dass bei kritischer Analyse postoperative Komplikationen häufig auf vermeidbare Ursachen zurückführen lassen.

Auf die „schlechte Knochenqualität beim CF“ wird immer wieder hingewiesen (Rogers et al. 2011). Diese ist teils Folge der Osteoklasie im Frühstadium und damit vorübergehender Natur (◘ Abb. 6.6a, b). Unabhängig vom CF kann eine allgemeine Osteoporose im Zusammenhang mit dem DM oder dem Alter die Verankerung der Implantate und die Knochenheilung beeinträchtigen. Häufig ist die Knochenqualität aber ausreichend und sogar gut. Wenn Arthrodesen oder Frakturen nicht heilen, liegt das oft daran, dass die besonderen Bedingungen während der Operation oder in der Nachbehandlung nicht berücksichtigt werden. Die Unfähigkeit zur postoperativen Entlastung wegen des Alters, des Übergewichts und der Begleiterkrankungen sind nicht selten Gründe für Heilungsstörungen.

Auf der anderen Seite ist zu berücksichtigen, dass eine Pseudarthrose durchaus einen Heilungserfolg darstellen kann, wenn nämlich das Ulkus dauerhaft zur Heilung gekommen ist (◘ Abb. 6.51).

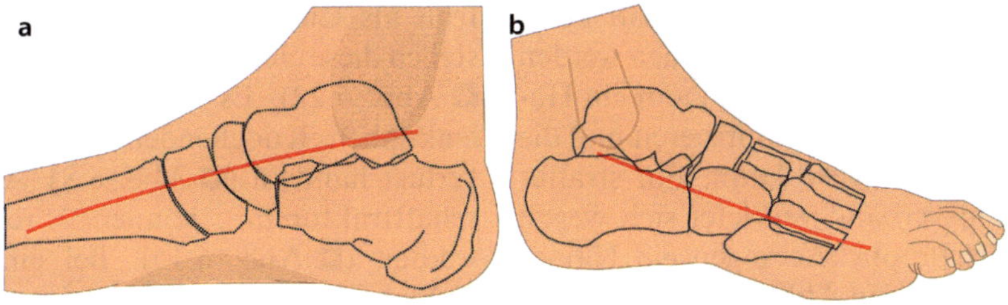

Abb. 6.47 a, b **Medialer und lateraler Zugang.** Zur operativen Darstellung eines ausgedehnten Mittelfußeinbruchs sind lange Zugänge erforderlich. **a** medialer und **b** lateraler Zugang. Der kombinierte – mediale und laterale – Zugang ist möglich, „transpedal"

Straffes Narbengewebe um die älteren Charcotfrakturen

Nach Abschluss der Knochenneubildung (CS IIIc) ist die Frakturzone meist von ungewöhnlich derbem Gewebe umgeben. Die chirurgische Darstellung der Knochen, zwischen denen eine Fusion vorgenommen werden soll, ist deshalb zeitraubend. Häufig ist es notwendig, über lange, mediale und laterale Inzisionen einzugehen („transpedaler Zugang") (Abb. 6.47). Die Schonung der Leitungsbahnen in diesem Narbengewebe erfolgt zuverlässig, wenn man unmittelbar am Knochen präpariert. Sollte es einmal erforderlich sein, Nerven oder Gefäße darzustellen, beginnt man die Präparation vom gesunden Gewebe aus.

Arthrodese beim Ulkus

> Ein kontaminiertes („nicht infiziertes") Ulkus (nF 2) ist keine Kontraindikation gegen eine Arthrodese bzw. eine interne Osteosynthese (Abb. 6.2, Abb. 6.21b, Abb. 6.51a). Während der Operation ist allerdings strikt darauf zu achten (das gilt auch für die Assistenten), das Ulkus nicht zu berühren. Bei infizierten Ulzera, ab nF 3, nehmen wir eine Fusionsoperation erst vor, wenn die Infektion saniert ist. Intraoperativ können erhebliche Fehlstellungen, Narbengewebe und der Verlust von Knochensubstanz die Orientierung erschweren. Deshalb muss die Darstellung kontrolliert erfolgen, häufig auch unter Zuhilfenahme eines Bildverstärkers.

Die Ulkusheilung nach operativer Stellungskorrektur

Wenn die Ulkus-auslösende Fehlstellung beseitigt worden ist, heilen auch große Ulzera spontan; das trifft auch und gerade für die operative Stellungskorrektur zu (Abb. 6.50a, g, Abb. 6.51a, d). In den USA ist es zwar sehr verbreitet, die Ulzera durch plastisch-chirurgische Maßnahmen zu verschließen. Für uns hat sich das jedoch nur in Ausnahmefällen als notwendig herausgestellt (Abb. 7.31). Es bestätigt sich regelmäßig der Grundsatz: Bei guter Durchblutung heilen nach Entfernung des Knochendrucks auch große Ulzera spontan.

6.5.6.4 Operative Verfahren

Abtragung der ulkusauslösenden Knochenprominenz

Diese wird auch „Exostosektomie/Bumpektomie" genannt und bei Mittelfußeinbrüchen vorgenommen (Catanzariti et al. 2000; Rosenblum et al. 1997; Sella und Barrette 1999), wobei die eigentliche Fehlstellung belassen wird. Der Vorteil dieses Verfahrens ist, dass bei begrenztem operativem Aufwand oft eine ausreichende Druckminderung erzielt wird (Abb. 6.15d).

Als Zugang kann man durch das Ulkus eingehen oder eine separate Inzision neben dem Ulkus wählen (Rosenblum et al. 1997). Das Kuboid und die MT-5-Basis stehen normalerweise tiefer als der mediale Mittelfuß, sodass lateral häufiger Ulzera auftreten. Auch Rezidive kommen hier häufiger vor. Deshalb muss reichlich Knochen angetragen werden (◘ Abb. 6.15d). Der Eingriff kann auch minimal-invasiv vorgenommen werden (Lui 2014). Als Komplikation kann ein Hämatom entstehen, das sich infizieren und die Wundheilung verzögern kann. Ein straffer Kompressionsverband verbietet sich wegen der PNP als Prophylaxe gegen ein Hämatom. Wir fördern den Ablauf des regelmäßig anfallenden Blutes, indem wir die Wunde nur grob adaptierend verschließen. Einige Autoren verschließen das Ulkus durch Rotationslappen (Rosenblum et al. 1997); wir halten das für unnötig, weil nach Wegfall des Knochendrucks die Ulzera schnell spontan heilen.

Eine ausbleibende Ulkusheilung oder ein Rezidiv sind möglich (Catanzariti et al. 2000; Rosenblum et al. 1997), wobei eine hohe Instabilität, ein Rocker-Bottom-Fuß und eine zu geringe Knochenabtragung die Ursache sein können. Insgesamt kann man die Operation als Versuch ansehen, die aufwendigere Rekonstruktion des Fußgewölbes zu vermeiden.

▪▪ Sehnenoperationen

Diese kommen als Einzelmaßnahme, aber auch als Begleitoperation in Betracht. Neben Arthrodesen sind sie häufig erforderlich, meist als Verlängerung der Achillessehne bzw. des Trizeps surae. Damit wird die Plantarflexion geschwächt und der Druck auf plantare Ulzera zu reduziert (Holthusen und Kolodziej 2009; Laborde 2009; Mueller et al. 2003). (Techniken siehe ▶ Abschn. 5.7.4). Im Zusammenhang mit der Rekonstruktion des Fußgewölbes wird dadurch eine Verringerung des Biegemoments auf die Arthrodese erreicht.

▪▪ Osteosynthesen bei Frakturen und Pseudarthrosen

Selten ergibt sich bei einer Charcotfraktur die Möglichkeit, die Ursprungsanatomie wieder zu rekonstruieren (Britzlmair 2008; Connolly und Csencsitz 1998; Gandhi et al. 2006; Jani et al. 2003; Perry et al. 2005). Wenn Frakturen im Sprunggelenksbereich früh als Charcot-bedingt erkannt werden, stellen diese eine Indikation dar (◘ Abb. 6.8, ◘ Abb. 6.22). Es kann sich um einen gelenknahen Knochendefekt ohne Knorpelverlust handeln (◘ Abb. 6.8). Auch Tibiaschaftfrakturen können rekonstruiert werden (◘ Abb. 6.16). Bei einer Abrissfraktur, etwa am Achillessehnenansatz, ist die Refixation indiziert, wenn Beschwerden bestehen (◘ Abb. 6.12b). Oft verursacht die Pseudarthrose jedoch keine Beschwerden, sodass eine operative Versorgung nicht erforderlich ist (◘ Abb. 6.12a). Allgemein gilt: Wenn die Osteoklasten zum Zeitpunkt der Fraktur aktiviert sind, ist eine verlängerte Entlastung erforderlich. Auch bei schmerzhaften Pseudarthrosen ist die operative Stabilisierung indiziert (◘ Abb. 6.19).

6.5.7 Stellungskorrigierende Arthrodesen beim Charcotfuß

Sigurd Kessler, Sandra Sommerey und Christoph Volkering

Die korrigierenden Arthrodesen galten eine Zeitlang als eine Art Standardoperation. Es hat sich aber gezeigt, dass in vielen Fällen die Therapieziele, nämlich Ulkusheilung und Gehfähigkeit, mit SOT oder mit weniger aufwendigen Operationen (wie Abtragen der Knochenprominenz) erreicht werden können. Da mit einem knöchernen Durchbau das erneute Auftreten einer Fehlstellung am zuverlässigsten vermieden wird, ist es für eine Arthrodese sinnvoll, den Durchbau anzustreben, auch wenn eine straffe Pseudarthrose akzeptabel sein kann.

Nach ausreichend langen Zugangsinzisionen, häufig medial und lateral (◘ Abb. 6.47), werden zu Beginn die zu arthrodetisierenden Knochen dargestellt. Die notwendigen Knochenresektionen werden exakt geplant und mit BV kontrollierten Spickdrähten markiert. Anschließend wird mit der oszillierenden Säge osteotomiert. Danach erfolgt eine Probereposition und falls nötig eine Nachresektion. Wenn die Arthrodeseflächen korrekt präpariert sind, wird temporär mit Spickdrähten fixiert. Das Idealziel ist die fugenlose Reposition (◘ Abb. 6.48a). Diese ist nicht immer zu erreichen, was auch nicht zwingend erforderlich ist (◘ Abb. 6.48b, ◘ Abb. 6.49, ◘ Abb. 6.50d, ◘ Abb. 6.53d, ◘ Abb. 6.57).

6.5.7.1 Begünstigende und beeinträchtigende Faktoren für die knöcherne Fusion

Infektfreiheit und Vitalität der Fusionspartner müssen grundsätzlich gewährleistet sein, um die knöchernen Durchbau zu ermöglichen. Eine bakterielle Kontamination an einem Ulkus (nF 2) kann akzeptiert werden (◘ Abb. 6.2, ◘ Abb. 6.50, ◘ Abb. 6.51), nicht jedoch an den Arthrodeseflächen.

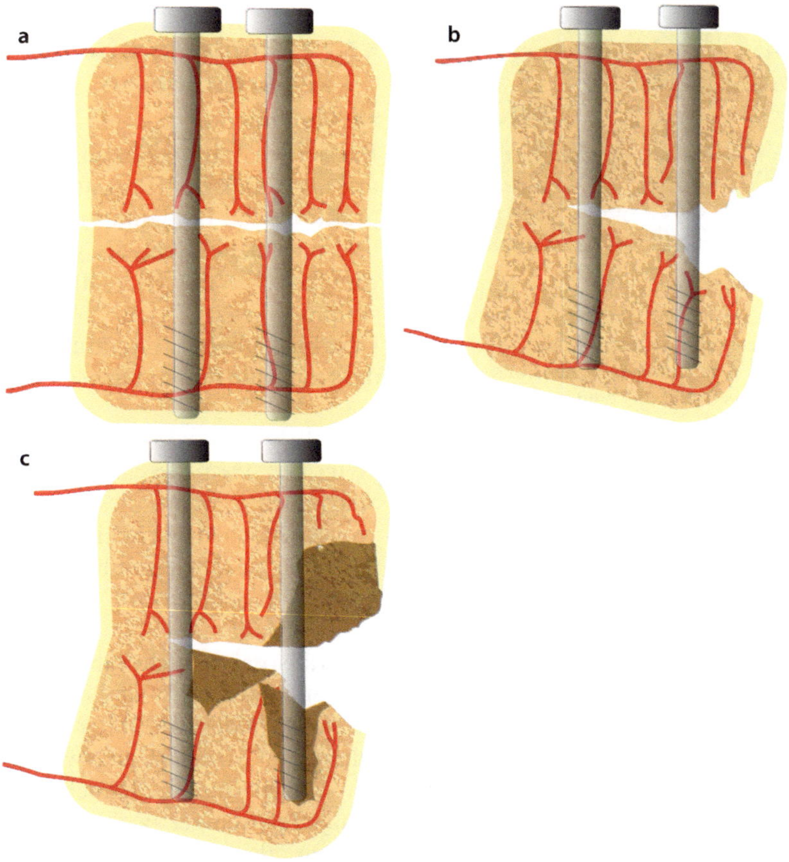

◘ **Abb. 6.48** a–c **Einflüsse am Osteotomiespalt auf die knöcherne Überbrückung. a** Bei „wasserdichter“ Reposition von vitalen Knochenflächen und stabiler Osteosynthese sind die Bedingungen zur Überbrückung optimal, weil die interfragmentäre Bewegung fehlt und die zu überbrückende Distanz minimal ist. **b** Auf der linken Seite besteht Knochenkontakt und rechts eine Dehiszenz. Bei hinreichender Stabilisierung durch zwei Schrauben wird die Überbrückung im linken Bereich beginnen und sich nach rechts weiter fortsetzen. Ab einer gewissen Distanz ist keine Überbrückung mehr möglich. **c** Wenn bei stabiler Fixation an einer Seite eine Dehiszenz und zusätzlich eine Knochennekrose besteht, muss die Knochennekrose abgeräumt oder abgestoßen werden und der Defekt aufgefüllt werden. Damit dauert der endgültige Durchbau entsprechend länger. Bei komplett avitalen Fragmentenden oder hoher Instabilität oder bakterieller Infektion tritt keine knöcherne Überbrückung ein

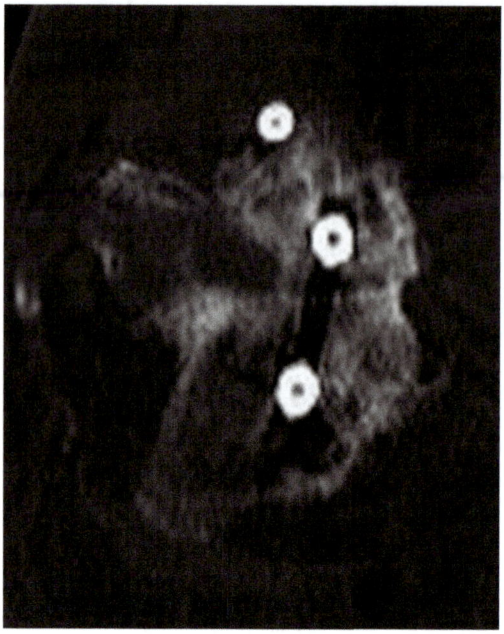

Abb. 6.49 **CT nach tibiokalkanearer Fusion.** Bei vorhandenem Knochenkontakt ist die knöcherne Überbrückung rechts eingetreten. Links besteht eine Distanz zwischen den Knochenflächen, weshalb bislang noch keine Überbrückung eingetreten ist

Besonders günstige Voraussetzungen für den knöchernen Durchbau liegen vor, wenn blutende Spongiosaflächen in direktem Kontakt stabil gegeneinander fixiert sind (Abb. 6.48, Abb. 6.49). Allerdings ist eine begrenzte Restmobilität mit einem knöchernen Durchbau vereinbar, wie sie bei der intramedullären oder der Fixateurversorgung vorliegt.

Die knöcherne Verbindung tritt umso schneller ein, je näher die Knochenflächen einander genähert sind (Abb. 6.48a). Eine Weichteilinterposition ist hinderlich bzw. schließt ab einem gewissen Ausmaß die Knochenheilung aus. Bei einer geringen Distanz stellt sich die knöcherne Überbrückung mit Verzögerung ein (Abb. 6.48b, Abb. 6.49, Abb. 6.50f). Ist die Distanz zu groß, findet kein knöcherner Durchbau statt. Das ist der Grund, weshalb die interne Osteosynthese mit direkter Fusion von Vorteil ist. Knochennekrosen sind in begrenztem Ausmaß tolerabel (Abb. 6.48c). Sie schließen aber bei größerer Ausdehnung eine knöcherne Überbrückung aus. Deswegen müssen Knochennekrosen zur Arthrodese abgetragen werden. Auch die interfragmentäre Bewegung beeinträchtigt die knöcherne Überbrückung bzw. kann sie bei größerem Ausmaß verhindern.

An den kurzen Fußknochen sind die Bedingungen zur Implantatverankerung weniger günstig als an langen Röhrenknochen. Dies muss bei der Operation und der Nachbehandlung berücksichtigt werden.

6.5.7.2 Implantate für die Arthrodesen

Vorbemerkung

Bei der Vielfalt an Lokalisationen, Formen und Ausmaß der Frakturierung kommen praktisch alle Implantattypen für die Stabilisierung in Betracht. Es gibt bislang keine Einigkeit für das beste Implantat für bestimmte Frakturtypen. Wir geben einen Überblick über die Literatur und diskutieren die Konzepte anhand unserer Erfahrungen.

Transossäre Schrauben

(Wir benutzen den Begriff „transossäre Schrauben", wenn diese zur Verbindung zweier Knochen alle Schichten der Knochen passieren. Demgegenüber stehen „intramedulläre Schrauben", die in der Markhöhle verlaufen.)

Transossäre Schrauben ohne Platten werden im Rückfuß- und im Sprunggelenksbereich (Waldecker 2011; Zwipp et al. 1999), seltener im Mittelfuß angewendet. Sie haben den Vorteil, dass die Knochen zu ihrer Einbringung weniger weit freigelegt werden müssen als zur Plattenosteosynthese. Bei kurzen und osteoporotischen Knochen ist jedoch die Fragmentfixation eingeschränkt, insbesondere bei nicht konsequent eingehaltener Entlastung. Diese Techniken, die für die Arthrodesen des Tibiotalar- und des Subtalargelenks ansonsten Standard sind, führen wir beim Charcotfuß oft mit zusätzlicher Sicherung durch einen Ringfixateur durch (Abb. 6.57).

▪▪ Platten

Plattenosteosynthesen werden am Mittelfuß, Rückfuß und Sprunggelenk angewendet mit unterschiedlich dimensionierten Implantaten. Wenn am **Mittelfuß (MF)** genügend Schrauben verankert werden können, lässt sich eine gute Stabilisierung erreichen, wobei 2–4 Kleinfragmentplatten an den Strahlen 1–4 angebracht werden können (◘ Abb. 6.50, ◘ Abb. 6.51). Einige Autoren

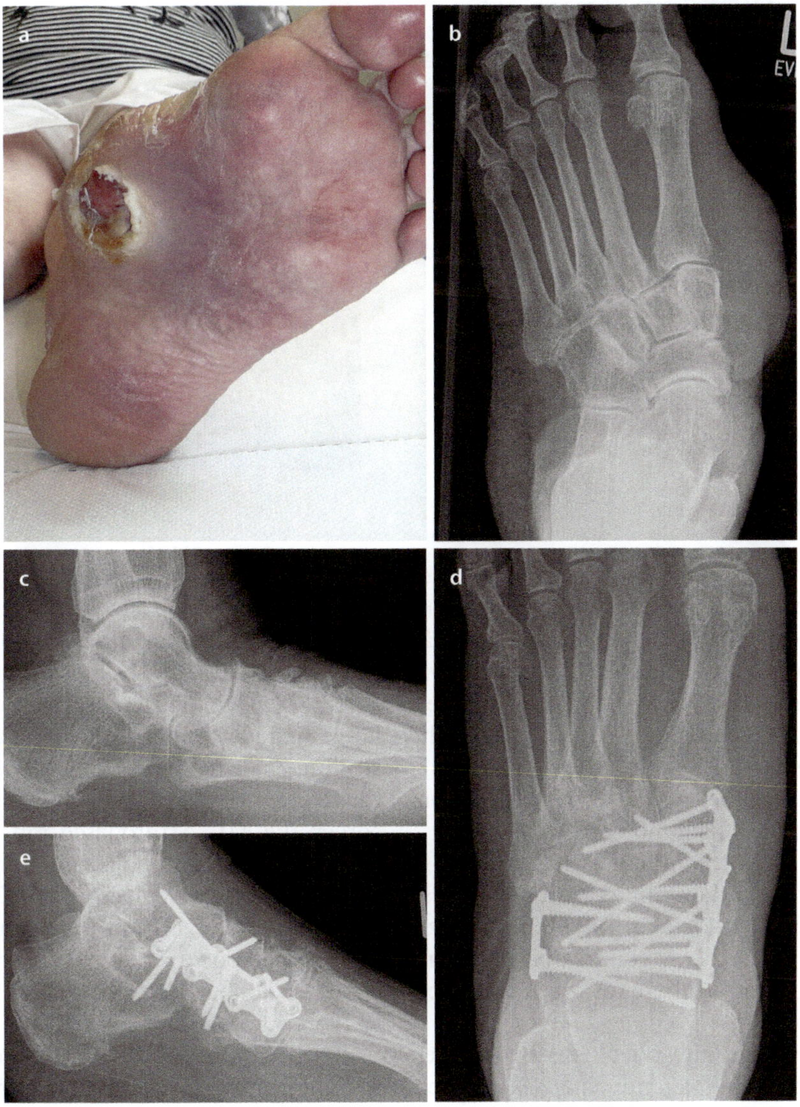

◘ **Abb. 6.50** a–g **w 74 J. a** Seit sechs Monaten bestehendes Ulkus am medialen Mittelfuß mit Unterminierung der Ulkusränder bis auf den Knochen (nF 4bi). Keine Heilung unter schuhtechnischer Behandlung. Es besteht eine Hypermobilität im Chopartgelenk (CS IVb). **b** dp und **c**: Seitliche RA. Man erkennt die Vorfußabduktion und die Plattfußbildung (CS Vb), Vorfußabduktion 40°, seitlicher Talo-Metatarsale 1 Winkel 30°. d dp und e: seitliche RA zwölf Wochen postoperativ unmittelbar nach Entfernung des Ringfixateurs. **f** Die axiale CT zeigt den knöchernen Durchbau zwischen Taluskopf, Navikulare und medialem Cuneiforme. **g** Stabile Ulkusheilung sechs Monate postoperativ

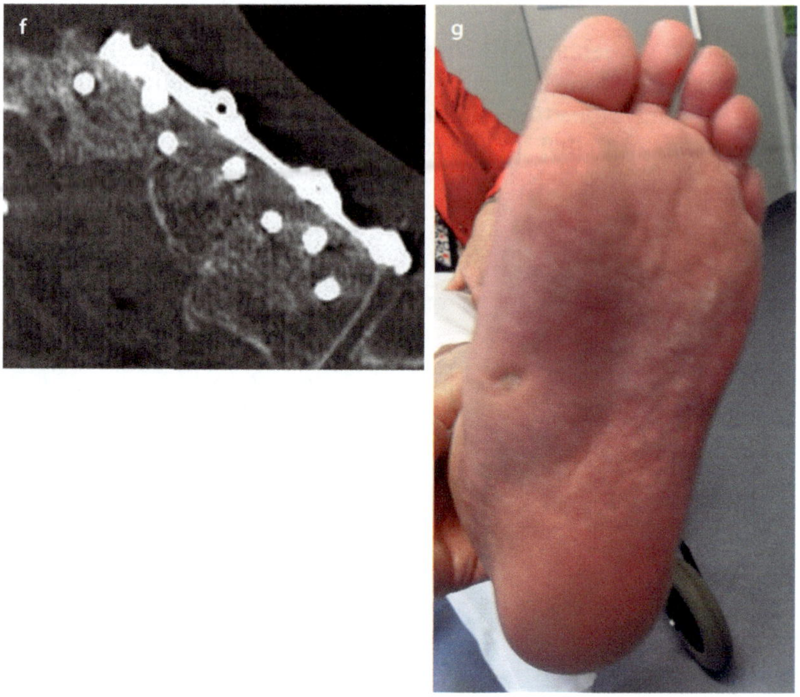

Abb. 6.50 (Fortsetzung)

verwenden sehr lange Platten, „Superconstruct" (Sammarco 2009; Sammarco et al. 2010). Es soll damit eine vermehrte Stabilität erreicht werden. Grundsätzlich gehen wir davon aus, dass die Plattenosteosynthesen wie auch die anderen Osteosynthesen nicht jegliche interfragmentäre Bewegung aufheben, was im Gegensatz zu früheren Überzeugungen auch nicht nötig ist.

Wenn im Mittelfuß eine sehr starke Dislokation mit Verkürzung eingetreten ist, ist es möglich, alle kleinen Tarsalknochen zu entfernen und die Metatarsalia mit dem Talus und dem Kalkaneus zu fusionieren (Abb. 6.52).

Eine Lockerung oder ein Bruch der Schrauben, verbunden mit einer sekundären Dislokation, sind nicht auszuschließen. Der Einbruch des Fußgewölbes nach der Operation muss nicht mit einem Rezidiv des Ulkus einhergehen und ist dann als Behandlungsresultat akzeptabel (Abb. 6.51).

Hybridverfahren am Mittelfuß Es gibt Autoren, die die interne Osteosynthese mit einem Fixateur externe am Mittelfuß kombinieren. Lamm et al. nehmen primär mithilfe des Fixateurs eine Stellungskorrektur bzw. eine Verlängerung vor. In der zweiten Sitzung führen sie minimal invasiv eine interne Stabilisierung durch (Lamm et al. 2010). Hentges et al. versorgen die MF Arthrodesen mit Schrauben und Platten und applizieren anschließend einen Fixateur (Hentges et al. 2013). Wir wenden dieses Hybridverfahren an, wenn Patienten die postoperative Entlastung nicht einhalten können (Abb. 6.50, Abb. 6.51, Abb. 6.53, Abb. 6.57).

Die **Arthrodese des Tibiotalargelenks** kommt bei begrenzten Knochendefekten in Betracht. Dafür werden neben Schrauben (Waldecker 2011; Zwipp et al. 1999) auch Großfragmentplatten, z. B. Winkel- oder T-Platten, verwendet (Abb. 6.54) (Müller und Wenz 2009; Myerson 2000; Myerson

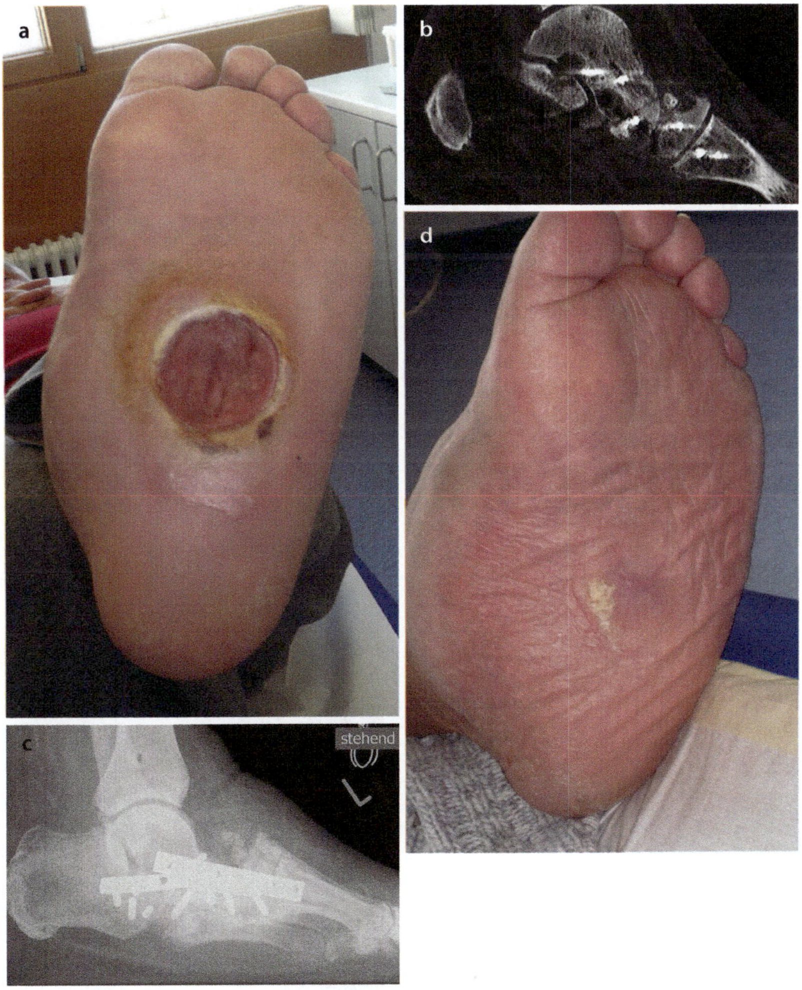

Abb. 6.51 a–d **m 62 J. a** Großes plantares Ulkus mit unterminierten Ulkusrändern (nF 4biii) bei übergewichtigem Patienten mit fixiertem Mittelfußeinbruch (CS fixierte Fehlstellung IVc, mittelgradiger Einbruch Vb). Es erfolgte die Mittelfußarthrodese durch Platten mit anschließend spontaner Heilung des Ulkus. **b** Im CT acht Wochen postoperativ sieht man die korrekte Stellung und die noch unvollständige knöcherne Überbrückung. **c** Sieben Monate nach der Fusionsoperation: Weil bei unvollständiger knöcherner Überbrückung belastet wurde, ist eine Redislokation eingetreten. **d** Zwei Jahre postoperativ: Trotz erneuten Einbruchs des Fußgewölbes ist es nicht zu einem Rezidivulkus gekommen

2005). Auch eine ventral angelegte Platten ist möglich (Stapleton 2011).

Fixateur externe

Viele Autoren berichten über die Verwendung von äußeren Spannern. Teils wird der klassische Fixateur bevorzugt (Illgner et al. 2009; Koller et al. 2004). Mehrheitlich wird der Ringfixateur verwendet (Cooper 2002; Delhey et al. 2010; Herbst 2004; Rochman et al. 2008; Wukich und Sung 2009). Adams et al. (2008) haben empfohlen, die Montage durch die Fußplatte zu erweitern, um die Belastung zu ermöglichen (Adams et al. 2008). Richman et al. haben bei Patienten mit Charcotschädigung am SG die Versorgung mit Verriegelungsnagel und die mit einem Ringfixateur verglichen (Richman

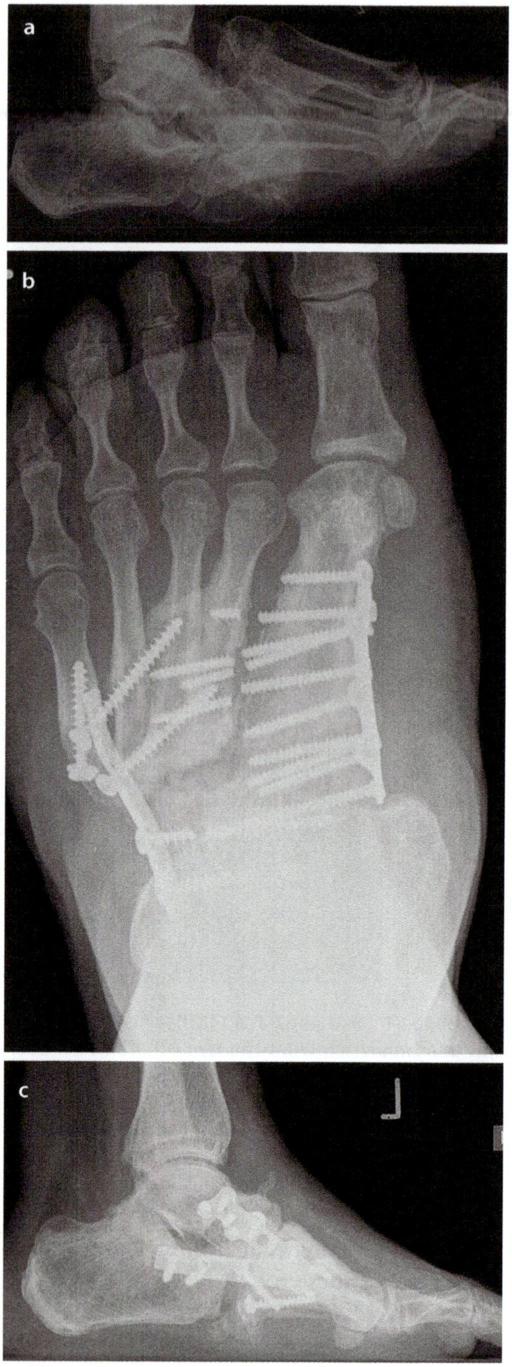

Abb. 6.52 a–c **m 40 J.** Dem Dachdeckermeister sollte wegen des eingebrochenen Charcotfußes die Berufsfähigkeit aberkannt werden. Bei deutlich deformiertem Fuß mit Schwiele waren die Weichteile intakt (nF 1c). **a** Der Mittelfuß ist in Höhe Keilbeine eingebrochen mit nachfolgender starker Dislokation nach dorsal und erheblicher Verkürzung des Fußes (CS Fehlstellung Vc).
b Zwölf Wochen postoperativ. Die dp-Aufnahme zeigt den Befund nach Entfernung der distalen Tarsalknochen und die Fusion des Vorfußes mit dem Rückfuß durch eine mediale und eine laterale Platte. Der knöcherne Durchbau zwischen Talus und MT-1 ist eingetreten. Die Strahlen 2–4 sind noch nicht überbrückt. Der Ansatz der Sehne des kurzen Peroneus wurde refixiert. Die Belastbarkeit ist bei Durchbau des ersten Strahls gegeben.
c Die seitliche RA zeigt die Wiederherstellung des Fußgewölbes. Der Beruf konnte weiter ausgeübt werden

et al. 2017). Sie fanden, dass mit beiden Methoden eine gleich hohe Rate von Durchbau erzielt worden war, dass aber in der Fixateurgruppe chirurgische Revisionen seltener notwendig waren.

Der operative Aufwand zur Anlage eines Fixateurs ist geringer als für die interne Osteosynthese. Es sollte dennoch nicht von der Anfrischung der Arthrodesenflächen abgesehen werden, weil Fragmentenden, die durch Lamellenknochen abgedeckt sind, nichts zur Knochenneubildung bzw. zur Überbrückung beitrragen. Fixateure können am Mittel- und Rückfuß sowie am Sprunggelenk angewendet werden.

Die konventionellen Fixateure haben den Vorteil, dass sie leichter anzulegen sind, weniger wiegen und weniger Raum einnehmen. Eine Belastung ist nur möglich, wenn eine passende Orthese angelegt ist (Koller 2010).

Die Ringfixateure sind teurer, schwerer und erfordern bei der Anlage mehr Aufwand. Ihr Vorzug ist, dass sie kurzfristige Belastungen erlauben z. B. beim Transfer vom Bett zum Rollstuhl.

Bei rein externen Osteosynthesen sind die Zeiten bis zur Konsolidierung länger als bei internen Verfahren. Koller gibt an, dass postoperativ bis zuzwölf Monate mit der Orthese entlastet werden soll (Koller et al. 2009; Zgonis et al. 2007). Nach interner Stabilisierung ist die orthetische Sicherung üblicherweise bis zum sechsten Monat postoperativ begrenzt. Als Ursache für die schnellere Heilung unter interner Osteosynthese sehen wir die Kontaktreposition der angefrischten Arthrodesen Flächen an (◘ Abb. 6.48, ◘ Abb. 6.49).

An den Eintrittsstellen der Drähte oder Pins kann es zu Infektionen kommen. Außerdem wird der Knochen um die Drähte oder Schanz'schen Schrauben geschwächt, sodass Spontanfrakturen auftreten können (◘ Abb. 6.2g). Die Kombination von interner und externer Osteosynthese (Hybridverfahren) halten wir bei Patienten für sinnvoll, die die erforderliche Entlastung nicht einhalten können (Volkering et al. 2015) (◘ Abb. 6.2, ◘ Abb. 6.50, ◘ Abb. 6.53, ◘ Abb. 6.57).

▪ ▪ Die intramedullären Verfahren

Diese kommen für den Mittel- und Rückfuß und für das Sprunggelenk in Betracht, allerdings in unterschiedlicher technischer Ausführung.

6.5.7.3 Arthrodesen nach Lokalisationen

▪ ▪ Mittelfuß

Für den Mittelfuß sind von Assal et al. Großfragmentschrauben vorgeschlagen worden (Assal und Stern 2009). Später wurden Implantate mit einem gewindelosen Schaft entwickelt (Butt et al. 2015; Richter et al. 2015) (◘ Abb. 6.55). Sie führten zu einer guten Knochenheilung. Nachteilig war, dass sie nur in einem Durchmesser zur Verfügung standen, sodass sie nur für den ersten Strahl in Betracht kamen. Außerdem waren sie nicht kanüliert, sodass die anterograde Implantation mit Eintritt am dorsalen Talus tief im Gewebe umständlich war. Bei retrograder Einbringung über den MT-Kopf bestand die Gefahr, dass die Bolzen nach distal hinaus wanderten und Ulzera erzeugten (◘ Abb. 6.56).

Grundsätzlich können alle Schrauben von ausreichender Länge und angemessenem Durchmesser verwendet werden. Jetzt liegen Schrauben mit Durchmessern von 4, 6 und 8 mm in verschiedenen Längen vor, sodass alle Strahlen stabilisiert werden können (Newclip, Axomed). Diese lassen sich über Führungsdrähte retrograd durch die MT-Köpfe und anterograd über den Talus bzw. den Kalkaneus implantieren. Das Gewinde verhindert ein Zurückgleiten an der Implantationsstelle.

Wenn die Implantattechnologie ausgereift ist, also das Einbringen der Schrauben problemlos möglich und eine sekundäre Dislokation ausgeschlossen ist, liegen die Vorteile einer IM-Stabilisierung im Mittelfuß einerseits darin, dass keine ausgedehnte

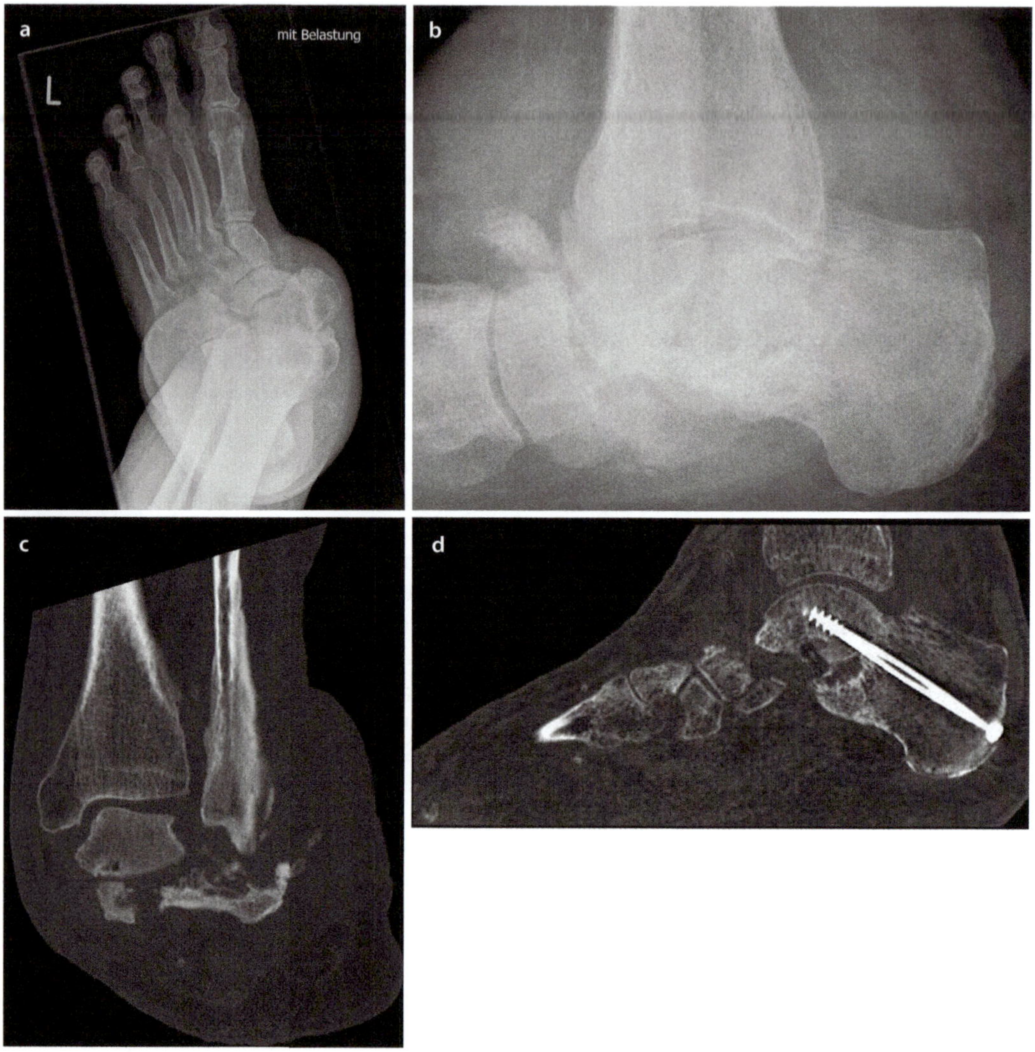

Abb. 6.53 a–d **m 65 J.** Der Patient stellte sich mit einem massiv dislozierten SG vor, wobei der Innenknöchel belastet wurde (CS Fehlstellung Vc). Die Haut dort war gerötet, aber intakt (nF 1c). **a** Die dp-Aufnahme zeigt die Luxation im Talonavikulargelenk mit Abduktion des Vorfußes. **b** In der seitlichen Aufnahme ist die Luxation des Subtalargelenks zu erkennen. **c** Im CT-Schnitt sieht man die Abweichung des Kalkaneus nach lateral. Am Sustentakulum tali liegt eine Abrissfraktur vor, die die Lateraldislokation des Kalkaneus bewirkt hat. **d** Der vitale Talus vital konnte er erhalten werden. Der Kalkaneus wurde reponiert und mit dem Talus fusioniert. zwölf Wochen postoperativ bestand eine beginnende Durchbauung an der Kontaktfläche. Im ventralen Bereich besteht kein Knochenkontakt. Dort ist es zwar zu spärlicher KNB gekommen, aber noch nicht zu einem belastbaren Durchbau

Ablösung der Weichteile erforderlich ist. Außerdem verfügen die längsaxialen Kraftträger über eine hohe Rückstellkraft bei einer Deformation unter Belastung. Unter dieser Stabilisierung scheinen die Bedingungen zur knöchernen Konsolidierung günstig zu sein, sodass möglicherweise früher belastet werden kann.

Bei der anterograden Implantation wird zunächst der Führungsdraht von der Arthro-

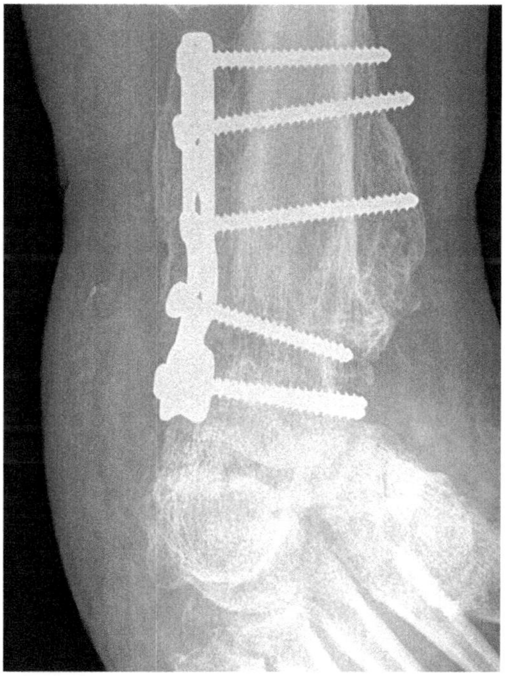

Abb. 6.54 w **46 J.** Die Patientin hatte nicht rekonstruierbare Knochendefekte an der talaren Sprunggelenkfläche. Nachdem die Implantate der primären Arthrodese wegen Belastung ausgerissen waren, wurde mit einer lateralen Platte und zusätzlichem Fixateur stabilisiert. Darunter kam es zum knöchernen Durchbau

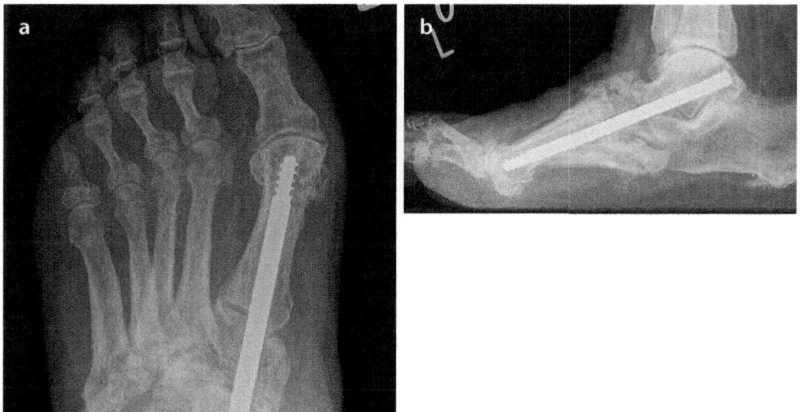

Abb. 6.55 a,b **w 70 J.** Klinisch bestand ein Mittelfußeinbruch mit plantarem Ulkus (nF Weichteilschaden 3). Die operative Korrektur erfolgte durch Stabilisierung mit einem anterograd eingebrachten intramedullären Bolzen mit Gewinde an den Enden. **a** dp und **b** seitliche RA sechs Monate postoperativ und drei Monate nach Belastungsbeginn. Es besteht eine unveränderte Lage des Implantats und eine korrekte Reposition des Fußgewölbes, obwohl der überbrückende neue Knochen noch nicht komplett durchstrukturiert ist. Dies zeigt, dass mit dieser Technik die Reposition gut gehalten werden kann

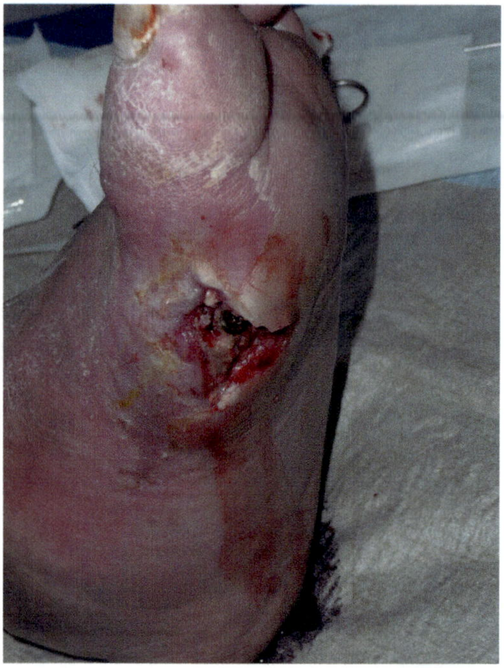

Abb. 6.56 **m 72 J.** Bei dem Patienten ist eine Mittelfußarthrodese mit einem retrograd, über den MT-1-Kopf eingebrauchte Bolzen stabilisiert worden. Nach sechs Monaten postoperativ bestand ein knöcherner Durchbau der Arthrodese. Jedoch ist der Bolzen nach distal heraus gewandert und hat ein Ulkus erzeugt. Nach Entfernung des Bolzens heilte das Ulkus

desenfläche aus nach distal über den MF-Kopf nach außen geführt. Anschließend wird der Vorfuß an den Rückfuß reponiert, sodass der Führungsdraht nach dorsal über den Talus oder den Kalkaneus heraus geleitet werden kann. Die WT um das proximale Drahtende werden durch Stichinzision so weit eröffnet, dass die Schraube eingebracht werden kann. Danach folgen die Präparation der übrigen Schraubenlager, die Bestimmung der jeweiligen Schraubenlänge und das Eindrehen der Schrauben.

Bei der retrograden Implantation wird der MT-1-Kopf über einen medialen Zugang dargestellt und der Führungsdraht in der Markhöhle über die angefrischte MF-Region in den Talus eingebracht. Anschließend wird über den Draht aufgebohrt und die intramedulläre Schraube eingedreht. Die Schraube muss weit genug im Knochen versenkt werden, damit ein Zurückgeleiten verhindert wird (Abb. 6.56). Die Anlage von Platten in den anderen Strahlen ist ungünstig, weil sie ein Nachsintern verhindern. Wichtig ist, auch in die kleinen Zehenstrahlen intramedulläre Schrauben einzubringen.

Sprunggelenk

Für die **Arthrodese im Sprunggelenksbereich** haben sich neben Schrauben und Platten auch Verriegelungsnägel bewährt. Für letztere gibt es verschiedene Modelle (Abb. 6.57) (Caravaggi et al. 2006; Chraim et al. 2018; Klaue et al. 2016; Lee et al. 2018; Mendicino et al. 2004; Siebachmeyer et al. 2015; Sundararajan et al. 2017).

Operationstechnisch wird nach der Präparation und dem Zurichten der Arthrodesenflächen unter BV-Kontrolle eine Bohrung an der vorgesehenen Eintrittsstelle am Kalkaneus angelegt und der Führungsdraht eingebracht. Danach erfolgt das schrittweise Aufbohren des Nagellagers. Die Verriegelungsschrauben werden mit dem Zielgerät in üblicher Weise eingebracht. Nach statischer Verriegelung wird acht Wochen postoperativ die statisch verriegelnde Schraube entfernt, um das Sintern der Fragmente und die knöcherne Überbrückung zu ermöglichen. Die Patienten sind darüber aufzuklären, dass Spontanfrakturen am Nagelende möglich sind (Pinzur und Noonan 2005). ElAlfy et al. haben zur Sprunggelenksarthrodese eine Vergleichsstudie zwischen VN und Fixateur externe durchgeführt. Sie fanden in der Fixateurgruppe eine bessere Knochenheilung, aber auch mehr Komplikationen (El-Gafary et al. 2009). Andere Autoren haben interne und externe Verfahren kombiniert (DeVries et al. 2012; Zgonis et al. 2007).

Tibiokalkaneare Fusion (tcF)

Die Destruktion des Talus ist beim CF keine Seltenheit. Anders als regelmäßig behauptet, geht diese primär nicht auf eine Nekrose zu-

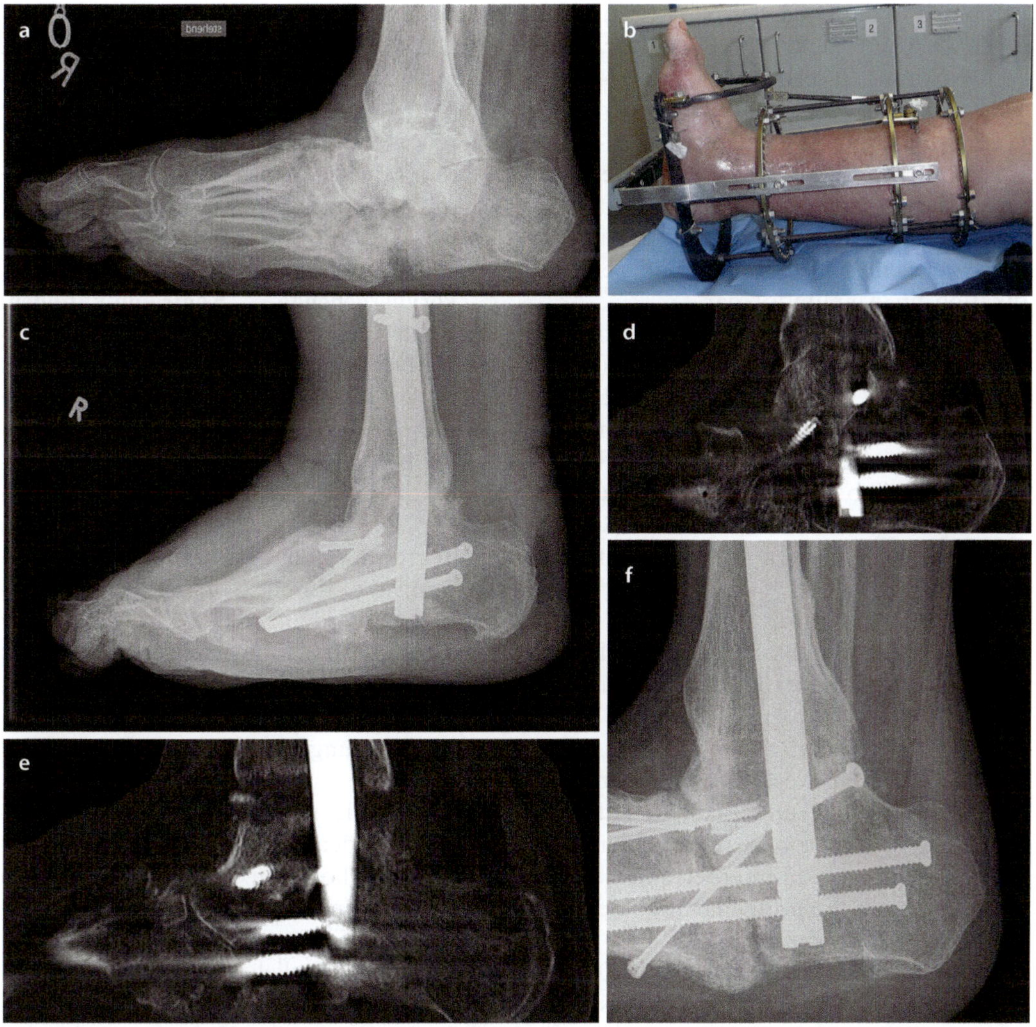

Abb. 6.57 a–f **m 72 J. a** Charcot-bedingter Teileinbruch des Talus bei gleichzeitigem Einbruch des Fußgewölbes. **b** Ringfixateur nach pantalarer Arthrodese mit Verriegelungsnagel (VN). Der Ringfixateur besteht aus drei Unterschenkel-Vollringen und einer Fußplatte mit abschließendem Halbring. Für eine kurzzeitige Belastung wurde ein Gehbügel aus Aluminium montiert. **c** RA sieben Monate postoperativ und vier Monate nach Entfernung des Fixateurs. Der knöcherne Durchbau ist nicht zuverlässig zu beurteilen. **d** Sagittaler CT-Schnitt medial des VN. Man sieht zwischen Tibia und Talus sowie zwischen Talus und Kalkaneus eine beginnende knöcherne Überbrückung ventral des VN und dorsal erste überbrückende Bälkchen. An der Stelle von direktem Knochenkontakt erfolgt eine schnellere Überbrückung. **e** CT-Schnitt weiter lateral auf Höhe des VN: Die Arthrodeseflächen zwischen Tibia und sind mehrere mm voneinander entfernt. Obwohl kleine Wölkchen von neuem Knochen vorliegen, ist an dieser Stelle noch keine knöcherne Verbindung eingetreten. **f** RA nach einem Jahr: solide knöcherne Konsolidierung tibiotalar und talokalkanear. Klinisch unproblematische Pseudarthrose zwischen und Mittel- und Rückfuß

rück, sondern auf eine aktive Osteolyse mit nachfolgender Frakturierung, die zum Teil- oder zum Totalverlust des Talus führen kann (◻ Abb. 6.2b, c, ◻ Abb. 6.9, ◻ Abb. 6.11b).

Sekundär können die Trümmerfragmente, besonders bei einer Infektion, der Nekrose anheimfallen. (Auch kann selten der Talus durch Dislokation seine Blutversorgung verlieren und in der Folge der Nekrose anheimfallen, ◘ Abb. 6.31, ◘ Abb. 8.15). Der Talusverlust kann zu erheblicher Varus- oder Valguskippung führen und die wiederum zu Ulzera und Infektionen am Außen- oder Innenknöchel (◘ Abb. 6.2). Die Ulzera lassen sich bei fixierter Fehlstellung oder bei einer Osteomyelitis nicht mit SOT behandeln. Sie stellen keineswegs standardmäßig eine Indikation zur Amputation dar.

Das chirurgische Prinzip zur Versorgung ist die Talektomie, wobei ein nicht destruierter Taluskopf erhalten wird. Der Kalkaneus wird mit der Unterfläche der Tibia und der Mittelfuß mit der Vorderfläche der Tibia fusioniert (◘ Abb. 8.21–8.30). Wenn nach der Heilung die Beinverkürzung durch Sohlenerhöhung ausgeglichen wird, besteht volle Belastbarkeit.

Operationstechnisch werden unterschiedliche Verfahren angegeben. Teils wird mit einem Fixateur externe stabilisiert (LaPorta et al. 2014), teils mit einer Kompressionsplatte (Aikawa et al. 2016). Andere Autoren wechseln zwischen Verriegelungsnagelung und Fixateur (Ettinger et al. 2016), wieder andere berichten über die Kombination von interner und externer Osteosynthese: Schraubenarthrodese plus Ringfixateur (Volkering et al. 2015) sowie VN und Fixateur (El-Mowafi et al. 2018).

Patienten, die hinreichend versichern können, postoperativ mit einer Orthese für bis zu zwölf Wochen zu entlasten, erhalten nur eine interne Stabilisierung. In allen anderen Fällen legen wir zusätzlich einen Ringfixateur an. Bei der Hybridoperation kann durch Schraubenosteosynthese exakt reponiert werden, wodurch die Bedingungen zur Knochenheilung sehr günstig sind (▶ Abschn. 6.5.7.1). Andererseits können die Patienten mit angelegtem Ringfixateur den Fuß zum Transfer belasten. Mit diesem Konzept sind die Komplikationen bei tcF deutlich zurückgegangen bei gleichzeitiger Verkürzung der Knochenheilung.

Indikation: Destruktion des Talus mit erheblicher Fehlstellung (CS IIc, Vc) oder mit Beschwerden oder mit kolonisiertem Ulkus (nF 2). Wenn die Infektion in der Tiefe nicht ausgedehnt ist (nF 4b), kann in einer Sitzung die Exzision und die Fusionsoperation vorgenommen werden (◘ Abb. 6.2).

Kontraindikationen: Hohes Narkoserisiko, relevante Durchblutungsstörungen, Unfähigkeit zur Entlastung für zwölf Wochen.

Vorübergehende Kontraindikationen: Eine tiefe Infektion wird durch evtl. wiederholtes Debridement in ein kontaminiertes („blandes“) Stadium überführt, wonach dann die Knochenfusion möglich ist.

Zu berücksichtigen ist die Operationsdauer, die bei eingespieltem Team zwischen zweieinhalb und drei Stunden beträgt. Es resultiert eine Beinverkürzung von ca. 3 1/2 cm, die durch Schuherhöhung ausgeglichen wird. Eine Beinverlängerung durch Distraktionsosteogenese oder Knocheninterposition ist möglich, weist aber gegenüber der schuhtechnischen Sohlenerhöhung keinen wesentlichen Vorteil auf. Die Kosten des Ringfixateurs beeinträchtigen die Abrechnung. An den Eintrittsstellen der Fixateur-Pins kann es zu Infektionen kommen. Die Bohrungen im Knochen können Auslöser für eine spontane Fraktur der Tibia sein.

Der grundsätzliche **Vorteil** der tcF besteht darin, dass die Amputation vermieden wird. Günstig an der Hybridoperation ist, dass die Zeit zur Knochenheilung deutlich kürzer als ausschließlicher Fixateurstabilisierung.

Zum operativen Vorgehen ▶ Abschn. 8.5.3.2

6.5.8 Nachbehandlung

Sigurd Kessler, Sandra Sommerey und Christoph Volkering

Die Nachbehandlung richtet sich nach dem Ausmaß des operativen Eingriffs bzw. wie sehr eine Belastung das Operationsergebnis gefährden würde. Nach Abtragung einer Knochenprominenz über einen seitlichen Zugang kann belastet werden, wenn die Blutung sicher zum Stehen gekommen ist.

Fusionsoperationen und plastische Lappendeckungen müssen bis zur stabilen Heilung von Haut oder Knochen entlastet werden. Das kann einige Wochen und Monatedauern. Die Entlastung allein an Gehstöcken ist von vielen Patienten kräftemäßig oder mental nicht einzuhalten. Stattdessen kommen ein gut modellierter Cast, eine teil- oder vollentlastende Orthese in Betracht (z. B. ▫ Abb. 6.44, ▫ Abb. 6.46). Für die Orthesen ist gewünscht: leichtes und sicheres Anlegen sowie begrenztes Gewicht. Viele Orthesen aus dem reichen Angebot erfüllen die Anforderungen.

Nach Heilen der Haut und des Knochens sind den Befunden entsprechend die erforderlichen orthopädischen Hilfsmittel zu verordnen.

Literatur

Adams SB, Astilla M, Easley ME (2008) Clinical tip, footplate attachment for ambulation on a ring external fixator. Foot Ankle Int 29(4)S. 433–434. https://doi.org/10.3113/FAI.2008.0433

Aigner N, Petje G, Steinboeck G, Schneider W, Krasny C, Landsiedl F (2001) Treatment of bone-marrow oedema of the talus with the prostacyclin analogue iloprost. An MRI-controlled investigation of a new method. J Bone Joint Surg Br 83:855–858

Aikawa T, Watanabe K, Matsubara H, Nomura I, Tsuchiya H (2016) Tibiocalcaneal fusion for Charcot ankle with severe Talar body loss: case report and a review of the surgical literature. J Foot Ankle Surg 55:247–251. https://doi.org/10.1053/j.jfas.2014.06.003

Akopian A, Demulder A, Ouriaghli F, Corazza F, Fondu P, Bergmann P (2000) Effects of CGRP on human osteoclast-like cell formation: a possible connection with the bone loss in neurological disorders? Peptides 21:559–564

Albrecht PJ, Hines S, Eisenberg E, Pud D, Finlay DR, Connolly MK, Paré M, Davar G, Rice FL (2006) Pathologic alterations of cutaneous innervation and vasculature in affected limbs from patients with complex regional pain syndrome. Pain 120:244–266

Anonymous (1886) Berliner medicinische Gesellschaft. Sitzung vom 17. November 1886: (zitiert nach Chantelau 2006. Berliner Klinische Wochenschrift 23:851–855

Armstrong DG, Lavery LA (1997) Monitoring healing of acute Charcot's arthropathy with infrared dermal thermometry. J Rehabil Res Dev 34:317–321

Armstrong DG, Todd WF, Lavery LA, Harkless LB, Bushman TR (1997) The natural history of acute Charcot's arthropathy in a diabetic foot specialty clinic. J Am Podiatr Med Assoc 87:272–278. https://doi.org/10.7547/87507315-87-6-272

Assal M, Stern R (2009) Realignment and extended fusion with use of a medial column screw for midfoot deformities secondary to diabetic neuropathy. J Bone Joint Surg Am 91:812–820. https://doi.org/10.2106/JBJS.G.01396

Ayoub MA (2008) Ankle fractures in diabetic neuropathic arthropathy: can tibiotalar arthrodesis salvage the limb? J Bone Joint Surg Br 90:906–914. https://doi.org/10.1302/0301-620X.90B7.20090

Babazadeh S, Stoney JD, Lim K, Choong PFM (2010) Arthroplasty of a Charcot knee. Orthop Rev (Pavia) 2:e17. https://doi.org/10.4081/or.2010.e17

Bartl R (2011) Osteoporose: Prävention, Diagnostik, Therapie; 12 Tabellen, 4., vollst. überarb. und erw. Aufl. Thieme, Stuttgart

Baumgartner R, Stinus H, Bähler A (1995) Die orthopädietechnische Versorgung des Fusses: 2 Tabellen, 2., neubearb. und erw. Aufl. Thieme, Stuttgart/New York

Benson MD (2003) The hereditary amyloidoses. Best Pract Res Clin Rheumatol 17(6):909–927

Birklein F (2005) Complex regional pain syndrome. J Neurol 252:131–138

Britzlmair S (2008) Komplikationen von sprunggelenksnahen Frakturen bei diabetischer und nicht-diabetischer Polyneuropathie. Dissertation, München

Brodsky JW (1993) The diabetic foot. In: Mann RACMJ (Hrsg) Surgery of the foot and ankle, Bd 3, 6. Aufl. Mosby-Year Book, St. Louis, S 877–958

Brodsky JW, Rouse AM (1993) Exostectomy for symptomatic bony prominences in diabetic Charcot feet. Clin Orthop Relat Res 296:21–26

Brower AC, Allman RM (1981) Pathogenesis of the neurotrophic joint: neurotraumatic vs. neurovascular. Radiology 139:349–354. https://doi.org/10.1148/radiology.139.2.7220879

Bruehl S (2010) An update on the pathophysiology of complex regional pain syndrome. Anesthesiology 113(3):713–725

6

Bruhn-Olszewska B, Korzon-Burakowska A, Węgrzyn G, Jakóbkiewicz-Banecka J (2017) Prevalence of polymorphisms in OPG, RANKL and RANK as potential markers for Charcot arthropathy development. Sci Rep 7:501. https://doi.org/10.1038/s41598-017-00563-4

Buck V (2018) Runas Schweigen: Roman, 1. Aufl. Blanvalet, München

Butt DA, Hester T, Bilal A, Edmonds M, Kavarthapu V (2015) The medial column Synthes Midfoot Fusion Bolt is associated with unacceptable rates of failure in corrective fusion for Charcot deformity: results from a consecutive case series. Bone Joint J 97-B:809–813. https://doi.org/10.1302/0301-620X.97B6.34844

Caravaggi C, Cimmino M, Caruso S, Dalla Noce S (2006) Intramedullary compressive nail fixation for the treatment of severe Charcot deformity of the ankle and rear foot. J Foot Ankle Surg 45:20–24. https://doi.org/10.1053/j.jfas.2005.10.003

Catanzariti AR, Mendicino R, Haverstock B (2000) Ostectomy for diabetic neuroarthropathy involving the midfoot. J Foot Ankle Surg 39:291–300

Chantelau E (2005) The perils of procrastination: effects of early vs. delayed detection and treatment of incipient Charcot fracture. Diabet Med 22:1707–1712. https://doi.org/10.1111/j.1464-5491.2005.01677.x

Chantelau E, Onvlee GJ (2006) Charcot foot in diabetes: farewell to the neurotrophic theory. Horm Metab Res 38:361–367. https://doi.org/10.1055/s-2006-944525

Chantelau EA, Grutzner G (2014) Is the Eichenholtz classification still valid for the diabetic Charcot foot? Swiss Med Wkly 144:w13948. https://doi.org/10.4414/smw.2014.13948

Chantelau EA, Richter A (2013) The acute diabetic Charcot foot managed on the basis of magnetic resonance imaging – a review of 71 cases. Swiss Med Wkly 143:w13831. https://doi.org/10.4414/smw.2013.13831

Charcot JM (1868) Sur quelques arthropathies qui paraissent dépendre d'une lésion du cerveau ou de la moelle épinière. Arch Physiol Norm Pathol 1: 161–178

Charcot JM (1993) The classic: on arthropathies of cerebral or spinal origin: lectures on the diseases of the nervous system. Clin Orthop:4–7

Charcot JMFC (1883) Affections osseuses et articulaires du pied chez les tabétiques (pied tabétique). Arch Neurol 6:305–319

Chenu C (2004) Role of innervation in the control of bone remodeling. J Musculoskelet Neuronal Interact 4(2):132–134

Chiu IM, Von Hehn CA, Woolf CJ (2012) Neurogenic inflammation and the peripheral nervous system in host defense and immunopathology. Nat Neurosci 15(8):1063

Chiu IM, Heesters BA, Ghasemlou N, Von Hehn CA, Zhao F, Tran J et al (2013) Bacteria activate sensory neurons that modulate pain and inflammation. Nature 501(7465):52

Chraim M, Krenn S, Alrabai HM, Trnka H-J, Bock P (2018) Mid-term follow-up of patients with hindfoot arthrodesis with retrograde compression intramedullary nail in Charcot neuroarthropathy of the hindfoot. Bone Joint J 100-B:190–196. https://doi.org/10.1302/0301-620X.100B2.BJJ-2017-0374.R2

Christensen TM, Gade-Rasmussen B, Pedersen LW, Hommel E, Holstein PE, Svendsen OL (2012) Duration of off-loading and recurrence rate in Charcot osteo-arthropathy treated with less restrictive regimen with removable walker. J Diabetes Complications 26:430–434. https://doi.org/10.1016/j.jdiacomp.2012.05.006

Clohisy DR, Thompson RC (1988) Fractures associated with neuropathic arthropathy in adults who have juvenile-onset diabetes. J Bone Joint Surg Am 70:1192–1200

Coleman WC, Brand PW, Birke JA (1984) The total contact cast: a therapy of plantar ulceration on insensitive feet. J Am Podiatry Assoc 74:548–552

Connolly JF, Csencsitz TA (1998) Limb threatening neuropathic complications from ankle fractures in patients with diabetes. Clin Orthop Relat Res 348:212–219

Cooper PS (2002) Application of external fixators for management of Charcot deformities of the foot and ankle. Foot Ankle Clin 7:207–254

Delhey P, Burklein D, Kessler S, Volkering C (2010) Geschlossene Reposition einer akuten Mittelfussluxationsfraktur im Rahmen einer Charcot-Arthropathie mit Hilfe des Ringfixateurs (Closed reposition of an acute midfoot luxation fracture in Charcot arthropathy with the ring fixator). Unfallchirurg 113:594–597. https://doi.org/10.1007/s00113-010-1785-9

DeVries JG, Berlet GC, Hyer CF (2012) A retrospective comparative analysis of Charcot ankle stabilization using an intramedullary rod with or without application of circular external fixator – utilization of the Retrograde Arthrodesis Intramedullary Nail database. J Foot Ankle Surg 51:420–425. https://doi.org/10.1053/j.jfas.2012.03.005

Early JS, Hansen ST (1996) Surgical reconstruction of the diabetic foot: a salvage approach for midfoot collapse. Foot Ankle Int 17:325–330. https://doi.org/10.1177/107110079601700605

Ebell BB (1937) The Papyrus Ebers: the greatest Egyptian medical document. Oxford University Press, London

Edmonds ME, Petrova NL, Edmonds AE, Elias DA (2006) What happens to the initial bone marrow oedema in the natural history of Charcot osteoarthropathy. Diabetologia 49:684

Eichenholtz SN (1966) Charcot Joints. Charles C. Thomas, Springfield

El-Gafary KAM, Mostafa KM, Al-Adly WY (2009) The management of Charcot joint disease affecting the ankle and foot by arthrodesis controlled by an Ilizarov frame: early results. J Bone Joint Surg Br 91:1322–1325. https://doi.org/10.1302/0301-620X.91B10.22431

El-Mowafi H, Abulsaad M, Kandil Y, El-Hawary A, Ali S (2018) Hybrid fixation for ankle fusion in diabetic Charcot arthropathy. Foot Ankle Int 39:93–98. https://doi.org/10.1177/1071100717735074

Eloesser L (1917) On the nature of neuropathic affections of the joints. Ann Surg 66:201–207

Ettinger S, Stukenborg-Colsman C, Plaass C, Yao D, Claassen L, Berger S, Waizy H, Becher CM, Daniilidis K (2016) Tibiocalcaneal arthrodesis as a limb salvage procedure for complex hindfoot deformities. Arch Orthop Trauma Surg 136:457–462. https://doi.org/10.1007/s00402-016-2420-1

Feldman DS, Ruchelsman DE, Spencer DB, Straight JJ, Schweitzer ME, Axelrod FB (2009) Peripheral arthropathy in hereditary sensory and autonomic neuropathy types III and IV. J Pediatr Orthopaed 29(1):91–97

Frykberg RG, Mendeszoon E (2000) Management of the diabetic Charcot foot. Diabetes Metab Res Rev 16(Suppl 1):S59–S65

Game FL, Catlow R, Jones GR, Edmonds ME, Jude EB, Rayman G, Jeffcoate WJ (2012) Audit of acute Charcot's disease in the UK: the CDUK study. Diabetologia 55:32–35. https://doi.org/10.1007/s00125-011-2354-7

Gandhi A, Liporace F, Azad V, Mattie J, Lin SS (2006) Diabetic fracture healing. Foot Ankle Clin 11:805–824. https://doi.org/10.1016/j.fcl.2006.06.009

Gomes RN, Castro-Faria-Neto HC, Bozza PT, Soares MB, Shoemaker CB, David JR, Bozza MT (2005) Calcitonin gene-related peptide inhibits local acute inflammation and protects mice against lethal endotoxemia. Shock 24(6):590–594

Gouin O, L'Herondelle K, Lebonvallet N, Le Gall-Ianotto C, Sakka M, Buhé V et al (2017) TRPV1 and TRPA1 in cutaneous neurogenic and chronic inflammation: pro-inflammatory response induced by their activation and their sensitization. Protein Cell 8(9):644–661

Greitemann R (2002) Neuroosteoarthropathien. In: Wirth JC (Hrsg) Fuß, 1. Auflage. Thieme, s.l., S 346–352

Gros M (1846) La Disposition des nerfs des os. Bull Soc Antat Paris 369–382

Guyton GP (2014) Radiograph to reality: pathways to objectivity in the grading of the degenerative joint: commentary on an article by the MARS Group: „osteoarthritis classification scales: interobserver reliability and arthroscopic correlation". J Bone Joint Surg Am 96:e124. https://doi.org/10.2106/jbjs.N.00297

Harden RN, Bruehl S, Galer BS, Saltz S, Bertram M, Backonja M, Gayles R, Rudin N, Bughra M, Stanton-Hicks M (1999) Complex regional pain syndrome: are the IASP diagnostic criteria valid and sufficiently comprehensive? Pain 83: 211–219

Hartemann-Heurtier A, Van GH, Grimaldi A (2002) The Charcot foot. Lancet 360:1776–1779. https://doi.org/10.1016/S0140-6736(02)11671-0

Hellner H (1970) Gelenke. In: Hellner H, Nissen R, Vosschulte K (Hrsg) Lehrbuch der Chirurgie, 6. Aufl. Georg Thieme, Stuttgart, S 779–790

Hentges MJ, Richardson PE, Loveland JD, Lamm BM, Mindicino RW, Catanzariti AR (2013) Internal fixation constructs for correction of Charcot midfoot deformity. Foot Ankle Quarterly 24:49–57

Herbst SA (2004) External fixation of Charcot arthropathy. Foot Ankle Clin 9:595–609, x. https://doi.org/10.1016/j.fcl.2004.05.010

Hingsammer AM, Bauer D, Renner N, Borbas P, Boeni T, Berli M (2016) Correlation of systemic inflammatory markers with radiographic stages of Charcot osteoarthropathy. Foot Ankle Int 37:924–928. https://doi.org/10.1177/1071100716649173

Hochlenert D, Engels G, Morbach S (2014) Das diabetische Fußsyndrom – über die Entität zur Therapie. Springer, Berlin

Holmes C, Schmidt B, Munson M, Wrobel JS (2015) Charcot stage 0: a review and consideratons for making the correct diagnosis early. Clin Diabetes Endocrinol 1:18. https://doi.org/10.1186/s40842-015-0018-0

Holthusen SM, Kolodziej P (2009) Midfoot charcot arthropathy with improvement of arch after achilles tendon lengthening: a case report. Foot Ankle Int 30:891–894. https://doi.org/10.3113/FAI.2009.0891

Illgner U, Podella M, Rümmler M, Wühr J, Büsch HG, Wetz HH (2009) Rekonstruktive Chirurgie beim Charcot-Fuss: 5-Jahres-Langzeitoutcome (Reconstructive surgery for Charcot foot. Long-term 5-year outcome). Orthopade 38:1180–1186. https://doi.org/10.1007/s00132-009-1504-9

Illgner U, van Netten J, Droste C, Postema K, Meiners T, Wetz HH (2014) Diabetic charcot neuroarthropathy of the knee: conservative treatment options as alternatives to surgery: case reports of three patients. Diabetes Care 37:e129–e130. https://doi.org/10.2337/dc13-3045

Imai S, Matsusue Y (2002) Neuronal regulation of bone metabolism and anabolism: calcitonin gene-related peptide-, substance P-, and tyrosine hydroxylase-containing nerves and the bone. Microsc Res Tech 58:61–69. https://doi.org/10.1002/jemt.10119

Irie K, Hara-Irie F, Ozawa H, Yajima T (2002) Calcitonin gene-related peptide (CGRP)-containing nerve fibers in bone tissue and their involvement in bone remodeling. Microsc Res Tech 58:85–90. https://doi.org/10.1002/jemt.10122

Jani MM, Ricci WM, Borrelli J, Barrett SE, Johnson JE (2003) A protocol for treatment of unstable ankle fractures using transarticular fixation in patients with diabetes mellitus and loss of protective sensibility. Foot Ankle Int 24:838–844. https://doi.org/10.1177/107110070302401106

Jeffcoate WJ (2015) Charcot foot syndrome. Diabet Med 32:760–770. https://doi.org/10.1111/dme.12754

Jeffcoate WJ, Game F, Cavanagh PR (2005) The role of proinflammatory cytokines in the cause of neuropathic osteoarthropathy (acute Charcot foot) in diabetes. Lancet 366:2058–2061. https://doi.org/10.1016/S0140-6736(05)67029-8

Johnson JT (1967) Neuropathic fractures and joint injuries. Pathogenesis and rationale of prevention and treatment. J Bone Joint Surg Am 49:1–30

Jones KB, Mollano AV, Morcuende JA, Cooper RR, Saltzman CL (2004) Bone and brain: a review of neural, hormonal, and musculoskeletal connections. Iowa Orthop J 24:123–132

Jordan WR (1936) Neuritic manifestations in diabetes mellitus. Arch Int Med:307–366

Kaynak G, Birsel O, Fatih Güven M, Öğüt T (2013) An overview of the Charcot foot pathophysiology. Diabetic Foot Ankle 4(1):21117. https://doi.org/10.3402/dfa.v4i0.21117

Kelly M (1963a) De arthride symptomatica of William Musgrave (1675–1721): his description of neuropathic arthritis. Bull Hist Med J 37:372–377

Kelly M (1963b) William Musgrave's De arthritide symptomatica (1703): his description of neuropathic arthritis. Bull Hist Med 37:372–376

Kessler SB, Kalteis TA, Botzlar A (1999) Prinzipien der chirurgischen Behandlung bei diabetisch-neuropathischer Osteoarthropathie (Principles of surgical treatment of diabetic neuropathic osteoarthropathy). Internist (Berl) 40:1029–1035

Klaue K, Zwipp H, Mittlmeier T, Espinosa N (2016) Die innere Kreisbogen-Fixation der Tibio-Talo-Calcanealen Arthrodese. Unfallchirurg 119:885–889

Koller A (2010) Rehabilitation and therapeutic footwear for the rehabilitation and therapeutic footwear for the reconstructed and amputee patient. In: Zgonis T (Hrsg) Surgical reconstruction of the diabetic foot and ankle, 1. Aufl. Lippincott William & Wilkins, Baltimore, S 411–425

Koller A, Hafkemeyer U, Fiedler R, Wetz HH (2004) Rekonstruktive Fusschirurgie bei diabetisch-neuropathischer Osteoarthropathie (Reconstructive foot surgery in cases of diabetic-neuropathic osteoarthropathy). Orthopade 33:983–991. https://doi.org/10.1007/s00132-004-0700-x

Koller KC, Roll A, Hohmann J, Drescher T (2009) Fehltritte mit Folgen. Forum Med Suisse 25:458

Krämer HH, Hofbauer LC, Szalay G, Breimhorst M, Eberle T, Zieschang K … Birklein F (2014) Osteoprotegerin: a new biomarker for impaired bone metabolism in complex regional pain syndrome? Pain® 155(5):889–895

Laborde JM (2009) Midfoot ulcers treated with gastrocnemius-soleus recession. Foot Ankle Int 30:842–846. https://doi.org/10.3113/FAI.2009.0842

Lamm BM, Gottlieb HD, Paley D (2010) A two-stage percutaneous approach to Charcot diabetic foot reconstruction. J Foot Ankle Surg 49:517–522. https://doi.org/10.1053/j.jfas.2010.07.014

LaPorta GA, Nasser EM, Mulhern JL (2014) Tibiocalcaneal arthrodesis in the high-risk foot. J Foot Ankle Surg 53:774–786. https://doi.org/10.1053/j.jfas.2014.06.027

Lee BH, Fang C, Kunnasegaran R, Thevendran G (2018) Tibiotalocalcaneal arthrodesis with the hindfoot arthrodesis nail: a prospective consecutive series from a single institution. J Foot Ankle Surg 57:23–30. https://doi.org/10.1053/j.jfas.2017.05.041

Lavoie B, Roberts JA, Haag MM, Spohn SN, Margolis KG, Sharkey KA, Lian JB, Mawe GM (2019) Gut-derived serotonin contributes to bone deficits in colitis. Pharmacol Res 140:75–84. https://doi.org/10.1016/j.phrs.2018.07.018

Lerner UH (2002) Neuropeptidergic regulation of bone resorption and bone formation. J Musculoskelet Neuronal Interact 2:440–447

Lerner UH, Persson E (2008) Osteotropic effects by the neuropeptides calcitonin gene-related peptide, substance P and vasoactive intestinal peptide. J Musculoskelet Neuronal Interact 8:154–165

Levin ME (1978) Diabetes and bone. Compr Ther 4:63

Li J, Kreicbergs A, Bergström J, Stark A, Ahmed M (2007) Site-specific CGRP innervation coincides with bone formation during fracture healing and modeling: a study in rat angulated tibia. J Orthopaed Res 25(9):1204–1212

Lipsky BA, Dryden M, Gottrup F, Nathwani D, Seaton RA, Stryja J (2016) Antimicrobial stewardship in wound care: a Position Paper from the British Society for Antimicrobial Chemotherapy and European Wound Management Association. J

Antimicrob Chemother 71:3026–3035. https://doi.org/10.1093/jac/dkw287
Lui TH (2014) Technical tip: percutaneous bone shaving and ulcer endoscopy to manage abnormal pressure point of the sole. Foot (Edinb) 24:190–194. https://doi.org/10.1016/j.foot.2014.08.010
Marche P, Dubois S, Abraham P, Parot-Schinkel E, Gascoin L, Humeau-Heurtier A et al (2017) Neurovascular microcirculatory vasodilation mediated by C-fibers and Transient receptor potential vanilloid-type-1 channels (TRPV 1) is impaired in type 1 diabetes. Sci Rep 7:44322
Marinus J, Moseley GL, Birklein F, Baron R, Maihöfner C, Kingery WS, van Hilten JJ (2011) Clinical features and pathophysiology of complex regional pain syndrome. Lancet Neurol 10(7):637–648
Marks RM, Parks BG, Schon LC (1998) Midfoot fusion technique for neuroarthropathic feet: biomechanical analysis and rationale. Foot Ankle Int 19:507–510. https://doi.org/10.1177/107110079801900801
Mendicino RW, Catanzariti AR, Saltrick KR, Dombek MF, Tullis BL, Statler TK, Johnson BM (2004) Tibiotalocalcaneal arthrodesis with retrograde intramedullary nailing. J Foot Ankle Surg 43:82–86. https://doi.org/10.1053/j.jfas.2004.01.012
Mirghasemi SA, Trepman E, Sadeghi MS, Rahimi N, Rashidinia S (2016) Bone marrow edema syndrome in the foot and ankle. Foot Ankle Int 37:1364–1373. https://doi.org/10.1177/1071100716664783
Mitchell JK (1831) On a new practice in acute and chronic rheumatism. Am J Med Sci 8:55–64
Mitchell SW, Morehouse GR, Keen WW (1864) Gunshot wounds and other Injuries of nerves. JB Lipppincott, Philadelphia
Modricker E (2008) Behandlungsaussichten des Frühstadiums des Charcotfußes. Dissertation, Ludwigs-Maximilians-Universität
de Mos M, Laferriere A, Millecamps M, Pilkington M, Sturkenboom MC, Huygen FJ, Coderre TJ (2009) Role of NFκB in an animal model of complex regional pain syndrome–type I (CRPS-I). J Pain 10(11):1161–1169
Mueller MJ, Sinacore DR, Hastings MK, Strube MJ, Johnson JE (2003) Effect of Achilles tendon lengthening on neuropathic plantar ulcers. A randomized clinical trial. J Bone Joint Surg Am 85-A:1436–1445
Müller S, Wenz W (2009) Erhaltende Fusschirurgie beim Diabetiker (Preserving foot surgery for diabetics). Orthopade 38:1171–1179. https://doi.org/10.1007/s00132-009-1503-x
Myers TG, Lowery NJ, Frykberg RG, Wukich DK (2012) Ankle and hindfoot fusions: comparison of outcomes in patients with and without diabetes. Foot Ankle Int 33:20–28. https://doi.org/10.3113/FAI.2012.0020
Myerson M (2000) Diabetic neuroaarthopathy. In: Myerson M (Hrsg) Foot and ankle disorders, 1. Aufl. W.B. Saunders Company, Philadelphia/London, S 514–522
Myerson M (Hrsg) (2005) Reconstructive foot and ankle surgery. Saunders, Philadelphia
National Institute for Clinical and Healthcare Excellence (NICE) (2016) Diabetic foot problems: prevention and management 1.7 Charcot Arthropathy. https://www.nice.org.uk/guidance/ng19/chapter/1-Recommendations#charcot-arthropathy-2
Ndip A, Williams A, Jude EB, Serracino-Inglott F, Richardson S, Smyth JV, Boulton AJM, Alexander MY (2011) The RANKL/RANK/OPG signaling pathway mediates medial arterial calcification in diabetic Charcot neuroarthropathy. Diabetes 60(8):2187–2196. https://doi.org/10.2337/db10-1220
O'Connor BL, Visco DM, Brandt KD, Myers SL, Kalasinski LA (1992) Neurogenic acceleration of osteoarthrosis. The effects of previous neurectomy of the articular nerves on the development of osteoarthrosis after transection of the anterior cruciate ligament in dogs. J Bone Joint Surg Am 74:367–376
Oaklander AL, Rissmiller JG, Gelman LB, Zheng L, Chang Y, Gott R (2006) Evidence of focal small-fiber axonal degeneration in complex regional pain syndrome-I (reflex sympathetic dystrophy). Pain 120:235–243
Orr JD, Sabesan V, Major N, Nunley J (2010) Painful bone marrow edema syndrome of the foot and ankle. Foot Ankle Int 31:949–953. https://doi.org/10.3113/FAI.2010.0949
Osterhoff G, Böni T, Berli M (2013) Recurrence of acute Charcot neuropathic osteoarthropathy after conservative treatment. Foot Ankle Int 34:359–364. https://doi.org/10.1177/1071100712464957
Papanas N, Maltezos E (2013) Etiology, pathophysiology and classifications of the diabetic Charcot foot. Diabetic Foot Ankle 4(1):20872. https://doi.org/10.3402/dfa.v4i0.20872
Patel A, Saini AK, Edmonds ME, Kavarthapu V (2018) Diabetic neuropathic arthropathy of the knee: two case reports and a review of the literature. Case Rep Orthop 2018:9301496. https://doi.org/10.1155/2018/9301496
Perry MD, Taranow WS, Manoli A, Carr JB (2005) Salvage of failed neuropathic ankle fractures: use of large-fragment fibular plating and multiple syndesmotic screws. J Surg Orthop Adv 14:85–91
Persson E, Lerner UH (2011) The neuropeptide VIP regulates the expression of osteoclastogenic fac-

tors in osteoblasts. J Cell Biochem 112:3732–3741. https://doi.org/10.1002/jcb.23304
Petrova NL, Edmonds ME (2016) Acute Charcot neuro-osteoarthropathy. Diabetes Metab Res Rev 32(Suppl 1):281–286. https://doi.org/10.1002/dmrr.2734
Pinzur MS, Noonan T (2005) Ankle arthrodesis with a retrograde femoral nail for Charcot ankle arthropathy. Foot Ankle Int 26:545–549. https://doi.org/10.1177/107110070502600709
Pinzur MS, Schiff AP (2018) Deformity and clinical outcomes following operative correction of Charcot foot: a new classification with implications for treatment. Foot Ankle Int 39:265–270. https://doi.org/10.1177/1071100717742371
Poll LWCE (2010) Charcotfuß: Auf die frühe Diagnose kommt es an. Dtsch Arztebl 107:A272–A273
Rapała K, Obrebski M (2007) Charcot's arthropathy of the hip joints: a late manifestation of tabes dorsalis successfully treated by total joint arthroplasty. Report of 2 cases. J Arthroplasty 22:771–774. https://doi.org/10.1016/j.arth.2006.05.032
Richardson JD, Vasko MR (2002) Cellular mechanisms of neurogenic inflammation. J Pharmacol Exp Ther 302(3):839–845
Richman J, Cota A, Weinfeld S (2017) Intramedullary nailing and external ring fixation for tibiotalocalcaneal arthrodesis in Charcot arthropathy. Foot Ankle Int 38:149–152. https://doi.org/10.1177/1071100716671884
Richter M, Mittlmeier T, Rammelt S, Agren P-H, Hahn S, Eschler A (2015) Intramedullary fixation in severe Charcot osteo-neuroarthropathy with foot deformity results in adequate correction without loss of correction – results from a multicentre study. Foot Ankle Surg 21:269–276. https://doi.org/10.1016/j.fas.2015.02.003
Rochman R, Jackson Hutson J, Alade O (2008) Tibiocalcaneal arthrodesis using the Ilizarov technique in the presence of bone loss and infection of the talus. Foot Ankle Int 29:1001–1008. https://doi.org/10.3113/FAI.2008.1001
Rogers LC, Frykberg RG, Armstrong DG, Boulton AJM, Edmonds M, Van GH, Hartemann A, Game F, Jeffcoate W, Jirkovska A, Jude E, Morbach S, Morrison WB, Pinzur M, Pitocco D, Sanders L, Wukich DK, Uccioli L (2011) The Charcot foot in diabetes. Diabetes Care 34:2123–2129. https://doi.org/10.2337/dc11-0844
Rosenblum BI, Giurini JM, Miller LB, Chrzan JS, Habershaw GM (1997) Neuropathic ulcerations plantar to the lateral column in patients with Charcot foot deformity: a flexible approach to limb salvage. J Foot Ankle Surg 36:360–363
Rosskopf AB, Loupatatzis C, Pfirrmann CWA, Böni T, Berli MC (2019) The Charcot foot: a pictorial review. Insights Imaging 10:77. https://doi.org/10.1186/s13244-019-0768-9
Ruotolo V, Di Pietro B, Giurato L, Masala S, Meloni M, Schillaci O, Bergamini A, Uccioli L (2013) A new natural history of Charcot foot: clinical evolution and final outcome of stage 0 Charcot neuroarthropathy in a tertiary referral diabetic foot clinic. Clin Nucl Med 38:506–509. https://doi.org/10.1097/RLU.0b013e318292eecb
Samilson RL, Sankaran B, Bersani FA, Smith a (1959) Orthopedic management of neuropathic joints. AMA Arch Surg 78:115–121
Sammarco VJ (2009) Superconstructs in the treatment of charcot foot deformity: plantar plating, locked plating, and axial screw fixation. Foot Ankle Clin 14:393–407. https://doi.org/10.1016/j.fcl.2009.04.004
Sammarco VJ, Sammarco GJ, Walker EW, Guiao RP (2010) Midtarsal arthrodesis in the treatment of Charcot midfoot arthropathy. Surgical technique. J Bone Joint Surg Am 92(Suppl 1 Pt 1):1–19. https://doi.org/10.2106/JBJS.I.01289
Sanders LJFRG (1991) Diabetic neuropathic osteoarthropathy: the Charcot foot. In: Frykberg RG (Hrsg) The high risk foot in diabetes mellitus. Churchill Livingstone, New York, S 297–338
Sanders LJFRG (2008) The Charcot foot (Pied de Charcot). In: Bowker JHPM (Hrsg) Levin and O'Neal's The diabetic foot, 7. Aufl. Mosby/Elsevier, Philadelphia, S 257–283
Schon LC, Marks RM (1995) The management of neuroarthropathic fracture-dislocations in the diabetic patient. Orthop Clin North Am 26: 375–392
Schon LC, Easley ME, Weinfeld SB (1998a) Charcot neuroarthropathy of the foot and ankle. Clin Orthop Relat Res 349:116–131
Schon LC, Weinfeld SB, Horton GA, Resch S (1998b) Radiographic and clinical classification of acquired midtarsus deformities. Foot Ankle Int 19:394–404. https://doi.org/10.1177/107110079801900610
Schon LC, Easley ME, Cohen I, Lam PWC, Badekas A, Anderson CD (2002) The acquired midtarsus deformity classification system – interobserver reliability and intraobserver reproducibility. Foot Ankle Int 23:30–36. https://doi.org/10.1177/107110070202300106
Sella EJ, Barrette C (1999) Staging of Charcot neuroarthropathy along the medial column of the foot in the diabetic patient. J Foot Ankle Surg 38: 34–40
Sella EJ, Grosser DM (2003) Imaging modalities of the diabetic foot. Clin Podiatr Med Surg 20:729–740. https://doi.org/10.1016/S0891-8422(03)00070-3
Shibata T, Tada K, Kagawa, Hashizume C (1990) The results of arthrodesis of the ankle for leprotic neuroarthopathy. J Bone Joint Surg 72-A:749–756

Siebachmeyer M, Boddu K, Bilal A, Hester TW, Hardwick T, Fox TP, Edmonds M, Kavarthapu V (2015) Outcome of one-stage correction of deformities of the ankle and hindfoot and fusion in Charcot neuroarthropathy using a retrograde intramedullary hindfoot arthrodesis nail. Bone Joint J 97-B:76–82. https://doi.org/10.1302/0301-620X.97B1.34542

Sinacore DR (1998) Acute Charcot arthropathy in patients with diabetes mellitus: healing times by foot location. J Diabetes Complications 12:287–293

Sohn SJ (2005) Substance P upregulates osteoclastogenesis by activating nuclear factor kappa B in osteoclast precursors. Acta oto-laryngologica 125(2):130–133

Sorkin LS, Eddinger KA, Woller SA, Yaksh TL (2018) Origins of antidromic activity in sensory afferent fibers and neurogenic inflammation. In: Seminars in immunopathology. Springer, Berlin/Heidelberg, S 1–11

Stapleton JJ (2011) Management of diabetic neuropathic foot and ankle malunions and nonunions. Diabet Foot Ankle 2. https://doi.org/10.3402/dfa.v2i0.6287

Stark C, Murray T, Gooday C, Nunney I, Hutchinson R, Loveday D, Dhatariya K (2016) 5 year retrospective follow-up of new cases of Charcot neuroarthropathy-A single centre experience. Foot Ankle Surg 22:176–180. https://doi.org/10.1016/j.fas.2015.07.003

Strotman PK, Reif TJ, Pinzur MS (2016) Charcot arthropathy of the foot and ankle. Foot Ankle Int 37:1255–1263. https://doi.org/10.1177/1071100716674434

Stuart MJ, Morrey BF (1990) Arthrodesis of the diabetic neuropathic ankle joint. Clin Orthop Relat Res 253:209–211

Sundararajan SR, Srikanth KP, Nagaraja HS, Rajasekaran S (2017) Effectiveness of hindfoot arthrodesis by stable internal fixation in various eichenholtz stages of neuropathic ankle arthropathy. J Foot Ankle Surg 56:282–286. https://doi.org/10.1053/j.jfas.2016.11.002

Thompson RC, Clohisy DR (1993) Deformity following fracture in diabetic neuropathic osteoarthropathy. Operative management of adults who have type-I diabetes. J Bone Joint Surg Am 75:1765–1773

Trieb K (2016) The Charcot foot: pathophysiology, diagnosis and classification. Bone Joint J 98-B(9):1155–1159. https://doi.org/10.1302/0301-620X.98B9.37038

Uccioli L, Sinistro A, Almerighi C, Ciaprini C, Cavazza A, Giurato L, Ruotolo V, Spasaro F, Vainieri E, Rocchi G, Bergamini A (2010) Proinflammatory modulation of the surface and cytokine phenotype of monocytes in patients with acute Charcot foot. Diabetes Care 33:350–355. https://doi.org/10.2337/dc09-1141

Umapathi T, Tan WL, Loke SC, Soon PC, Tavintharan S, Chan YH (2007) Intraepidermal nerve fiber density as a marker of early diabetic neuropathy. Muscle Nerve 35(5):591–598

Valentijn K, Gutow AP, Troiano N, Gundberg C, Gilligan JP, Vignery A (1997) Effects of calcitonin gene-related peptide on bone turnover in ovariectomized rats. Bone 21:269–274

Viens NA, Watters TS, Vinson EN, Brigman BE (2010) Case report: neuropathic arthropathy of the hip as a sequela of undiagnosed tertiary syphilis. Clin Orthop Relat Res 468:3126–3131. https://doi.org/10.1007/s11999-010-1257-0

Volkering C, Kriegelstein S, Kessler S, Walther M (2015) Behandlung von Rückfußdestruktionen beim Charcot-Fuß durch Hybridtechnik mit interner Osteosynthese und Ringfixateur (Treatment of hindfoot instability in Charcot foot using a hybrid technique of internal and external fixation). Oper Orthop Traumatol 27:101–113. https://doi.org/10.1007/s00064-014-0339-7

Waldecker U (2011) Arthrodesen mit ausschließlicher Schraubenosteosynthese in der Behandlung der diabetischen Charcot-Arthropathie des Rück- und Mittelfußes (Arthrodesis with subsequent screw fixation in the treatment of diabetic Charcot hind- and midfoot arthropathy). Z Orthop Unfall 149:402–406. https://doi.org/10.1055/s-0030-1271049

Walther M (2012) Rückfuß. In: Szeimies U, Stäbler A, Walther M (Hrsg) Bildgebende Dianostik des Fußes, 1. Aufl. Georg Thieme Verlag, Stuttgart, S 17–60

Wetz HH (1997) Die orthopädisch-chirurgische Behandlung der diabetisch-neuropathischen Osteoarthropathie. Z Orthop 135:Oa20-22

Wukich DK, Sung W (2009) Charcot arthropathy of the foot and ankle: modern concepts and management review. J Diabetes Complications 23:409–426. https://doi.org/10.1016/j.jdiacomp.2008.09.004

Wukich DK, Joseph A, Ryan M, Ramirez C, Irrgang JJ (2011a) Outcomes of ankle fractures in patients with uncomplicated versus complicated diabetes. Foot Ankle Int 32:120–130. https://doi.org/10.3113/FAI.2011.0120

Wukich DK, Sung W, Wipf SAM, Armstrong DG (2011b) The consequences of complacency: managing the effects of unrecognized Charcot feet. Diabet Med 28:195–198. https://doi.org/10.1111/j.1464-5491.2010.03141.x

Young MJ, Marshall A, Adams JE, Selby PL, Boulton AJ (1995) Osteopenia, neurological dysfunction, and the development of Charcot neuroarthropathy. Diabetes Care 18:34–38

Yu GV, Hudson JR (2002) Evaluation and treatment of stage 0 Charcot's neuroarthropathy of the foot and ankle. J Am Podiatr Med Assoc 92:210–220
Zgonis T, Roukis TS, Lamm BM (2007) Charcot foot and ankle reconstruction: current thinking and surgical approaches. Clin Podiatr Med Surg 24:505–517, ix. https://doi.org/10.1016/j.cpm.2007.03.004
Zwipp H, Rammelt S, Dahlen C, Reichmann H (1999) Das Charcot-Gelenk (The Charcot joint). Orthopade 28:550–558

6

Infektionen am neuropathischen Fuß

Sigurd Kessler, Christoph Volkering, Arthur Grünerbel, Sandra Sommerey, Edzard Kessler, Axel Stäbler, Mathias Kaemmerer und Lutz Bader

Inhaltsverzeichnis

S. Kessler (Hrsg.), *Die interdisziplinäre Behandlung des diabetischen Fußes*,
https://doi.org/10.1007/978-3-662-63119-5_7

7.1 Zusammenfassung

Sigurd Kessler, Christoph Volkering, Arthur Grünerbel, Sandra Sommerey und Edzard Kessler

Auch bei infizierten Wunden muss wegen der grundsätzlich andersartigen Therapie konsequent zwischen neuropathischem und angiopathischem Fuß unterschieden werden. Der neuropathische Fuß (nF) kann sich durch Infektionen zu einer bedrohlichen Erkrankung ausweiten. Weil die unterschiedlichen anatomischen Strukturen, wie Subkutis, Sehnen, Muskelkompartimente, Knochen, involviert sein können, ist das klinische Bild und die pathologische Bedeutung sehr vielgestaltig.

Wahrscheinlich sind die Fußinfektionen zurzeit die häufigsten Ursachen für Amputationen. Ihnen muss vonseiten der Behandlung und der Gesundheitspolitik mehr Aufmerksamkeit geschenkt werden. Das beinhaltet eine sorgfältige klinische und bildgebende Diagnostik. Zu unterscheiden ist zwischen Infektionen mit einem eitrigen Verhalt, meist Abszess, womit die Gefahr der systemischen Ausbreitung einhergeht, und den Infektionen mit Sekretablauf. Speziell ist zu klären, welche anatomischen Einheiten in welchem Umfang befallen sind.

Oberflächliche Infektionen sind durch druckentlastende Maßnahmen zu behandeln, wobei die Bedeutung von Wundauflagen nicht überbewertet werden darf. Bei tiefen Infektionen müssen alle Nekrosen gezielt mit fußchirurgischer Expertise operativ ausgeräumt werden. Eine systemische Infektion ist bei Insuffizienz von Atmung und Kreislauf intensivmedizinisch zu behandeln.

Die Maßnahmen zur Verhinderung von Infektionen sind in den vorangegangenen Kapiteln beschrieben worden. Tiefe Infektionen können bei korrektem Vorgehen in den meisten Fällen fußerhaltend versorgt werden. Der neuropathische Fuß und die daraus folgenden Infektionen und Amputationen stellen in der Gesamtkonzeption zum diabetischen Fuß noch einen großen blinden Fleck dar. Das ist spätestens daran zu erkennen, dass bei der „Zweitmeinungsregelung zu Amputationen“ ausschließlich Ärzte mit Gefäßkompetenz einbezogen sind, aber keine mit Erfahrungen zu Infektionen.

Neben den medizinischen Voraussetzungen zur Verbesserung der Infektionsbehandlung sind auch die strukturellen und gesundheitspolitischen zu beachten. Diese bestehen darin, genügend Fußchirurgen mit Fachwissen zum neuropathischen und infizierten Fuß zu qualifizieren. Im ICD- und ICPM-Code ist die Möglichkeit zu schaffen, den neuropathischen Fuß und die Infektionen zu dokumentieren, damit u. a. festzustellen ist, wieviel Amputationen wegen einer Infektion vorgenommen werden. Die Abrechnungskonditionen müssen so verändert werden, dass aufwendige fußerhaltende Behandlungen nicht länger niedriger bewertet werden als Amputationen.

7.2 Einleitung

Sigurd Kessler, Christoph Volkering, Arthur Grünerbel, Sandra Sommerey und Edzard Kessler

7.2.1 Vorbemerkung

Wenn man im Internet nach dem diabetischen Fuß (dF) sucht, erhält man ein breites Angebot, darunter sind Hersteller von Wundauflagen, Kliniken für Gefäßchirurgie oder Diabetologie, Wundspezialisten bzw. Wundzentren und Pharmafirmen. Auch wenn sich die Behandlungsangebote deutlich unterscheiden, gibt es bemerkenswerte Übereinstimmungen: Alle benutzen den Ausdruck „diabetisches Fußsyndrom“ und definieren dieses so, als ob die Folgen der Polyneuropathie (PNP) und der Durchblutungsstörung gesetzmäßig zusammen oder aufeinanderfolgend auftreten. Die für die Therapie essenzielle Unterscheidung zwischen dem angiopathischen Fuß (aF) und dem neuropathischen Fuß (nF) wird nicht vorgenommen (◘ Abb. 5.1). Trotzdem präsentieren sich die Anbieter, als seien sie für alle Aspekte des diabetischen Fußes zuständig. Keiner führt aus, dass er nur für einen Bereich spezialisiert ist. Weshalb es bei Neuropathie zur Ulzeration kommt, wird nicht erklärt.

Noch wichtiger ist: Es wird nicht erklärt, dass sich aus Wunden Infektionen entwickeln können und es die Infektionen sind, die den nF zu einer bedrohlichen Krankheit machen mit Gefährdung der Extremität und sogar des Lebens. Nicht nur die Betreiber der Internetplattformen klären ungenügend über die Gefahren des nF auf, sondern auch viele Behandler. Die Empfehlungen gehen überwiegend in Richtung Wundauflagen, spezialisiertes Wundmanagement, Blutzuckereinstellung und Vitamingabe, was wichtige Teilaspekte sind. Keine von diesen ist jedoch geeignet, gezielt das Risiko einer Infektion zu vermindern oder gar eine eingetretene Infektion zu beherrschen. Die Internetempfehlungen befinden sich auf einem Kenntnisstand, dem man 1990 auch hätte begegnen können.

Dabei ist es angebracht, die neuropathischen Wunden ernst zu nehmen nicht nur, weil sie die Patienten erheblich beeinträchtigen (Evans und Pinzur 2005), sondern auch, weil sie über die Auslösung von Infektionen für die weiterhin hohe Zahl von Amputationen verantwortlich sind. Daraus folgt, die Prophylaxe der Infektion sollte konsequenter betrieben werden und das medizinisch-chirurgische Vorgehen bei manifesten Infektionen besser etabliert werden.

7.2.2 Einstellungen zu Heilungsproblemen beim diabetischen Fuß

In Publikationen zum dF begegnet man immer wieder einer diffusen Angst vor Wundheilungsproblemen. Verbreitet ist die Überzeugung, der dF gehe immer mit einer Beeinträchtigung der Durchblutung einher oder die Neuropathie bedinge per se eine Wundheilungsstörung. Häufig wird angenommen, dass der Diabetes mellitus (DM) immer mit einer relevanten Einschränkung der Wundheilung einhergehe, etwa so wie das unter Zytostatika- oder Cortisonmedikation der Fall ist.

Diese Einstellungen müssen korrigiert werden. Zwar gibt es Diabetiker, die sowohl an einer PNP als auch an einer pAVK leiden. Eine solche Konstellation muss erkannt und entsprechend behandelt werden. Sofern keine dauerhaft schlechte Blutzuckereinstellung vorliegt, ist aber beim nF die Wundheilung i. d. R. normal, wie man in allen chirurgischen Gebieten sehen kann. Am neuropathischen Fuß können selbst große Ulzera spontan heilen, wenn der auslösende Druck beseitigt ist (z. B. ◘ Abb. 5.12).

Andererseits wird die Bedeutung der Ulzeration vielfach unterschätzt (Übersicht „Besonderheiten bei Infektionen am diabetischen Fuß“). Die fehlenden Schmerzen tragen zu einer Fehleinschätzung bei, zumal nicht auf den ersten Blick die Möglichkeit der Entwicklung von Extremitäten- oder lebensbedrohenden Infektionen zu erkennen ist. Die Kenntnis der möglichen Entwicklungen und der umfassenden Klassifikation zum neuropathischen Fuß ist notwendig.

Besonderheiten bei Infektionen am diabetischen Fuß

- Wegen der PNP bestehen keine oder wenig Schmerzen.
- Die Patienten z. T. auch Ärzte sehen die Wunden wegen der Schmerzlosigkeit nicht als problematisch an.
- Die Ulzera können sich aufgrund einer pAVK und/oder aufgrund einer PNP entwickeln.
- Es können sich Extremitäten- und lebensbedrohende Infektionen entwickeln.
- Es fehlt eine umfassende Klassifikation der Wunden und Infektionen am nF.

Es ist an der Zeit, eine Reihe von Irrtümern zu überwinden, v. a. die Folgerung, dass eine schmerzlose Wunde nicht gefährlich sein könne (Übersicht „Falsche Einstellungen zu Wunden am diabetischen Fuß"). Weiterhin sollte die falsche Überzeugung abgelegt werden, dass bei jeder Wunde am dF eine pAVK oder eine Mikroangiopathie vorliege und deshalb Wunden grundsätzlich nicht heilen. Auch die Annahme, dass eine Wunde so lange unproblematisch sei, wie keine Osteomyelitis vorliege, ist unangebracht.

Falsche Einstellungen zu Wunden am diabetischen Fuß

- „Die Wunde schmerzt nicht, also hat sie keine große Bedeutung."
- „Bei jeder Wunde liegt eine PAVK oder eine Mikroangiopathie vor."
- „Wunden am diabetischen Fuß heilen nicht."
- „Solange keine Osteomyelitis vorliegt, ist das Risiko gering."

7.3 Ätiologie und Pathogenese

Sigurd Kessler, Christoph Volkering, Arthur Grünerbel, Sandra Sommerey und Edzard Kessler

7.3.1 Wundarten beim nF

7.3.1.1 Wundstadien

Häufig werden Vorträge und Publikationen zu den Wunden am dF mit Ausführungen über die „Phasen der Wundheilung" eingeleitet, meist in der Dreifachaufteilung, Exsudation, Granulation und Regeneration, bisweilen in der Fünffachaufteilung, Latenz, Exsudation, Resorption, Granulation und Wundremodelling. Zunächst handelt es sich dabei nicht um „Phasen", denn darunter versteht man regelmäßig wiederkehrende Ereignisse wie die Tages- und die Jahreszeiten oder die Sinuskurven beim Wechselstrom. Richtig ist es, von „Stadien" zu sprechen, weil eine Entwicklung vorliegt.

Wichtiger ist aber: Die frühen Wundstadien erklären die Problematik der ausbleibenden Wundheilung so wenig wie die Technologie eines Lichtschalters die Problematik der Stromversorgung erläutern. Die chronischen Wunden haben spezifische Ursachen: pAVK, chronisch-venöse Insuffizienz, Malignom und – beim vorliegenden Thema – den Knochendruck bei PNP (◘ Abb. 5.2d–5.16) oder eine Infektion (◘ Abb. 7.1a, b). Wie bei allen anderen chronischen Wunden geht es auch beim nF darum, die schädigende Ursache auszuschalten.

7.3.1.2 Traumatische Wunden

Für die Entstehung traumatischer Wunden gibt es verschiedene typische Krafteinwirkungen: Das sind die mechanischen wie

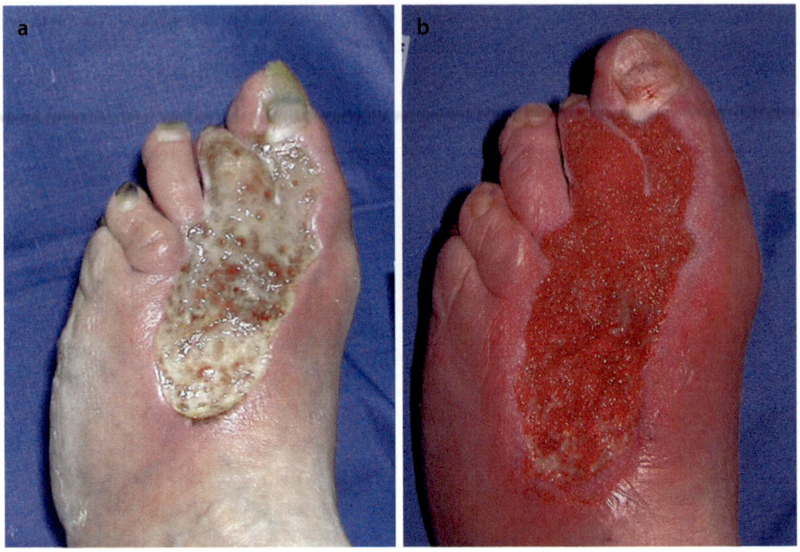

7

Abb. 7.1 a, b **w, 46 J. a** Infizierte Defektwunde am Fußrücken. Die beteiligten Strecksehnen sind, abgesehen von Resten am proximalen Wundrand, entfernt. Der Ulkusrand ist gerötet. Der Ulkusgrund besteht teils aus Granulationsgewebe und teils aus eitrigen Auflagen (nF 4b ii). Es erfolgte die Nekroseabtragung und NPWT. **b** Zehn Tage nach NPWT liegt eine saubere Granulation des Wundgrundes vor und damit die Voraussetzung für die Spalthauttransplantation

Schnitt, Stich, Quetschung, Schürfung, aber auch die physikalischen wie Verbrennung und Radiation (Allgöwer und Liebermann-Meffert 1998) (Bruns 1907; Garrè et al. 1941; Kuntzen 1970). Jede Wundart hat Besonderheiten im Hinblick auf Begleitverletzungen, Infektkomplikationen und therapeutische Erfordernisse. Traumatische Verletzungen können auch am Fuß eines Neuropathikers vorkommen. Diese werden damit nicht automatisch zu Problemwunden. Sie sind Wunden am Fuß eines Diabetikers oder Neuropathikers mit weitgehend gleicher Prognose und Therapie wie bei Nichtdiabetikern. Schnittwunden haben eine gute Prognose, drittgradige Verbrennungen haben ab einer gewissen Ausdehnung eine schlechte, die am Fuß auch mal zu einer Zehenamputationen führen können (Abb. 7.2a).

Der Sensibilitätsverlust bedingt, dass die Verletzung oder der schädigende Druck nicht bemerkt werden. Das typische Beispiel ist der Fremdkörper im Schuh, mit dem der Patient einen Tag lang herumlaufen kann und erst am Abend das Ulkus bemerkt. Die Hitzeeinwirkung durch die Düse im Dampfbad bei dem Patienten in der Abb. 7.2a fällt ebenso darunter wie die Ausbreitung einer Infektion, die bei Sensibilitätsverlust spät realisiert wird (Abb. 7.2b).

7.3.1.3 Infektausbreitung über Druckulzera

Die Entstehung von Druckulzera wird in ► Kap. 5 beschrieben und in Abb. 7.3 schematisch dargestellt. Diese sind an typischen Stellen lokalisiert (Abb. 5.4). Apelquist et al. nehmen an, dass dem Wundstadium eine größere Bedeutung zukommt als deren Lokalisation (Apelqvist et al. 1989). Der Ulkusgrund ist immer mit Bakterien besiedelt, auch wenn klinisch keine Infektionszeichen vorliegen. Sie werden auch als „nicht infiziert“ bezeichnet, was nicht der Realität entspricht (Lipsky et al. 2016). Wir bevor-

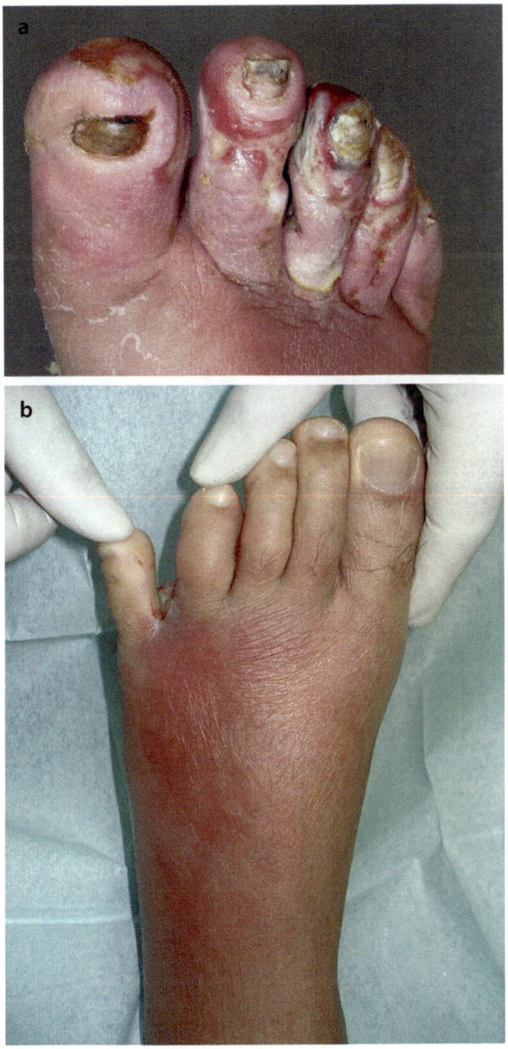

■ **Abb. 7.2** a, b **Nichtwahrnehmung von Traumen und Schmerzen. a** m, 61 J. Der Patient hatte während der Sauna nicht bemerkt, dass er seine Zehen über austretenden Dampf gehalten hatte, sodass es zu drittgradiger Schädigung gekommen ist. **b** m, 34 J. Von einer Interdigitalmykose hat sich eine Infektion in den Vorfuß ausgebreitet. Wegen fehlender Beschwerden wurde der Entzündungsprozess nicht bemerkt

zugen die Bezeichnung „kolonisiert" (**nF 2**) (■ Tab. 5.2). Das beinhaltet die Möglichkeit, dass sich Bakterien von hier aus ausbreiten können. Erste Infektionszeichen sind Rötung der Ulkusumgebung, Unterminierung der Wundränder und deutliche Sekretion (■ Abb. 5.7a, ■ Abb. 5.11a, ■ Abb. 5.13a, ■ Abb. 6.21c, d, ■ Abb. 7.4) (**nF 3**). In diesem Stadium besteht keine akute Bedrohung. Man sollte aber von einer erhöhten Aggressivität der Bakterien oder einer verminderten Resistenz der Patienten ausgehen und eine Therapie einleiten.

Auch wenn ein Ulkus lange als ein vermeintlich blandes bestanden hat, kann sich in kurzer Zeit – bisweilen über Nacht – eine gravierende Infektion entwickeln. Dies geschieht umso schneller, je schlechter die hygienischen Bedingungen, je höher die Belastung, je schlechter die Blutzuckereinstellung und je gravierender die Begleiterkrankungen wie Nieren- und Herzinsuffizienz sind (Übersicht „Infektionsbegünstigende Faktoren"). Auch die Virulenz der Bakterien und die persönliche Abwehrlage haben einen Einfluss.

Infektionsbegünstigende Faktoren
- schlechte Abwehrlage des Patienten,
- schlechte hygienische Bedingungen,
- hohe Belastung durch Gehen und Gewicht,
- schlechte Blutzuckereinstellung,
- Begleiterkrankungen wie Nieren- und Herzinsuffizienz,
- Virulenz der Erreger.

Bakterien können sich über alle Gewebestrukturen ausbreiten, wobei die Ausbreitung über die Sehnenscheiden besonders schnell erfolgt (Aragon-Sanchez et al. 2012; Aragon-Sanchez und Mani 2014) (■ Abb. 7.3, ■ Abb. 7.4, ■ Abb. 7.5). Auch über die Gelenke des Mittel- und Rückfußes kann die Ausbreitung erfolgen (■ Abb. 7.7a). Es kann zu einem Infektionsherd an der Oberfläche oder in der Tiefe kommen mit der Ausbildung von Abszessen (■ Abb. 7.3d), Phlegmonen oder Empyemen. Der proximale Fuß sowie der Unter-

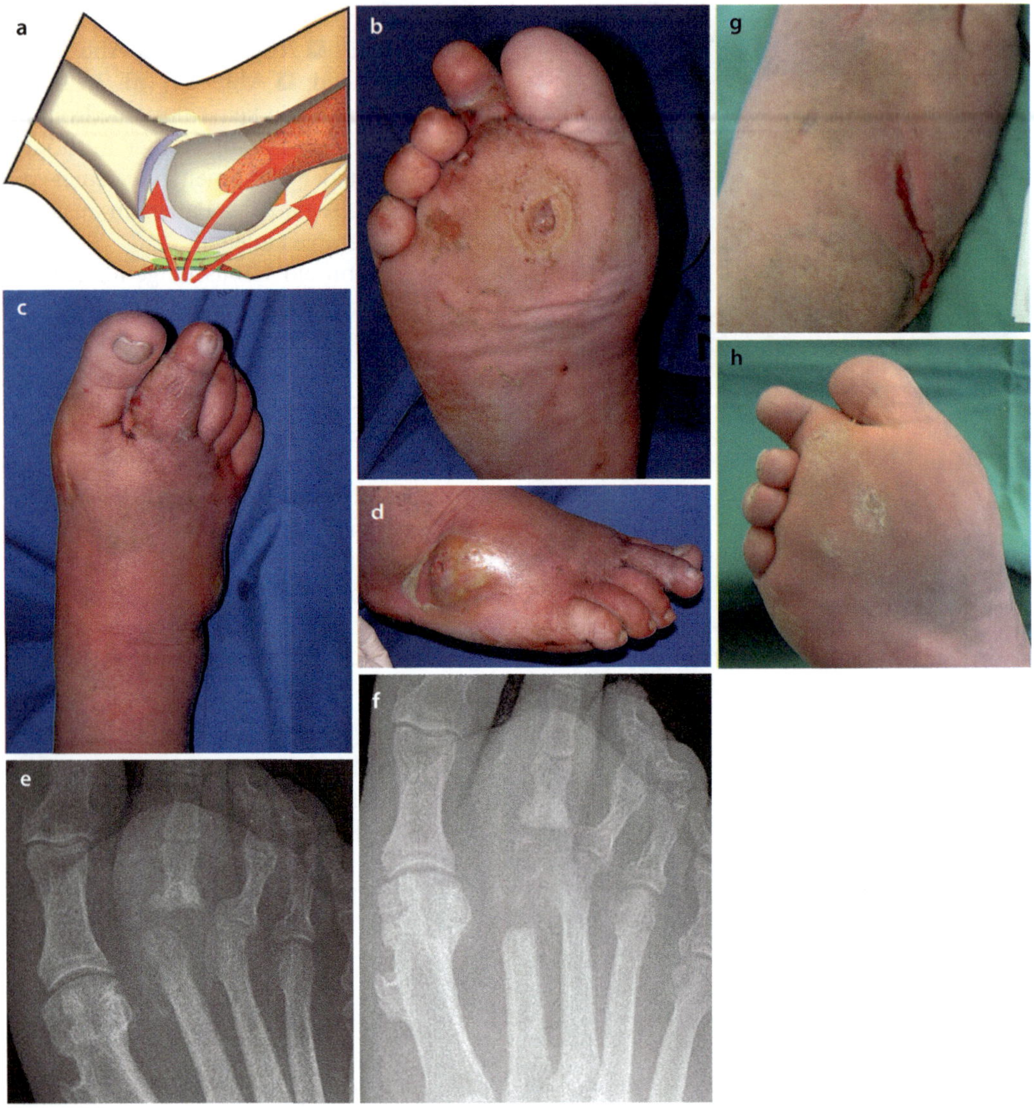

Abb. 7.3 a–h **Infektausbreitung über ein plantares Ulkus. a** Von einem druckbedingten Ulkus, hier am Metatarsalekopf, können sich Bakterien ausbreiten, u. a. in das Gelenk, den Knochen, die Sehnenscheide und das Kompartment. **b** m, 59 J. Plantares Ulkus unter dem zweiten Mittelfußkopf mit wenig Infektionszeichen an dieser Stelle. Tatsächlich lag eine systemische Infektion mit Fieber, Leukozytose und CRP Erhöhung vor (nF 5a). (Aus Orthopäde 2009). **c** Am Fußrücken zeigt sich an der zweiten Zehe und am Mittelfuß eine deutliche Schwellung. **d** Großer Abszess laterodorsal.e Die RA zeigt eine fortgeschrittene Osteolyse am MTP-2-Kopf. Die Basis des Grundglieds ist weitgehend aufgelöst, wobei noch einzelne isolierte Fragmente vorliegen. Das Grundgelenk 2 ist luxiert und das Grundgelenk 3 ist subluxiert bei Osteopenie der gelenkbeteiligten Knochen. Als Therapie wurde der Abszess ausgeräumt und der MT-2-Kopf mit distalem Schaft und die Basis des Grundglieds reseziert. **f** RA nach Entfernung der infizierten Knochenanteile, speziell des MT-2-Kopfes. **g** Die Wunde über dem ehemaligen Abszess ist nach acht Wochen nahezu verschlossen. **h** Das ursprüngliche Ulkus, die Eintrittspforte der Infektion, ist schneller verheilt als die Inzisionswunde

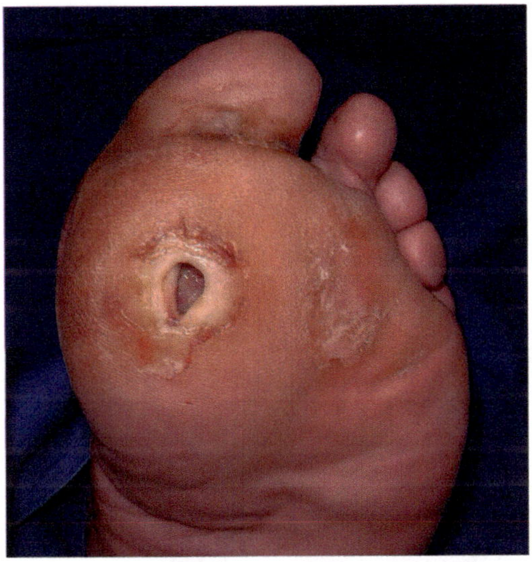

Abb. 7.4 m, 53 J. Ulkus unter dem MT-1-Kopf mit starker Sekretion, die Ulkusränder sind als Zeichen der Infektion unterminiert (nF 4bi)

und Oberschenkel können von der Infektion erfasst werden (Abb. 7.5d, e). Wir vermeiden in diesem Zusammenhang das Adjektiv „akut", weil es für unterschiedliche Situationen verwendet wird und deshalb unpräzise ist. Ausdrücke wie „Abszess", „infektiöser Verhalt" oder „infektiöser Herd mit oder ohne Drainage" beschreiben die Situation besser.

Die Symptome einer Infektion können im Frühstadium gering sein, da Schmerzen typischerweise fehlen. Rötung oder Schwellung können nur angedeutet sein besonders, wenn sich der Prozess bei adipösen Patienten in der Tiefe befindet. Im Spätstadium ist die Infektionssymptomatik eindeutig. Allgemeine Symptome sind Temperaturerhöhung sowie Instabilität der Blutzuckerwerte und erhöhte Leukozyten-, CRP- und BSG-Werte.

Es ist entscheidend zwischen Infektionen ohne Sekretablauf, also Abszessen und Empyemen (**nF 4a**) (Tab. 5.2) und solchen mit einer Sekretdrainage, also chronischen Infektionen (**nF 4b**), zu unterscheiden. Bei einer Infektion ohne Drainage droht die Einschwemmung von Bakterien in die Blut- oder Lymphbahnen mit Ausbildung einer systemischen Infektion oder septischen Metastasen (**nF 5**). Solange die Funktionen von Herz, Kreislauf und Atmung kompensiert sind, handelt es sich um das Stadium **nF 5a**, bei instabilen vitalen Funktionen um das Stadium **nF 5b**. Bei offenen Wunden mit Sekretablauf ist diese Gefahr gering, wenn auch nicht vollständig aufgehoben.

7.3.1.4 Defektulzera nach Abszessentleerung

Nach Abszessen verbleiben infizierte Gewebedefekte. Anders als die primären Druckulzera befinden sie sich nicht an druckexponierten Stellen. Meistens sind sie größer und reichlich mit infiziertem, nekrotischem Gewebe bedeckt (Abb. 7.1). Die Infektion wird von Gewebsnekrosen, v. a. von straffem Fasergewebe, wie Sehnen, Faszien, Aponeurosen, Gelenkkapseln, unterhalten. Der Körper braucht lange, um Nekrosen abzustoßen. Nekrotische Sehnen im Frühstadium erkennt man an der fehlenden Gefäßzeichnung (Abb. 7.18a). Sie stellen ein Reservoir für Bakterien dar, wo diese nicht von der Körperabwehr und Antibiotika erreicht werden. Umgekehrt können sie aber Bakterien in die Umgebung abgeben.

Da bei infizierten Ulzera nur eine geringe Ausbreitung von Bakterien in das Gefäßsystem erfolgt, rufen diese wenig systemische Infektionszeichen wie Temperaturanstieg, Verschlechterung des AZ oder Erhöhung der Laborwerte hervor. Allerdings ist es möglich, dass sich eine lokale Infektion in der Tiefe, z. B. in einem Kompartment (Abb. 7.6)

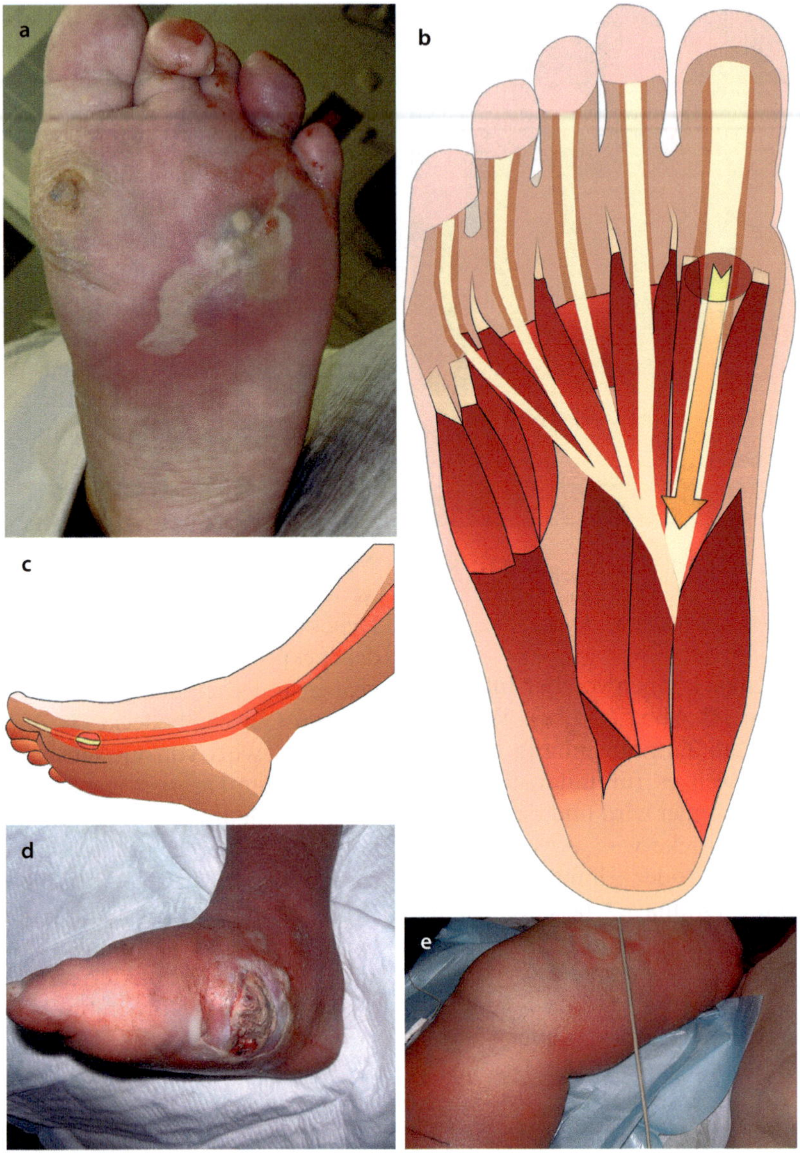

Abb. 7.5 a–e **Infektausbreitung entlang der Beugesehnen. a** m, 48 J. Eintrittspforte der Infektion war ein Ulkus an der dorsalen Seite des vierten PIPG. Von der Zehe hat sich die Infektion nach proximal an der vierten Beugesehne ausgebreitet. **b** Schema der Infektausbreitung entlang ersten Beugesehnenscheide. **c** Die Infektion kann sich entlang der Sehnen z. B. des FHL und des Musculus tibialis posterior bis in den Unterschenkel fortsetzen. **d** m, 66 J. Der gesamte Fuß ist in die Infektion einbezogen. In diesem Fall hat sich ein Teil des Abszesses über dem medialen Keilbein bereits entleert. Das Keilbein findet sich im Ulkusgrund. **e** Die Infektion hat sich als Rötung und Infiltration ohne Einschmelzung bis in den Oberschenkel ausgebreitet

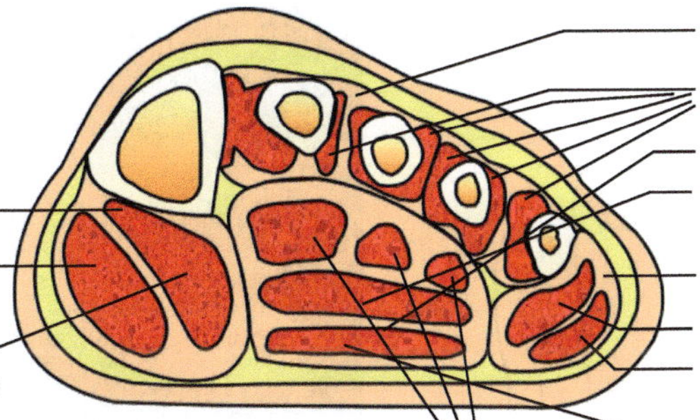

Abb. 7.6 Die Kompartimente des Fußes. Mediales Kompartment mit den Musculi flexor hallucis brevis und abductor hallucis, zentrales Kompartment mit M. flexor digitorum brevis, Mm. lubricales und M. quadratus plantae, laterales Kompartment mit M. flexor digiti minimi, Interosseus-Kompartment mit Mm. interossei. Über diese Kompartimente kann sich die Infektion festsetzen und ausbreiten

oder in einem Rückfußgelenk (Abb. 7.7, Abb. 8.7), ausbreitet und so zu einem Verhalt führt. Auch kann sich eine Wunde über einer tiefen Infektion verschließen (Abb. 7.8, Abb. 7.9) und auf diese Weise wiederum einen infektiösen Verhalt erzeugen. Ein solcher scheinbarer "Wundverschluss" darf nicht als Heilung verkannt werden. Vielmehr wird dadurch die Voraussetzung für eine systemische Ausbreitung geschaffen.

7.4 Diagnostik der Weichteilinfektionen am diabetischen Fuß

7.4.1 Klinische Diagnostik

Sigurd Kessler, Christoph Volkering, Arthur Grünerbel, Sandra Sommerey und Edzard Kessler

Im Rahmen der Diagnostik ist zu klären (Abb. 7.8, Abb. 7.9, Abb. 7.10):

Welche Gefährdung geht von der Infektion aus (Lipsky et al. 2016; Game 2016)? (Abb. 7.10). (Aufzählung in abnehmender klinischer Bedeutung)

- Liegt eine „systemische Infektion“ und damit eine vitale Gefährdung vor (**nF 5**) (Die Kodifizierung erfolgt entsprechend Tab. 5.2)?
- Besteht ein infektiöser Verhalt (**nF 4a**) mit der Gefahr für eine systemische Infektion (Abb. 7.8, Abb. 7.9)?
- Liegt eine lokalisierte Infektion vor (**nF 4b**, chronische Infektion ohne Sekretverhalt und ohne Gefahr für eine kurzfristige Ausbreitung der Infektion) (Abb. 7.1)?
- Liegt eine „oberflächliche Infektion“, ein infiziertes Ulkus vor (**nF 3**)?
- Handelt es sich um ein kolonisiertes Ulkus (**nF 2**)?

Anhand des klinischen Allgemein- und Lokalbefundes lässt sich eine vorläufige Einschätzung des Stadiums vornehmen. Ein sich verschlechternder Allgemeinzustand mit Erhöhung oder Erniedrigung der Tem-

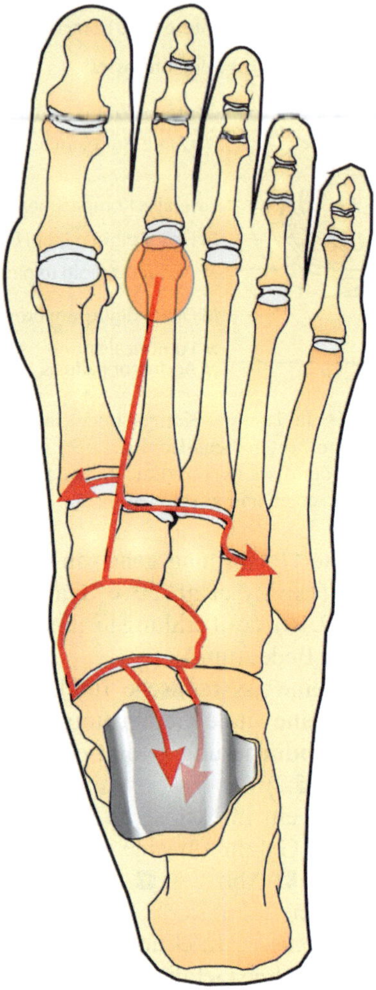

Abb. 7.7 Ausbreitungsmöglichkeiten einer Infektion über die Gelenke des Rückfußes nach proximal

peratur, Tachykardie und/oder Tachypnoe, Blutzuckerschwankungen weisen auf eine **„systemische Infektion“ (nF 5)** und zeigen die unmittelbare Notwendigkeit zur Diagnostik und Therapie an (Übersicht „Hinweise auf eine systemische Infektion“). Die Intensivtherapie ist bei instabiler Atmung und Kreislaufinsuffizienz erforderlich. Dazu gehören das Monitoring der Vital- und der Infektionsparameter im Labor (Übersicht „Initiale Diagnostik bei verdacht auf systemische Infektion“). Am Fuß ist ab-

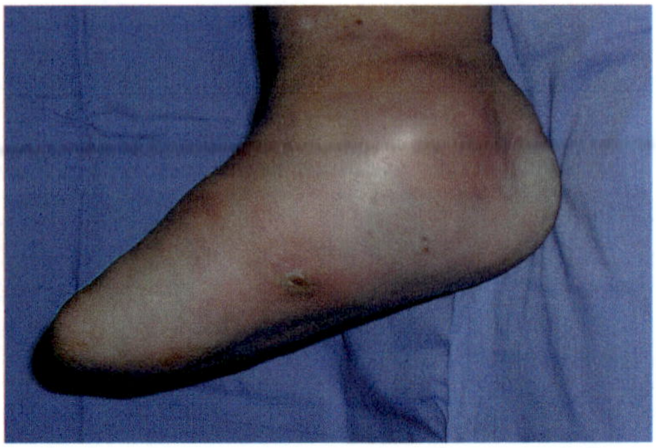

Abb. 7.8 **Der spontane Verschluss einer Wunde über einer Infektion kann tückisch sein.** Hier ist das Ursprungsulkus am medialen Mittelfuß weitgehend verschlossen. In Höhe des Innenknöchel hat sich jedoch ein Abszess entwickelt

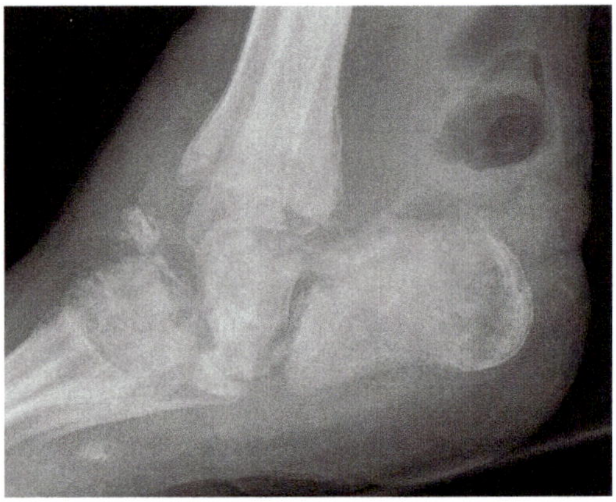

Abb. 7.9 **m, 47 J.** Der Patient wurde über mehrere Monate teils medikamentös, teils operativ wegen eines infizierten Charcotfußes vorbehandelt. Jetzt besteht eine systemische Infektion ohne Intensivpflichtigkeit. Die RA zeigt große Gasblasen in den Weichteilen des distalen Unterschenkels dorsal. Das Fußskelett ist im Chopartgelenk eingebrochen, sodass der Rückfuß in maximaler Equinusstellung und der Talus nahezu vertikal steht. Dessen Bälkchenstruktur ist weitgehend aufgehoben, die Ränder sind arrodiert. Verglichen mit dem Kalkaneus ist die Röntgendichte etwas vermehrt. Im MRT und intraoperativ bestätigte sich die Talusnekrose

zuklären, welche Form der Infektion vorliegt. Wenn es sich um einen oberflächlich gelegenen Abszess handelt, kann dieser als Primärtherapie oft unmittelbar abgelassen werden.

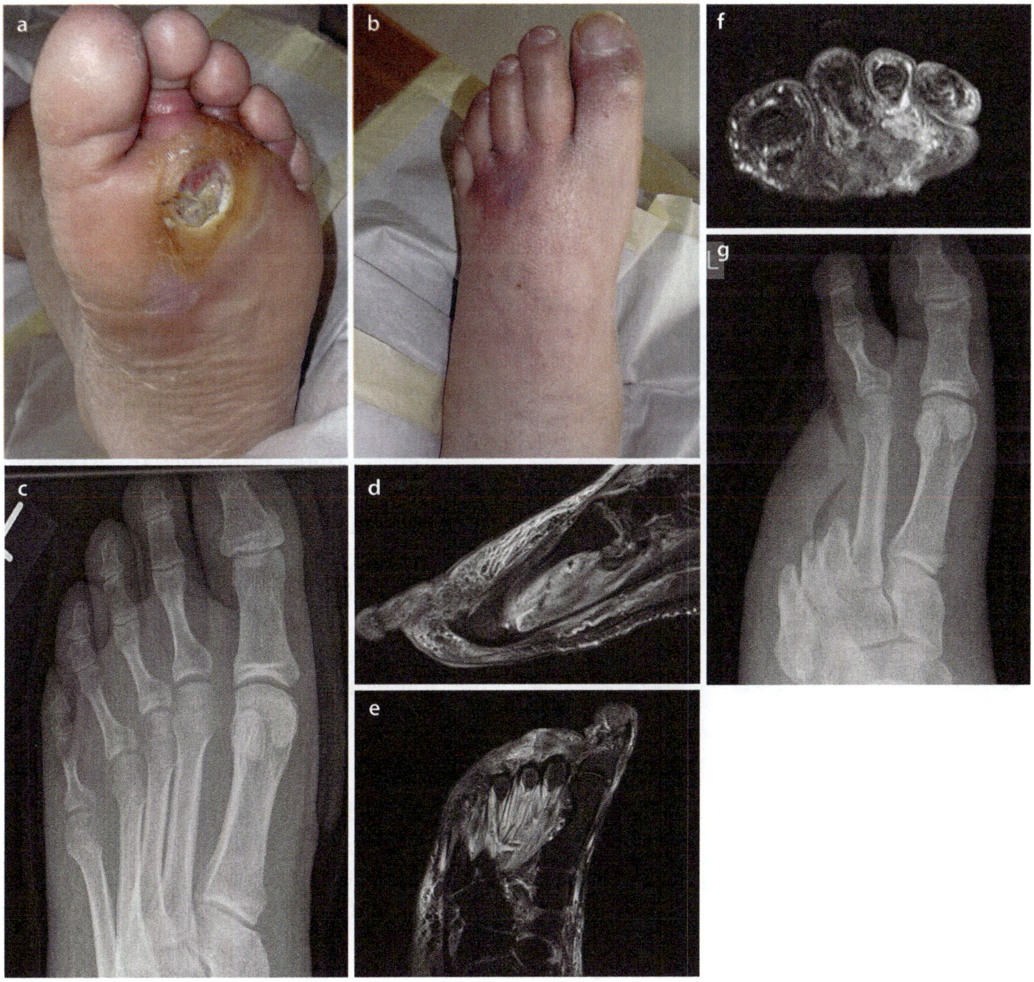

Abb. 7.10 a–g **m, 46 J.** Der Patient stellte sich wegen einer Schwellung im linken Vorfuß vor. **a** Klinisch bestand ein Ulkus unter dem zweiten MFK mit reichlich infizierten Nekrosen auf dem Wundgrund und außerdem eine Rötung im Bereich der Grundgelenke 2–4. **b** Schwellung am Fußrücken und an den Zehen 2–4. Die Weichteile waren induriert (nF 4bi, iv). **c** Die MT-Köpfe 2–5 weisen einen verringerten Mineralgehalt auf, ein Hinweis darauf, dass das Knochengewebe mit der Weichteilinfektion mitreagiert. **d** Das MRT zeigt im Sagittalschnitt ein Ödem der Interosseus- und der kurzen Beugermuskeln (Interosseus- und zentrales Kompartment). An einer Stelle ist es zu einer kleinen Einschmelzung gekommen. **e** Die Horizontalschicht im MRT zeigt die Ausdehnung des Ödems vom ersten bis vierten Intermetatarsalraum. **f** In der Koronarschicht sieht man die nekrotisierende Infektion unter dem dritten Strahl. **g** Weil intraoperativ die Weichteile um die Strahlen 3–5 nekrotisch waren, mussten die drei lateralen Strahlen amputiert werden

Hinweise auf eine systemische Infektion (Stadium 5 pnF)

- Erhöhte oder erniedrigte Temperatur
- Tachykardie
- Hypertonie, Hypotonie
- Tachypnoe
- Desorientierung, Verwirrtheitszustand
- Blutzuckerentgleisung

Initiale Diagnostik bei Verdacht auf systemische Infektion
- Puls, Temperatur, Blutdruck, EKG Monitoring
- Transkutane Sauerstoffsättigung
- Atemgase
- Große Laboruntersuchung unter Einschluss der Infektionswerte
- Röntgenthorax

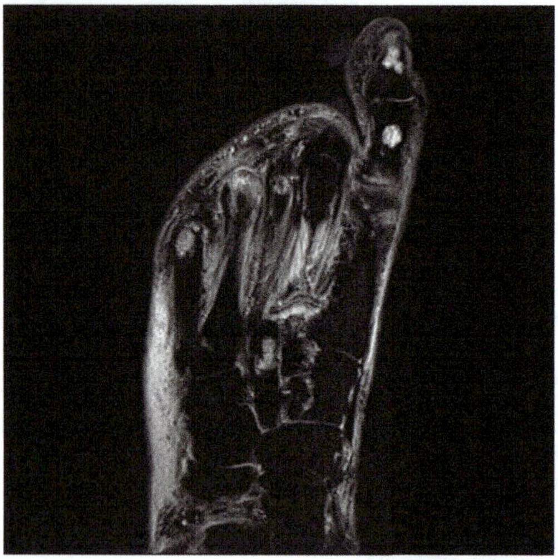

Abb. 7.11 **Bei einer mäßigen Schwellung und Rötung im Vorfuß findet sich im MRT ein Muskelödem im ersten und zweiten Intermetatarsalraum.** Unter Entlastung und antibiotischer Therapie bildete sich die Symptomatik zurück

Tiefer liegende Abszesse sind bisweilen schwierig zu diagnostizieren. Es gibt Fälle von unklarer Sepsis, bei denen alle Organsysteme systematisch abgeklärt werden, bis bei der morgendlichen Waschung die Schwellung an einem Fuß zusammen mit einem kleinen Ulkus auffällt.

Bei einer **„tiefen Infektion" (nF 4)** sollten die Vitalparameter und Laborwerte abgeklärt werden, um eine systemische Beteiligung nicht zu übersehen. Wichtig ist es, einen infektiösen Verhalt zu erkennen (**nF 4a**) (Abb. 7.3d, Abb. 8.7a). Wenn die klinische Klärung nicht möglich ist, sind eine Sonografie oder ein MRT erforderlich (Abb. 7.10, Abb. 7.11, Abb. 7.12, Abb. 7.13, Abb. 7.14, Abb. 7.15, Abb. 7.16, Abb. 7.17). Es müssen die Strukturen abgeklärt werden, die der klinischen Untersuchung nicht zugänglich sind, v. a. die Kompartimente und Gelenke (Abb. 7.10, Abb. 7.11, Abb. 7.15, Abb. 7.16, Abb. 7.17).

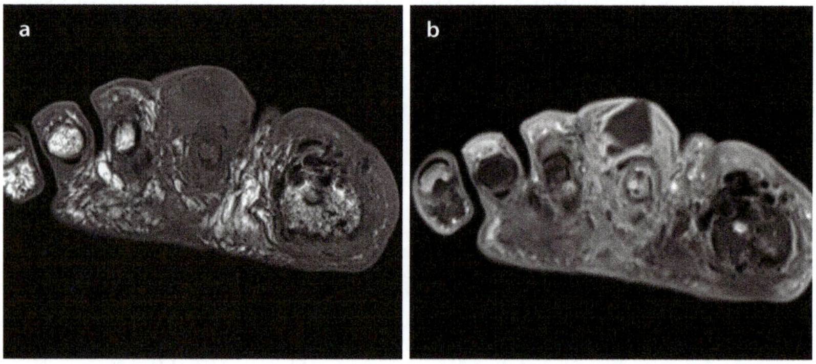

Abb. 7.12 a, b **a** Im T1w-Bild findet sich an der zweiten Zehe eine erhebliche streckseitige Weichteilschwellung sowie ein Signalverlust der Markhöhle, was einer Osteomyelitis entspricht. **b** Nach Kontrastmittelgabe erfolgt eine intensive KM-Anreicherung in den entzündlich verdickten Weichteilen. Die Kontrastmittelaussparung streckseitig zeigt eine Abszessbildung. Auch das entzündliche Ödem in der Markhöhle D2 reichert KM an

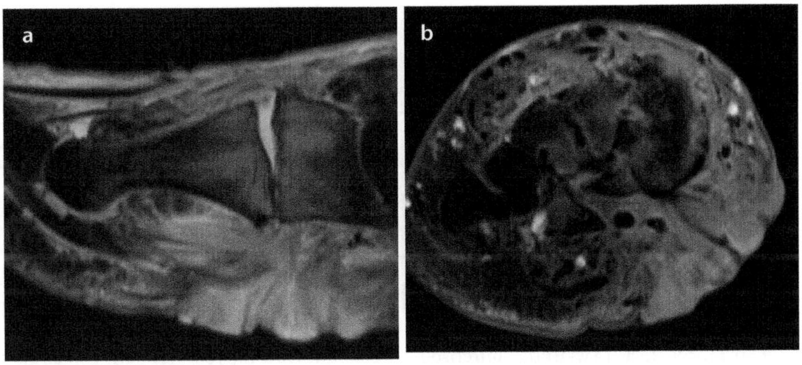

Abb. 7.13 a, b **a** Das Flüssigkeitssignal im inkongruent erweiterten Gelenkspalt zeigt ein Gelenkempyem im Lisfrancgelenk 1. Die Signalsteigerung in der Markhöhle der beteiligten Knochen im wassersensitiven PD fatsat-Bild entspricht einer Osteomyelitis ohne wesentliche Destruktionen. Plantar das infektionsauslösende Ulkus mit umgebender Weichteilinfiltration. **b** Großes Ulkus medio-plantar mit umgebender phlegmonöser Weichteilinfektion. Die Fistel reicht bis zum Empyem in der tarsometatarsalen Gelenkreihe und bis auf die osteomyelitischen Knochen

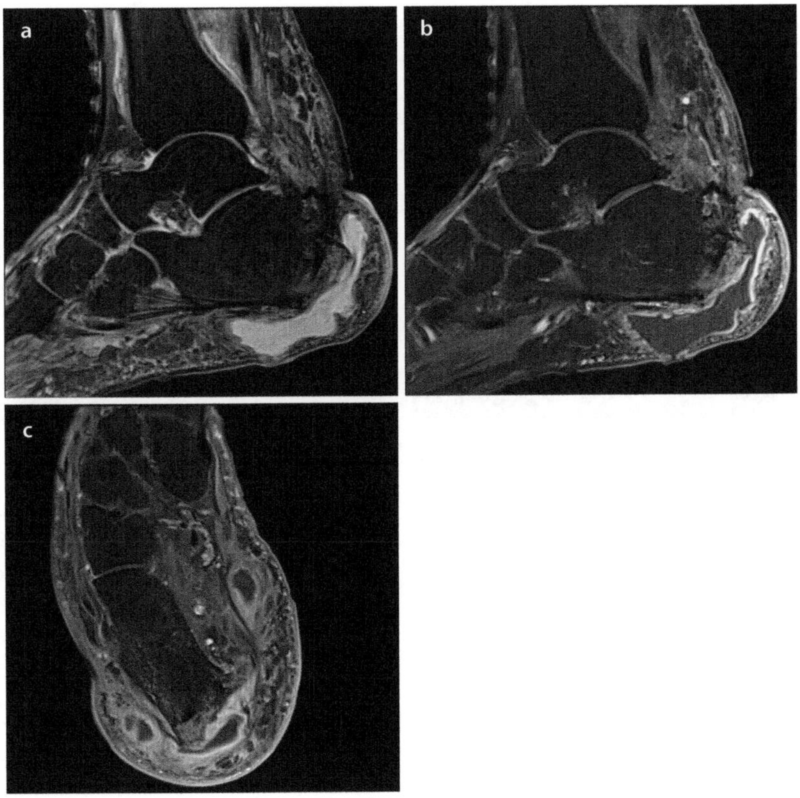

Abb. 7.14 a–c **a** Weichteilabszess mit hoher Signalintensität im wassersensitiven Bild an der dorsoplantaren Ferse mit begleitender Osteomyelitis im angrenzenden Tuber calcanei. **b** Nach Kontrastmittelgabe (T1w fatsat-Bild) randständige KM-Anreicherung in der Abszessmembran, die zentralen liquiden Abszesses-Anteile reichern nicht Kontrastmittel an. **c** Im Axial-Bild (T1w fatsat) sind multilokulär Weichteilabszesse mit KM-anreichernder Abszessmembran und zentraler Eiteransammlung dargestellt

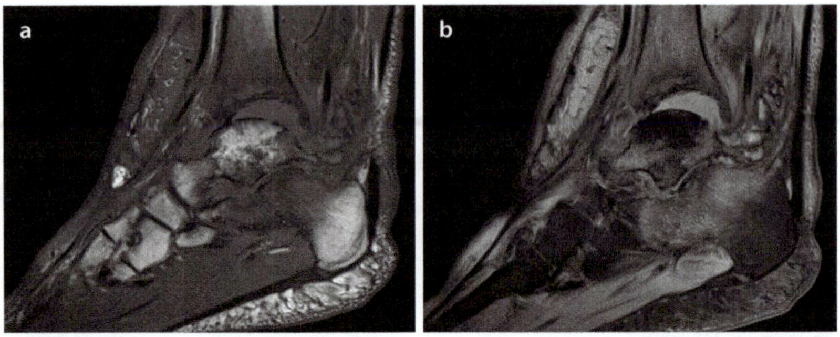

Abb. 7.15 a, b **m, 59 J. a** T1w-Bild: charcotbedingte Kompressionsfraktur der Tibiagelenkfläche. Der Talus ist subluxiert, (s. a. Abb. 8.15). Die distale Tibia und der Kalkaneus subtalar zeigt eine erhebliche Vitalitätsstörung/Auslöschung des Fettmarksignals. Bei Vorliegen eines Ulkus ist davon auszugehen, dass der Gelenkerguss superinfiziert ist, es sich also um ein Empyem handelt. Ein Erguss ist besser im PDw fatsat Bild zu sehen und zu beschreiben als im T1w Bild! **b** Die signalarmen Knochenmarkbezirke aus der Abb. 7.15a mit erniedrigter Signalintensität im T1w-Bild, zeigen eine deutlich erhöhte Signalintensität im hier dargestellten PDw fatsat-Bild. NB: Z. n. Lappenplastik ventral

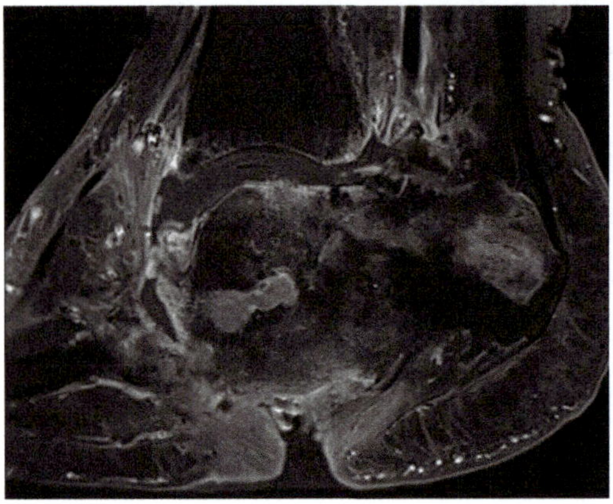

Abb. 7.16 Bei dem Patienten war eine subtalare Arthrodese vorgenommen worden. Nach knöchernem Durchbau ist es zum charcotbedingtem Einbruch im Mittelfuß mit Ausbildung eines plantaren Ulkus und Infektion gekommen. Das große plantare Ulkus unter dem ventralen Kalkaneus und die beginnende Durchbauung der talokalkanearen Fusion sowie der Destruktion der distalen Tarsalknochen sind erkennbar. Im OSG besteht ein Gelenkempyem. Die Sehnenscheide des Tibialis posterior zeigt eine Tenosynovitis ohne Aufstau. Talus und Kalkaneus sind in die Infektion involviert

Im Hinblick auf die Therapie ist für jede tiefe Wunde (**nF 4b**) die Lokalisation zu berücksichtigen und zu klären, welche Strukturen involviert sind. Häufig lässt sich durch Inspektion feststellen, ob Knochen und Gelenke (Abb. 6.2a, Abb. 7.3b, Abb. 7.4), Sehnen (Abb. 7.18a) oder Faszien beteiligt sind. In anderen Fällen lässt sich bei Kenntnis der Anatomie die Beteiligung annehmen (Abb. 7.19, Abb. 7.20). Für eine Kompartmentbeteiligung sind eine Schwellung und eine Verhärtung als wichtige Hinweise zu werten (Abb. 7.10b). Die exakte Abklärung erfolgt durch ein MRT (Abb. 7.10d–f, Abb. 7.11).

Eine Infektion ist klinisch immer anzunehmen, wenn eine begrenzte Rötung und eine Schwellung vorliegen. Die detaillierte Diagnostik ergibt, ob es sich um eine oberflächliche (**nF 3**) oder um eine tiefe Infektion (**nF 4**) handelt. Brüchiges und gräuliches Granulationsgewebe auf dem Wundgrund, eine Unterminierung der Wundränder (Abb. 7.4, Abb. 7.10a) und fötider Ge-

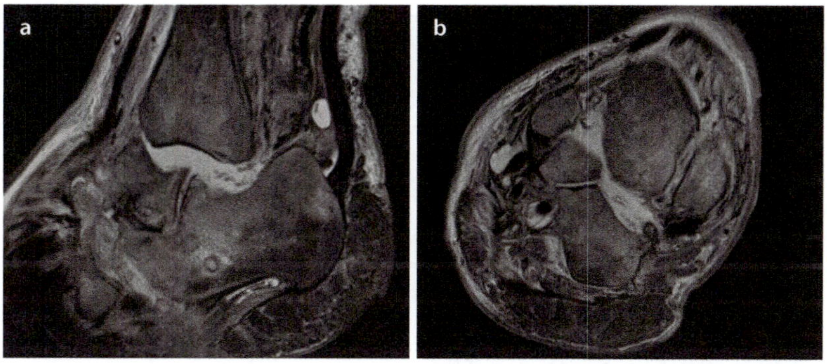

Abb. 7.17 a, b **a** Bei charcotbedingtem Einbruch im Mittelfuß und Luxation des Talus nach ventral ist es über ein plantares Ulkus zur Infektion gekommen mit Empyem im oberen Sprunggelenk. Die Weichteile und Knochen um das Sprunggelenk sind infiltriert. Es bestehen Trümmerfrakturen an den distalen Tarsalknochen, die umgebenden Weichteile weisen eine abszedierende Infektion auf. **b** Koronarer Schnitt durch das Sprunggelenk. Es besteht eine Luxation im OSG mit abszedierender Infektion der dazwischenliegenden Weichteile. Aufgestaute Tenosynovitis um die Tibialis posterior und die FHL-Sehne

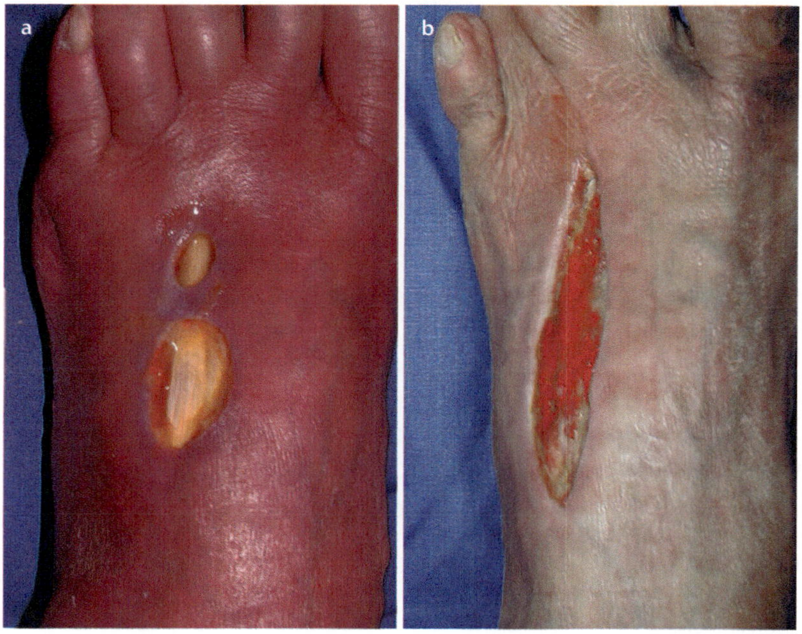

Abb. 7.18 a, b **m, 49 J. a** Wunde am Fußrücken nach Abszess mit nekrotischer Strecksehne (nF 4b i, ii). Vor dem Wundverschluss muss alles nekrotische Gewebe entfernt und eine frische Granulation angezüchtet werden. **b** Nach Abtragung der Nekrosen und NPWT liegt nur noch ein Rest von Gewebenekrosen vor, die abzutragen sind. Es erfolgte der Wundverschluss durch Sekundärnaht in mehreren Schritten, entsprechend Abb. 7.28

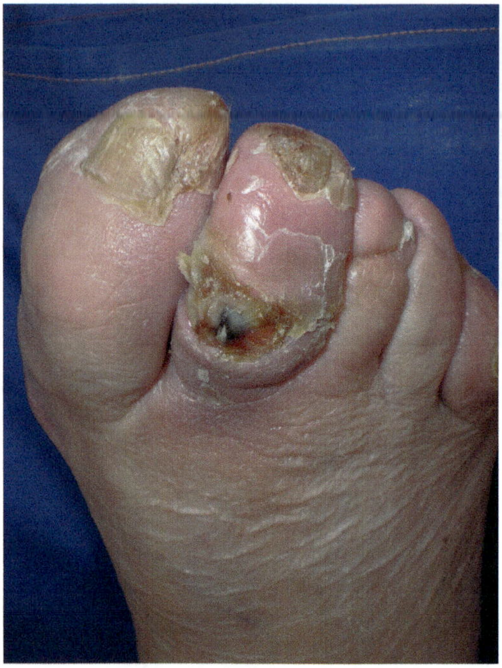

Abb. 7.19 **w, 76 J**. Ulkus über der Streckseite des PIPG, das Gelenk ist eröffnet, die gesamte Zehe gerötet und geschwollen: tiefe Infektion unter Einbeziehung von Haut und Subkutis, der Strecksehne, des PIPG mit beteiligten Knochen, (nF 4bi, ii, v, vi). Die Zehe wurde im mittleren Grundglied amputiert

7

ruch stellen sich im weiteren Verlauf ein (Lipsky et al. 2016) (Übersicht „Symptome des infizierten Ukus").

Symptome des infizierten Ulkus

- Starke seröse oder purulente Sekretion
- Rötung der Wundränder
- Unterminierung der Wundränder
- Brüchiges oder gräuliches Granulationsgewebe
- Fauliger Geruch von der Wunde
- Tiefe Strukturen wie Sehnen und Knochen liegen frei
- Freiliegender Knochen
- Eröffnetes Gelenk

7.4.2 Labordiagnostik

Sigurd Kessler, Christoph Volkering, Arthur Grünerbel, Sandra Sommerey und Edzard Kessler

Erhöhte Werte bei CRP, BSG, Leukozyten sowie ein instabiler, meist erhöhter und schlecht einstellbarer Blutzucker weisen auf eine Infektion ohne Drainage, also auf eine drohende oder bestehende Allgemeininfektion hin (Lipsky et al. 2016). Das gilt ganz besonders bei ansteigenden Werten.

Über die Bedeutung des **bakteriologischen Abstrichs** und die korrekte Technik wird viel diskutiert. Die bakteriologische Untersuchung mit Antibiogramm ist bei oberflächlicher und tiefer Infektion zur Auswahl des Antibiotikums unerlässlich (Lipsky et al. 2016; Game et al. 2016; Geiss 2016). Wir empfehlen den Abstrich auch bei kolonisierten, „nicht infizierten" Ulzera, um über das Vorhandensein von multiresistenten Keimen informiert zu sein und um die notwendigen hygienischen Vorsichtsmaßnahmen einhalten zu können. Die Biopsie ist die beste Methode, um die relevanten Bakterien zu gewinnen. Falls diese nicht möglich ist, sollte der Abstrich aus der Tiefe, z. B. von der Knochenoberfläche, gewonnen werden. Der fehlende Nachweis von Bakterien sollte nicht zu dem Irrtum verleiten, dass kein Bakterienbefall bzw. keine Infektion vorliegen. Bei der Symptomatik einer Infektion bedeutet ein negativer Bakterienbefund, dass die Keime beim Abstrich nicht erreicht oder in der Folge geschädigt worden sind. Ein weiterer Abstrich ist erforderlich.

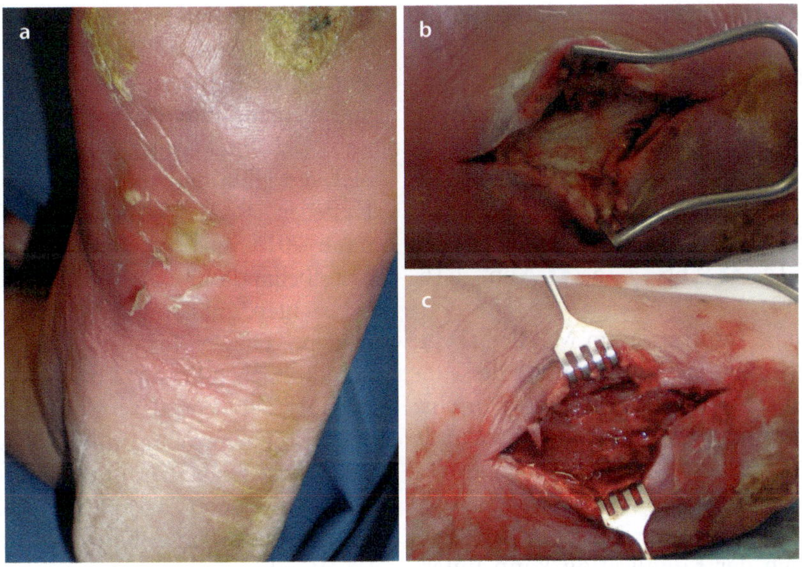

◻ **Abb. 7.20** a–c **w, 43 J. a** Ausgehend von einer nekrotisierenden Infektion an der dritten Zehe hat sich eine phlegmonös-eitrige Infektion im Bereich der Fußwölbung mit ausgedehnter Rötung gebildet. Die Fistel ließ sich bis auf die Plantaraponeurose sondieren. Bei Fieber, Leukozytose, CRP Erhöhung lag eine systemische Infektion ohne Intensivpflichtigkeit vor (nF 5a). **b** Bei der operativen Revision fand sich neben einer Entleerung von Eiter die infizierte Nekrose der Plantaraponeurose. **c** Nach Entfernung der Plantaraponeurose sieht man das darunterliegende Gewebe, das vital und gut durchblutetet ist

7.4.3 Bildgebung bei Weichteilinfektionen

Axel Stäbler, Mathias Kaemmerer und Sigurd Kessler

7.4.3.1 Röntgenaufnahme (RA)

Im Frühstadium der bakteriellen Infektion weist die RA außer einer Weichteilschwellung, keine Veränderungen auf. Die Gasbildung im Gewebe ist ein Zeichen einer fortgeschrittenen, einschmelzenden Infektion (◻ Abb. 7.9). Die Entmineralisierung ist ein Hinweis darauf, dass der Knochen in das Geschehen involviert ist (◻ Abb. 7.10c). (Weiteres zur Osteomyelitis siehe ▶ Kap. 8).

7.4.3.2 Computertomografie (CT)

Diese stellt die Arrosion am Knochen zu einem früheren Zeitpunkt als die RA dar. Falls ein MRT nicht vorgenommen werden kann, können Abszesse unter Verwendung von Kontrastmittel dargestellt werden.

7.4.3.3 Magnetresonanztomografie (MRT)

Die MRT ist die Untersuchungsmethode der Wahl, um eine Infektion zu lokalisieren und um deren Ausdehnung und Stadium festzulegen. Sie gibt die Voraussetzungen für ein gezieltes therapeutisches Vorgehen (◻ Abb. 7.10d–f, ◻ Abb. 7.11, ◻ Abb. 7.12). Auf dieser Grundlage ist die Frage zu beantworten, ob lediglich eine bakterielle Infiltration ohne Gewebeuntergang vorliegt, sodass die Infektion non-operativ angegangen werden kann. Wenn das MRT Einschmelzungen zeigt, ist ein chirurgisches Vorgehen indiziert – sowohl bei kleinen als auch bei großen Herden (◘ Abb. 7.10d–f, ◘ Abb. 7.11, ◘ Abb. 7.12, ◘ Abb. 7.13, ◘ Abb. 7.14, ◘ Abb. 7.15, ◘ Abb. 7.16, ◘ Abb. 7.17).

Wenn eine Infiltration im MRT vorliegt, taucht regelmäßig die Frage auf, ob diese infiziert ist. Dazu ist festzustellen: wenn eine Verbindung zur Oberfläche über eine Wunde oder eine Fistel besteht, ist von einer Infektion auszugehen (◘ Abb. 7.13, ◘ Abb. 7.14, ◘ Abb. 7.16).

Bezüglich der Lokalisation kann unterschieden werden, ob ein Infektgeschehen subkutan (◘ Abb. 7.12) oder in einem Muskelkompartiment (◘ Abb. 7.10d–f) gelegen ist. Eine besondere Lokalisation ist das Gelenkempyem (◘ Abb. 7.15, ◘ Abb. 7.16, ◘ Abb. 7.17). Auch eine flächenhafte Eiterbildung wird dargestellt. Wichtig ist es, eitrige Tenosynovitiden der großen Sehnen zu beachten, weil darüber eine schnelle Ausbreitung bis in den Unterschenkel erfolgen kann (◘ Abb. 7.17b)

7.5 Hygienemaßnahmen bei chronischer Wunde am diabetischen Fuß

- **Prävention von Wundinfektionen und Erregerübertragungen**

Lutz Bader

7.5.1 Vorbemerkung

Der diabetische Fuß (DF) ist eine der häufigsten Sekundärerkrankungen bei Diabetes mellitus. Bei bis zu 25 % der in Deutschland lebenden Diabetiker treten im Verlauf chronische Fußwunden auf. Diese Wunden sind langwierig und führen zu Komplikationen, da sie zum Ausgangspunkt schwerer lokaler und systemischer Infektionen werden können und auch die Hauptindikation für Amputationen darstellen (BÄK, AWMF, KBV 2007; Lobmann 2015; siehe auch ▶ Kap. 7). Bei der Wundbehandlung sind Hygieneanforderungen zu beachten, um Erregerübertragungen zu vermeiden. Dies führt beim ärztlichen und nicht-ärztlichen Personal bei der Patientenversorgung zu folgenden Verhaltensmustern:

Die „Unvorsichtigen" … sind sich bewusst, dass Diabetiker mit chronischen Wunden häufig unterversorgt sind und widmen sich engagiert der regelmäßigen Behandlung der Wunden. Es werden zwar therapeutische Erfolge erzielt, hygienische Standards aber vernachlässigt. Dadurch kann es zu nosokomialen Infektionen mit gravierenden Risiken und Folgeerkrankungen und auch zu Erregerübertragungen auf andere Patienten kommen.

Die „Übervorsichtigen"… halten die hygienischen Anforderungen für zu komplex und lehnen es deshalb ganz ab, Patienten mit einer chronischen Wunde selbst zu behandeln. Auch bei dieser Verhaltensweise bekommen die Patienten nicht die fachgerechte Behandlung, der sie bedürfen und auf die sie Anspruch haben.

Die „Hygienebewussten"… erkennen, dass gerade auch bei Patienten mit einer chronischen Wunde hygienische Standards zu beachten sind, um therapeutische Erfolge zu erreichen und nosokomialen Infektionen vorzubeugen. Gerade dieses Verhaltensprinzip gilt es zu fördern.

Im Folgenden soll deshalb dargestellt werden, dass Hygienemaßnahmen zur erfolgreichen Wundbehandlung beitragen und zur zuverlässigen Infektionskontrolle führen, dabei aber keineswegs zu schwierig umzusetzen, zu aufwendig oder „über Gebühr" kostenintensiv sind.

7.5.2 Erregerspektrum, MRSA und andere MRE

Chronische Wunden am DF treten auf als Ischämie-bedingte akrale Nekrosen und Ulzera (Zehen und Ferse) sowie als oberflächliche Ulzerationen mit Progressionstendenz in tiefes Gewebe an druckexponierten Stellen (plantar, Fußrand und Zwischenzehenraum). Diese DF-Wunden sind polymikrobiell besiedelt, woraus häufig Infektionen (z. B. Abszess, Phlegmone, Fasziitis, Osteomyelitis) auch mit dem Risiko der Entwicklung einer Sepsis entstehen. Multiresistente Erreger (MRE) haben dabei große und zunehmende Bedeutung (Crouzet et al. 2011, Lipsky et al. 2004, 2012).

Infektionen am DF werden zu etwa 70 %durch Gram-positive und zu etwa 30 % durch Gram-negative Bakterien verursacht (Lipsky et al. 2004). Bei Ischämie, Gangrän oder tief reichenden Nekrosen sind Anaerobier bei der Wirkstoffauswahl für eine Antibiotikatherapie zu bedenken. Antibiotikatherapie ist aber nur bei klarer Diagnosestellung einer Wundinfektion indiziert, nicht bei einer bakteriellen Besiedelung (Morbach et al. 2016)!

Bei Wundinfektionen durch MRE stehen MRSA (Methicillin-resistenter *Staphylococcus aureus*) im Vordergrund. 3MRGN und 4MRGN (Multiresistente Gram-negative Stäbchen (Hygienemaßnahmen bei Infektionen 2012); ersetzt den Begriff ESBL-Bildner) erschweren aber zunehmend eine wirksame Antibiotikatherapie (Lipsky et al. 2012).

Infektionserreger bei chronischer Wunde am DF (Crouzet et al. 2011; Lipsky et al. 2004, 2012)

– Gram-positive „aerobe“ Erreger

Staphylococcus aureus, Koagulase-negative Staphylokokken (*S. epidermidis* und andere), ß-hämolysierende Streptokokken der Gruppen A, B, C und G, Enterokokken

– Gram-negative „aerobe“ Erreger:

Proteus mirabilis (andere *Proteus spp.*), *Escherichia coli, Klebsiella spp*, *Enterobacter spp.*, *Pseudomonas aeruginosa* und andere Pseudomonaden/Nonfermenter

– **Anaerobier:** z. B. Peptostreptococcus spp., Bacteroides spp., Clostridium spp.

7.5.3 MRSA: Risikofaktoren für Besiedelung und Screening-Kriterien

Bei folgenden anamnestischen Angaben bzw. Patientencharakteristika ist eine MRSA-Besiedelung von Läsionen am DF und/oder des Nasen-Rachen-Raumes anzunehmen:

- Antibiotikatherapie mit selektionsfördernden Wirkstoffen (Cephalosporine, Chinolone),
- stationäre Krankenhausaufenthalte (insbesondere bei längerer Verweildauer, bei Kontakten zu bekannten MRSA-Trägern und bei Operationen oder Wundrevisionen),
- Pflegeheim-Unterbringung oder chronische Dialyseversorgung,
- liegende medizinische Devices oder Katheter (z. B. Harnwegableitung, PEG-Sonde),
- beruflicher Kontakt zu Nutztieren (insbesondere in der Tiermast: Schweine, Geflügel).

Zur Abklärung ist insbesondere vor einer Krankenhausbehandlung ein MRSA-Screening zeitnah bei der Aufnahme durchzuführen. Für die mikrobiologische Untersuchung sind Abstriche von Wunden (ggf. auch Device-Insertionsstellen), Rachen und Nasen-Vorhof (Prädilektionsstelle für *S. aureus*) und Kulturdiagnostik auf MRSA (und andere MRE wie MRGN und VRE/Vancomycin-resistente Enterokokken) empfohlen. Dies dient der Entscheidung über die erforderlichen Hygienemaßnahmen einschließlich der räumlichen Unterbringung sowie der Antibiogramm-gestützten Wirkstoffauswahl für die perioperative Antibiotikaprophylaxe. MRSA Eradikationsversuche haben bei Patienten mit DF-Wunde nur geringe Erfolgsaussichten. Dekolonisierung mit MRSA-wirksamer Haut/ Haar-Waschung und Mupirocin-Nasensalbe kann aber passager – z. B. perioperativ – die Erregerlast reduzieren und somit das Risiko einer MRSA-Infektion verringern (Empfehlungen zur Prävention und Kontrolle von Methicillinresistenten Staphylococcus aureus-Stämmen 2014).

7.5.4 Ziele der Hygienemaßnahmen bei diabetischem Fuß / chronischer Wunde

Bei der Behandlung und Versorgung von Wunden, beispielsweise bei Verbandwechsel mit oder ohne Wunddébridement/Nekrosenentfernung, sind als Risiken zu vermeiden:

- das Einbringen von Infektionserregern in die Wunde des Patienten,
- die Übertragung von Infektionserregern aus der Wunde in die Umgebung.

Infektionserreger können von außen (exogen) oder von der Haut- bzw. Schleimhaut-Flora des Patienten selbst (endogen) in das Wundgebiet verschleppt werden. Deshalb sind die Prinzipien von Asepsis und Antisepsis, insbesondere beim Verbandwechsel der chronischen Wunde konsequent zu beachten. Leider gehen bei der Umsetzung von Hygienemaßnahmen Theorie und Praxis im Alltag oft auseinander, wie Beobachtungen von Ärzten und nichtärztlichem Personal beim Arbeiten an Wunden immer wieder zeigen. Als Beispiele dienen eigene Fotodokumentationen (◘ Abb. 7.21), die bei einem Patienten mit chronischer Wunde und bekannter MRSA-Besiedelung an der Ferse entstanden.

Die häufigsten Mängel betreffen Händehygiene, fehlenden Personalschutz durch Kittel und Einmalschürzen sowie das Vorgehen bei der Flächendesinfektion und Abfallentsorgung.

Daraus entstehen einerseits Infektionsrisiken für den betroffenen Patienten selbst. Andererseits kann es zu vermeidbaren Kontaminationen im Umfeld des Patienten kommen, die zur Erregerübertragung auf andere im Anschluss behandelten Patienten führen können. Dies gilt es zu verhindern, wobei die korrekte hygienische Händedesinfektion (Händehygiene in Einrichtungen des Gesundheitswesens 2016) des medizinischen Personals im Alltag – in Klinik und Arztpraxis – die größte Bedeutung hat.

7.5.5 Maßnahmen der Händehygiene

Die seit 2008 etablierte **Aktion Saubere Hände** (ASH) ist eine bundesweite Kampagne zur sektorenübergreifenden Verbesserung der Compliance der hygienischen Händedesinfektion in Gesundheitseinrichtungen. Die ASH schafft Bewusstsein bei Ärzten und allen anderen in der Patientenversorgung tätigen Berufsgruppen für den Stellenwert guter Händehygiene bei der Prävention von nosokomialen Infektionen und Erregerübertragungen. Die Aktion basiert auf der weltweiten Kampagne der WHO „Clean care is safer care“ und vermittelt das Prinzip, dass die Beachtung der folgenden „5 Indikationen der Händedesinfektion“ (WHO-Modell „My 5 Moments of Handhygiene“) Zeichen von Professionalität, Kompetenz und Respekt in allen medizinischen Bereichen ist (Rubrik Elemente). Danach ist die hygienische Händedesinfektion erforderlich:

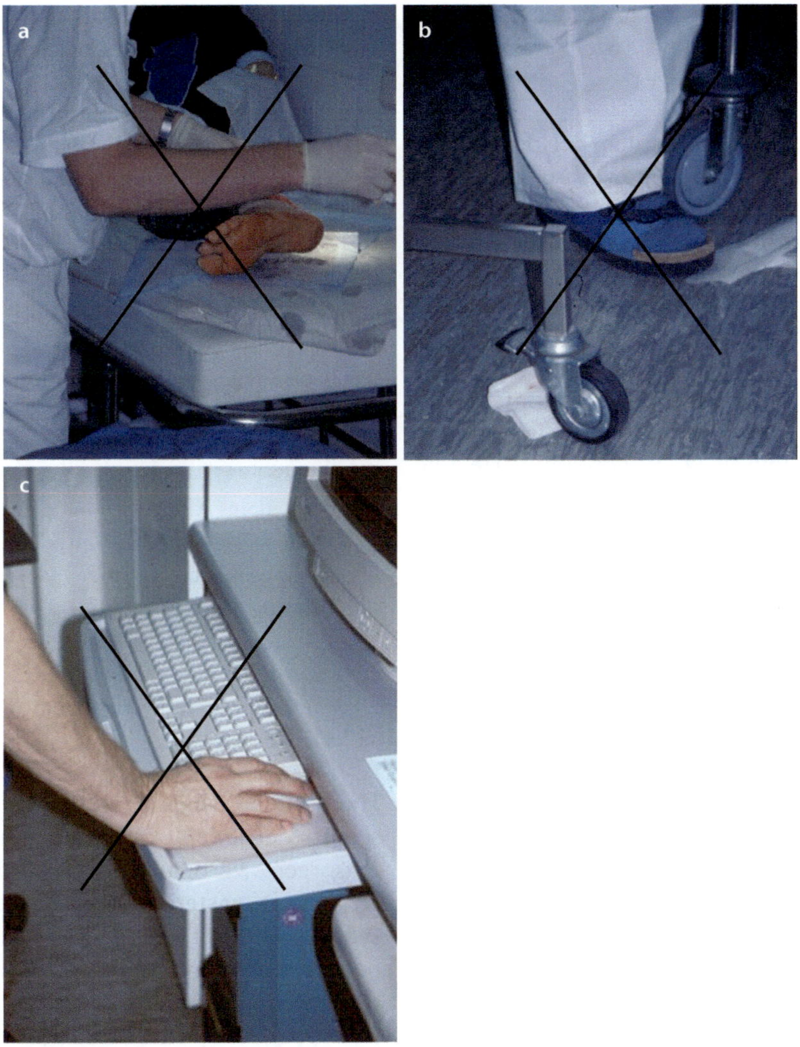

Abb. 7.21 a–c **Hygienemängel. a** Arzt trägt keine Einmalschürze zum Schutz der Arbeitskleidung vor Kontamination. Er trägt eine Armbanduhr, die beim Ausziehen der Schutzhandschuhe kontaminiert werden kann Die Abdeckung der Liege zum Schutz vor Kontamination bei der Wundspülung ist zu klein bemessen. **b** Benutzte Wundkompressen fallen auf den Fußboden trotz bereitstehendem Abfallbehälter. **c** Nach Ausziehen der Schutzhandschuhe erfolgt keine Händedesinfektion, danach ist eine Erregerverschleppung auf typische Handkontaktstelle, hier Computer-Tastatur und –Maus möglich

- VOR Patientenkontakt (für infektionsrelevante Tätigkeiten, wie z. B. Verbandwechsel)
- VOR einer aseptischen Tätigkeit (wie z. B. Auflegen steriler Kompressen auf eine Wunde)
- NACH Kontakt mit potenziell infektiösem Material (wie z. B. Abwurf des alten Verbandes)
- NACH Patientenkontakt (wie z. B. nach Ablegen benutzter Handschuhe/Verbandwechsel)

- NACH Kontakt mit der direkten Patientenumgebung (wie z. B. Patienten-Bett oder -Liege)

Die hier jeweils genannten Beispiele sollen den Bezug zum Verbandwechsel bei einem Patienten mit DF-Ulzeration herstellen. Die Umsetzung der Indikationen für die Händedesinfektion (Armstrong et al. 2005) ist dabei besonders wichtig wegen der häufig vorliegenden Besiedelung oder Infektion der Wunde am DF mit einem MRE (z. B. MRSA), der durch Handkontakt sehr leicht übertragbar und auch in der unbelebten Umwelt (z. B. kontaminierte Fläche und Handkontaktstelle) lange überleben kann.

7

Für die Durchführung einer korrekten hygienischen Händedesinfektion ist zu beachten:

- Voraussetzung: kurze unlackierte Fingernägel, kein Nagelpainting, keine Kunstnägel
- Hände und Unterarme: bei infektionsrelevanten Tätigkeiten keine Ringe (auch Ehering), sonstigen Schmuck oder Armbanduhr tragen, weil diese die Händedesinfektion-Fläche einschränken und auch bei Tragen von Schutzhandschuhen kontaminiert werden können
- Benetzung der Hände (inkl. Handgelenkbereich): ausreichende Präparat-Menge (3–5 ml) aus dem Spender (1–2 Hübe) entnehmen, vollflächig einreiben und insbesondere auch Daumen, Fingerkuppen und Nagelfalze sorgfältig einbeziehen, Dauer: 30 Sekunden
- Händewaschen: nur bei sichtbarer Verschmutzung und nach Toilettenbenutzung
- Händedesinfektion mit alkoholischem Präparat ohne Parfüm und Farbstoffe (Rubrik Positionspapiere + Ergebnisse) hat wegen höherer und schneller antimikrobieller Wirksamkeit und geringerer Hautbelastung (Rückfetter sind enthalten) prinzipiell Vorrang vor Händewaschen mit Wasser und Seife

Die hygienische Händedesinfektion ist die **wichtigste Maßnahme der Basishygiene.** Das **Tragen von Einmal-Schutzhandschuhen** ist eine ergänzende Maßnahme – kann und soll die indikationsgerechte Händedesinfektion aber nicht ersetzen. Selbstverständlich ist es nicht statthaft, mit den Handschuhen während des Verbandwechsels Gegenstände im Raum, wie Schubladen, Lichtschalter, Patientenliege usw. anzufassen.

> Nach dem Ablegen von Einmalhandschuhen müssen die Hände grundsätzlich desinfiziert werden (wegen sog. Mikroperforationen, die eine Erregerpassage ermöglichen, und eventueller Kontaminationen beim Ausziehen der Einmalhandschuhe vor allem im Handgelenkbereich).

Handschuhe sind unmittelbar nach Abschluss der jeweiligen Maßnahme direkt zu entsorgen. Verbandwechsel werden in der Regel mit **unsterilen** (keimarmen) **Handschuhen** und mit vorher desinfizierten Händen durchgeführt. **Sterile Handschuhe** werden beim Wunddébridement getragen (Händehygiene in Einrichtungen des Gesundheitswesens 2016).

Die von der ASH entwickelten Arbeits-/Informationsmaterialien und Schulungsinstrumente (z. B. Online-Kasuistiken zur Fortbildung) werden kostenfrei angeboten. Die Teilnahme von Krankenhäusern, Arztpraxen, Dialyse-Einrichtungen sowie stationärer und ambulanter Pflege an der Kampagne ist ebenfalls kostenfrei und als wissenschaftlich fundierte Maßnahme der Qualitätsförderung und -sicherung im Bereich der Händehygiene zu empfehlen (Rubrik Hintergrund).

7.5.6 Personalschutz/ Schutzausrüstung

Zur persönlichen Schutzausrüstung, die bei Versorgung/Verbandwechsel von DF-Wunden je nach Einzelfall erforderlich ist, gehören neben den Einmalhandschuhen auch noch (Anforderungen von Krankenhaushygiene und Arbeitsschutz an die Hygienebekleidung und persönliche Schutzausrüstung 2007):
- Schutzkittel und Einmalschürze (über kurzärmelige Arbeitskleidung anzulegen)
- Mund-Nasen-Schutz (in der Regel „chirurgische Maske" tragen bei großer Wundfläche)
- Augen-Schutzbrille oder Gesichtsschutz/Maske mit Spritzschild (bei Wundspülungen)

Einmalschürze reicht bei kleinerem Verbandwechsel bei Patienten ohne MRE in der Regel aus.

Beim Tragen einer chirurgischen Maske als Mund-Nasen-Schutz wird auch die Freisetzung der Nasen-Rachen-Flora des medizinischen Personals, das den Verbandwechsel durchführt, reduziert. Die Abgabe von erregerhaltigen Tröpfchenkernen aus dem Nasen-Rachen-Raum ist aber trotzdem beim Sprechen (und auch beim Niesen und Husten bei Atemweginfektion) möglich. Sprechen während des Verbandwechsels ist also auf das medizinisch Notwendige zu begrenzen. Nach Abnehmen des Mund-Nasen-Schutzes: Händedesinfektion!

Zum allgemeinen Personalschutz gehören auch Hautschutz und Hautpflege der Hände (Händehygiene in Einrichtungen des Gesundheitswesens 2016): Vorgaben entsprechend Hygieneplan sind zu beachten! Keine Cremetöpfe verwenden!

7.5.7 Sonstige Maßnahmen der Hygiene und Infektionsprävention

Flächendesinfektion: Im Rahmen des Verbandwechsels sind Kontaminationen im Umfeld des Patienten möglichst zu vermeiden. Dies wird durch ausreichend große, bei Spülung von Wunden auch saugfähige Unterlagen und Abdeckungen erreicht. Nach Abschluss des Verbandwechsels sind die Kontaktflächen (z. B. Untersuchungsliege) mit einem Mittel in der Konzentration für den sog. „Ein-Stunden-Wert" zur routinemäßigen Flächendesinfektion oder mit einem Tuchspendersystem einer **Wischdesinfektion** zu unterziehen. Die Fläche kann aber bereits nach Antrocknen des Desinfektionsmittels wieder genutzt werden (Desinfektion dauert über die ganze Einwirkzeit an). Bei bemerkten punktuellen Flächenkontaminationen (z. B. durch Sekret oder Spritzer bei der Wundspülung) ist eine **gezielte Desinfektion** sofort durchzuführen (Anforderungen an die Hygiene bei der Reinigung und Desinfektion von Flächen 2004). Listung der eingesetzten Präparate in der Desinfektionsmittelliste des Verbundes für angewandte Hygiene e.V. (VAH-, früher DGHM-Liste) ist zu beachten (Rubrik Desinfektionsmittel-Liste).

Abfallentsorgung: Es ist darauf zu achten, dass durch kontaminiertes Verbandmaterial und andere Abfälle keine Erregerverschleppung erfolgt. Gerade beim Verbandwechsel sind die Abfälle möglichst direkt in geeignete Behälter abzuwerfen und im Weiteren entsprechend der Regelungen im Hygieneplan der Einrichtung zu entsorgen. Häufiger Fehler: kontaminierte Handschuhe werden nicht situationsgerecht bzw. rechtzeitig ausgezogen und nicht direkt entsorgt! Korrekte Abfallentsorgung ist wichtig für die Infektions- und Verletzungsprävention!

Instrumentenaufbereitung: Beim Verbandwechsel wird in „No touch Technik" gearbeitet. Wenn dabei wiederaufbereitbare Instrumente eingesetzt werden, sind diese nach den im Hygieneplan der Einrichtung enthaltenen Standardarbeitsanweisungen sachgerecht zu reinigen, desinfizieren und sterilisieren. Risikobewertung: z. B. scharfer Löffel = kritisch A (bevorzugt maschinelle Reinigung und Desinfektion, grundsätzlich Dampfsterilisation) (Anforderungen an die Hygiene bei der Aufbereitung von Medizinprodukten 2012).

Wund- und Verbandmanagement: Es wird auf die aktuellen Leitlinien / Praxisempfehlungen der Fachgesellschaften verwiesen (Kurzfassung S3-Leitlinie 2014).

7.5.8 Asepsis bei der Wundbehandlung

Verbandwechsel und Wundbehandlung sind auch bei der chronischen DF-Wunde unter aseptischen Bedingungen durchzuführen (Wagner, Kevekordes 2016; S1-Leitlinie: Anforderungen der Hygiene bei chronischen und sekundär heilenden Wunden 2014; Hygiene-Tipp der DGKH 2011).

7.5.8.1 Allgemeine Hinweise zur Infektionsprävention beim Verbandwechsel

- Aufwendige Verbandwechsel/Wundbehandlungen sind möglichst zu zweit durchzuführen. Eine Person arbeitet am Patienten, die zweite reicht an. Kontaminationen im Umfeld des Patienten sind zu vermeiden! Besonders ist darauf zu achten, dass mit den Handschuhen, die beim Wundkontakt kontaminiert wurden, medizinische Geräte, Mobiliar, Verbandwagen oder Materialien im Patientenumfeld nicht angefasst werden (geschieht oft unbewusst)!
- Herstellerangaben und Verfallsdaten zu Medizinprodukten (z. B. Verbandmaterial) und zu Arzneimitteln (z. B. Spüllösungen) sind zu beachten.
- Angebrochene Sterilpackungen sind am Ende eines Verbandwechsels zu verwerfen.
- Spüllösungen für Wunden müssen steril sein. Einmal-Sterilgebinde (z. B. NaCl 0,9 % in Kunststoff-Behälter) sind vorzugsweise zu verwenden.
- Für das **„Ausduschen" der Wunde mit Leitungswasser** (cave: Kontamination mit *Pseudomonas aeruginosa* und anderen Nasskeimen (Gesundheitliche Bedeutung, Prävention und Kontrolle Wasser-assoziierter Pseudomonas aeruginosa-Infektionen 2016)) **Sterilfilter-Duschkopf** an der Hausinstallation (insbesondere im Krankenhaus) verwenden (◘ Abb. 7.22)!
- Eine antiseptische Behandlung ist nur bei infizierten Wunden angezeigt. Voraussetzung ist die sachkundige Beurteilung von Wundbefund und Heilungsverlauf durch den Arzt.
- Bei stark sezernierender Wunde ist der Verbandwechsel häufiger erforderlich (bei Bedarf auch mehrmals täglich); bei Durchnässung, Verschmutzung bzw. losem Verband sofort.
- Prinzipiell ist im Arbeitsablauf beim Verbandwechsel eine „unreine" und „reine" Phase zu unterscheiden. Zwischen diesen Phasen: Handschuhwechsel mit Händedesinfektion! Siehe Materialien Aktion Saubere Hände: „Verbandwechsel – Einmal ist kein Mal!" (Rubrik Aktionstag 2016).

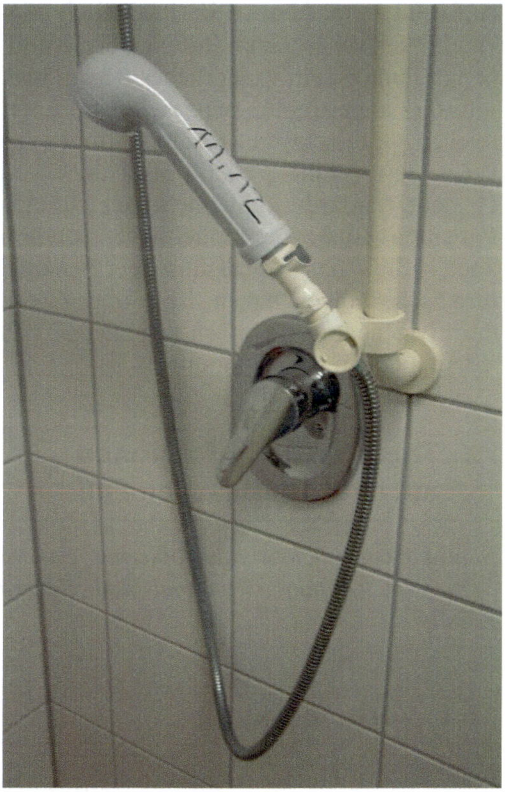

Abb. 7.22 Sterilfilter an Patienten-Dusche. Kennzeichnung mit Enddatum der maximalen Standzeit

7.5.8.2 Arbeitsablauf beim Verbandwechsel an einer chronischen DF-Wunde

- Arbeitsfläche für Anreichen/Ablage: vor und nach Verbandwechsel wischdesinfizieren.
- Am Patienten: ausreichend große, flüssigkeitsdichte Abdeckung unter den Wundbereich legen. Auf der Patientenliege zusätzlich zur Papierabdeckung: sterile Einmal-Unterlage.
- Person am Patienten: vor dem Verbandwechsel Schutzkittel/Einmalschürze anlegen, hygienische Händedesinfektion durchführen und keimarme Einmalhandschuhe anziehen.
- Verband und Wundauflagen werden mit den behandschuhten Händen entfernt. Fest anhaftende Materialien werden mit steriler NaCl 0,9 %-Lösung befeuchtet und (falls nötig: mit steriler Pinzette) entfernt. Wundreinigung/Débridement/Dekontamination: siehe unten.
- Im Anschluss werden die Einmalhandschuhe ausgezogen und entsorgt, danach erneute Händedesinfektion. Weitere Wundversorgung in No touch-Technik mit steriler Pinzette bzw. mit sterilen Handschuhen. Auflegen des sterilen Verbandmaterials, Verband fixieren.
- Ablegen von ggf. Handschuhen und Schutzkittel/Einmalschürze sowie Händedesinfektion durchführen. Abfall (beim Verbandwechsel in Plastiksack gesammelt) final entsorgen.

7.5.9 Wundreinigung und Antisepsis bei der Wundbehandlung

Zum Vorgehen bei Wundreinigung/Wunddébridement wird auf den aktuellen Stand (2014) der S3-Leitlinie der Deutschen Gesellschaft für Wundheilung und Wundbehandlung (DGfW) verwiesen (Kurzfassung S3-Leitlinie 2014). Daraus wird der folgende Abschnitt in Auszügen zitiert:

7.5.9.1 Wundreinigung und chirurgisches Débridement

Unter dem Begriff Wundreinigung wird die Abtragung von avitalem Gewebe, Nekrosen, Belägen und/oder Fremdkörpern bis an intakte anatomische Strukturen heran verstanden. Sie wird per Definition von dem chirurgischen Débridement unterschieden, welches die radikale Abtragung bis in intakte anatomische Strukturen (z. B. mittels Skalpell) umfasst.

Aktive periodische Wundreinigung: Gezielte, wiederkehrende mechanische Wundreinigung im Rahmen des Verbandwechsels. Verwendet werden hierbei wirkstofffreie Spüllösungen (z. B. NaCl 0,9 %) oder Spüllösungen mit chemischen Zusätzen. Zu bedenken ist hierbei, dass durch die Verwendung nicht-steriler Lösungen oder nicht-steril gefilterten Trinkwassers die Gefahr der Einbringung von Bakterien besteht.

Zur periodischen Wundreinigung sollten daher bevorzugt neutrale, wirkstofffreie Lösungen eingesetzt werden. Ausnahme: Bei Verdacht auf erregerbedingte Entzündung der Wunde kann zur Wundreinigung die Anwendung von Polihexanid, Octenidin oder PVP-Jod in Form zugelassener Antiseptikalösungen erwogen werden.

Dekontamination: Antiseptische Wundbehandlung in Kombination mit einer mechanischen Wundreinigung zur weitgehenden Beseitigung einer lokalen Entzündung durch human-pathogene Mikroorganismen und Prävention einer systemischen Infektionserkrankung unter Einsatz von Antiseptika. Die Dekontamination kann bei Verdacht einer erregerbedingten Entzündung erwogen werden. Eine vorherige Bestimmung der Krankheitserreger ist nicht erforderlich.

Das chirurgische Débridement (radikale Abtragung von z. B. avitalen Geweben bis in vitales Gewebe) wird initial, unter Berücksichtigung der Patientenbelastung durchgeführt. Bedingungen, die für ein chirurgisches Débridement sprechen, sind: lokale Entzündungszeichen, systemische Infektionserkrankung ausgehend vom Wundbereich, großflächige Nekrosen bzw. Nekroseanteile und Beläge.

7.5.10 Schluss-Statement

Bei Umsetzung der dargestellten Empfehlungen und Arbeitsabläufe sind die genannten Ziele bei Versorgung der chronischen Wunde am DF mit vertretbarem Aufwand erreichbar. Ein hygienisch einwandfreies Vorgehen im Rahmen der Wundbehandlung ist ein wesentlicher Bestandteil, um die angestrebte Wundheilung zu erreichen und schwere Komplikationen zu vermeiden. Eine Nichtbeachtung von Hygienestandards kann nicht nur für den Patienten ernste gesundheitliche, sondern auch für das medizinische Personal juristische Folgen haben. Sinn und Zweck der Hygieneanforderungen erschließen sich jedem medizinisch Erfahrenen.

7.6 Therapie der Infektionen am neuropathischen Fuß

Sigurd Kessler, Christoph Volkering, Sandra Sommerey, Arthur Grünerbel und Edzard Kessler

7.6.1 Vorbemerkung

Die IWGDF (International working group on the diabetic foot) hat sich um die Behandlung des diabetischen Fußes viele Verdienste erworben. Es wurden Leitlinien u. a. zu den Infektionen am dF durch ein Gremium aus zwölf Mitgliedern entwickelt, die in der Infektiologie, Mikrobiologie, Inneren Medizin und Diabetologie tätig sind (Lipsky et al. 2016). Zwei Mitglieder üben eine chirurgische Tätigkeit aus.

Leitlinien, so möchte man sagen, haben ein schweres Leben. Mit ihnen muss wissenschaftliche Korrektheit und Vollständigkeit angestrebt werden, womit zwangsläufig ein Schematismus in der Darstellung verbunden ist. Dieser schränkt die Leseattraktivität ein. In diesem Umfeld ist es schwierig, die besonderen Gefahren der Erkrankung und die Risiken zu Fehlentscheidungen zu gewichten.

Die Leitlinien zu den Infektionen am dF der IWGDF legen die zentrale Bedeutung der operativen Medizin für die bakteriellen Infektionen nicht in dem angemessenen

Umfang dar. Die chirurgischen Mitglieder des Gremiums scheinen von den nichtchirurgischen Mitgliedern überstimmt worden zu sein.

Wir gehen aber davon aus, dass die eitrigen Infektionen am diabetischen Fuß wie am übrigen Körper ganz wesentlich in die Verantwortung von Chirurgen gehören. Deshalb stellen wir die therapeutischen Erfordernisse anhand der Dringlichkeit und der klinischen Erfordernisse dar, und dies speziell unter dem seit dem Altertum geltenden Grundsatz „Ubi pus, ibi evacua!" (Böcker und Mutschler 2013; Garrè et al. 1941; Grimm und Schwemmle 1999; Lexer 1934; Linder und Schwemmle 1999). Nach Einführung der Antibiotika ist es möglich, frühe Infektionen, vor Einschmelzung und Nekrosebildung, non-operativ zu behandeln. In späteren Stadien sind aber schneidende Verfahren nicht zu vermeiden.

Die Prinzipien zur Diagnostik und Therapie der WTI haben wir in einem Algorithmus zusammengefasst (◘ Abb. 7.23). Die Darstellung haben wir so vorgenommen, dass mit den schweren Zuständen der systemischen Infektion begonnen wurde, um schrittweise über die Zwischenstadien zu den kontaminierten Wunden zu kommen. Dies wird auf den ersten Blick erstaunen, weil die Entwicklung der Infektionen genau andersherum erfolgt. Wir haben uns aus drei Gründen zu dieser Präsentation entschieden.

1. Bei allen Wunden und ganz besonders bei den Infektionen muss viel mehr als bisher üblich an die desaströse Entwicklung mit Gefährdung der Gliedmaße und des Lebens, aber auch an die langen Krankheitsverläufe gedacht werden.
2. Bei Vorliegen einer Infektion, speziell einer tiefen, muss immer zuerst an die nach dem klinischen Befund schlimmere Variante gedacht werden. Erst nach Ausschluss derselben z. B. durch MRT darf man den harmloseren Zustand annehmen.
3. Wenn fortgeschrittene Zustände, z. B. ein SIRS, überwunden sind, bleiben immer noch die tiefen Infektionen, die behandelt werden müssen.

7.6.2 Nicht-operative Verfahren

7.6.2.1 Allgemeine Maßnahmen

In den letzten Jahren haben sich „Fußnetze" u. a. auch in NRW und Bayern gebildet (Hochlenert et al. 2006). Deren Ziel ist es, auf die besonderen Gegebenheiten am diabetischen Fuß und speziell am neuropathischen Fuß hinzuweisen. Ihr Anliegen ist, die noch immer bestehenden Wissenslücken zu schließen. Schmerzlose Wunden sollen nicht als kosmetisches Problem oder als dermatologische Erkrankung aufgefasst werden, sondern als Risiko für ernsthafte Komplikationen. Es wird regelmäßig auf die besonderen Gefahrenmomente, wie zu enge Schuhe, Zehen- und Fußfehlstellungen, Charcotdeformationen, Fremdkörper in Schuhen usw., hingewiesen. Im Fußnetz Bayern arbeiten Diabetologen, orthopädische Schuhmacher, Orthopädietechniker, Podologen, Gefäßchirurgen, Fußchirurgen u. a. zusammen. Patienten mit infizierten Wunden (**nF ≥3**) sollten in eine Schwerpunktpraxis bzw. zu einem spezialisierten Fußchirurgen überwiesen werden. Es wird ein Zweitmeinungstool bei strittigen Behandlungsverfahren speziell zur Frage von Amputationen angeboten. Darüber hinaus wird an der digitalen Kommunikation gearbeitet, damit Patienten auch in abgelegenen Regionen die Möglichkeit haben, ihre Befunde Spezialisten elektronisch vorzustellen.

Die Fußnetze streben an, Fehlstellungen und Wunden, die harmlos erscheinen, sich aber zu erheblichen Gefahren ausweiten können, frühzeitig zu erkennen und gezielt zu behandeln. Außerdem sollen Infektionen nicht einer Amputation zugeführt werden, solange unter einer fachkundigen operati-

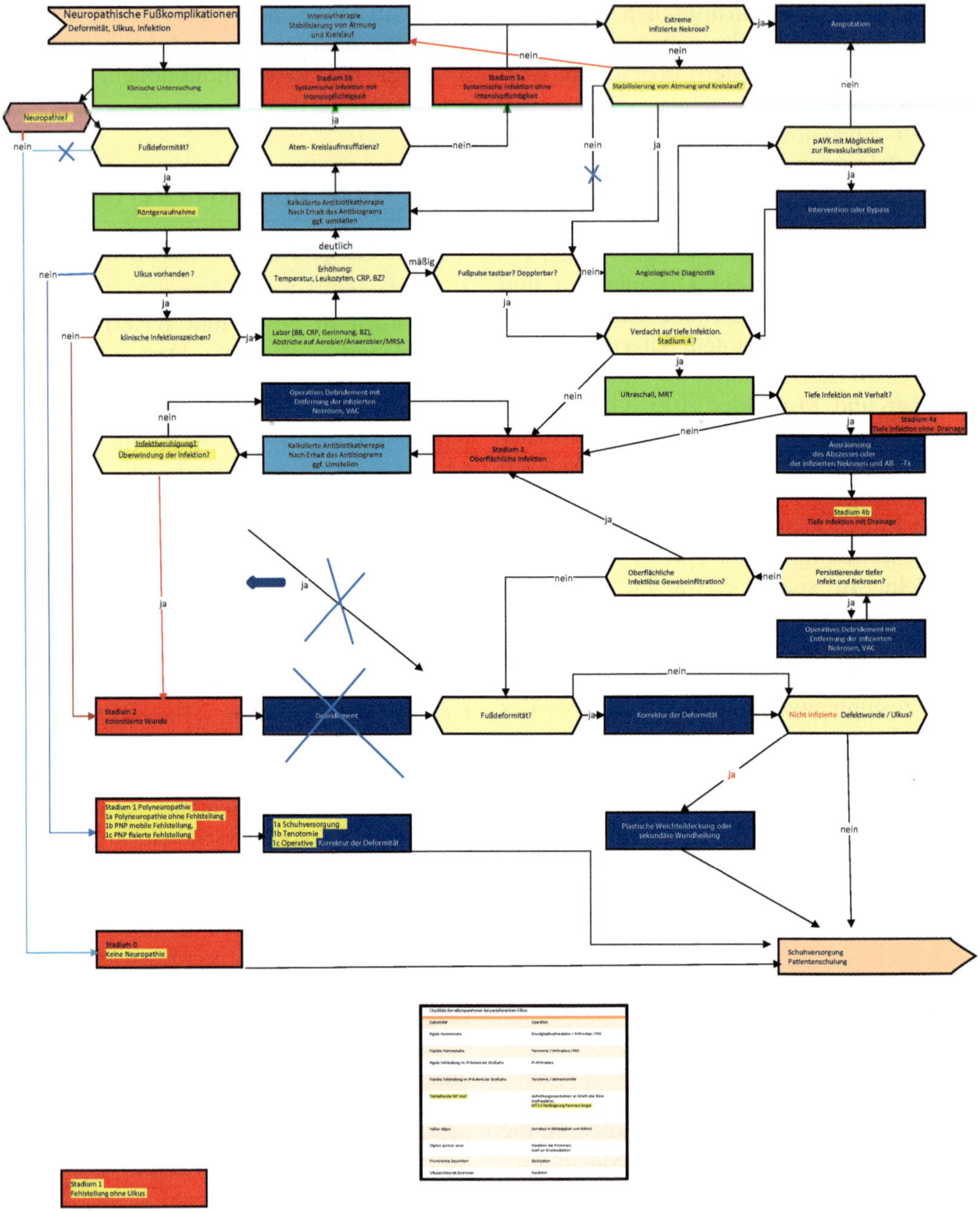

Abb. 7.23 Algorithmus zur Versorgung infizierter Wunden am nF

ven Behandlung der Fußerhalt möglich ist. Auch unabhängig von einem Fußnetz ist die Behandlung von Infektionen grundsätzlich in einem interdisziplinären Setting anzustreben (Lobmann 2016; Eckardt und Lobmann 2005; IWGDF 2019).

Die ersten Maßnahmen zur Behandlung von infizierten Wunden im Stadium **nF 3** bestehen in der Ruhigstellung und Entlastung im Cast oder einer Orthese (◘ Abb. 6.44, ◘ Abb. 6.46) (Brodsky 1993; Cavanagh et al. 2005; Johnson et al. 2013; Piaggesi et al. 1998, 2016; Pinzur et al. 2005; Koller 2010). In ausgedehnten Fällen kann auch Bettruhe erforderlich sein. Eine kalkulierte bzw. gezielte Antibiose ist bei lokalen und allgemeinen Infektionszeichen zu verabreichen, wobei anhand der Schwere der Infektion zu entscheiden ist, ob die orale oder die intravenöse Gabe indiziert ist (Lipsky et al. 2016; Geiss 2016). Die Dauer der Antibiotikagabe sollte limitiert sein. Tone et al. fanden, dass eine Gabe von sechs Wochen meist ausreichend ist und eine 12-wöchige Verabreichung keine Vorteile bietet (Tone et al. 2015). Schwankungen des Blutzuckers und Ernährungsdefizite sind auszugleichen.

Als technisches Verfahren zur Unterstützung der Infektionsheilung wird immer wieder die hyperbare Sauerstofftherapie in die Diskussion gebracht (◘ Tab. 7.1). Vom Grundsatz her kommt ihre Anwendung lediglich bei einer Minderperfusion, nicht jedoch bei einem nF mit Ulzera oder Infektionen in Betracht. Einzige Ausnahme ist die Infektion mit *Clostridium perfringens*. Diese Therapie ist mit hohem Aufwand und hohen Kosten verbunden. Wir haben dieses Verfahren in einigen Fällen angewendet, haben aber in keinem Fall eine positive Wirkung registrieren können und stimmen in der Einschätzung mit der IWGDF überein (Lipsky 2008).

7.6.2.2 Wundauflagen

Die „moderne Wundbehandlung“ hat seit Jahren Konjunktur. In der nicht-ärztlichen bzw. nicht-chirurgischen Medizin, gefördert durch die Hersteller und meist von Pflegekräften durchgeführt, wird das Ziel verfolgt, Wundprobleme durch Wundauflagen zu lösen (Burckhardt und Nink-Grebe 2014; Lippert 2012). Die Gründe, weshalb Ärzte gerne diese Tätigkeiten abgeben, mögen einerseits darin liegen, dass operative Maßnahmen nicht zum Ausbildungsprogramm der nicht-chirurgischen Mediziner und Pflegekräfte gehören. Außerdem kann das sorgfältige Débridement als lästig empfunden werden, weil mehrere Sitzungen erforderlich sein können, um eine saubere Wunde zu erhalten, zumal die Abrechnungsbedingungen das Engagement in dieser Tätigkeit nicht fördern, siehe ► Abschn. 7.6.3.4.

Grundsätzlich sollte man sich klarmachen:

◘ **Tab. 7.1** Technische Verfahren zur lokalen Wundbehandlung

Methode	Wirkung	Nachteile	Empfohlene Methode
Ultraschall	Abtrage von Nekrosen	Zeitaufwendig	Scharfes Débridement
Keimfreies Wasser	Wundreinigung mit deutlicher Keimreduktion		Empfohlen in Kombination mit Débridement
Unterdruck, NPWT	Absaugen von Ödem, Geweberesten, Bakterien, Toxinen	Die Anlagetechnik muss beherrscht werden	Verfahren der Wahl zur Beseitigung der Restinfektion und zur Züchtung der Granulation
Hyperbare Sauerstofftherapie	Oxygenierung	Wirkung konnte bei Infektionen nicht nachgewiesen werden	

> Wundauflagen sind keine heilungsentscheidenden Therapeutika. Sie unterstützen die Heilung, wenn die Ursachen des Ulkus, v. a. pAVK, Druck, Infektion, überwunden sind.

Auf den ersten Blick können Wundauflagen attraktiv erscheinen. Diese haben Eigenschaften wie Feuchthaltung, Desinfektion, Bakterizidie, Proteolyse, also Abbau des untergegangenen Gewebes, und Applikation von Wachstumsfaktoren. Da es sich um Medizinprodukte handelt, besteht für den Hersteller und Vertreiber keine rechtliche Verpflichtung, die behauptete Wirkung wissenschaftlich nachzuweisen, wie das bei Arzneimitteln der Fall ist.

1962 wurde publiziert, dass die Wundheilung bei Schweinen in feuchtem Milieu beschleunigt wird (Turner 1979; Winter 1995). In den neunziger Jahren wurde diese Arbeit aufgegriffen und als wesentliche Grundlage unter dem Begriff „feuchte Wundbehandlung" etabliert. Es wird übersehen, dass die Versuche an Läsionen vorgenommen wurden, die weder etwas mit Diabetes noch mit Füßen zu tun hatten. Man kann davon ausgehen, dass die Wundheilung auch am nF durch Trockenheit beeinträchtigt wird und somit ein feuchtes Milieu notwendig ist. Dennoch ist die Trockenheit ein marginales Problem am nF. Die Hauptursachen für die Chronizität der Wunden beim nF sind der Knochendruck und die infizierten Nekrosen.

Turner formulierte 1979 die Anforderungen an eine ideale Wundauflage (Turner 1979). Diese werden regelmäßig zitiert und bestehen v. a. in der Aufrechterhaltung des feuchten Milieus und der Entfernung überschüssigen Exsudats, dem Schutz vor Sekundärinfektionen sowie der Verhinderung der Abgabe von Fasern aus dem Verbandsmaterial. Dabei handelt es sich einerseits um Selbstverständlichkeiten. Andererseits werden die nicht erfüllbaren Wünsche an eine „ideale" Wundauflage nicht erwähnt: die Beseitigung der Nekrosen, die Überwindung der Infektion und die Begünstigung der Epithelialisierung.

Es gibt eine Reihe von Wundauflagen mit unterschiedlichem Therapieziel (▣ Tab. 7.2). **Absorbierende Materialien:** Alginate, Hyaluronsäure, Hydrofasern, Hydrogele, Hydrokolloide. Diese können Flüssigkeit in unterschiedlicher Menge, z. T. bis zum Mehrfachen des Eigengewichts, aufnehmen. Sie sollen das Wundsekret über mehrere Tage absorbieren und damit die Häufigkeit der Verbandwechsel (VW) auf jeden dritten bis fünften Tag reduzieren. Dabei darf nicht übersehen werden, dass die Kombination aus Sekret und Wundauflage für Bakterien eine optimale Wachstumsbedingung darstellt. Auf diese Weise wird die Verminderung der Verbandwechsel mit einer Erhöhung der Keimbelastung erkauft. Bei hohem Sekretaufkommen ist die Unterdruckbehandlung vorzuziehen, siehe unten.

Statt der absorbierenden Auflagen ist es oft besser, die Pflegekräfte oder die Patienten selbst zu regelmäßigen Verbandwechseln mit Mullkompressen anzuhalten, was Patienten und Angehörige auch mehrmals täglich vornehmen können, so die Idealvorstellung. Diese ist leider in vielen Fällen nicht zu realisieren, weil die Betroffenen überfordert sind. Für viele Einzelfälle muss die günstigste Lösung unter Einsatz von Patient, Pflegekraft, Angehörigen und Arzt bei Auswahl der geeigneten Wundauflage gefunden werden.

In der Kombination mit einer Wundreinigung mit **keimfreiem Wasser** und/oder **desinfizierenden Lösungen** kann die Bakterienlast zusätzlich reduziert werden. Keimfreies Wasser ist durch die Verwendung von Bakterienfiltern zu erreichen (▣ Tab. 7.1). Desinfizientien können die Keime an der Oberfläche reduzieren, nicht jedoch in der Tiefe des Gewebes.

Die **lokale Applikation von Antibiotika** wird immer wieder diskutiert. Die Bakterien werden dadurch an der Oberfläche erreicht, aber nicht in der Tiefe des Gewebes, wo ihre destruktive Wirkung stattfindet. Darüber

Tab. 7.2 Prinzipien der Wundauflagen

Methode	Gewünschte Wirkung	Nachteile	Empfohlene Methode
Feuchte Wundbehandlung	Feucht halten	Beseitigt nicht den Knochendruck und die Infektion	Sinnvoll, wenn in mehrtägigem Abstand verbunden werden kann. Beseitigung des Drucks und des infizierten Gewebes sind dennoch erforderlich.
Absorbierende Materialien: Alginate, Hydrokolloide, Hydrofasern, Hyaluronsäure	Flüssigkeitsaufnahme über mehrere Tage	Infektionsursache wird nicht angegangen, sondern bisweilen begünstigt	Nekrosen: Débridement, starke Sekretion: NPWT; siehe auch feuchte Wundbehandlung
Desinfizientien	Keimreduktion	Nicht wirksam in der Tiefe des Gewebes	Indiziert in Kombination mit anderen Verfahren
Lokalantibiotika	Keimreduktion	Wenig wirksam in infizierten Nekrosen, nicht wirksam in der Tiefe des Gewebes, Resistenzentwicklung	Systemische Antibiose und Kombination mit chirurgischem Débridement
Silberpräparate	Keimreduktion	Resistenzentwicklung, siehe auch Lokalantibiotika, kein Nachweis der Wirksamkeit in der Behandlung	Chirurgisches Débridement, NPWT
Proteolytische Salben	Beseitigung von Nekrosen	Wirksamkeit nahe der Nulllinie	Chirurgisches Débridement
Wachstumsfaktoren	Gewebestimulation	Keine Wirkung auf die Wundheilung am dnF	NPWT
Aktivkohle	Geruchsabsorption	Beseitigt keine Ursachen	Sinnvoll zur Geruchsabsorption
Salbengaze	Verhinderung der Verklebung von Wunde und Verbandsstoff		Sinnvoll bei flächenhaften Wunden

hinaus begünstigen sie die Selektion von multiresistenten Keimen und eine Allergisierung. Deshalb sollte der Anwendung von Lokalantibiotika streng indiziert werden (Lipsky et al. 2016; Geiss 2016; Wukich et al. 2015)

Die Verwendung von **Silberpräparaten** in Form von nanokristalliner Aufbereitung stand über Jahre hoch im Kurs. Bei diesen besteht in vitro eine Bakterizidie. Es gibt aber auch Resistenzen gegen Silber. Eine positive Wirkung bei infizierten Wunden konnte bislang nicht bewiesen werden. In der klinischen Anwendung haben wir keine Vorteile bemerkt.

Es werden **enzymatische Verfahren in Form von proteolytischen Salben** zur Beseitigung von Geweberesten und Nekrosen angeboten. Die tatsächliche Wirksamkeit ist gering, sodass ihnen keine praktische Bedeutung zukommt.

Außerdem werden **lokal applizierbare Wachstumsfaktoren** angeboten. Die Anwendung beruht auf der Annahme, dass die Wunden auf einen Mangel an Wachstumsfaktoren zurückzuführen sind, der aber nicht nachgewiesen worden ist. Tatsächlich entstehen die Fußwunden aufgrund von erhöhtem Knochendruck oder Durchblutungsstörungen und werden durch Infektionen unterhalten. Darauf hat das Therapiekonzept keine Auswirkungen. Der IWGDF ist zuzustimmen, die Wachstumsfaktoren nicht empfiehlt (Lipsky et al. 2016).

Ein anderes Therapiekonzept geht von der Hypothese aus, dass die Wunden durch eine Überaktivität von Matrix-Metalloproteasen bedingt sind. Dieser soll mit einem **„Nano-Oligo-Saccharid Faktor (NSOF)“** entgegen gewirkt werden (Edmonds et al. 2018; Lázaro-Martínez et al. 2019). Allerdings sind weder die Hyperaktivität noch deren Herunterregulierung belegt. Doppelblindstudien haben die Beschleunigung der Wundheilung gezeigt (Edmonds et al. 2018; Lázaro-Martínez et al. 2019). Game kommentiert die Studie von Edmonds et al. und lobt das aufwendige Studiendesign und die technische Durchführung. Sie merkt kritisch an, dass median nur drei Patienten in einem Zeitraum von drei Jahren pro Zentrum eingebracht worden sind (Game 2018). Außerdem führt sie aus, dass nach den Ausschlusskriterien nur ein sehr geringer Teil der Patienten mit Fußwunden für die Studie und damit für die Behandlung mit dem Präparat in Frage kommt.

Wir ergänzen, dass in den Studien die „Ischämie“ sehr weit gefasst worden ist, nämlich bereits bei einem ABI von 0,9 angenommen wird, anstelle des sonst üblichen 0,7. Wichtig ist, dass die Wunden mit Beginn der Studien in einem Zustand der sauberen Granulation waren (**nF 2**). Damit waren alle wesentlichen Maßnahmen wie Wunddébridement, NPWT (negative pressure wound therapy), Ruhigstellung, Entlastung nicht erforderlich oder bereits erfolgt, sodass die Heilung weit fortgeschritten war. In diesem Zusammenhang erstaunt es nicht, dass der Wundverschluss nach 3–4 Monaten eingetreten ist. Vielmehr erstaunt, dass dieser nicht früher erfolgt ist (siehe ◘ Abb. 5.12, ◘ Abb. 8.18a, e). Darüber hinaus hätten bei einigen dargestellten Wunden chirurgische Maßnahmen wie Sekundärnaht eine Beschleunigung bewirkt.

Wenn man es strikt formuliert, haben die Studien Anhaltspunkte dafür geliefert, dass sauber granulierende Wunden an diabetischen Füßen mit beginnenden Gefäßveränderungen unter wirkstoffhaltigen Wundauflagen schneller heilen als mit Auflagen ohne Wirkstoff. Offen bleibt die Frage, ob der Wirkstoff eine Beschleunigung der Heilung oder die wirkstofffreien Auflagen eine Verlangsamung der Heilung bewirkt haben. Die Klärung sollte durch eine Studie ohne Firmensponsoring erfolgen, die neben der Wirkstoffgruppe und der wirkstofffreien auch eine 0-Gruppe in die Untersuchung einbezieht.

Unabhängig von methodologischen Erörterungen ist nicht die Schnelligkeit der Wundheilung das wesentliche Problem der infizierten Wunden beim nF. Die wesentlichen Probleme sind vielmehr die Sanierung der Infektion und die Verminderung der Amputationen. Bei allem Respekt vor den groß angelegten Studien: Zu den wesentlichen Fragen wurde kein Beitrag geleistet.

Aktivkohle wird als geruchsabsorbierende Auflage verwendet, was als sinnvolle unterstützende Maßnahme anzusehen ist. Da der Geruch auf eine fortbestehende Infektion zurückzuführen ist, besteht die kausale Therapie meist in der chirurgischen Infektausräumung.

Salbengaze verhindern die Verklebung von flächenhaften Wunden mit den Verbandskompressen. Für diese Indikation sind sie sehr zu empfehlen.

7.6.2.3 Technische Verfahren zur Wundreinigung

- **Ultraschall**

Zeitweise wurde **Ultraschall** zur Abtragung von Nekrosen verwendet (◘ Tab. 7.1). Dieser hat gegenüber der scharfen Abtragung keine Vorteile, aber die Nachteile, nämlich die Umständlichkeit, die Kosten und die geringere Effizienz.

7.6.2.4 Unterdruckbehandlung

Die **Unterdruckbehandlung (NPWT)** ist international als wichtiges und wirksames Verfahren anerkannt (◘ Tab. 7.1). Es wurde 1989 vorgestellt (Chariker et al. 1989). Dabei wird über Kunststoffschwämme, die mit Klebefolien luftdicht auf der Wunde fixiert werden, Wundsekret mit einem Absaugsystem entfernt (◘ Abb. 7.24). Verschiedene Effekte bewirken eine Begünstigung der Wundheilung (Hasan et al. 2015). Dies erfolgt durch die Verbesserung der Blutzufuhr (Morykwas und Argenta 1997; Argenta und Morykwas 1997), die Unterstützung der Wundkontraktion durch Beseitigung der Makrodeformation (Morykwas et al. 1997; Armstrong et al. 2012; Clare et al. 2002; Eginton et al. 2003; Lavery et al. 2007; Schintler 2012) und durch Verminderung des Wundödems (Chen et al. 2005). Außerdem wird das Wachstum des Granulationsgewebes und die Angiogenese (Greene et al. 2006; Hasan et al. 2015) gefördert, sowie die bakterielle Kolonisation vermindert (Morykwas und Argenta 1997; Vig et al. 2011).

Indikationen: Nach operativem Débridement von infizierten Nekrosen wird die NPWT mit großem Erfolg angewendet, um die Bildung von Granulationsgewebe zu stimulieren und klaffende Wundränder einander zu nähern (◘ Abb. 7.1, ◘ Abb. 7.18, ◘ Abb. 7.29). Typische Indikationen sind bakterielle Infiltration ohne Nekrosen sowie eine starke Sekretion.

Wenn unter der Anwendung der NPWT weitere Nekrosen offensichtlich werden, sind diese abzutragen, wonach die NPWT fort-

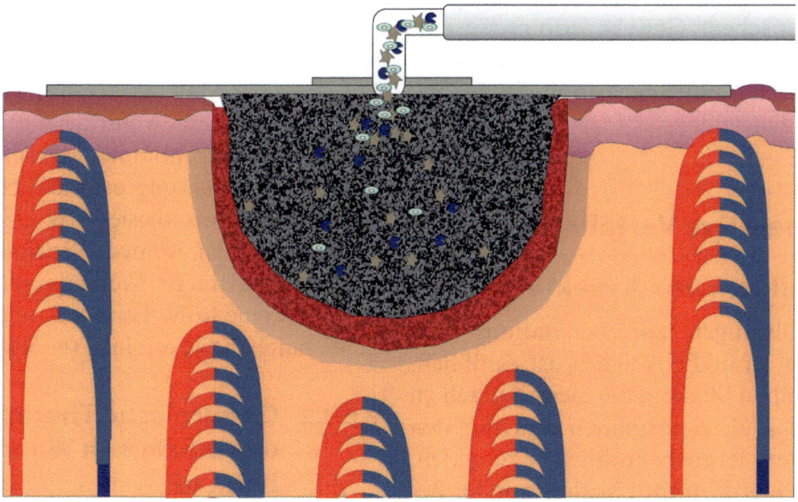

◘ **Abb. 7.24 Wirkungsweise der NPWT (negative pressure wound therapy).** Ein Schwamm, der an ein Absaugsystem angeschlossen ist, wird in die Wunde eingelegt. Damit der Unterdruck aufgebaut werden kann, wird der Schwamm luftdicht über der Wunde mit einer Klebefolie abgeschlossen. Es wird Sekret aus dem Gewebe abgepumpt, wodurch die Anzahl der Gewebetrümmer, Bakterien und Toxine reduziert wird. Geleichzeitig wird die Deformation der Wundränder vermindert und die Wunddehiszenz verkleinert. Die Granulation und Angiogenese werden unterstützt gesetzt wird. Die Kombination mit Installation von desinfizierenden Lösungen oder der Nutzung von silberimprägnierten Schwämmen wird diskutiert. In unserer Erfahrung ergibt dies keine Beschleunigung der Heilung. Alternativ wird die Instillation von physiologischer NaCl empfohlen (Kim et al. 2015).

Herstellende Firmen sind u. a.: KCI (V.A.C.®), Smith & Nephew (Renasys-GO®), Paul Hartmann AG (Vivano®). Tragbare Versionen ermöglichen die ambulante Behandlung.

Als **Kontraindikation** gelten Ischämie, tiefe Infektion und Nekrosen (Hasan et al. 2015). Es ist unangemessen auf einen frisch eröffneten Abszess eine NPWT anzulegen, weil durch regelmäßige Verbandwechsel eine bessere Wundreinigung erfolgt.

7

7.6.2.5 Sterile Fliegenlarven

Eine weitere Möglichkeit zum Abbau von Nekrosen ist die Verwendung von **sterilen Fliegenlarven** („Biochirurgie"). Dabei handelt es sich um ein wirksames Verfahren, das aber teuer und umständlich in der Anwendung ist. Die zu erreichende Abtragung von nekrotischem Gewebe erfolgt wesentlich langsamer als durch ein chirurgisches Vorgehen. Als Kontraindikation gilt der Befall mit Pseudomonas.

7.6.3 Operative Verfahren

7.6.3.1 Allgemeine Aspekte

Bei Ausführungen zur Behandlung von komplexen Krankheitsbildern ist es üblich, mit den frühen Stadien, die meist einfach zu behandeln sind, zu beginnen und mit den gravierenden, lebensbedrohlichen zu enden. Wir haben uns dazu entschieden, mit der Behandlung der systemischen Infektion zu beginnen. Damit möchten wir einerseits daran erinnern, dass bei jeder Wunde am nF an diese Komplikationsmöglichkeit gedacht werden muss. Andererseits möchten wir darauf hinweisen, dass nach Überwindung der schwersten Komplikationen immer die Behandlung der nächstgeringeren ansteht. Damit ist auch gemeint, dass eine gravierende Infektion, systemisch (**nF 5**) oder tief (**nF 4**), keineswegs die Notwendigkeit einer Amputation beinhaltet. An der Behandlung der fortgeschrittenen Stadien sind erfahrene Spezialisten wie Intensivmediziner, Diabetologen, Fußchirurgen zu beteiligen.

Auch die operative Behandlung der Wundinfektionen muss nach dem Stadium ausgerichtet werden (◘ Abb. 7.23) (Armstrong et al. 1996; Armstrong und Frykberg 2003). Die systemische Infektion (**nF 5b**) wird durch Intensivmedizin und Drainageoperation (Armstrong IV, dringlich) überwunden und in eine „tiefe Infektion" (**nF 4**) überführt (Armstrong III, kurativ). Danach wird durch gezieltes Débridement ein Granulationsrasen induziert, sodass eine kolonisierte Wunde vorliegt, die verschlossen werden kann.

Bei Patienten mit Neuropathie liegt häufig keine Schmerzempfindung vor, sodass begrenzte Inzisionen und Débridements ohne Lokal- oder Allgemeinanästhesie möglich sind. Wenn Blutungen oder Eiterabgang im größeren Ausmaß nicht zu erwarten sind, können diese Maßnahmen unter Einhaltung der hygienischen Anforderungen im Verbandsraum vorgenommen werden. Falls eine Schmerzausschaltung erforderlich ist, kann eine Leitungsanästhesie z. B. ein Fußblock angelegt werden, wenn die Region für die Injektion infektfrei ist. Wenn das nicht der Fall ist, muss eine hohe Leitungs- oder eine Allgemeinanästhesie erfolgen (► Kap. 1).

7.6.3.2 Chirurgische Therapie der infizierten Wunden beim nF

- **Systemische Infektion (nF 5)**

> Ziele sind die Sicherung der Herz-Kreislauf-Atem-Funktion und die Unterbrechung der bakteriellen Streuung (◘ Abb. 7.23).

Bei einer Atem- und Kreislaufinsuffizienz (**nF 5b**) ist die Behandlung auf der Intensivstation erforderlich. Neben der Intensivtherapie ist die Lage des Streuherds baldmöglichst zu klären, wobei die Fußkompartimente besonders in Betracht zu ziehen sind, wenn der Infektionsherd von außen nicht zu lokalisieren ist (Abb. 7.10b). Wenn die Durchführung eines MRT nicht möglich ist, muss an der größten Schwellung eine Probefreilegung nach fußchirurgischen Grundsätzen erfolgen. Es kommen mediale, laterale, dorsale und plantare oft auch transpedale Zugänge in Betracht (Abb. 6.47, Abb. 7.25) (Johnson et al. 2013).

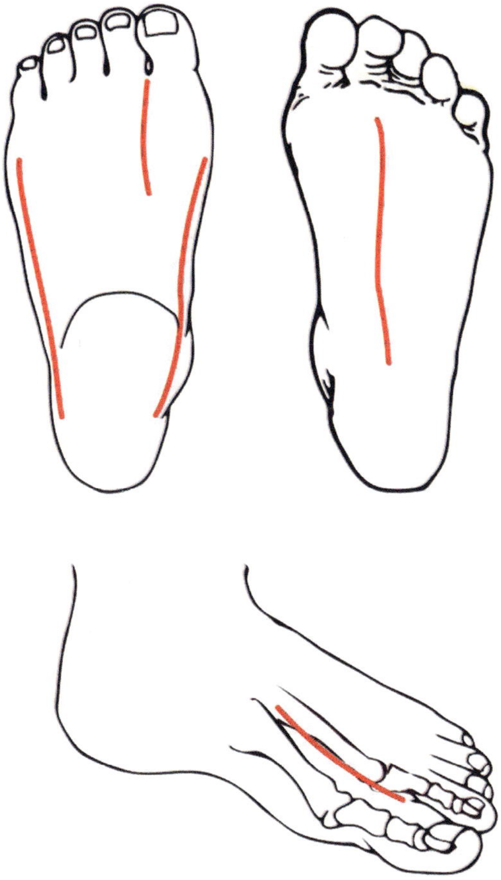

Abb. 7.25 Typische operative Zugänge bei ausgedehnten Infektionen am Fuß

Das Vorgehen bei der Abszessinzision ist im Grundsatz gleichartig, unabhängig davon, ob eine systemische Infektion vorliegt oder nicht. Wichtig ist es, die Inzision ausreichend lang zu wählen, um die Abtragung der Nekrosen und den Ablauf des Eiters auch aus der Tiefe zu ermöglichen (Abb. 7.26, Abb. 7.27c, d). Bei einer

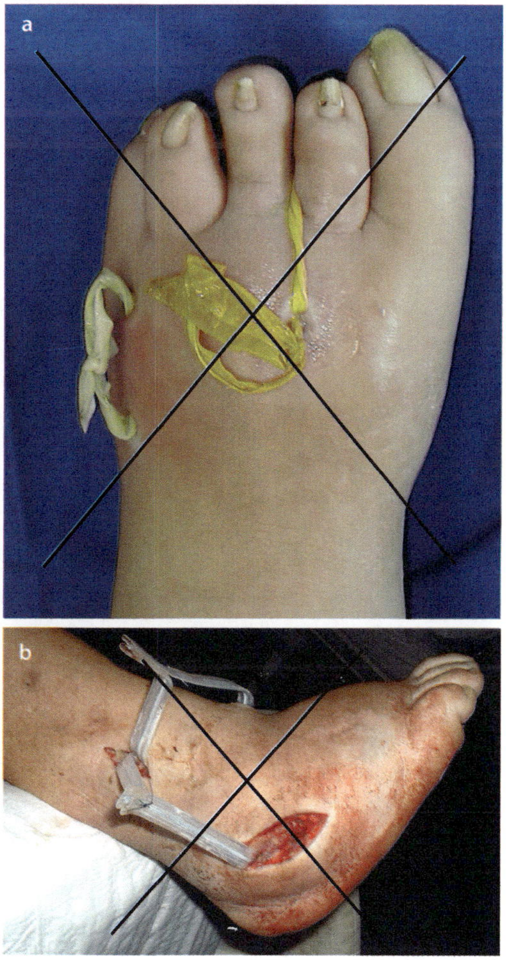

Abb. 7.26 a, b **a** Kleine Inzisionen und Einlage von Laschen sind ungeeignete Methoden zur Behandlung eingeschmolzener bakterieller Infektionen. Sie ermöglichen weder eine ausreichende Dränage des infizierten Sekrets noch die Absonderung der Nekrosen. **b** Diese Inzision ist etwas größer, aber immer noch zu klein, um nekrotische Fußwurzelknochen auszuräumen. Die eingelegten Schläuche erbringen keinen Beitrag zur Lösung der Infektprobleme

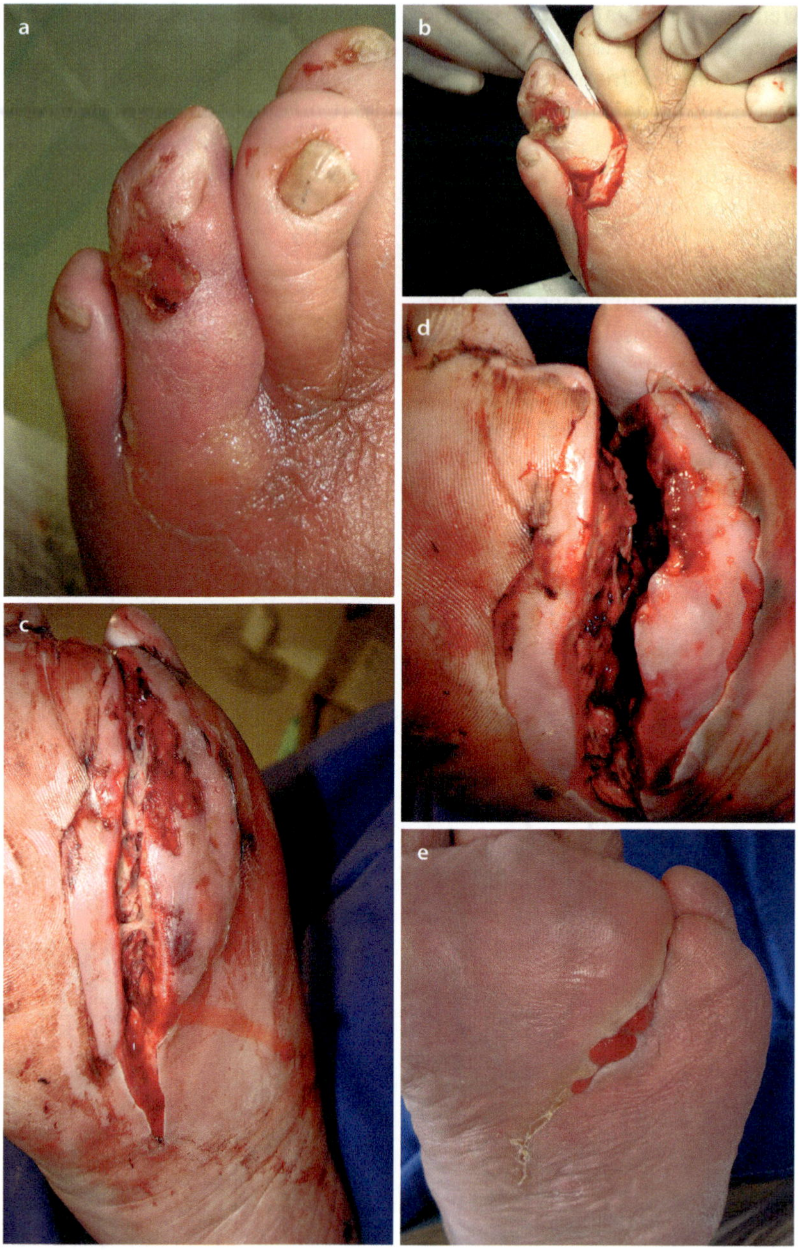

Abb. 7.27 a–e **m, 59 J. a** Ausgehend von einem Ulkus an der Streckseite der vierten Zehe ist es zu einer ausgedehnten Infektion des Fußes gekommen mit systemischen Auswirkungen (**nF 5a**). An der vierten Zehe und dem angrenzenden Vorfuß war eine Fluktuation zu palpieren. **b** Bei der Inzision zeigte sich, dass die gesamte vierte Zehe subkutan von Eiter umspült war. **c** Die Infektion hat sich über die Beugesehnen und die Plantaraponeurose nach proximal ausgedehnt. **d** Über eine ausgiebige Inzision war die Amputation der vierten Zehe im proximalen Metatarsale mit Ausräumung der angrenzenden Weichteile vorgenommen worden. **e** Nach drei Monaten überwiegend ambulanter Behandlung war die Wunde nahezu vollständig verschlossen

systemischen Infektion ist es zunächst ausreichend, Abszesse und Empyeme zu entlasten, ohne die komplette Abtragung der Nekrosen vorzunehmen. Abszesshöhlen tastet man mit dem Finger aus und entscheidet, ob noch weiter eröffnet werden muss, um eine ausreichende Drainage zu gewährleisten. Wenn Nekrosen leicht zu entfernen sind, wie das häufig bei den Knochen der distalen Tarsalreihe, aber auch bei Sehnen der Fall ist, wird man das bei diesem Eingriff vornehmen (◘ Abb. 8.7). Ansonsten wird die Operationszeit zu diesem Zeitpunkt kurzgehalten und die detaillierte Nekroseabtragung geplant, wenn Atmung und Kreislauf stabilisiert sind.

Wenn sich prä- oder intraoperativ herausstellt, dass mehrere Gewebestrukturen und ausgedehnte Teile des Fußes, Sprunggelenks und Unterschenkels von der destruierenden Infektion betroffen sind, besteht in dieser Extremsituation die Indikation zur Amputation (◘ Abb. 7.5d, e). Dabei sollte keineswegs „routinemäßig" die Unterschenkelamputation vorgenommen werden (▶ Kap. 9). Oft reicht eine Absetzung innerhalb des Fußes.

Fehlermöglichkeiten fortgeschrittenen tiefen Infektionen:

- Die Anlage von Laschen und Drainagen über kleine Inzisionen ist unzureichend, weil dies nicht zu einem angemessenen Abfluss des Eiters und damit nicht zu einer Verbesserung der Infektion führt. Außerdem können Nekrosen nicht über Drainagen abgesondert werden (◘ Abb. 7.26a, b).
- Die radikale Nekrosektomie ist bei einer systemischen Infektion oft nicht möglich, weil die exakte Demarkierung noch nicht erfolgt ist. Eine ausgedehnte operative Maßnahme kann im Rahmen einer SIRS problematisch sein, weil diese die Operationszeit verlängert und mit einer Einschwemmung von Bakterien und Toxinen einhergehen kann. Sie ist in diesem Stadium unnötig, weil mit der Ableitung des eitrigen Sekretes in aller Regel eine Besserung des Zustands eintritt.
- Bei einer lokalen eitrigen Infektion ist eine großzügige Amputation in der Regel nicht gerechtfertigt.

▪ Tiefe Infektion (nF 4)

> Ziel ist die Beseitigung der infizierten Nekrosen.

Während bei einer Infektion mit Verhalt (**nF 4a**) die Gefahr zur Entwicklung einer systemischen Infektion und somit unmittelbarer Handlungsbedarf besteht, ist bei vorhandenem Sekretablauf die Situation entspannter. Die Prinzipien der Abszessinzision wurden oben beschrieben.

Wenn der Sekretabfluss spontan oder durch Inzision hergestellt ist (**nF 4b**), ist es erforderlich, die infizierten Nekrosen der anatomischen Strukturen abzutragen. Für die Wundheilung ist das die entscheidende Maßnahme, die oft mehrfach zu wiederholen ist (Attinger und Bulan 2001; Brem et al. 2004; Brodsky 1993, 2007; Capobianco et al. 2010; Cavanagh et al. 2005; Eneroth et al. 1999; Ertugrul et al. 2012; Frykberg et al. 2007; Giurini et al. 2010; Hobizal und Wukich 2012; Lippert 2012; Peters et al. 2016, 2012; Strohal et al. 2013; Weidenhagen und Koeppel 2013). Alles untergegangene Gewebe muss entfernt werden, damit das Granulationsgewebe als Voraussetzung für den Wundverschluss wachsen kann. Die funktionelle Bedeutung von Strukturen wie Knochen oder Sehnen ist kein Grund, diese im infiziert-nekrotischen Zustand zu belassen (◘ Abb. 7.1, ◘ Abb. 7.3f, ◘ Abb. 7.18) (Giurini et al. 2010; Armstrong et al. 2003; Hamilton et al. 2005). Dadurch würde die Infektion perpetuiert oder sogar deren Ausbreitung begünstigt. Durch sorgfältiges Ausspülen der Wunde evtl. mit Jetlavage stellen sich die Nekrosen besser dar.

Häufig sind die Strecksehnen (◘ Abb. 7.1, ◘ Abb. 7.18) und die intermetatarsale Muskulatur beteiligt (◘ Abb. 7.10d–f). Die Gelenkkapseln können große Mengen an Bakterien beherbergen, besonders in der Sprunggelenkskapsel. Wenn das der Fall ist, sind die Kapselstrukturen zu präparieren und zu entfernen mit späterer Arthrodese (◘ Abb. 8.26).

Reste von Nekrosen können im Verbandsraum entfernt werden. Generell sind schneidende Instrumente zur Nekroseabtragung erforderlich, wie Skalpell, Schere, Ringkürette oder Rangeur (=Luer'sche Zange). Ungeeignet ist der beliebte „scharfe Löffel", weil dieser meist alles andere als scharf ist.

Fehlermöglichkeiten

- Vitale Strukturen sollten grundsätzlich nicht durchtrennt noch entfernt werden, solange diesen noch eine sinnvolle Funktion zukommt. Es gibt jedoch Ausnahmen: Wenn Sehnen auf einer Seite der Bewegungsebene entfernt werden mussten, resultieren Fehlstellungen wie Hacken- oder Spitzfuß. Um diese zu vermeiden, müssen die antagonistischen Sehnen verlängert oder durchtrennt werden (Colen et al. 2013; Holstein et al. 2004). Die Entfernung von Knochenanteilen kann notwendig werden, um eine Wunde verschließen zu können.
- Wunden sollten so lange nicht verschlossen werden, bis die Infektion überwunden ist.

▪ Oberflächliche Infektion (nF 3) (◘ Abb. 7.23)

> Ziele sind die Beseitigung von Restbelägen und von Bakterienlast sowie die Stimulierung von Granulationsgewebe.

Wenn zuvor eine tiefe Infektion vorgelegen hat, sind die Abszesse eröffnet und die eingeschmolzenen Gewebe abgetragen worden. Die Beläge der Abszesswand bzw. Reste der infizierten Nekrosen können dem vitalen Gewebe noch aufliegen. Diese sind am besten unter Spülung evtl. in mehreren Sitzungen zu entfernen. Festes Gewebe ist scharf abzutragen.

Nach dem Grob-Débridement ist das Fein-Débridement mit NPWT zur Beseitigung von verbliebenen Bakterien, Toxinen und eines Residualödems indiziert (► Abschn. 7.6.2.4).

Druckbedingte Ulzera haben meist eine geringere Ausdehnung als Defektwunden. Erstere heilen bei einer oberflächlichen Infektion unter Entlastung z. B. in einer Orthese bzw. in einem TCC (Hartsell et al. 2001; Koller 2010). Die verursachende Druckspitze kann mit dieser Technik jedoch bestehen bleiben. Es ist deshalb zu entscheiden, wann diese zu beseitigen ist.

Wenn der Druckabbau schuhtechnisch nicht möglich ist, muss dies mit einer operativen Methode erfolgen. Ein resezierendes Verfahren ist bei einer oberflächlichen Infektion vertretbar (Giurini et al. 1993). Nach unserer Erfahrung muss nicht befürchtet werden, dass an der Absetzungsstelle des Knochens Bakterien eine Osteomyelitis auslösen. Eine Umstellungsosteotomie ist allerdings nur möglich, wenn diese in gewissem Abstand zur Wunde vorgenommen werden kann (◘ Abb. 5.39, ◘ Abb. 5.42) (Engels et al. 2016) Bemerkung: nach meinen Unterlagen sind die Abb. Nummern falsch. Die endgültige Festlegung kann ich erst machen, wenn den Proof vom 5. Kapitel bekommen habe. Sehnentranspositionen oder Osteotomien in der Nähe der Infektion sind zurückzustellen, bis die Infektion abgeklungen bzw. die Wunde verschlossen ist. Wenn Infektionszeichen, vor allem Rötung und Sekretion, abgeklungen sind, liegt das Stadium „kolonisiertes Ulkus" (**nF 2**) vor, sodass die Voraussetzungen zum Wundverschluss gegeben sind.

Man kann vom operativen Débridement die **Wundreinigung** unterscheiden. Das ist die Beseitigung von Gewebetrümmern und Fibrinbelägen. Die Erfahrung hat gezeigt, dass erfahrenes medizinisches Personal wie Wundschwestern und Podologen die

Wundreinigung unter ärztlicher Aufsicht gut durchführen können. Damit kann ein Beitrag zur Behandlung der Wunden geleistet werden. Es wäre hilfreich, wenn dieses Vorgehen juristisch abgesichert würde, Abschn. 5.4.2.2.2.

Kolonisiertes Ulkus (nF 2)

Defektwunden können sich über größere Teile des Fußrückens und der Fußsohle erstrecken (Abb. 7.1b). Der Wundverschluss ist möglich, wenn die klinischen Zeichen der Infektion abgeklungen sind. Bakterienfreie Wundflächen sind nicht erforderlich. Für eine Spalthauttransplantation muss vitales Granulationsgewebe auf dem Ulkusgrund, also eine „saubere Granulation", vorliegen (Abb. 7.1b).

Das Verfahren des Wundverschlusses richtet sich nach den Bedingungen. Druckulzera an der Fußsohle – auch ausgedehnte – haben nach Wegfall des Drucks eine große spontane Heilungstendenz (Abb. 5.11, Abb. 5.12). Das trifft auch für Ulzera beim Charcotfuß zu (Abb. 6.50a, g, Abb. 6.51a, d). Auch große Wunden können sich spontan vollständig verschließen (Abb. 7.27d, e) (Hittinger et al. 2005).

Wundränder, die sich manuell spannungsfrei nähern lassen, werden durch Sekundärnaht verschlossen. Grundsätzlich sollte man den Nahtverschluss bei Infektfreiheit vornehmen. Am günstigsten ist es, Restnekrosen und das Granulationsgewebe zu exzidieren. Wenn bei tiefen Wunden die Infektion noch nicht sicher überwunden ist, können Antibiotikaketten eingelegt werden, womit ein Restinfekt überwunden werden kann.

Wenn die unmittelbare Naht der Wundränder aufgrund eines Weichteilödems nicht möglich ist, kann die Wunde zunächst an den Ecken und die verbleibende Wunde in den folgenden Tagen verschlossen werden (Abb. 7.28). Bei größerer Dehiszenz können in Rückstichnähte Redonschläuche eingelegt werden, die beim sukzessiven Nachziehen der Fäden zur Wundverkleinerung das Einschneiden verhindern.

Größere Wundflächen können meistens durch Spalthaut oder Meshgraft gedeckt werden (Abb. 7.29, Abb. 7.30). Ein Wundverschluss durch Verschiebeschwenklappen oder freie Lappentransplantation ist – im Gegensatz zur Praxis in anderen Erdregionen – nur bei sehr großen Defekten erforderlich (Abb. 7.31).

Ausbleibende Wundheilung

Allgemein ist die Wundheilung am diabetischen Fuß bei guter Durchblutung nach Beseitigung von Druckspitzen und Überwindung der Infektion besser als vielfach angenommen. Dennoch gibt es Ausnahmen. Die Abb. 7.32 zeigt eine nicht heilende

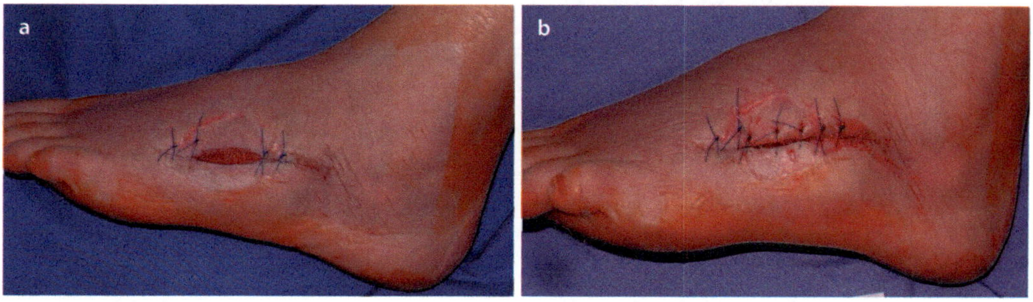

Abb. 7.28 a, b **Wundverschluss durch sukzessive Wundverkleinerung. a** Bei der Patientin war ein Abszess am lateralen Fußrücken ausgeräumt worden. Nach Abklingen der Infektion wurde die Wunddehiszenz durch Nähte zunächst von den Rändern verringert. **b** Nach Rückgang des Ödems konnten die Wundränder weiter genähert und die Wunde verschlossen werden. Bei verbliebener Sekretion ist es günstig, die Wunde nicht „wasserdicht" zu verschließen, damit ein Sekretabfluss möglich ist

7

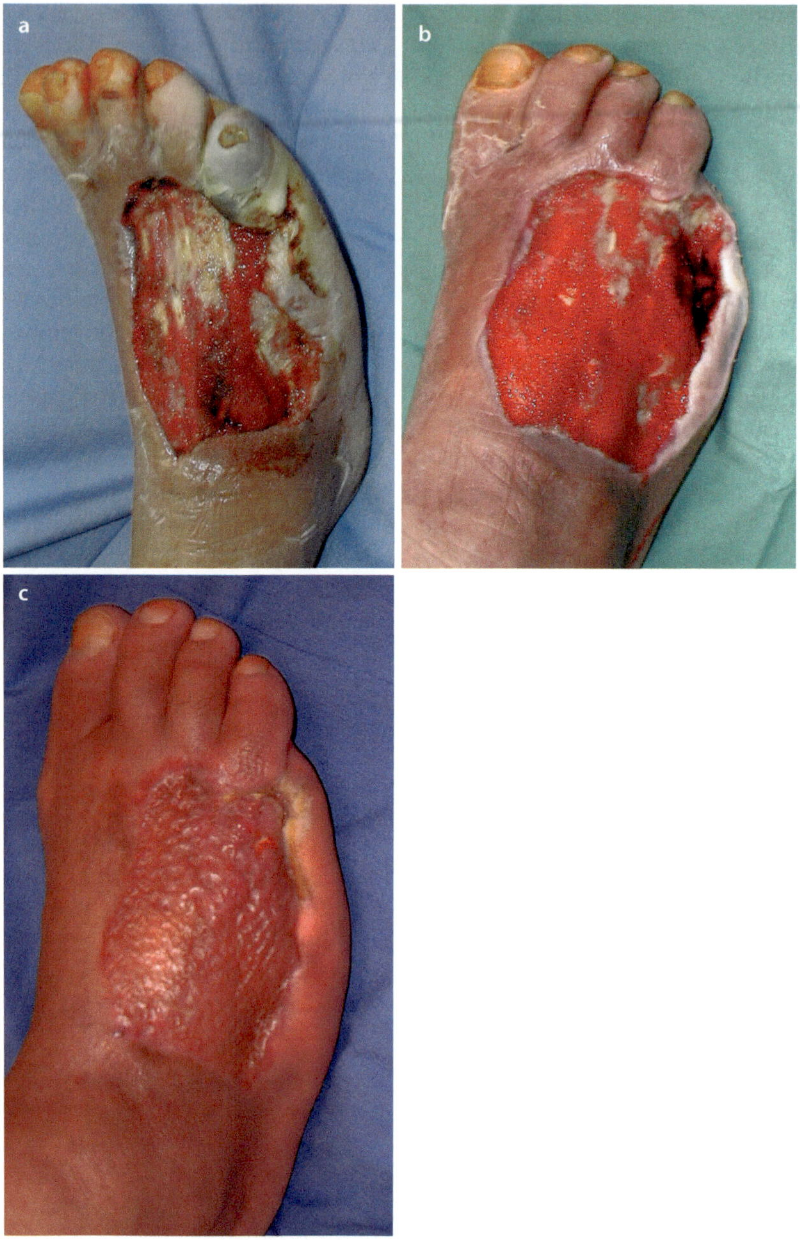

Abb. 7.29 a–c **m 49 J. a** Nach ausgedehntem Gewebeuntergang am Fußrücken ist es durch Débridement und NPWT zur Granulation gekommen. Es liegen noch infizierte Belege und freie Strecksehnen vor, sodass die Bedingungen für eine Meshgrafttransplantation noch nicht gegeben sind. **b** Nach 16 Tagen besteht ein nahezu durchgehender Granulationsteppich, der nach Auffrischen die Meshgrafttransplantation erlaubt. **c** Fünf Wochen nach Meshgrafttransplantation

Wunde an der Ferse, der eine umfangreiche Unterschenkelabszedierung vier Jahre zuvor vorausgegangen war. Diese war operativ saniert worden. Ein Infektrezidiv am plantaren Rückfuß konnte zwar beherrscht werden. Der vollständige Wundverschluss war

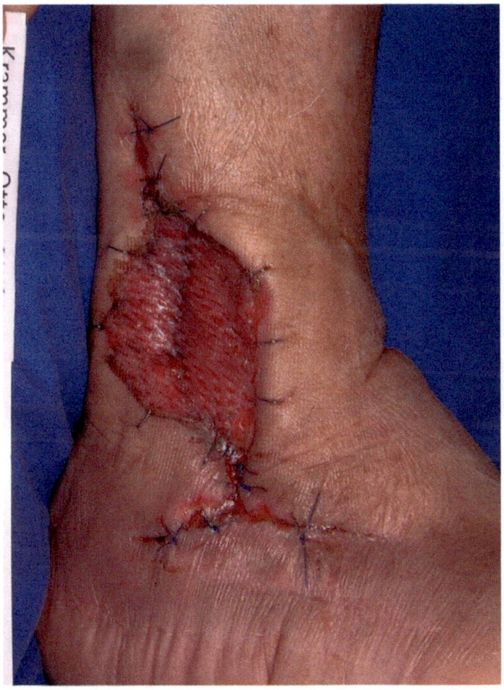

Abb. 7.30 **m, 68 J.** Z. n. tibiokalkanearer Fusion wegen infektiöser Destruktion. Der Wundverschluss zum Ende der Operation war wegen eines Restinfekts nicht möglich. Nach Débridement und NPWT erfolgte die Meshgraftauflage

aber nicht zu erreichen. Die Ursache der ausbleibenden Heilung konnte trotz ausgiebiger Untersuchungen in Bakteriologie, Angiologie, Stoffwechsel nicht geklärt werden. Dies ist insbesondere deshalb erstaunlich, weil sowohl die Amputation als auch eine Verbrühungswunde dritten Grades am gegenseitigen Fuß regelhaft geheilt sind. Die naheliegende Annahme der grundsätzlich schlechten Heilung bei Diabetikern kommt deshalb als Erklärung nicht in Betracht.

7.6.3.3 Nachbehandlung

Wenn die Infektsanierung und der Weichteilverschluss erreicht sind, muss das Auftreten eines Rezidivs ausgeschlossen werden. Es ist zu entscheiden, ob im Rahmen der vorausgegangenen Behandlung die den Ulkus auslösende Ursache beseitigt worden ist. Wenn nicht, müssen relevante Knochenprominenzen oder Fehlstellungen durch Knochen- oder Sehnenoperationen beseitigt werden (Armstrong et al. 2003, 2005; Salsich et al. 2005; Dayer und Assal 2009; Engels 2010; Fleischli et al. 1999; Griffiths und Wieman 1990; Hansen 2000; Petrov et al. 1996). Eine Knochenprominenz kann schuhtechnisch gebettet oder operativ abtragen werden. Auch Fehlstellungen und Instabilitäten sind abhängig von den vorliegenden Bedingungen zu behandeln. Zur Entscheidung ist eine Kontrolluntersuchung anzusetzen, wenn die Weichteile abgeschwollen sind.

7.6.3.4 Abrechnung der ambulanten Wundbehandlung

Die fachgerechte Behandlung von infizierten Wunden besteht v. a. in der gezielten Abtragung von infizierten Nekrosen. Dies ist die zentrale Voraussetzung zur schnellen Heilung, wodurch die Amputationshäufigkeit wesentlich beeinflusst wird. Bei begrenzter Ausdehnung können diese Behandlungen ambulant vorgenommen werden. In vielen Fällen sind mehrere Folgebehandlungen notwendig. Die Frage ist, ob die Abrechnungsmöglichkeiten eine solche qualifizierte Behandlung begünstigen oder erschweren.

Für den niedergelassenen Arzt stellen sich die Abrechnungsmöglichkeiten zur Behandlung von Wunden am diabetischen Fuß z. Z. wie folgt dar: Die GOP (Gebührenordnungsposition) 02310, Versorgung einer sekundär heilenden Wunde, kann einmal pro Quartal mit 205 Punkten abgerechnet werden, was 22,15 € entspricht. Wichtig ist, dass mindestens drei Kontakte pro Quartal erforderlich sind.

Die GOP 02311, Behandlung eines diabetischen Fußes, hat als obligaten Leistungsinhalt, die Abtragung ausgedehnter Nekrosen sowie die Überprüfung und/oder Verordnung von geeignetem Schuhwerk. Bestimmte Voraussetzungen zu Patienten-

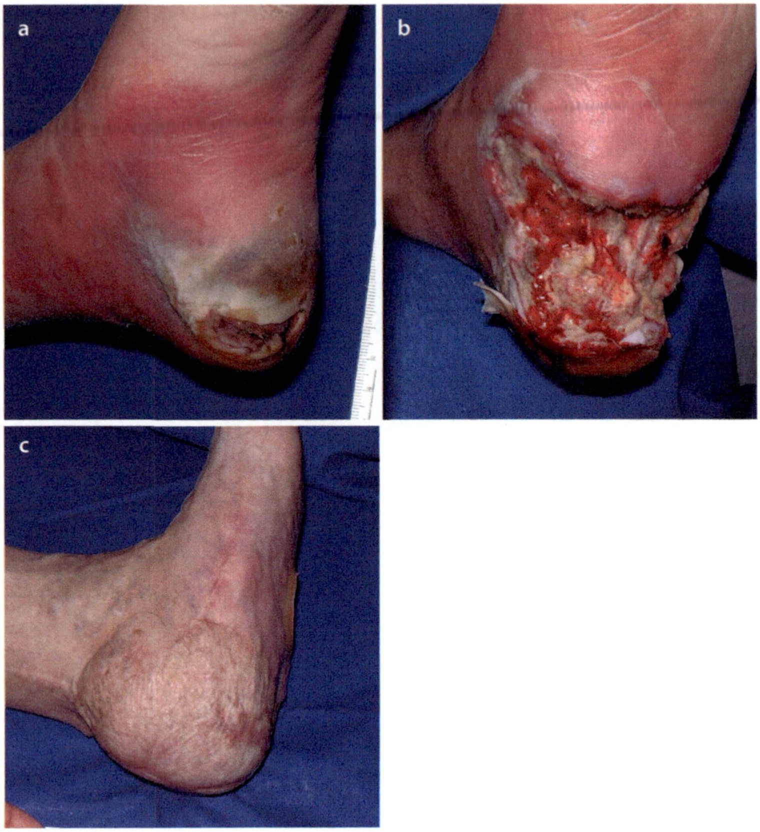

Abb. 7.31 a–c **m, 56 J. a** Nach Verletzung mit einem Nagel ist es zu einer lokalen Gewebenekrose und einer ausgedehnten Rötung gekommen. Die Fußpulse waren wegen eines Querschnittsverschlusses an den Unterschenkelarterien nicht tastbar. **b** Nach Bypassoperation und erstem Débridement bestehen noch reichlich infizierte Nekrosen. **c** Befund zwei Jahre nach freier Muskelplastik und Meshgraftdeckung. Es bestand gute Gehfähigkeit im Maßschuh

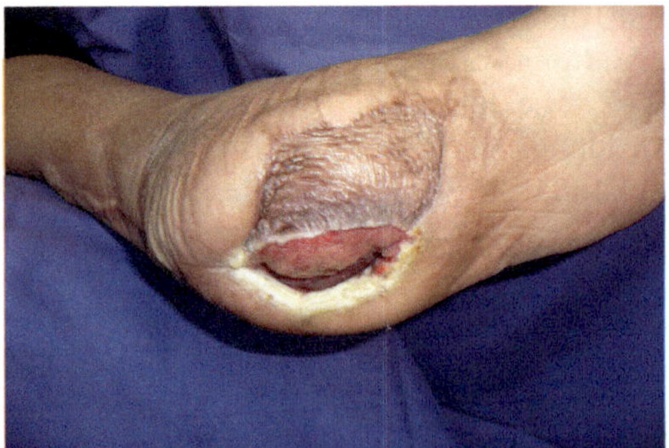

Abb. 7.32 Nicht heilende Wunde an der Ferse, der eine umfangreiche Unterschenkelabszedierung 4 Jahre zuvor vorausgegangen war

häufigkeit und Schulungsberechtigung müssen erfüllt sein. Dafür kann der Arzt 140 Punkte abrechnen, das entspricht 15,15 €. Für ausgedehnte Wundinfektionen sind häufige Wundbehandlungen und Verbandwechsel erforderlich, bisweilen täglich, oder im Abstand von zwei Tagen. Nicht vorgesehen sind in dieser Kalkulation die häufig sehr teuren Wundauflagen. Diese müssen rezeptiert werden und verursachen beim Patienten erhebliche Zuzahlungen und für den niedergelassenen Kollegen Budgetbelastungen.

Für diese Situationen ist die Kostendeckung für den Arzt nicht gegeben. Deshalb ist es verständlich, wenn das Interesse von Niedergelassenen für diese aufwendige Behandlung nachlässt und die stationäre Einweisung vorgezogen wird.

Wundschwestern und Arzthelferinnen können im Rahmen eines Hausbesuchs auf Anordnung und unter Aufsicht des Arztes Verbandwechsel vornehmen. Ihre Abrechnungsmöglichkeiten bei entsprechender Qualifikation (VERAH) bestehen lediglich für den Hausbesuch: 03062 mit 160 Pkt. entspr. 17,97 €. Für den Verbandwechsel gibt es keine zusätzliche Abrechnungsmöglichkeit.

Literatur

Allgöwer M, Liebermann-Meffert D (1998) Wunde, Wundbehandlung und Wundheilung. In: J Rüdiger Siewert, M Allgöwer, R Bumm (Hrsg) Chirurgie. 6., komplett überarb. und teilw. neu verf. Aufl. Springer (Springer-Lehrbuch), Berlin, S 83–93

Anforderungen an die Hygiene bei der Aufbereitung von Medizinprodukten (2012) Bundesgesundheitsbl 55:1244–1310

Anforderungen an die Hygiene bei der Reinigung und Desinfektion von Flächen (2004) Bundesgesundheitsbl 47:51–-61. http://www.aktion-saubere-haende.de. Aktion Saubere Hände

Anforderungen von Krankenhaushygiene und Arbeitsschutz an die Hygienebekleidung und persönliche Schutzausrüstung. Epidemiologisches Bulletin Nr. 1, 5. Januar 2007

Apelqvist J, Castenfors J, Larsson J, Stenström A, Agardh CD (1989) Wound classification is more important than site of ulceration in the outcome of diabetic foot ulcers. Diabetic Med J Br Diabetic Assoc 6(6):526–530

Aragon-Sanchez J, Lazaro-Martinez JL, Pulido-Duque J, Maynar M (2012) From the diabetic foot ulcer and beyond: how do foot infections spread in patients with diabetes? Diabetic Foot Ankle 3. https://doi.org/10.3402/dfa.v3i0.18693.

Aragon-Sanchez J, Mani R (2014) The long and winding road of foot disease in patients with diabetes. Int J Lower Extremity Wounds 13(4):239–240. https://doi.org/10.1177/1534734614557231

Argenta LC, Morykwas MJ (1997) Vacuum-assisted closure. A new method for wound control and treatment: clinical experience. Ann Plastic Surg 38(6):563–576; discussion 577

Armstrong DG, Frykberg RG (2003) Classifying diabetic footsurgery: toward a rational definition. Diab Med 20(4):329–331

Armstrong DG, Lavery LA, Harkless LB (1996) Treatment-based classification system for assessment and care of diabetic feet. J Am Podiatric Med Assoc 86(7):311–316. https://doi.org/10.7547/8750 7315-86-7-311

Armstrong DG, Lavery LA, Vazquez JR, Short B, Kimbriel HR, Nixon BP, Boulton AJM (2003) Clinical efficacy of the first metatarsophalangeal joint arthroplasty as a curative procedure for hallux interphalangeal joint wounds in patients with diabetes. Diabetes Care 26(12):3284–3287

Armstrong DG, Rosales MA, Gashi A (2005) Efficacy of fifth metatarsal head resection for treatment of chronic diabetic foot ulceration. J Am Podiatric Med Assoc 95(4):353–356

Armstrong DG, Fiorito JL, Leykum BJ, Mills JL (2012) Clinical efficacy of the pan metatarsal head resection as a curative procedure in patients with diabetes mellitus and neuropathic forefoot wounds. Foot Ankle Specialist 5(4):235–240. https://doi.org/10.1177/1938640012449038

Attinger CE, Bulan EJ (2001) Débridement. The key initial first step in wound healing. Foot Ankle Clin 6(4):627–660

BÄK, AWMF, KBV (2007) Nationale Versorgungs-Leitlinie Typ-2-Diabetes – Prävention und Therapie von Fußkomplikationen (Klinisch relevante Auszüge aus der Leitlinie). Deutsches Ärzteblatt 104:A671–A678

Böcker W, Mutschler W (2013) Chirurgische Infektionen. In: Jauch K-W, Mutschler W, Hoffmann JN, Kanz K-G (Hrsg) Chirurgie Basisweiterbildung. In 100 Schritten durch den Common Trunk. 2. Aufl. 2013. Springer, Berlin/Heidelberg, S 33–39

Brem H, Sheehan P, Boulton AJM (2004) Protocol for treatment of diabetic foot ulcers. Am J Surg 187(5A):1S–10S. https://doi.org/10.1016/S0002-9610(03)00299-X

Brodsky JW (1993) Outpatient diagnosis and care of the diabetic foot. Instruct Course Lect 42:121–139

Brodsky JW (2007) The diabetic foot. In: Michael J. Coughlin, Roger A. Mann und Saltzman CL (Hrsg) Surgery of the foot and ankle, II. St. Louis: Mosby, S 1281–1368

Bruns P (Hrsg) (1907) Deutsche Chirurgie. Enke, Stuttgart

Burckhardt M, Nink-Grebe B (2014) Wertvolles vermehren, Überflüssiges reduzieren. Dtsch Arztebl 111(27–28):11248–11250

Capobianco CM, Stapleton JJ, Zgonis T (2010) Surgical management of diabetic foot and ankle infections. Foot Ankle Specialist 3(5):223–230. https://doi.org/10.1177/1938640010382037

Cavanagh PR, Lipsky BA, Bradbury AW, Botek G (2005) Treatment for diabetic foot ulcers. Lancet 366(9498):1725–1735. https://doi.org/10.1016/S0140-6736(05)67699-4

Chariker M, Jeter KF, Tintle TE, Bottsford JE (1989) Effective management of incisional and cutaneus fistulae with closed suction wound drainage. Contemp Surg 34:59–63

Chen S-Z, Li J, Li X-Y, Xu L-S (2005) Effects of vacuum-assisted closure on wound microcirculation. An experimental study. Asian J Surg 28(3):211–217. https://doi.org/10.1016/S1015-9584(09)60346-8

Clare MP, Fitzgibbons TC, McMullen ST, Stice RC, Hayes DF, Henkel L (2002) Experience with the vacuum assisted closure negative pressure technique in the treatment of non-healing diabetic and dysvascular wounds. Foot Ankle Int 23(10):896–901. https://doi.org/10.1177/107110070202301002

Colen LB, Kim CJ, Grant WP, Yeh J-T, Hind B (2013) Achilles tendon lengthening: friend or foe in the diabetic foot? Plastic Reconstr Surg 131(1):37e–43e. https://doi.org/10.1097/PRS.0b013e3182729e0b

Crouzet J, Lavigne JP, Richard JL, on behalf of the Nîmes University Hospital Working Group on the Diabetic Foot (GP30) et al (2011) Diabetic foot infection: a critical review of recent randomized clinical trials on antibiotic therapy. Intern J Infect Dis 15:e601–e610

Dayer R, Assal M (2009) Chronic diabetic ulcers under the first metatarsal head treated by staged tendon balancing: a prospective cohort study. J Bone Joint Surg Br 91(4):487–493. https://doi.org/10.1302/0301-620X.91B4.21598

Eckardt A, Lobmann R (Hrsg) (2005) Der diabetische Fuß. Springer Medizin Verlag, Heidelberg

Edmonds M, Lázaro-Martínez JL, Alfayate-García JM, Martini J, Petit J-M, Rayman G et al (2018) Sucrose octasulfate dressing versus control dressing in patients with neuroischaemic diabetic foot ulcers (Explorer): an international, multicentre, double-blind, randomised, controlled trial. Lancet Diabetes Endocrinol 6(3):186–196. https://doi.org/10.1016/S2213-8587(17)30438-2

Eginton MT, Brown KR, Seabrook GR, Towne JB, Cambria RA (2003) A prospective randomized evaluation of negative-pressure wound dressings for diabetic foot wounds. Ann Vasc Surg 17(6):645–649. https://doi.org/10.1007/s10016-003-0065-3

Empfehlungen zur Prävention und Kontrolle von Methicillinresistenten Staphylococcus aureus-Stämmen (MRSA) in medizinischen und pflegerischen Einrichtungen (2014). Bundesgesundheitsbl 57:696–732

Eneroth M, Larsson J, Apelqvist J (1999) Deep foot infections in patients with diabetes and foot ulcer: an entity with different characteristics, treatments, and prognosis. J Diabetes Complicat 13(5-6):254–263

Engels G (2010) Ambulante chirurgische Prozeduren bei Diabetischem Fußsyndrom. Diabetes Stoffw Herz 19:111–115

Engels G, Stinus H, Hochlenert D, Klein A (2016) Konzept der Plantarisierung zur Zehenkorrektur beim diabetischen Fusssyndrom. Operat Orthopadie Traumatol 28(5):323–334. https://doi.org/10.1007/s00064-016-0453-9

Ertugrul BM, Oncul O, Tulek N, Willke A, Sacar S, Tunccan OG et al (2012) A prospective, multicenter study: factors related to the management of diabetic foot infections. Eur J Clin Microbiol Infect Dis 31(9):2345–2352. https://doi.org/10.1007/s10096-012-1574-1

Evans AR, Pinzur MS (2005) Health-related quality of life of patients with diabetes and foot ulcers. Foot Ankle Int 26(1):32–37

Fleischli JE, Anderson RB, Davis WH (1999) Dorsiflexion metatarsal osteotomy for treatment of recalcitrant diabetic neuropathic ulcers. Foot Ankle Int 20(2):80–85

Frykberg RG, Wittmayer B, Zgonis T (2007) Surgical management of diabetic foot infections and osteomyelitis. Clin Podiatric Med Surg 24(3):469–482, viii–ix. https://doi.org/10.1016/j.cpm.2007.04.001

Game FL, Attinger C, Hartemann A, Hinchliffe RJ, Londahl M, Price PE, Jeffcoate WJ (2016) IWGDF guidance on use of interventions to enhance the healing of chronic ulcers of the foot in diabetes. Diabetes/Metabol Res Rev 32(Suppl 1):75–83. https://doi.org/10.1002/dmrr.2700

Game F (2018) Treatment strategies for neuroischaemic diabetic foot ulcers. Lancet Diabetes Endocrinol 6(3):159–160. https://doi.org/10.1016/S2213-8587(17)30439-4

Game F (2016) Classification of diabetic foot ulcers. Diabetes/Metabol Res Rev 32(Suppl 1):186–194. https://doi.org/10.1002/dmrr.2746

Garrè C, Borchard A, Stich R, Bauer KH (Hrsg) (1941) Lehrbuch der Chirurgie. 10. und 11. Springer, Berlin

Geiss HK (2016) S3-Leitlinie „Antibiotic Stewardship". Bayr Aerztebl 3:72–79

Gesundheitliche Bedeutung, Prävention und Kontrolle Wasser-assoziierter Pseudomonas aeruginosa-Infektionen (2016) Hyg Med 41(Suppl 2)

Giurini JM, Basile P, Chrzan JS, Habershaw GM, Rosenblum BI (1993) Panmetatarsal head resection. A viable alternative to the transmetatarsal amputation. J Am Podiatr Med Assoc 83(2):101–107. https://doi.org/10.7547/87507315-83-2-101

7

Giurini JM, Cook JJ, Cook EA (2010) Elective surgery for the neuropathic diabetic foot. In: Zgonis T (Hrsg) Surgical reconstruction of the diabetic foot and ankle, 1. Aufl. Lippincott William & Wilkins, Baltimore, S 39–64

Greene AK, Puder M, Roy R, Arsenault D, Kwei S, Moses MA, Orgill DP (2006) Microdeformational wound therapy: effects on angiogenesis and matrix metalloproteinases in chronic wounds of 3 debilitated patients. Ann Plastic Surg 56(4):418–422. https://doi.org/10.1097/01.sap.0000202831.43294.02

Griffiths GD, Wieman TJ (1990) Metatarsal head resection for diabetic foot ulcers. Arch Surg 125(7):832–835

Grimm H, Schwemmle K (1999) Chirurgische Infektionen. In: Koslowski L, Angstwurm H, Bushe K-A (Hrsg) Die Chirurgie. 4., völlig neu bearb. Aufl. Schattauer, Stuttgart, S 165–183

Hamilton GA, Ford LA, Perez H, Rush SM (2005) Salvage of the neuropathic foot by using bone resection and tendon balancing: a retrospective review of 10 patients. J Foot Ankle Surg 44(1):37–43. https://doi.org/10.1053/j.jfas.2004.11.001

Händehygiene in Einrichtungen des Gesundheitswesens (2016) Bundesgesundheitsbl 59:1189–1220

Hansen ST (2000) Functional reconstruction of the foot and ankle. Lippincott Williams & Wilkins, Philadelphia

Hartsell HD, Fellner C, Saltzman CL (2001) Pneumatic bracing and total contact casting have equivocal effects on plantar pressure relief. Foot Ankle Int 22(6):502–506

Hasan MY, Teo R, Nather A (2015) Negative-pressure wound therapy for management of diabetic foot wounds: a review of the mechanism of action, clinical applications, and recent developments. Diabetic Foot Ankle 6:27618. https://doi.org/10.3402/dfa.v6.27618

Hittinger M, Regauer M, Rucker A, Kessler S (2005) Die Behandlung neuropathischer Vorfußulzera durch Achillessehnenverlängerung. FussSprungg 3:210–213

Hobizal KB, Wukich DK (2012) Diabetic foot infections: current concept review. Diabetic Foot Ankle 3. https://doi.org/10.3402/dfa.v3i0.18409

Hochlenert D, Engels G, Altenhofen L (2006) Integrierte Versorgung:Ergebisse des Netzwerks Diabetischer Fuß Köln und Umgebung. Dtsch Arztebl Int 103(24):A1680–A1683

Holstein P, Lohmann M, Bitsch M, Jorgensen B (2004) Achilles tendon lengthening, the panacea for plantar forefoot ulceration? Diabetes/Metabol Res Reviews 20(Suppl 1):S37–S40. https://doi.org/10.1002/dmrr.452

Hygienemaßnahmen bei Infektionen oder Besiedlung mit multiresistenten gramnegativen Stäbchen (2012) Bundesgesundheitsbl 55:1311–1354

Hygiene-Tipp der DGKH (Juli 2011) Verbände aus Sicht der Hygiene – Verbandwechsel. http://www.rki.de. Robert Koch-Institut: Rubrik Infektionsschutz > Infektions- und Krankenhaushygiene > Empfehlungen der Kommission für Kranken¬haushygiene und Infektionsprävention (KRINKO)

IWGDF (Hrsg) (2019) IWGDF Guidance Documents. http://www.iwgdf.org/guidelines

Johnson JE, Klein ES, Brodsky JW (2013) Diabetes. In: Coughlin MJ, Saltzman CL, Anderson RB (Hrsg) Mann's surgery of the foot and ankle, Bd. 9. 9. Aufl. 2 Bände. Mosby Elsevier, Philadelphia u. a, S 1385–1480

Kim PJ, Attinger CE, Oliver N, Garwood C, Evans KK, Steinberg JS, Lavery LA (2015) Comparison of outcomes for normal saline and an antiseptic solution for negative-pressure wound therapy with instillation. Plastic Reconstr Surg 136(5):657e–664e. https://doi.org/10.1097/PRS.0000000000001709

Koller A (2010) Rehabilitation and therapeutic footwear for the rehabilitation and therapeutic footwear for the reconstructed and amputee patient. In: Thomas Zgonis (Hrsg) Surgical reconstruction of the diabetic foot and ankle. 1 Baltimore. Lippincott William & Wilkins, S 411–425

Kuntzen H (1970) Chirurgische Infektionen. In: Hellner H, Nissen R, Vosschulte K (Hrsg) Lehrbuch der Chirurgie. 6 Georg Thieme, Stuttgart, S 37–62

Kurzfassung S3-Leitlinie: Lokaltherapie chronischer Wunden bei Patienten mit den Risiken periphere arterielle Verschlusskrankheit, Diabetes mellitus, chronische venöse Insuffizienz. Stand 16.01.2014, Entwurfsfassung 2, AWMF-Register Nr. 091/001, Entwicklungsstufe 3e: 3; (Hrsg). Deutsche Gesellschaft für Wundheilung und Wundbehandlung e.V. (DGfW)

Lavery LA, Boulton AJ, Niezgoda JA, Sheehan P (2007) A comparison of diabetic foot ulcer outcomes using negative pressure wound therapy versus historical standard of care. Int Wound J 4(2):103–113. https://doi.org/10.1111/j.1742-481X.2007.00317.x

Lázaro-Martínez JL, Edmonds M, Rayman G, Apelqvist J, van Acker K, Hartemann A et al (2019) Optimal wound closure of diabetic foot ulcers with early initiation of TLC-NOSF treatment: post-hoc analysis of explorer. J Wound Care 28(6):358–367. https://doi.org/10.12968/jowc.2019.28.6.358

Lexer E (1934) Pyogene Infektion und ihre Behandlung. In: Lexer E (Hrsg) Lehrbuch der allgemeinen Chirurgie, Bd. 1. 20. Aufl. 2 Bände. Ferdinand Enke, Stuttgart (1), S 206–215

Linder R, Schwemmle K (1999) Wunden und Wundbehandlung. In: Koslowski L, Angstwurm H, Bushe K-A (Hrsg) Die Chirurgie. 4., völlig neu bearb. Aufl. Schattauer, Stuttgart, S 147–155

Lippert H (2012) Wundatlas. Kompendium der komplexen Wundbehandlung. 3. Aufl. Georg Thieme Verlag KG, s.l. http://ebooks.thieme.de/9783131408334

Lipsky BA (2008) Infectious problems of the foot in diabetic patients. In: Pfeifer MA, Bowker JH (Hrsg) Levin and O'Neal's the diabetic foot, 7. Aufl. Mosby/Elsevier, Philadelphia, S 305–318

Lipsky BA, Berendt AR, Deery HG, on behalf of the IDSA Guidelines Group et al (2004) Diagnosis and treatment of diabetic foot infections. Clin Infect Dis 39:885–910

Lipsky BA, Berendt AR, Cornia PB, on behalf of the IDSA Guidelines Group et al (2012) 2012 Infectious Diseases Society of America Practice Guideline for the Diagnosis and treatment of diabetic foot infections. Clin Infect Dis 54:132–173

Lipsky BA, Aragon-Sanchez J, Diggle M, Embil J, Kono S, Lavery L et al (2016) IWGDF guidance on the diagnosis and management of foot infections in persons with diabetes. Diabetes/Metabol Res Rev 32(Suppl 1):45–74. https://doi.org/10.1002/dmrr.2699

Lobmann R (2015) Neuropathie und diabetisches Fußsyndrom. Internist 56:503–512

Lobmann R (2016) Was können wir von Diabetes lernen? gpk Gesellschaftspolitische Kommentare, chronische Wunden 57(Sonderausgabe 2):19–22

Morbach S, Müller E, Reike H, Risse A, Rümenapf G, Spraul M (2016) Diabetisches Fußsyndrom (DDG Praxisempfehlung). Diabetologie 11(Suppl 2): 150–158. http://www.krankenhaushygiene.de. Deutsche Gesellschaft für Krankenhaushygiene e.V. (DGKH): Rubrik Informationen > Fachinformationen > Empfehlungen

Morykwas MJ, Argenta LC (1997) Nonsurgical modalities to enhance healing and care of soft tissue wounds. J Southern Orthop Assoc 6(4):279–288

Morykwas MJ, Argenta LC, Shelton-Brown EI, McGuirt W (1997) Vacuum-assisted closure: a new method for wound control and treatment: animal studies and basic foundation. Ann Plastic Surg 38(6):553–562

Peters EJ, Lipsky BA, Aragon-Sanchez J, Boyko EJ, Diggle M, Embil JM et al (2016) Interventions in the management of infection in the foot in diabetes: a systematic review. Diabetes/Metabol Res Rev 32(Suppl 1):145–153. https://doi.org/10.1002/dmrr.2706

Peters EJG, Lipsky BA, Berendt AR, Embil JM, Lavery LA, Senneville E et al (2012) A systematic review of the effectiveness of interventions in the management of infection in the diabetic foot. Diabetes/Metabol Res Rev 28(Suppl 1):142–162. https://doi.org/10.1002/dmrr.2247

Petrov O, Pfeifer M, Flood M, Chagares W, Daniele C (1996) Recurrent plantar ulceration following pan metatarsal head resection. J Foot Ankle Surg 35(6):573–577; discussion 602

Piaggesi A, Schipani E, Campi F, Romanelli M, Baccetti F, Arvia C, Navalesi R (1998) Conservative surgical approach versus non-surgical management for diabetic neuropathic foot ulcers: a randomized trial. Diabetic Med 15(5):412–417. https://doi.org/10.1002/(SICI)1096-9136(199805)15:5<412::AID-DIA584>3.0.CO;2-1

Piaggesi A, Goretti C, Iacopi E, Clerici G, Romagnoli F, Toscanella F, Vermigli C (2016) Comparison of removable and irremovable walking boot to total contact casting in offloading the neuropathic diabetic foot ulceration. Foot Ankle Int 37(8):855–861. https://doi.org/10.1177/1071100716643429

Pinzur MS, Slovenkai MP, Trepman E, Shields NN (2005) Guidelines for diabetic foot care: recommendations endorsed by the Diabetes Committee of the American Orthopaedic Foot and Ankle Society. Foot Ankle Int 26(1):113–119

Rubrik Elemente

Rubrik Aktionstag (2016) Materialien zum Thema Verbandwechsel

Rubrik Desinfektionsmittel-Liste/1. http://www.aktion-sauberehaende.de. Aktion Saubere Hände/2. http://www.deutsche-diabetes-gesellschaft.de: Deutsche Diabetes-Gesellschaft e.V. (DDG)/3. http://www.dgfw.de: Deutsche Gesellschaft für Wundheilung und Wundbehandlung e.V. (DGfW)

Rubrik Hintergrund. http://www.vah-online.de. Verbund für Angewandte Hygiene e.V

Rubrik Positionspapiere + Ergebnisse: Verträglichkeit von Händedesinfektionsmittel

S1-Leitlinie: Anforderungen der Hygiene bei chronischen und sekundär heilenden Wunden. Stand 01/2014, AWMF-Register Nr. 029/042, Entwicklungsstufe 1 + IDA; Hrsg: Arbeitskreis Krankenhaus- & Praxishygiene der AWMF http://www.deutsche-diabetes-gesellschaft.de: Deutsche Diabetes-Gesellschaft e.V. (DDG): Rubrik Leitlinien > Praxisempfehlungen

Salsich GB, Mueller MJ, Hastings MK, Sinacore DR, Strube MJ, Johnson JE (2005) Effect of Achilles tendon lengthening on ankle muscle performance in people with diabetes mellitus and a neuropathic plantar ulcer. Phys Therapy 85(1):34–43

Schintler MV (2012) Negative pressure therapy: theory and practice. Diabetes/Metabol Res Rev 28(Suppl 1):72–77. https://doi.org/10.1002/dmrr.2243

Strohal R, Dissemond J, Jordan O'Brien J, Piaggesi A, Rimdeika R, Young T, Apelqvist J (2013) An updated overview and clarification of the principle role of debridement. J Wound Care 22(Suppl):S1–S52

Tone A, Nguyen S, Devemy F, Topolinski H, Valette M, Cazaubiel M et al (2015) Six-week versus twelve-week antibiotic therapy for nonsurgically treated diabetic foot osteomyelitis: a multicenter open-label controlled randomized study. Diabetes Care 38:302–307. Diabetes Care 38(4):735. https://doi.org/10.2337/dc15-er04b

Turner TD (1979) A look at wound dressings. Health Social Serv J 89(4640):529–531

Vig S, Dowsett C, Berg L, Caravaggi C, Rome P, Birke-Sorensen H et al (2011) Evidence-based recommendations for the use of negative pressure wound therapy in chronic wounds: steps towards an international consensus. J Tissue Viability 20(Suppl 1):S1–S18. https://doi.org/10.1016/j.jtv.2011.07.002

Wagner H, Kevekordes S (2016) Hygiene in der ambulanten Chirurgie. Passion Chirurgie – Sonderausgabe Hygiene, Informationen des Berufsverbandes der Deutschen Chirurgen e.V.; Hrsg: BDC e.V. schaefermueller publishing GmbH, Berlin http://www.awmf.org/leitlinien.html. Arbeitsgemeinschaft der Wissenschaftlichen Medizinischen Fachgesellschaften

Weidenhagen R, Koeppel TA (2013) Chronische Wunden. In: Jauch K-W, Mutschler W, Hoffmann JN, Kanz K-G (Hrsg) Chirurgie Basisweiterbildung. In 100 Schritten durch den Common Trunk, 2. Aufl. Springer, Berlin/Heidelberg, S 303–308

Winter GD (1995) Formation of the scab and the rate of epithelisation of superficial wounds in the skin of the young domestic pig. J Wound Care 4(8):366–367; discussion 368–371

Wukich DK, Dikis JW, Monaco SJ, Strannigan K, Suder NC, Rosario BL (2015) Topically applied vancomycin powder reduces the rate of surgical site infection in diabetic patients undergoing foot and ankle surgery. Foot Ankle Int 36(9):1017–1024. https://doi.org/10.1177/1071100715586567

Osteomyelitis am neuropathischen Fuß

Sigurd Kessler, Christoph Volkering, Axel Stäbler und Mathias Kaemmerer

Inhaltsverzeichnis

S. Kessler (Hrsg.), *Die interdisziplinäre Behandlung des diabetischen Fußes*,
https://doi.org/10.1007/978-3-662-63119-5_8

8

8.1 Zusammenfassung

Sigurd Kessler und Christoph Volkering

Bei der Osteomyelitis (OM) am diabetischen Fuß (Diabetic Foot Osteomyelitis [DFO]) gibt es eine verbreitete Unsicherheit. Teils wird sie als „einer der am schwierigsten zu behandelnden Krankheitsprozesse" angesehen, teils wird behauptet, dass diese rein nichtoperativ behandelt werden kann. Die Unklarheiten ergeben sich auch aus der Tatsache, dass bislang eine Definition fehlt. Verkürzt fassen wir unter DFO die inflammatorischen und die infektiösen Reaktionen am Knochen in der Folge eines diabetischen Fußulkus zusammen.

Bei allen Gemeinsamkeiten mit der Osteomyelitis anderer Skelettabschnitte sind auch die Unterschiede zu beachten. Die Fußknochen bestehen überwiegend aus Spongiosa, die günstigere Bedingungen zur Abwehr und Überwindung von Bakterien hat als der kompakte Knochen, wie z. B. am Tibiaschaft. Insgesamt handelt es sich am Fuß um „kleine Knochen", die sich zwar untereinander deutlich in der Größe unterscheiden, aber andere Bedingungen zur Festsetzung und Ausbreitung bieten als die „großen Knochen". Die regelmäßigen Lastwechsel begünstigen die Keimvermehrung. Hinzu kommt, dass immer eine begleitende Weichteilinfektion vorliegt, die für den Patienten eine größere Relevanz haben kann als der Knochenbefund.

Für die Therapie folgt daraus ein grundsätzlich anderes Vorgehen als z. B. bei einer Spondylitis oder einer posttraumatischen Schaft-OM. Drei Stadien sollten bei der DFO unterschieden werden: DFO-Stadium 1, keine Veränderung der äußeren Kontur, DFO-Stadium 2, Arrosion der Knochenoberfläche bei insgesamt erhaltener Vitalität, DFO-Stadium 3, Vorliegen von infektionsbedingten Nekrosen; das Nekrosestadium kann noch unterteilt werden in 3a, keine Frakturierung und 3b, mit Frakturierung, Sequestrierung.

Neben der DFO-Stadien ist zu berücksichtigen, um welchen Knochen es sich handelt, weil die klinische Bedeutung von distal nach proximal zunimmt.

Die DFO sollte weder über- noch unterschätzt werden. Vielmehr ist eine sachliche Analyse aller relevanten Details erforderlich. Im Anfangsstadium, dem Ödem, ist eine nicht-operative Behandlung angezeigt, bei der die Entlastung zum Verschluss des Ulkus wesentlich ist. Im DFO-Stadium 2 ist häufig die schuhtechnische oder operative Entlastung erfolgreich; bisweilen muss jedoch das befallene Areal reseziert werden. Das DFO-Stadium 3 erfordert meist die chirurgische Entfernung der infizierten Nekrosen. Eine DFO ergibt für sich allein (fast) nie eine Indikation zur Amputation, sondern allenfalls in Verbindung mit fortgeschrittenen Weichteilinfektionen.

8.2 Einleitung

Sigurd Kessler und Christoph Volkering

8.2.1 Osteomyelitis am Fuß: sehr schwierig oder sehr einfach?

[1]Über die Osteomyelitis (OM) am diabetischen Fuß (Diabetic Foot Osteomyelitis [DFO]) steht einerseits die Behauptung im Raum, sie sei „eine der destruktivsten Bedingungen am Fuß und Sprunggelenk" und „einer der am schwierigsten zu behandelnden Krankheitsprozesse" (Garwood und Kim Paul 2015). Andererseits gibt es eine Studie, in der siebenwöchige antibiotische Behandlungen mit oder ohne Chirurgie verglichen wurden. Die Autoren

1 Die Autoren danken dem Pathologen Dr. med., Dr. phil. Clemens Becker, München, für die Zurverfügungstellung und Erläuterung der pathohistologischen Präparate.

fanden keine Unterschiede zwischen medikamentöser und operativer Behandlung (Lazaro-Martinez et al. 2014). Demnach wäre die DFO mit einem einfachen Behandlungsregime gut zu beherrschen. Die Einschätzung changiert also von extrem schwierig bis zu extrem einfach. Was trifft zu?

8.2.2 Was ist die angemessene Diagnostik?

Auch in der Diagnostik, wie eine DFO nachzuweisen ist, gehen die Einstellungen weit auseinander. Teils wird diese aufgrund des klinischen Befundes angenommen, wenn der Knochen mit dem Ulkus einen Kontakt hat (Lazaro-Martinez et al. 2014; Newman et al. 1991; Rajbhandari et al. 2000) oder durch eine Sonde zu erreichen ist (Grayson et al. 1995). Andere fordern eine bildgebende Untersuchung. Für die Röntgenaufnahme (RA) wird eine Sensitivität von 54 % und eine Spezifität von 68 % angegeben, allerdings ohne Beleg (Dinh et al. 2008). Das MRT ist für einige Autoren das Diagnostikum der Wahl mit einer behaupteten Sensitivität von 90 % und einer Spezifität von 80 % (Dinh et al. 2008; Butalia et al. 2008; Kapoor et al. 2007). Unsicherheiten bestehen in der Abgrenzung der DFO vom Charcotfuß (Berendt 2004; Dalla Paola et al. 2016; Giurato und Uccioli 2006; Ertugrul et al. 2013).

Andere machen die Diagnose von bakteriologischen Ergebnissen abhängig, die teils von der Knochenoberfläche, teils aus der Tiefe des Knochens mit unterschiedlichen Entnahmetechniken z. B. transossär gewonnen worden sind (Senneville et al. 2006; Senneville 2014; Pfaffenstein et al. 2015). Wieder andere möchten die Diagnose vom pathohistologischem Befund abhängig machen und diesen als „Goldstandard" gewertet wissen (Donegan et al. 2013; Cecilia-Matilla et al. 2013b; Keel 2015).

8.2.3 Notwendigkeit der Differenzierung

Ein Problem besteht darin, dass die DFO weitgehend als eine Einheit angesehen wird und notwendige Differenzierungen nicht vorgenommen werden. Tatsächlich gibt es Osteomyelitiden ohne strukturelle Veränderungen, aber auch solche mit ausgedehnter Destruktion. Es wird nicht erstaunen, dass die ersteren mit begrenzten Mitteln behandelt werden können, während die letzteren eines erheblichen therapeutischen Aufwands bedürfen. Auch andere Unterscheidungen wie die nach Lokalisation, Art und Größe des Knochens und des Befalls der umgebenden Weichteile sind wesentlich.

8.2.4 Definition der DFO

Nach Oloff und Heard wurde der Begriff „Osteomyelitis" erstmals von Nelaton 1844 verwendet (Oloff und Heard 2012). Nach dem amerikanischen Merriam-Webster-Dictionary kann man die Osteomyelitis (OM) als *„eine infektiöse, gewöhnlich schmerzhafte, inflammatorische Erkrankung des Knochens oft bakteriellen Ursprungs, die zum Tod von Knochengewebe führen kann"* definieren (Merriam-Webster). Senneville hat die Definition auf den diabetischen Fuß spezifiziert und die Schmerzhaftigkeit weggelassen: *„Die DFO ist ein inflammatorischer Prozess, der von Mikroorganismen hervorgerufen wird und eine Fragmentierung des Knochens sowie eine Destruktion der skelettalen Architektur hervorruft"* (Senneville 2014).

Wir schlagen die folgende Definition vor:

> **Als Osteomyelitis am diabetischen Fuß (DFO) sind die inflammatorischen und infektiösen Reaktionen der Knochen am Fuß und Sprunggelenk im Zusammenhang mit einer diabetesbedingten Neuropathie oder pAVK zu bezeichnen.**

Damit sind die direkten Folgen der Bakterieneinwirkung auf den Knochen angesprochen, aber auch die indirekten, die sich dadurch ergeben, wenn ein periulzeröses Ödem den Knochen einschließt, ohne dass Bakterien in den Knochen eingedrungen sind (◘ Abb. 8.1a, b).

In der Praxis handelt es sich überwiegend um Osteomyelitiden bei PNP.

Als Folge der Bakterieneinwirkung können ein **intraossäres Ödem** ◘ Abb. 8.1), eine **Knochenresorption** (◘ Abb. 8.2a, b), eine **Fragmentierung** (◘ Abb. 8.3a, b), eine **Knochennekrose** (◘ Abb. 8.3a–c) und ein **Knochenverlust** (◘ Abb. 8.2b) eintreten. Die mit der DFO einhergehenden Weichteilinfektionen können das Krankheitsbild wesentlich prägen. Diese müssen gesondert diagnostiziert und behandelt werden.

8.2.5 Vergleich der DFO mit Osteomyelitiden außerhalb des Fußes

Trotz Gemeinsamkeiten unterscheiden sich Osteomyelitiden an verschiedenen Knochen in der Genese, im klinischen Befund, in der Bedeutung und der Prognose sowie in der Therapie. Es gibt die OM aufgrund hämatogener Infektion (beim Kind, Spondylitis), nach Stichverletzungen (traumatisch oder iatrogen), posttraumatisch und postoperativ sowie die OM per continuitatem (Trauma, DFO). Eine OM hat eine Bedeutung für die lokale Umgebung, bisweilen aber auch auf den gesamten Organismus nämlich dann, wenn über eine Einschwemmung von Bakterien ein septisches Krankheitsbild ausgelöst wird. Dies ist v. a. bei kindlichen Osteomyelitiden und bei Spondylitiden möglich. Die Spondylitis hat heute eine Mortalität von 2–10 %, früher von 70 % (Mörk et al. 2011).

Die posttraumatische OM an langen Röhrenknochen war bis Ende der 80er Jahre häufig. Die lokale Bedeutung ergibt sich v. a. aus der ausbleibenden Frakturheilung, wodurch meist eine Belastung nicht möglich ist. Zur Heilung muss das nekrotische Knochengewebe entfernt werden, was oft eine Kontinuitätsresektion bedeutet (Heppert et al. 2011). Wenn Infektfreiheit erreicht ist, muss neuer Knochen induziert werden. Dies geschieht bei langen Röhrenknochen

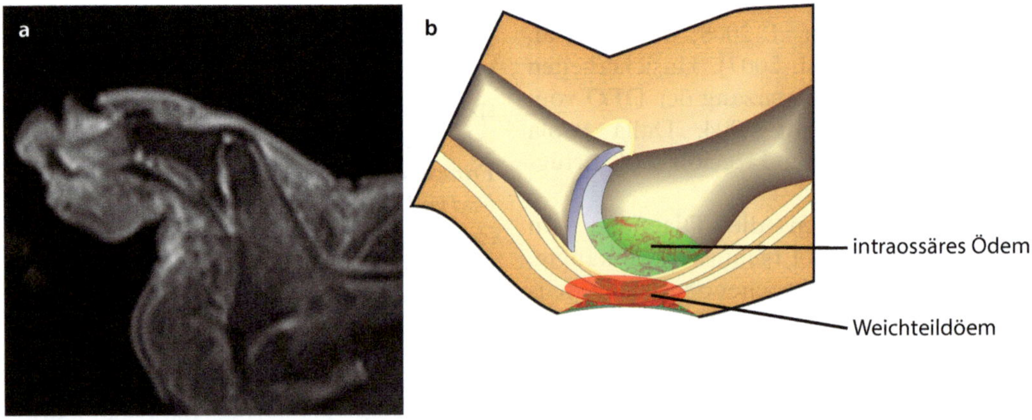

◘ **Abb. 8.1** a, b **a** Die DFO entwickelt sich über ein druckbedingtes Ulkus, hier am hier am Nagelfortsatz des Zehenendglieds bei Zehenspitzenzulkus. Die Weichteile am Ulkusgrund, Bindegewebe, Sehnen, Gelenkkapsel, stellen keine Schranke gegenüber Bakterien dar. Dargestellt ist das **DFO-Stadium 1**, das Knochenödem, das mit dem periulzerösen Ödem zusammenhängt. Die Konturen des Knochens sind unverändert. Zu Beginn müssen noch keine Bakterien in den Knochen eingewandert sein. (Aus Boffeli 2015). **b** Ausgehend von dem Ulkus unter dem MT-Kopf setzt sich das perifokale Ödem bis in den Knochen fort. Ein Befall mit Bakterien ist möglich

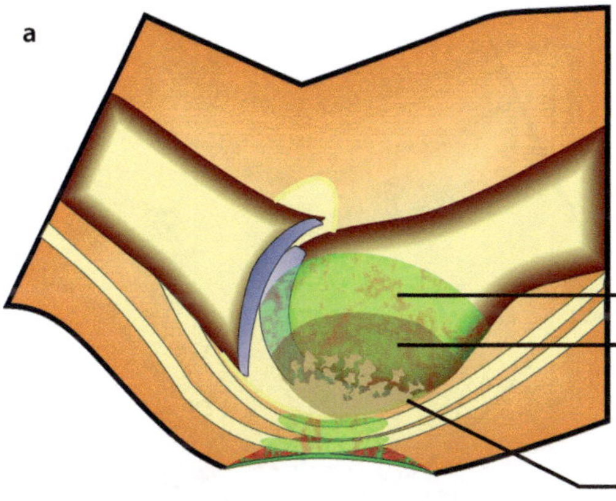

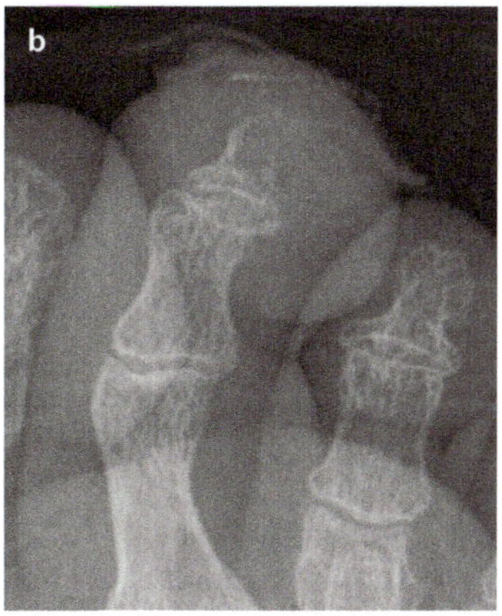

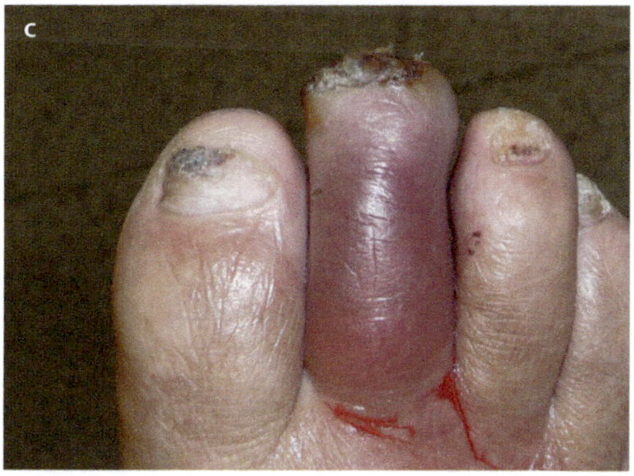

■ **Abb. 8.2** a–c **Knochenarrosion DFO 2. a** Durch Osteoklastentätigkeit ist die Knochenoberfläche arrodiert. Es folgt die Schicht der bakteriellen Infiltration bei erhaltener Knochenstruktur und darauf das Knochenödem mit angenommener Bakterienfreiheit. **b** Bei Zehenspitzenulkus und umgebender WTI (■ Abb. 8.2c) zeigt die RA eine ausgedehnte Resorption an der Endphalanx. **c** Eitrige WTI bei Zehenspitzenulkus, wegen der die Zehe im Grundglied amputiert werden musste

oft durch Distraktionsosteogenese in Form eines Segmenttransports (Baumgart et al. 2005). Die Behandlung kann mehr als ein Jahr in Anspruch nehmen. Andere Osteomyelitiden wie die periprothetischen Infektionen und die Mastoiditis haben nochmals andere Prognosen und therapeutische Erfordernisse. Die Art des Knochens, Compacta oder Spongiosa, die Lage im Körper, zentral oder an der Oberfläche, und die Größe des Knochens beeinflussen entscheidend die pathologische Bedeutung. Das heißt, es gibt nicht **die** typische Osteomyelitis und nicht **die** Standardtherapie. Auch die OM am dF hat ihre Besonderheiten, die je nach betroffenem Knochen, Lokalisation und Stadium variieren.

8.3 Pathogenese der DFO

Sigurd Kessler und Christoph Volkering

8.3.1 Stadien der DFO

8.3.1.1 Allgemein

Zur DFO kommt es, wenn Bakterien über ein Druckulkus an den Knochen gelangen (■ Abb. 8.1). Da am Fuß mehrere Knochen eng beieinanderliegen, kann die Infektion auf Nachbarknochen übergreifen. Die Bedeutung einer DFO für den Patienten nimmt mit der Größe des Knochens zu. Wegen der PNP gehen die Knocheninfektionen (meist) nicht

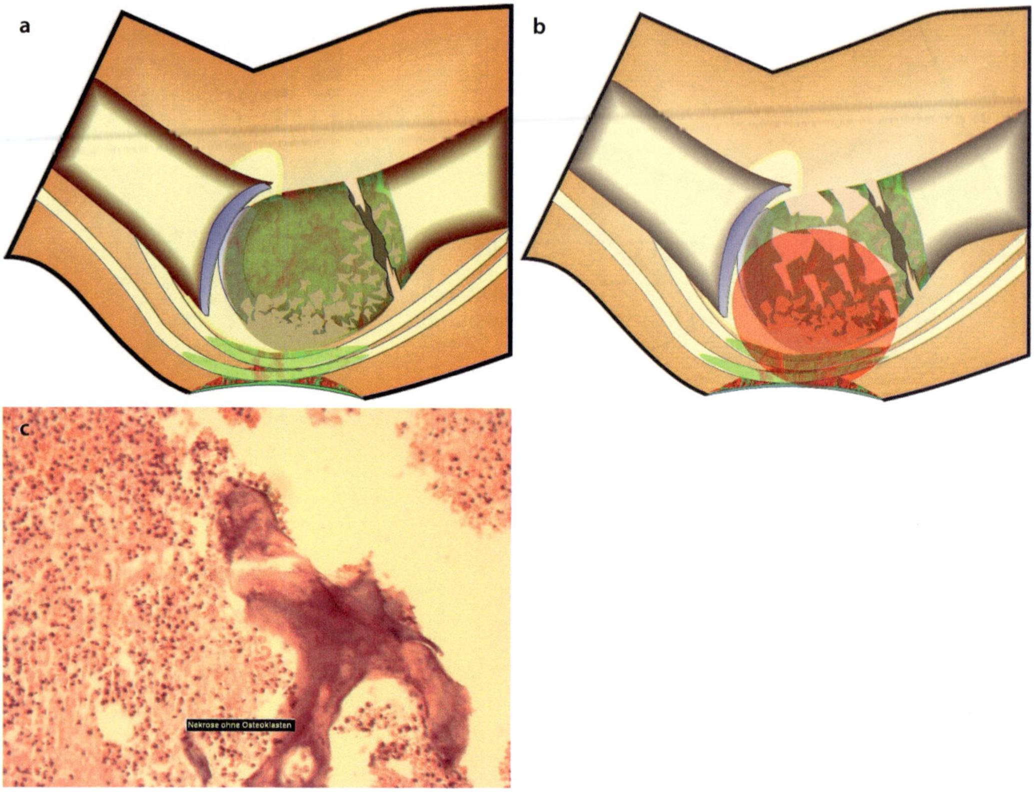

Abb. 8.3 a–c **a DFO 3b**, großes infiziertes Nekrosefragment. **b DFO 3b**, das Nekrosefragment ist in sich mehrfach frakturiert. **c** Knochenpräparat: Alte Knochennekrose, passend zu "Mikrosequester" in einem Meer von Granulozyten, Eiter. Diese alte Nekrose ruft keine Osteoklastentätigkeit mehr hervor

mit Schmerzen einher, sodass die Patienten den Fuß häufig belasten, wodurch die Ausbreitung in Knochen und Weichteilen begünstigt wird. Die DFO kann mit einer lokal destruierenden oder systemischen Weichteilinfektion vergesellschaftet sein. Allgemeine Faktoren begünstigen das Angehen und die Ausbreitung der OM. Dazu gehören die pAVK, internistische Erkrankungen an Niere, Herz und Leber. Immunsuppression und das höhere Alter haben wesentlichen Einfluss.

Für die Osteomyelitis gibt es verschiedene Klassifikationen. Für die extrapedalen Osteomyelitiden haben Waldvogel et al. nach Entstehungsmechanismus – hämatogen, per continuitatem, Durchblutungsstörung – und nach der Dauer – akut und chronisch – unterschieden (Waldvogel et al. 1970). Cierny und Mader haben nach anatomischen Gesichtspunkten – medullär, oberflächlich, lokalisiert, diffus – und nach den begleitenden Risikofaktoren differenziert (Cierny et al. 2003). Buckholtz hat sieben verschiedene Ursachen aufgeführt (Buckholz 1987). Für den diabetischen Fuß unterscheidet Aragon-Sanchez vier Klassen:

- OM ohne Ischämie und ohne Weichteilinfektion (WTI),
- OM mit Ischämie ohne WTI,
- OM mit WTI und
- OM mit Ischämie und WTI (Aragón-Sánchez 2012).

Tab. 8.1 Stadien der DFO

Stadium	Beschreibung	
1	Intraossäres Ödem mit möglichem bakteriellem Befall (Abb. 8.1a, b)	Der Knochen hat über ein Ulkus oder eine Fistel Kontakt zur Außenwelt. Die Knochenoberfläche ist makroskopisch intakt. Am Periost kann eine Periostitis bestehen (Abb. 8.4a). Innerhalb des Knochens liegt ein Ödem (Abb. 8.1a, b) und möglicherweise eine Bakterieninfiltration sowie eine Aktivierung von Osteoklasten vor (Abb. 8.7d, Abb. 8.8b).
2	Knochenarrosion	Teile des Knochens sind abgebaut, wobei der Knochenrand nekrotisch sein kann. - Randständige Arrosion (Abb. 8.2a, Abb. 8.6b) - Ausgedehnte Arrosion (Abb. 8.2b, Abb. 8.6c, Abb. 8.9)
3	Infizierte Knochennekrose	- Nekrose ohne Fraktur (Abb. 8.31b) - Fragmentierte Nekrose (Abb. 8.3a, b, Abb. 8.6d, Abb. 8.16),

8.3.1.2 DFO-Stadium 1, infiziertes intraossäres Ödem

Jeder Knochen an einem Ulkus ist in den periulzerösen Inflammationsprozess einbezogen. Dabei kann es sich zunächst lediglich um ein abakterielles Ödem handeln (Abb. 8.1) (Tab. 8.1). Daraus entsteht ein erhöhter Druck und damit ein Kompartmentsyndrom im Kleinen. Später folgt die Einwanderung von Bakterien. Die Schädigung des Knochens geschieht durch die Druckerhöhung und die Bakterienwirkung. Während die Konturen des Knochens makroskopisch anfangs unverändert sind, entsteht außen eine Periostitis (Abb. 8.4a). Der Knochen bzw. die Osteozyten können zunächst vital bleiben, die Ab- und Anbautätigkeit ist jedoch aktiviert (Abb. 8.4b).

Im weiteren Verlauf sterben die Osteozyten und damit der Knochen ab. In den Markanteilen entwickelt sich eine granulozytäre Entzündung (Abb. 8.4c) (Keel 2015). Der Abbau durch Osteoklasten und der Anbau durch Osteoblasten wird gesteigert. Im kompakten Knochen kann der Abbau durch Umbaueinheiten erfolgen (Abb. 8.4d). In diesem Stadium ist die Infektsanierung im spongiösen Knochen meist einfach zu erreichen. Häufig genügt es, den schädlichen Druck zu eliminieren z.B. durch Entlastung oder Hammerzehenkorrektur.

8.3.1.3 DFO-Stadium 2, infizierte Arrosion der Knochenoberfläche

Wenn sich die Infektion ausbreitet, nimmt die Osteoklastentätigkeit weiter zu. Sie ist jetzt als Arrosion bzw. als raue Oberfläche am Knochen erkennbar (Abb. 8.2b) (Tab. 8.1). Der Knochen kann noch vital sein, muss es aber nicht. Typischerweise handelt es sich um den Knochen am Ulkusgrund. Auch in diesem Stadium kann die Heilung der OM eintreten, wenn der Knochendruck beseitigt ist.

8.3.1.4 DFO-Stadium 3, infizierte Knochennekrosen

Die Bakterien breiten sich in allen Hohlräumen des Knochens aus, das sind der Markraum, die Havers'schen Kanäle, die Cannaliculi (Abb. 8.5). Dadurch kommt es zur weiteren Schädigung, sodass zusätzliche Knochenanteile nekrotisch werden (DFO 3a, infizierte Nekrose ohne Fraktur).

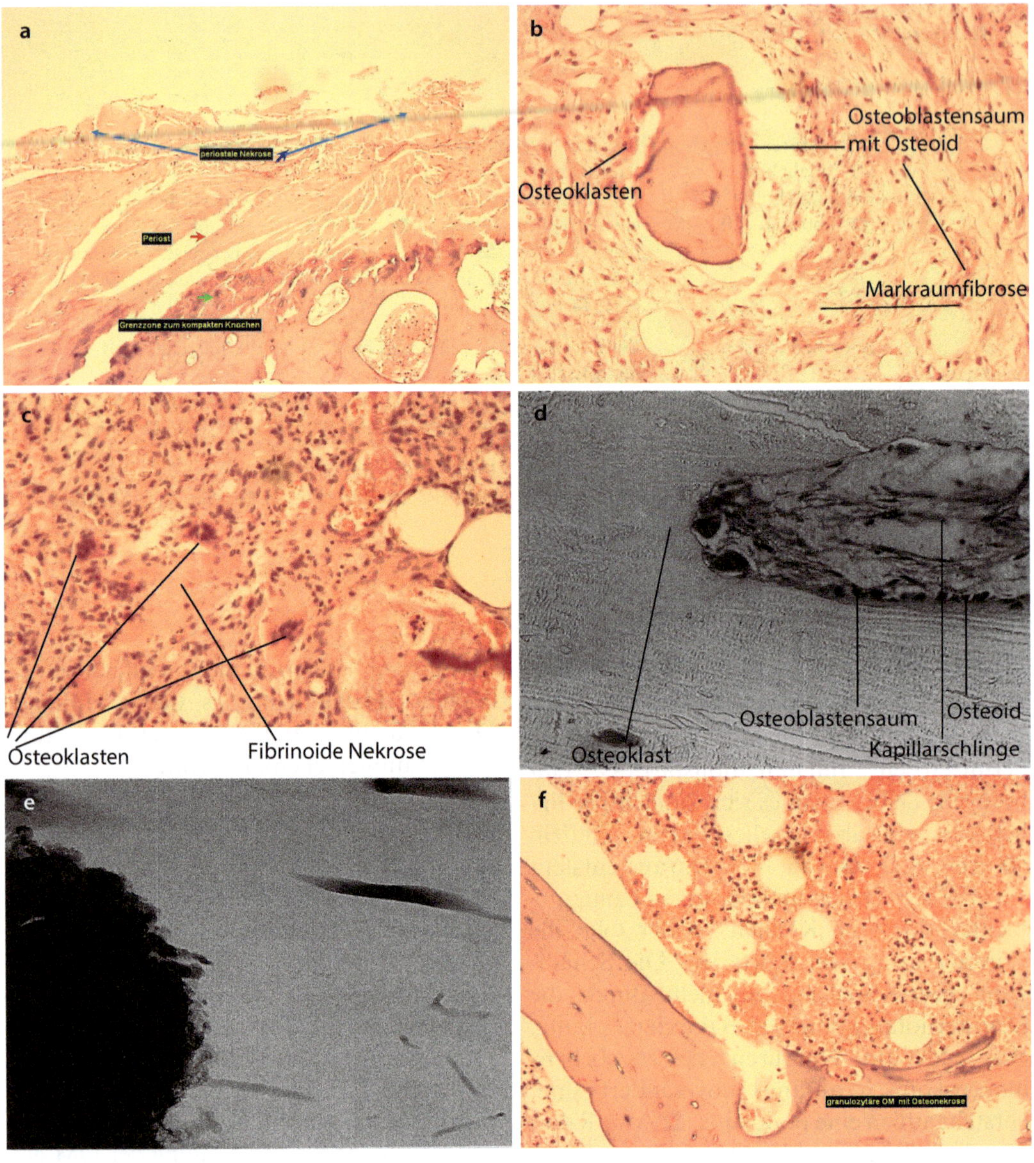

8

Abb. 8.4 a–f **Periostäre Nekrose. a** Das Periost am Ulkusgrund ist teils nekrotisch. Es stellt keine Barriere für die Bakterieninvasion dar. Der darunterliegende Knochen ist lichtmikroskopisch nicht verändert. **b** Vitales Spongiosabälkchen. Links hat der Abbau durch Osteoklasten begonnen. Rechts liegt ein breiter Osteoblastensaum mit gebildetem Osteoid vor. (Die Hohlräume um das Knochenbälkchen sind Folge des Schrumpfungsprozesses bei der Präparatherstellung.) Das umgebende Gewebe ist kapillarreiches Markraumgewebe im Rahmen des Knochenumbaus. **c** Knochennahe Markraumfibrose mit fibrinoider Nekrose, Osteoklasten und Kapillareinsprossung. **d** Umbaueinheit, „cutter cone", aus einer Restnekrose im Lamellenknochen einer klinisch und radiologisch geheilten Schaftfraktur. (aus Kessler und Schweiberer 1988). Derartige Umbaueinheiten sind Ausgang für zystische Knochenresorptionen. (Das Präparat ist aus aseptischen Verhältnissen; die Umbaueinheiten sind aber bei blandem und infiziertem Knochen gleich.) **e** Mikroradiografie aus aseptischen, unter einer Platte nicht geheilten Querfraktur im mittleren Femurdrittel. Man sieht einen flächenhaften Knochenabbau durch eine Osteoklastenfront, hier bei aseptischer Knochennekrose (Kessler und Schweiberer 1988). Die flächenhafte Knochenresorption verläuft prinzipiell unter septischen Bedingungen in gleicher Weise (Abb. 8.2b, CT, Abb. 8.31b). **f** Granulozytäre OM mit Osteonekrose (leere Osteozytenhöhlen). Florides Stadium mit zahlreichen Granulozyten. Keine Osteoblasten- bzw. Osteoklastenaktivität

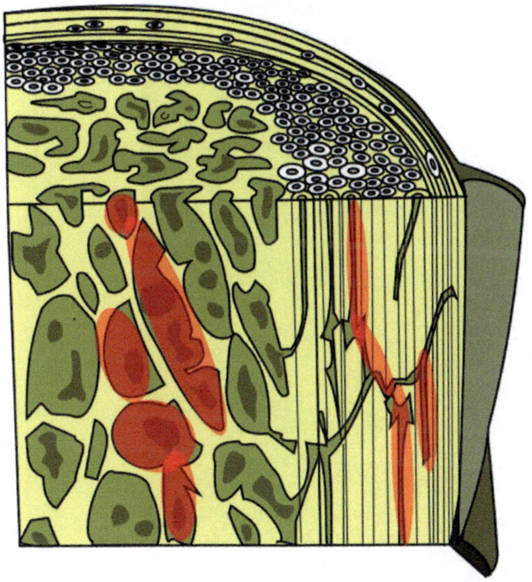

◘ Abb. 8.5 **Ausbreitung der Infektion in den Hohlräumen des Knochens.** Die Bakterien breiten sich in den Markräumen des Knochens bis in die Havers'schen Kanäle und die Cannaliculi aus. Dort sind sie für die zelluläre und humorale Abwehr sowie Antibiotika nicht erreichbar. Im spongiösen Knochen (links) findet sich wenig Knochenhartsubstanz und reichlich Weichgewebe (Knochenmark), wodurch bessere Möglichkeiten zur Infektabwehr gegeben ist. Im kompakten Knochen (rechts) überwiegt die Hartsubstanz mit der Folge einer geringen Infektabwehr

Der Knochenabbau kann so weit fortschreiten, dass Frakturen eintreten (◘ Abb. 8.3a, b). Die entstehenden Fragmente sind meist nicht durchblutet und werden ebenfalls nekrotisch (◘ Abb. 8.4f; ◘ Abb. 7.9) (DFO 3b, frakturierte infizierte Nekrosen). Frische und begrenzte Nekrosen können u.U. durch Resorption oder Absonderung über das Ulkus beseitigt werden. Bei ausgedehnten und bei alten Nekrosen ist Resorption nicht mehr möglich (◘ Abb. 7.9).

8.3.1.5 Aufrechterhaltung und Ausbreitung der Infektion im Knochen

> Die infizierten Nekrosen haben die Schlüsselstellung in der Aufrechterhaltung der OM, weil in ihnen die Bakterien von der zellulären und der humoralen Abwehr sowie von den Antibiotika nicht erreicht werden (Lew und Waldvogel 2004; Keel 2015). Andererseits streuen diese Bakterien in die Umgebung und halten damit die Infektion aufrecht.

Die DFO kann in einem Knochen eine Zeitlang stationär bleiben. Bei dem häufigen Befall des Metatarsalekopfes greift die OM nur selten auf den Schaft über. Begünstigend für die Ausbreitung wirken Bewegung und Belastung und ein schlechter Allgemeinzustand. Ein Beispiel dafür ist der Verlauf in ◘ Abb. 8.6. Im Vergleich zu den Weichteilen, z. B. den Sehnenscheiden, Muskellogen und Gelenkkapseln, erfolgt das Fortschreiten der Infektion im Knochen nur langsam, auch wenn das manchmal anders dargestellt wird (Garwood und Kim Paul 2015).

Das schlechte Ansprechen auf Antibiotika wird mit der Bildung von Biofilm erklärt (Diamantopoulos et al. 1998; Ciampolini und Harding 2000; Garwood und Kim Paul 2015). Man versteht darunter die Einhüllung von Bakterien in eine amorphe Matrix, in der diese vor zellulärer und humoraler Abwehr sowie vor Antibiotika geschützt werden (Lipsky et al. 2016; Embil und Trepman 2014; Manu et al. 2015). Die Vorstellung ist, dass nekrotischer Knochen und die Oberfläche von Implantaten die Bildung von Biofilm fördern. Die Biofilmhypothese erfreut sich großer Beliebtheit. Nach unserer Überzeugung erklärt das Konzept der keimdurchsetzten Nekrose die Zusammenhänge aber besser, weil die DFO regelmäßig nach korrekter Entfernung der Knochennekrosen überwunden wird.

Die Frage, ob von einer DFO eine Streuung in den Kreislauf mit Auslösung einer Sepsis erfolgen kann, ist nicht geklärt. Wir halten das Risiko für gering, wenn es sich um kleine Knochen handelt, weil nur wenig Bakterien eingestreut werden können. Bei einem großen Knochen, wie dem Pilon tibiale oder dem Calcaneus, ist die Wahrscheinlichkeit der Keimbelastung größer.

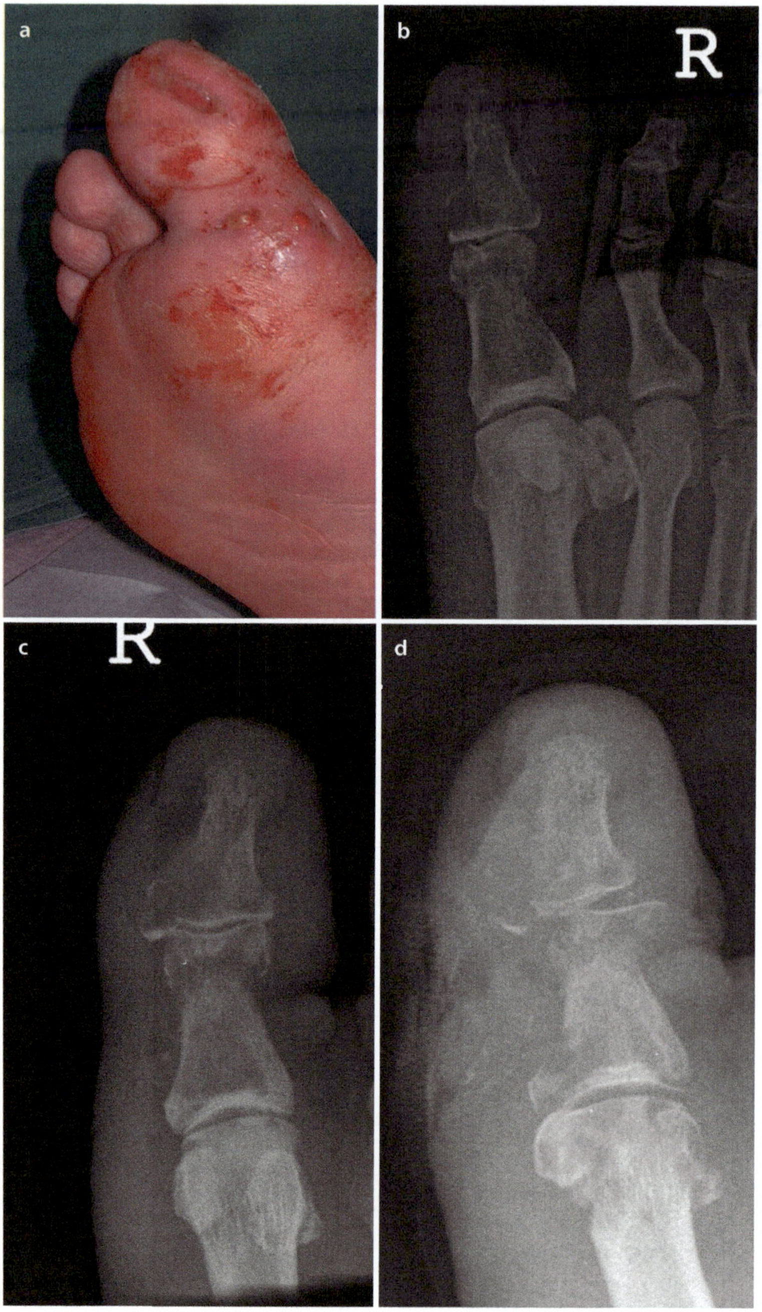

Abb. 8.6 a–d **Fortschreiten der Osteomyelitis bei Ablehnung der operativen Behandlung.** Der Patient stellte sich mit einer infektiös geschwollenen ersten Zehe vor. **a** Klinisch bestanden eine Rötung und mehrere Fisteln mit eitriger Sekretion. **b** Die RA bei der Erstuntersuchung zeigt eine Lysezone an der medialen Kondyle des Endglieds sowie eine Auflockerung der Knochenstruktur im Bereich des Kopfes des Grundglieds (**DFO 2**). Der Patient hat eine operative Behandlung abgelehnt. **c** Nach einer Woche hat die Osteolyse an der Endgliedbasis deutlich zugenommen. Ebenfalls Zunahme des Knochenverlustes am Grundgliedkopf. **d** Nach einer weiteren Woche fanden sich neben der Zunahme von Schwellung, Rötung und Eitersekretion auch ein weiterer Fortgang des Knochenabbaus, der auch im MT-Kopf deutlich erkennbar ist. Jetzt musste die Amputation des ersten Strahls vorgenommen werden

Die lokale und die allgemeine Bedeutung der DFO nimmt von den Zehengliedern über den Vorfuß, den Mittelfuß und den Rückfuß bis zur distalen Tibia erheblich zu.

8.3.1.6 Infektsanierung

Die spontane Heilung einer DFO ist möglich, wenn die Entwicklung noch nicht weit fortgeschritten ist. Am einfachsten geschieht das im vitalen spongiösen Knochen, der nach Wegfall des Ulkus auslösenden Drucks die Infektion überwinden kann. Knochennekrosen beschränkten Ausmaßes kann der Körper durch osteoklastische Aktivität eliminieren, größere kann er über eine spontane Abszessentleerung abstoßen. Das ist jedoch ein seltenes Ereignis. Grundsätzlich ist eine Infektsanierung an operative Entfernung der Nekrosen gebunden.

Spongiöser (trabekulärer) und kompakter (lamellelärer) Knochen reagieren auf die Infektionen in unterschiedlicher Weise. Im kompakten Knochen überwiegt die Hartsubstanz das Weichgewebe bei weitem, wodurch die Möglichkeiten zur spontanen Infektüberwindung sehr eingeschränkt sind. Im spongiösen Knochen dagegen ist der Weichteilanteil größer als die Hartsubstanz, weshalb das Potenzial der Granulozyten und der Makrophagen zur Überwindung der Infektion günstiger ist. Außer am Schaft der Metatarsalia gibt es am Fuß nur wenig kompakten Knochen, sodass die Heilungsbedingungen besser sind als beispielsweise am Tibiaschaft. Wenn die Bakterien im Knochen eliminiert sind, beginnt der Körper mit Knochenneubildung (Geflechtknochen) (◘ Abb. 8.4b, ◘ Abb. 8.11, ◘ Abb. 8.12) (Keel 2015).

8.3.1.7 Klinische Bedeutung der DFO

In der Medizin ist es üblich, die Dringlichkeit einer Erkrankung mit den Begriffen akut und chronisch zu beschreiben (▶ Kap. 6, Charcotfuß). Bei der DFO verstehen die Pathologen unter einer akuten OM eine solche mit neutrophilen Granulozyten (◘ Abb. 8.4f) und unter einer chronischen OM eine solche mit einem plasmazellulären Befall und Markfibrose (◘ Abb. 8.4c) (Keel 2015). Andere Autoren haben nach vier histologischen Mustern differenziert, aus denen jedoch keine therapeutische Relevanz erwächst (Cecilia-Matilla et al. 2013b). Auch wurde nach Zeiträumen differenziert, z. B. nach Ablauf von zwei, vier, sechs oder acht Wochen (Manu et al. 2015). Die zusätzliche Kategorie der „subakuten OM“ ist für die Zeit zwischen ein und drei Monaten vorgeschlagen worden (Cook und Sganga 2015). Alle Zeitvorschläge sind willkürlich und korrelieren nicht mit klinischen Gegebenheiten oder therapeutischen Erfordernissen.

Von klinischer Seite sollte man von einer akuten, oder besser dringlichen DFO sprechen, wenn kein Sekretabfluss vorliegt (◘ Abb. 8.7). Die Dringlichkeit ergibt sich nicht aus dem Knochen-, sondern dem Weichteilbefund. Von einer chronischen DFO kann gesprochen werden, wenn der Sekretabfluss über die Wunde oder eine Fistel gewährleistet ist (◘ Abb. 6.2a, ◘ Abb. 7.19, ◘ Abb. 8.8, ◘ Abb. 8.9).

Die klinische Bedeutung der chronischen, also drainierten DFO hängt davon ab, um welchen Knochen es sich handelt, wie weit der Infektionsprozess fortgeschritten ist (Stadium) und welche begleitenden Weichteilinfektionen vorliegen. Eine DFO an einem distalen Knochen ist grundsätzlich von geringerer Bedeutung als eine an einem proximalen. Der Verlust an einer oder zwei Zehenphalangen oder des Mittelfußkopfes (◘ Abb. 7.3f) bedingt eine geringere funktionelle Einbuße als der Verlust des Talus oder der distalen Tibia (◘ Abb. 8.29, ◘ Abb. 8.31). Deshalb sollte zur Diagnose „DFO“ neben dem Weichteilbefund immer auch der betroffene Knochen und das DFO-Stadium angegeben werden.

Zurück zur Frage, ob die DFO eine schwierig oder einfach zu behandelnde Erkrankung ist: Wie oft bei extremen Ansichten, liegt die richtige Antwort nicht in einem simplen „so oder so“. Ein Ödem im Zehenendglied kann nach Korrektur nach der Hammerzehe mit einer Tenotomie der Beugesehne ausheilen, auch ohne Antibiotika. Andererseits sind infizierte Nekrosen nur operativ zu sanieren. Darüber hinaus kann eine DFO mit umgebendem Weichteilabszess eine lebensbedrohliche

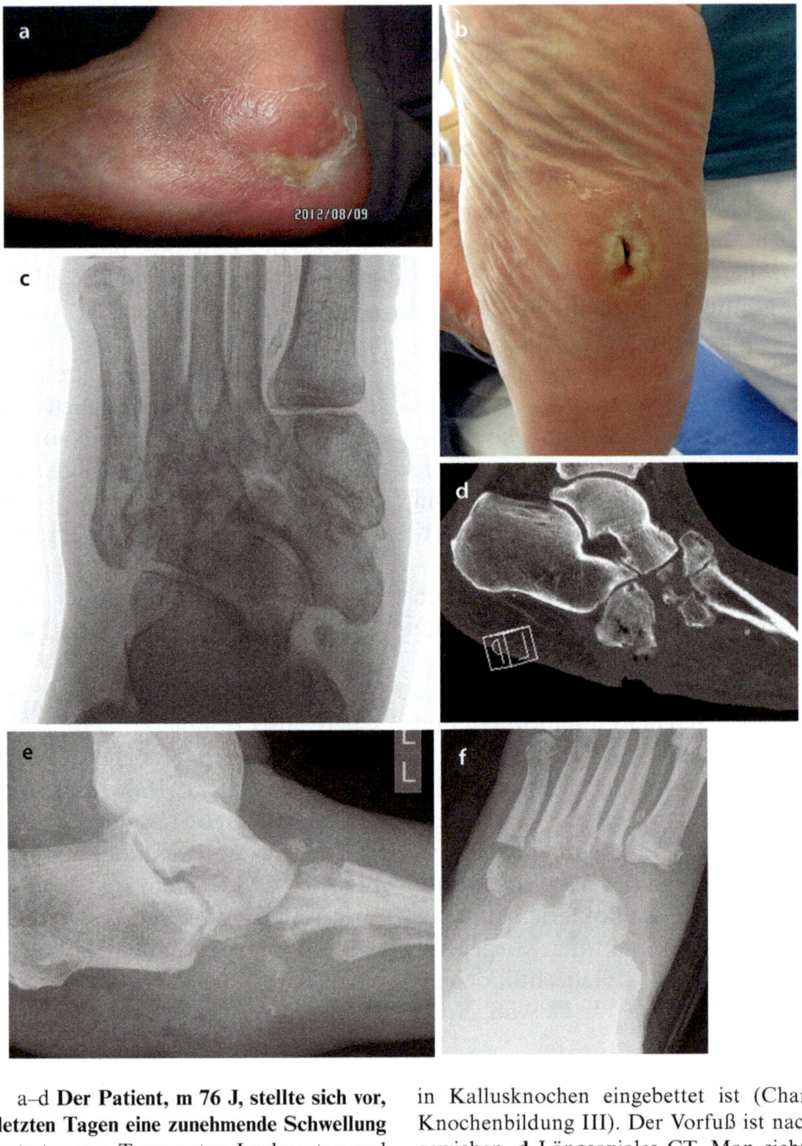

Abb. 8.7 a–d **Der Patient, m 76 J, stellte sich vor, weil in den letzten Tagen eine zunehmende Schwellung am Fuß aufgetreten war.** Temperatur, Leukozyten und CRP Wert waren erhöht (**pnF 6a**). **a** Abszessbildung unter dem linken Außenknöchel. **b** Das seit mehreren Monaten bestehende, charcotbedingte Ulkus am plantaren Mittelfuß zeigt eine unspezifische Schwellung. In der Tiefe des Ulkus ist Knochen zu sondieren. **c** Die RA in dp-Richtung zeigt eine Trümmerzone im Bereich der lateralen Keilbeine und dem Kuboid, die in Kallusknochen eingebettet ist (Charcotstadium: Knochenbildung III). Der Vorfuß ist nach lateral abgewichen. **d** Längsaxiales CT. Man sieht das infektauslösende Ulkus unter dem Kuboid. In diesem sowie an den angrenzenden Weichteilen sind Gasbläschen als Folge der bakteriellen Infektion zu erkennen (**DFO 2**, Infiltration und Arrosion, keine Nekrose). **e, f** Es erfolgte die Abszessausräumung mit Entfernung der kleinen Tarsalknochen. **g, h Infektsanierung an den Weichteilen in der lateralen und plantaren Ansicht**

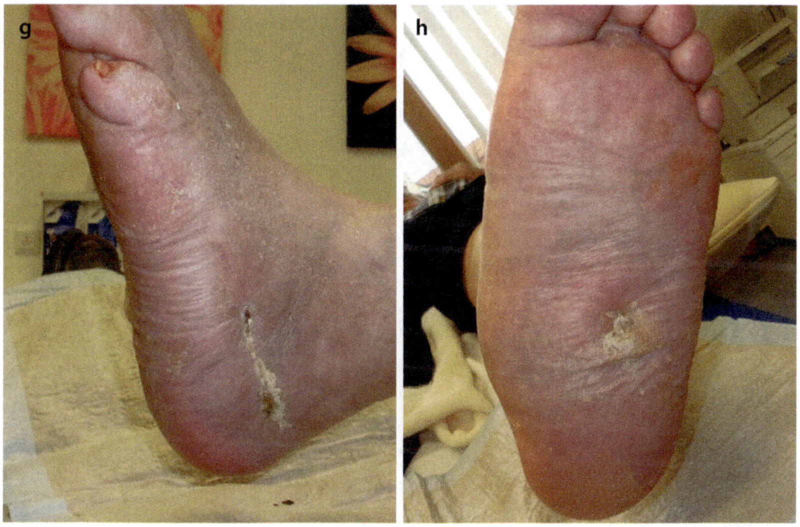

Abb. 8.7 (Fortsetzung)

Sepsis bedingen. Ein derartiger Befund ist nur operativ zu beherrschen. Die DFO reicht in ihrer Destruktivität nicht an die eines Malignoms, z. B. eines Osteosarkoms, heran und kann meist mit gezielter Behandlung saniert werden.

8.4 Diagnostik der DFO

8.4.1 Vorbemerkung

Sigurd Kessler und Christoph Volkering

Bei der Diagnostik zur DFO sollte von zwei Grundvoraussetzungen ausgegangen werden:

1. Infektionen an den Weichteilen (DFI) und den Knochen (DFO) kommen regelmäßig in Kombination vor, wobei das Ausmaß stark variiert. Die größere Gefährdung geht regelmäßig von der DFI aus (Aragon-Sanchez 2014; Wukich et al. 2016). Als Voraussetzung für eine erfolgreiche Therapie ist eine konsequente Differenzierung notwendig.
2. Eine DFO besteht immer, wenn Knochen des Fußes oder Sprunggelenks Kontakt zur Außenwelt haben. Die wesentliche Frage ist, welches DFO-Stadium vorliegt.

8.4.2 Klinische Diagnostik

Sigurd Kessler und Christoph Volkering

Wegen fehlender Definition und Stadieneinteilung konnten bislang keine schlüssigen Leitlinien zur Diagnostik erstellt werden. Abweichend von der bisherig üblichen Handhabung sollte eine DFO immer diagnostiziert werden, wenn Knochen über ein Ulkus oder eine Fistel Kontakt zur Außenwelt bzw. zu Bakterien hat. Neben der allgemeinen Diagnose DFO sind folgende Fragen wichtig:

1. Handelt es sich um eine DFO mit Infektverhalt oder mit Infektdrainage?
2. Welche Knochen sind betroffen?
3. Stadium und Ausdehnung der DFO?
4. Welche Weichteile sind beteiligt und in welchem Ausmaß?
5. Was sind die verursachenden Bakterien?

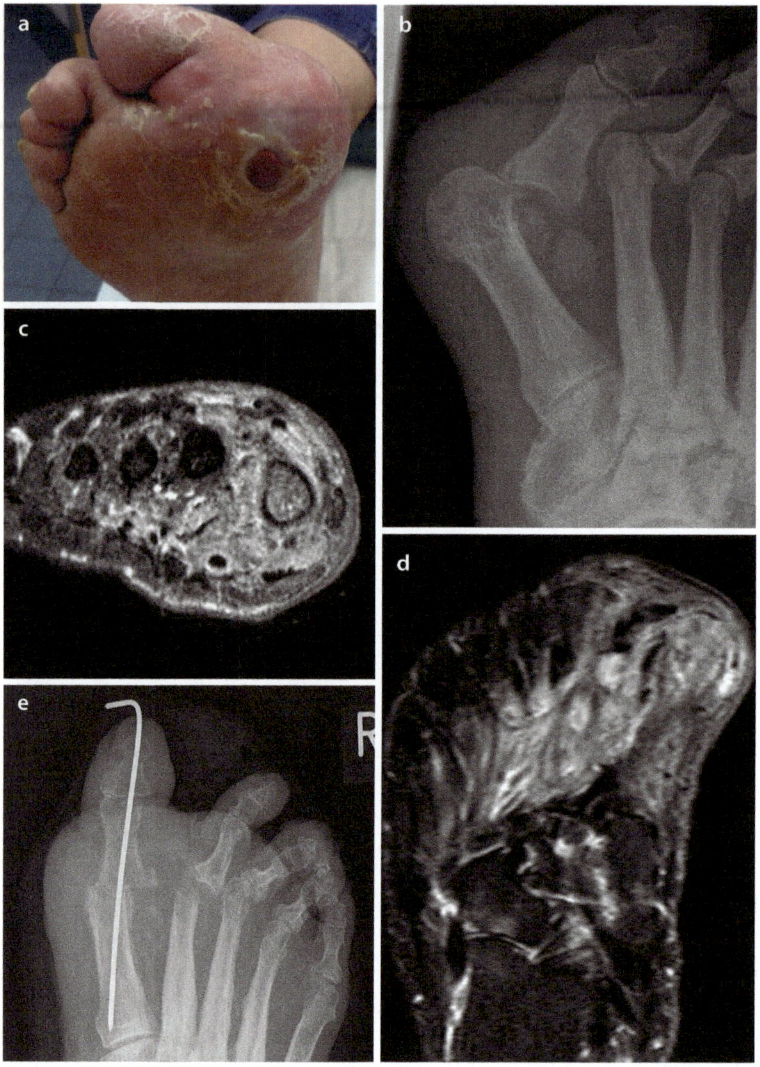

8

■ **Abb. 8.8** a–k **a** Es besteht ein extremer Hallux valgus mit stark prominentem MT-1-Kopf nach medial. Das resultierende Ulkus medial ist nicht auf dem Bild. Bei Krallenzehen und Valgusdeviation der Kleinzehen liegt ein Ulkus unter dem MT-2-Kopf vor. **b** Die RA zeigt die Luxation in den MTP-1- und -2-Gelenken. Es finden sich sehr kleine Gasbläschen medial des MT-1-Kopfes als Zeichen einer beginnenden eitrigen Einschmelzung des Weichgewebes. Außerdem bestehen kleine Gasbläschen im MT 1 Kopf entsprechend einer Osteomyelitis ohne Knochendestruktion (**DFO 1**). **c** Die axiale MRT-Aufnahme zeigt, dass sich das Ödem besonders in den plantaren Weichteilen nach lateral ausgebreitet hat. Deutlich erhöhte Signalintensität in der Markhöhle im MT-1 – entspricht Osteomyelitis – im Vergleich zur den Metatarsalia 2–5. **d** Horizontales MRT: Ein entzündliches Weichteilödem ohne Einschmelzung reicht vom Ulkus medial des MT-1-Kopf bis weit nach lateral. Entsprechend der RA besteht eine Osteomyelitis im Metatarsale-1-Kopf mit erhöhter Signalintensität in der Markhöhle im wassersensitiven PDw fatsat-Bild. **e** RA nach Resektion des MT-1- und -2-Kopfes und axialer Spickdrahtfixation des ersten Strahls. **f** Schema zu den Resektionsmöglichkeiten am Großzehengrundgelenk: am MTP-Kopf. Bei einem Ulkus am medialen MT-1-Kopf kann bei begrenzter Valgusstellung die mediale Prominenz (w) abgetragen werden. Bei ausgeprägter Valgusfehlstellung kommt bei Patienten mit PNP die Resektion der Grundgliedbasis (Keller-Brandes) (x) in Betracht. Wenn die Gelenkfläche des MT-Kopfes in begrenztem Umfang osteomyelitisch befallen ist, kann zusätzlich distal reseziert werden (y). Bei einer Destruktion des MT-1-Kopfes

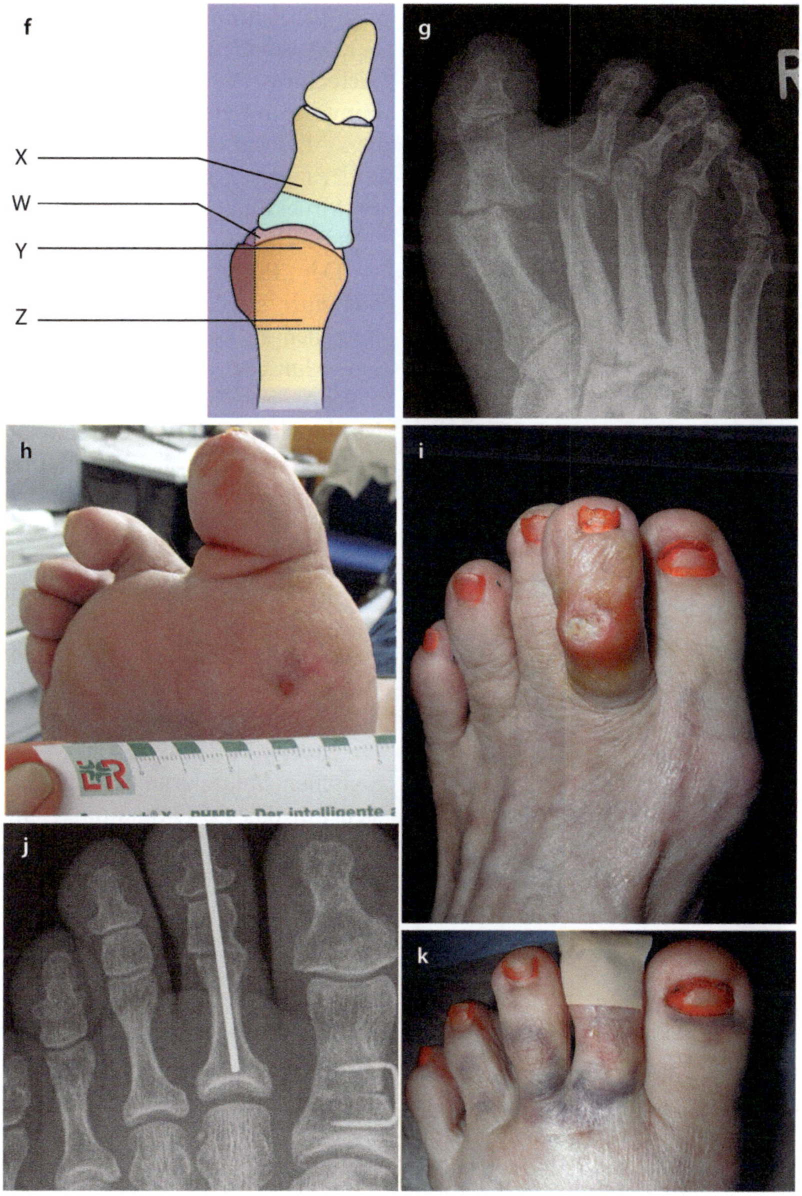

■ **Abb. 8.8** (Fortsetzung)

ist die vollständige Resektion (nach Hueter-Mayo) (z) indiziert. **g** RA nach Spickdrahtentfernung sechs Wochen postoperativ. **h** Nach sechs Wochen postoperativ sind die Ulzera nahezu verheilt und die Weichteile abgeschwollen. **i** Ulkus am PIPG bis auf den Knochen bei fixierter Hammerzehe. (In der RA sind keine Veränderungen im Knochen nachweisbar [**DFO 1**]). **j** RA nach Resektion der betroffenen Knochenanteile und PIP-Arthrodese. **k** Zum Zeitpunkt der Spickdrahtentfernung sind Ulkus und Op-Wunde verheilt

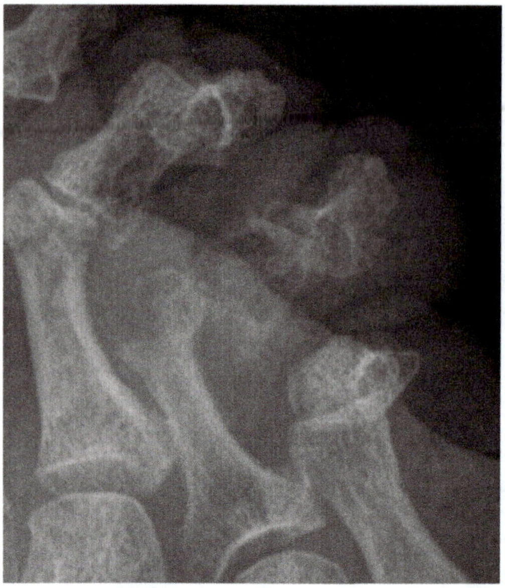

8

▪ **Abb. 8.9 Über ein Ulkus an der Streckseite des PIPG der vierten Zehe ist zu einer DFO im Grundgliedkopf und im Mittelglied gekommen.** Es bestehen fortgeschrittene Osteolysen sowie eine Valgusstellung der Zehe

8.4.2.1 DFO ohne vs. mit Drainage

Von klinischer Seite sollte von akuter oder dringlicher DFO gesprochen werden, wenn kein Sekret nach außen ablaufen kann (7.4d, f, ▪ Abb. 8.6a, ▪ Abb. 8.7a). Nach der umfassenden Klassifikation liegt entweder eine tiefe Infektion (**nF 4**) oder eine systemische Infektion (**nF 5**) vor. Die chronische DFO weist eine Sekretion über ein Ulkus oder eine Fistel auf und hat deshalb weniger Infektionszeichen. Aufgrund der klinischen Untersuchung einschließlich Sondierung lässt sich der betroffene Knochen vermuten (▪ Abb. 6.2a, ▪ Abb. 7.4, ▪ Abb. 7.10). Bisweilen ist der infiziert geschädigte Knochen in dem Ulkus zu sehen (▪ Abb. 7.19, ▪ Abb. 8.8). In der Umgebung einer DFO besteht immer eine Weichteilinfektion, deren Ausdehnung nicht immer von außen sicher zu beurteilen ist (▪ Abb. 7.15). Die Anamnese gibt wichtige Hinweise, wobei eine längere Vorgeschichte ein Indiz für infizierte Knochennekrosen ist. Ebenso spricht eine livide Verfärbung der Haut und eine fibröse Verdichtung des Gewebes dafür. Das exakte Ausmaß der Gewebeschädigung in der Tiefe muss durch ein MRT geklärt werden. Hinweise auf eine Allgemeininfektion wie Fieber, Tachypnoe, Tachykardie, Blutgasveränderungen, Bewusstseinseintrübung und Blutdruckunregelmäßigkeiten müssen ebenfalls beachtet werden (Lipsky et al. 2016).

Der „Probe to bone (PTB)-Test", bei dem mit einer sterilen Sonde versucht wird, den Knochen zu kontaktieren, gilt als der klassische klinische Test zur DFO (Grayson et al. 1995; Aragon-Sanchez 2014; Lavery et al. 2007; Mutluoglu et al. 2012). Die erstbeschreibenden Autoren haben hohe Werte für Sensitivität, Spezifität sowie die positiv und negativ prädiktiven Values gefunden. (Die Frage stellt sich allerdings, wie sind diese Werte gefunden worden; denn von den Autoren ist nicht angegeben worden, wie eine DFO nachgewiesen oder ausgeschlossen haben.) Nach o. a. Prinzip liegt eine DFO immer vor, wenn ein Knochen sicht- oder sondierbar ist. Wenn sich in der weiteren Diagnostik keine bildgebenden oder bakteriologischen Veränderungen ergeben, handelt es sich um das DFO-Stadium 1, Inflammation oder Infektion ohne makroskopische Veränderungen. Wenn man mit der topografischen Anatomie vertraut ist, kann man aus dem Sicht- bzw. dem Sondierungsbefund auf den betroffenen Knochen schließen.

8.4.2.2 Differenzialdiagnose

Zur DFO gibt es in der Praxis keine wesentlichen Differenzialdiagnosen. Osteolysen im Zusammenhang mit einem belastungsbedingten Ulkus kommen ansonsten nicht vor. Rein theoretisch wären Knochenerkrankungen mit aktivierter Osteoklastentätigkeit und Malignome zu erwägen. Der Zusammenhang mit PNP und Druckulkus ist das wesentliche Kriterium für eine DFO.

Es wird immer wieder behauptet, die Unterscheidung zwischen Charcotveränderungen und DFO sei schwierig. Dem können wir nicht zustimmen. Die Charcotfrakturen finden sich am häufigsten im Mittelfuß, selten im Rückfuß und Sprunggelenk und nur ausnahmsweise im Vorfuß. Die Haut ist in den ersten Stadien intakt, und es bestehen keine oder allenfalls geringe klinische und serologische Entzündungszeichen. In der Bildgebung finden sich die typischen Veränderungen nach spontaner, aseptischer Osteolyse, später gefolgt von Frakturen. Dagegen sind Osteomyelitiden als primäre Erkrankungen i. S. einer hämatogenen OM extrem selten. Wenn sie einmal vorkommen sollten, gehen sie mit einer raschen Zunahme der lokalen und allgemeinen Infektionszeichen einher. Nahezu immer gehen Osteomyelitiden auf ein Ulkus zurück.

8.4.3 Labordiagnostik bei DFO

Sigurd Kessler und Christoph Volkering

8.4.3.1 Blutwerte

Wenn man von der Bakteriologie absieht, gibt es keine Labordiagnostik – chemische, serologische oder zelluläre –, mit der eine DFO auszuschließen oder nachzuweisen wäre. Die üblichen Parameter zur Infektion wie CRP, Leukozyten, BSG aber auch Blutzucker (BZ) und Hb1c sind zu überprüfen (Manu et al. 2015; Lipsky et al. 2016). Deutlich erhöhte oder steigende Werte und instabiler BZ sind bei entsprechendem klinischen Befund am Fuß verdächtig auf Verhalt oder akute Infektion. Bei Vorliegen einer Fistel ist an tiefe Infektion zu denken. Bei chronischer DFO sind die Infektionswerte im Labor allenfalls geringgradig verändert. Bei einer ausgedehnten DFO in großen Knochen ist jedoch mit Laborveränderungen zu rechnen, wobei CRP ein sensitiver Laborparameter ist.

8.4.3.2 Bakteriologie

Bei einer DFO oder beim Verdacht entnehmen wir einen bakteriologischen Abstrich, insbesondere wenn eine Antibiotikabehandlung indiziert oder eine Operation geplant ist. Außerdem ist es wichtig, über multiresistente Keime informiert zu sein (Wrobel und Connolly 1998).

Den Abstrich entnehmen wir von der Oberfläche des Knochens, sofern diese nicht ausgetrocknet ist. Da in diesem Fall kein Bakterienwachstum zu erwarten ist, sollten die oberflächlichen Schichten mit einer Kürette oder einer Luer'schen Zange eröffnet werden. Von der Abstrichentnahme aus den Weichteilen wird abgeraten, weil in Weichteilen und Knochen unterschiedliche Keime vorliegen können (Senneville et al. 2006; Lipsky et al. 2016).

Einige Autoren empfehlen die perkutane Biopsie mit einer Hohlnadel anstelle des Abstrichs von der Knochenoberfläche (Pfaffenstein et al. 2015). Uns überzeugt dieses Vorgehen nicht, weil es zum einen aufwendig ist und zum anderen die Möglichkeit besteht, den Infektionsherd zu verfehlen.

Bei einem negativen bakteriologischen Ergebnis sollte man bei eindeutigem klinischem Befund nicht von einem Ausschluss der DFO ausgehen, sondern davon, dass aus technischen Gründen die Mikroorganismen nicht nachgewiesen worden sind.

8.4.3.3 Patho-Histologie

Die pathologisch-histologische Untersuchung wird zur Beurteilung der DFO immer wieder ins Spiel gebracht (Cecilia-Matilla et al. 2013a; Donegan et al. 2013; Keel 2015). Sie wird auch als „Goldstandard" angesehen. Zweifellos ist sie die Grundlage für das Verständnis der Pathogenese, denn ohne Knochennekrose würde sich die DFO nicht immer weiter fortsetzen. Im klinischen Alltag ist sie jedoch bei einiger Erfahrung mit der DFO nicht regelmäßig erforderlich, weil der infektiös veränderte Knochen in der Bildgebung und in der makroskopischen Ansicht zu erkennen ist. Es kommt hinzu, dass Pathologen gleiche Präparate sehr unterschiedlich beurteilen können (Meyr et al. 2011).

Bei Verdacht auf eine aseptische Knochenerkrankung, eine spezifische Infektion oder einen Tumor, ist die histologische Untersuchung unumgänglich.

8.4.4 Bildgebung bei der DFO

Axel Stäbler, Mathias Kaemmerer und Sigurd Kessler

8.4.4.1 Vorbemerkungen

Die bildgebenden Untersuchungen bei der Osteomyelitis am diabetischen Fuß (DFO, diabetic foot osteomyelitis) ergeben vielfach die wesentlichen diagnostischen Befunde für die einzuschlagende Therapie. Für die Beurteilung ist es wichtig, sich der Besonderheiten der DFO im Vergleich zu Osteomyelitiden an anderen Körperregionen bewusst zu sein. Diese liegen v. a. darin, dass es sich am Fuß um relativ kleine Knochen mit viel Spongiosa und wenig Kompakta handelt. Die Weichteildeckung ist besonders am Fußrücken eher dünn und enthält relativ wenig Muskulatur, die die Infektabwehr begünstigen könnte. Häufig entwickeln sich die Knocheninfektionen auf dem Boden von Vorschäden, die entweder Folge des peripher neuropathischen Fußes oder noch häufiger des Charcotfußes sind. In den meisten Fällen liegt neben der Knochen- auch eine Weichteilinfektion vor. Auch diese muss einer exakten Beurteilung unterzogen werden, weil über sie die Ausbreitung auf den Unter- und Oberschenkel bzw. auf den Gesamtorganismus erfolgt.

Die bildgebenden Untersuchungen geben Auskunft, welche Knochen befallen sind und welches Stadium vorliegt. Außerdem ist das Stadium, bakterielle Infiltration der Arrosion oder der Knochennekrose evtl. mit Knochenverlust zu entnehmen. Auch Sekundärveränderungen wie Frakturen und Fehlstellungen werden dargestellt.

8.4.4.2 Röntgenaufnahmen zur Osteomyelitis am diabetischen Fuß

Die Röntgenaufnahme (RA) zeigt selten Gasbläschen im Knochen als frühen Hinweis auf eine DFO (◘ Abb. 8.8b). Wenn sich Knochen überlagerungsfrei darstellen lassen, können Knochenresorptionen erkannt werden (◘ Abb. 7.3e, ◘ Abb. 8.2b, ◘ Abb. 8.6b–d, ◘ Abb. 8.9). Bei einer schweren Schädigung des Knochens verschwimmt die Struktur der Knochenbälkchen oder geht ganz verloren (◘ Abb. 7.9). Dies ist ein Hinweis auf eine Vitalitätsschädigung bzw. eine Knochennekrose.

Im Rahmen der Osteomyelitis kann der Knochen frakturieren. Die Fragmente werden meist durch die RA dargestellt (◘ Abb. 8.10). Es kann schwierig sein, zu entscheiden, ob die Fragmente vital sind oder nicht. Die erhaltene Bälkchenstruktur spricht eher für die Vitalität. Die Differenzialdiagnose zwischen Charcotfuß und Infektionen ist bisweilen schwierig (◘ Abb. 8.10). In der Regel muss dazu der klinische Befund hinzugezogen werden: Infektionszeichen wie Rötung, Schwellung und eitrige Sekretion bedeuten eine DFO, intakte Weichteile bei Schwellung ohne Rötung bedeuten ein Charcotfuß.

Fehlstellungen, die sich aufgrund des Knochenverlustes bei DFO ergeben, kommen ebenfalls zur Darstellung (◘ Abb. 8.9). Eine Knochenneubildung zeigt an, dass das aggressivste Stadium der DFO überschritten oder Infektfreiheit eingetreten ist (◘ Abb. 8.11). Nach Abklingen des Infektes kann es zu einer heterotopen oder hypertrophen Ossifikation kommen (◘ Abb. 8.12b, ◘ Abb. 8.13).

8.4.4.3 Computertomografie (CT)

Auch im CT werden unspezifische Reaktionen des Knochens auf den Reizzustand dargestellt wie die Knochenresorption

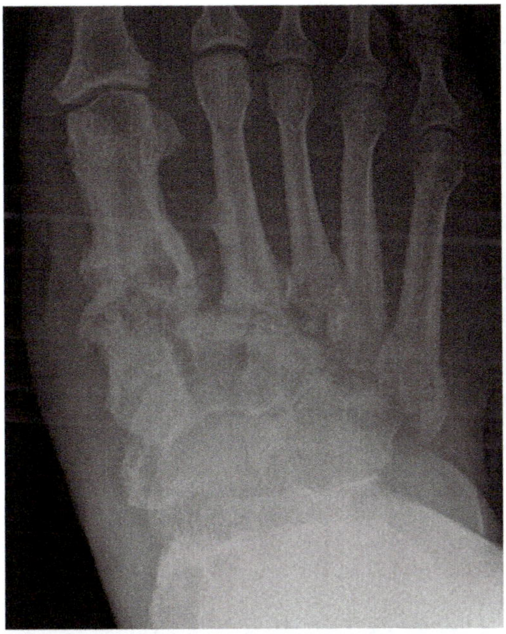

Abb. 8.10 An dem Fuß war es über ein mediales Ulkus zu einer Infektion der Gelenke der Lisfrancreihe gekommen, die sich tief sondieren lässt. Die Knochenbeteiligung ist an der Kleinfragmentierung und der reaktiven Knochenneubildung erkennbar (**DFO 3b**). Allein von der RA könnte man auch an einen Charcotfuß denken. Es ist möglich, dass unbemerkt ein Charcot bedingter Einbruch zuvor eingetreten war, der im weiteren Verlauf infiziert worden ist. Durch einen medialen und lateralen Zugang wurden die nekrotisch infizierten Knochen- und Knorpelanteile ausgeräumt, wonach die Infektion ausheilte

(Abb. 8.31b). Bisweilen wird intraossäres Gas dargestellt, dass die DFO beweist (Abb. 8.7d). Eine verminderte Strahlentransparenz im Vergleich zu den umgebenden Knochen ist ein Hinweis auf eine Vitalitätsschädigung oder Nekrose (Abb. 8.14, Abb. 8.15). Bei einer nachgewiesenen Osteomyelitis kann das CT den Verlauf der Fragmente und damit indirekt die Ausdehnung der Infektion darstellen (Abb. 8.16). Bei einer Wundinfektion mit darunterliegender Fraktur ist jedoch nicht zwangsläufig davon auszugehen, dass sie die gesamte Fraktur infiziert ist. Eine Trümmerzone kann im Einzelfall abgekapselt und infektfrei sein (Abb. 6.2c).

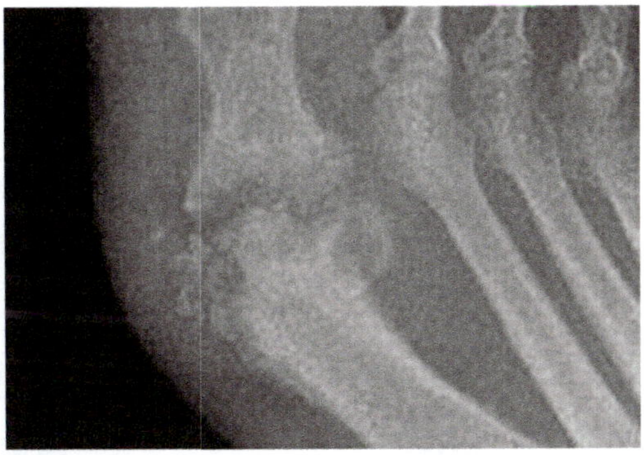

Abb. 8.11 m. 47 J. Der Patient hatte ein großes Ulkus plantar des MT-1-Kopfes, das am Rand unterminiert war. In der RA fortgeschrittene Destruktion am MT-1-Kopf und der Grundgliedbasis. Es besteht eine aktive Resorption, die sich über die gesamten Gelenksflächen erstreckt. Daneben besteht eine wolkige Knochenneubildung als Zeichen dafür, dass das aggressive Stadium der Infektion abgeklungen ist (**DFO 3b**)

8.4.4.4 Magnetresonanztomografie (MRT)

Das MRT ist das Verfahren zur eindeutigen Darstellung der durch Infektion geschädigten Strukturen. Die harmloseste Form der Knochenentzündung ist die begleitende Osteitis in Verbindung mit einem Ulkus (Abb. 8.1a) oder einer Weichteilinfektion (Abb. 7.14). Diese klingt ab, wenn das Ulkus oder Abszess saniert sind.

Bei komplexen Infektsituationen ist die Ausdehnung der Destruktion exakt festzulegen. Ebenfalls sind die Folgen wie Frakturen, Fehlstellungen und Abszedierungen zu unterscheiden (Abb. 7.15–7.17, Abb. 8.17, Abb. 8.32a).

Wesentlich ist neben der DFO, den Befall der Weichteile differenziert zu beurteilen (siehe ► Kap. 7, Abb. 7.13–7.17).

8.4.4.5 DFO bei charcotbedingtem Ulkus

Eine gewisse Herausforderung ist es, bei einem Charcoteinbruch zu klären, wie weit ein Knochen über dem Ulkus infiziert ist. Bei dem Patienten in Abb. 8.7 breitete sich von einem kleinen plantaren Ulkus eine abszedierende Infektion bis zum Außen-

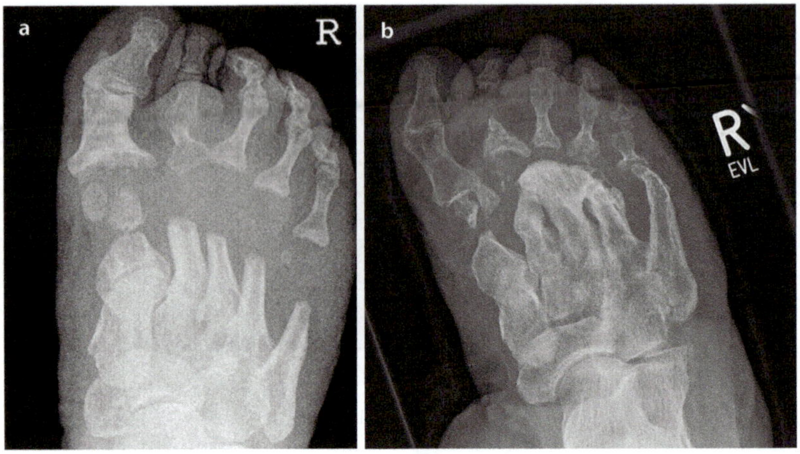

Abb. 8.12 a, b **a** Wegen destruierender Osteomyelitis (**DFO 3b**) an den Mittelfußköpfen wurde die panmetatarsale Resektion vorgenommen. **b** Heterotope Knochenneubildung an den Stümpfen der Metatarsalia 2–4, sowie in geringerem Ausmaß am MT-5. In diesem Fall hat der neugebildete Knochen keine Druckprobleme verursacht, sodass eine Entfernung nicht erforderlich war

8

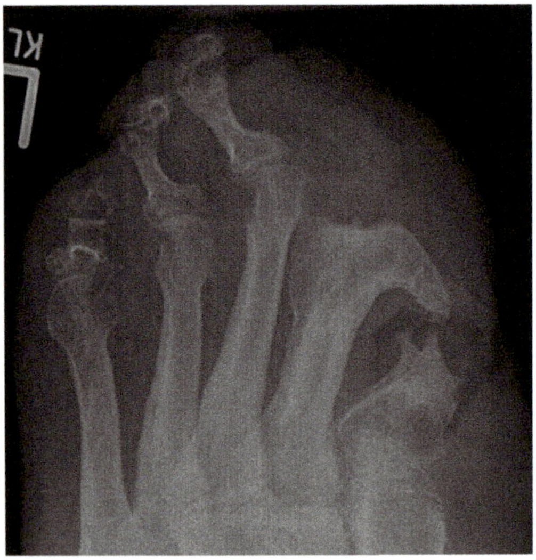

Abb. 8.13 **Hypertrophe Knochenneubildung.** Die große Knochenspange am MT-2 hat ein Druckulkus induziert, sodass sie reseziert wurde

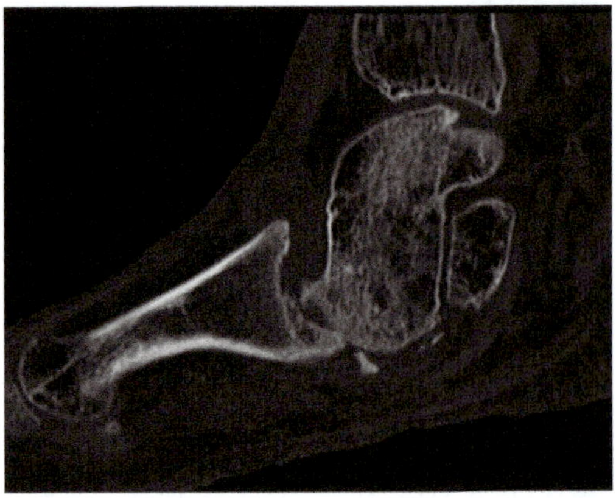

Abb. 8.14 **CT zu Abb. 7.9.** Im Talus und dem angrenzenden Sustentaculum tali finden sich zahlreiche große Resorptionshöhlen und in der distalen Tibia kleine Resorptionshöhlen. Die Knochenbälkchen des Talus sind weniger strahlentransparent als die der Tibia. Dies entspricht der intraoperativ bestätigten Talusnekrose

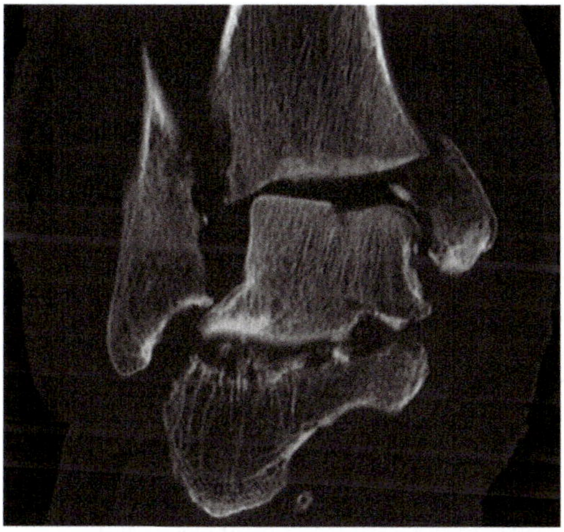

■ **Abb. 8.15** **Koronares CT durch das Sprunggelenk.** Es besteht eine Innenknöchelfraktur bei Subluxation des Talus. Die kraniale Fläche des Kalkaneus ist osteoklastisch arrodiert, sodass die Gelenkfläche fehlt. Am Talus findet sich an der kranialen Gelenkfläche eine kleine Frakturstufe und an der medialen Kante eine subchondrale Ablösung. Der gesamte Talus weist ein vermehrte Röntgendichte auf, die auf die Vitalitätsschädigung zurückzuführen ist, MRT siehe ■ Abb. 7.15. Die Vitalitätsschädigung ist eine Folge der Subluxation und der daraus resultierenden Unterbrechung der arteriellen Durchblutung

knöchel aus. Im CR fanden sich Knochendestruktionen an den lateralen Keilbeinen und dem Kuboid und geringere am Navikulare und medialem Keilbein (■ Abb. 8.7c). Vom Röntgenbefund war keine sichere Zuordnung zur charcot- oder infektionsbedingten Destruktion möglich. Im CT zeigten sich Gasbläschen u. a. im Kuboid (■ Abb. 8.7d). Wegen der Abszedierung war eine unmittelbare Operation erforderlich. Es zeigte sich, dass alle distalen Tarsalknochen von Eiter umspült waren und entfernt werden mussten (■ Abb. 8.7e, f). Im Anschluss heilten Abszess am Außenknöchel und Ulkus an der Fußsohle (■ Abb. 8.7g, h).

Bei einer DFO nach Charcoteinbruch mit Ulkus sind nicht notwendigerweise alle frakturierten Knochen bakteriell infiziert

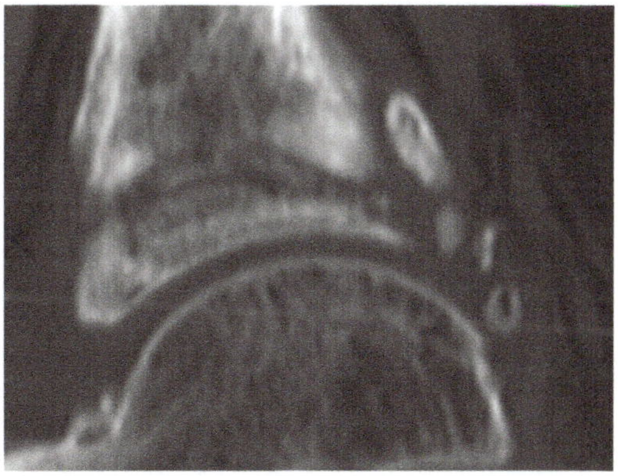

■ **Abb. 8.16** **w. 30 J.** Bei schlecht eingestelltem Blutzucker hatte die Patientin eine Osteoporose entwickelt. Es hat sich eine spontane, atypische, charcotbedingte SG-Fraktur eingestellt. Bei der Gelenkpunktion wurde trübe Gelenkflüssigkeit aspiriert. Im sagittalen CT-Schnitt erkennt man ein großes Gelenkfragment, bei dem wegen des fehlenden Kontakts zur Metaphyse und der Infektion V. a. Nekrose bestand, der sich intraoperativ bestätigt hat (**nF 6b**)

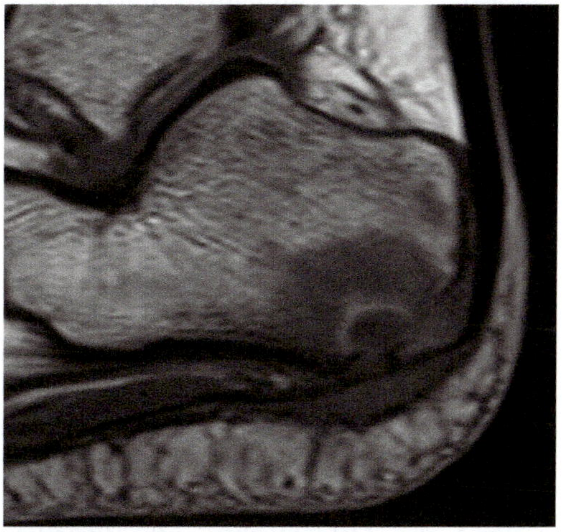

■ **Abb. 8.17** Infektiöse Knochenarrosion an der plantaren Kalkaneusprominenz mit umgebendem Knochenödem

(■ Abb. 6.2c). Ein MRT kann hilfreich sein. Bei gegebener Operationsindikation ist intraoperativ zu entscheiden, wie viel Knochen infiziert und damit débridiert werden muss.

8.5 Therapie der DFO

Sigurd Kessler und Christoph Volkering

8.5.1 Allgemeine Aspekte

8.5.1.1 Therapieziele

Die wichtigen Therapieziele sind: Amputationen vermeiden und die Heilungszeit verkürzen.

Dies erfolgt durch die Sanierung der Knocheninfektion, was in den Stadien 1 und 2 nicht-operativ erreicht werden kann.

Wenn Nekrosen vorliegen (**DFO 3**), sind die befallenen Knochenanteile chirurgisch zu entfernen.

8

Aufgrund eines infektionsbedingten Knochenverlustes kann es zu Fehlstellungen mit Gefahr von Rezidiven kommen. Diese müssen schuh-, orthopädietechnisch oder operativ korrigiert werden.

8.5.1.2 Grundlagen der Therapieentscheidung (Tab. 8.2)

Die wesentlichen Parameter sind das Stadium, die Lokalisation und die begleitenden Weichteilinfektionen, wenn man von den Begleiterkrankungen wie beispielsweise der pAVK absieht. Bei den Stadien ändert sich die Therapie, je nachdem ob ein Ödem, eine Arrosion oder Nekrosen vorliegen. Die Knochennekrosen stehen im Zentrum der Überlegungen, weil diese für den Fortbestand der Osteomyelitis verantwortlich sind.

Mit der Lokalisation geht die Größe der Knochen einher. Ein kleiner Knochen, wie das Zehenendglied, bietet andere Bedingungen als der Kalkaneus. Eine Weichteildeckung mit guter Blutversorgung, besonders Muskulatur, begünstigt die Überwindung der Infektion. Ein großer Knorpelüberzug wie am Talus und den Keilbeinen schränkt die Infektabwehr ein. Im spongiösen Knochen ist die Infektabwehr besser als im kortikalen.

Tab. 8.2 Grundlagen für die Therapieentscheidung bei DFO

Größe	Mit der Größe der Knochen nimmt die funktionelle Bedeutung zu. Am Zehenendglied entscheidet man sich leichter zu einer Entfernung als am Talus.
Lage	- Funktionelle, mechanische Bedeutung der KnochenBei einem Knochen mit einem Sehnenansatz ist zu entscheiden, wie der Funktionsverlust auszugleichen ist. - Weichteilbedeckung, Muskeldeckung?
Stadium der DFO	Siehe Tab. 8.1
Allgemeinzustand, Lebenserwartung	Je besser der Allgemeinzustand ist, umso eher kann eine körperlich belastende bzw. lang dauernde Behandlung gerechtfertigt werden.
Begleiterkrankungen (pAVK, Nieren, Leber, Herz), mentaler Zustand, Befähigung zur Nachbehandlung	Je stärker die Einschränkungen, umso mehr ist eine kurze Therapie, Resektion oder Amputation sinnvoll.

Schließlich ist die begleitende Weichteilinfektion zu berücksichtigen. Diese kann gering, aber auch sehr ausgedehnt sein und kann in diesem Fall eine größere Bedeutung haben als die DFO. Wenn ein Verhalt bzw. ein Abszess vorliegt, besteht die Indikation zur zeitnahen Entlastung (▶ Kap. 7).

- **Therapieoptionen**

Es stehen mehrere Prinzipien der Behandlung zur Verfügung. Das wirksamste ist die Entfernung des infizierten Knochens. Diese ist speziell für das **DFO-Stadium 3**, infizierte Nekrose, vorgesehen. Es wird behauptet, dass mit einer Operation eine Verlängerung der Behandlungszeit und der Hospitalisation sowie eine Einschränkung der Biomechanik einhergeht (Lipsky et al. 2012; Manu et al. 2015). Das trifft nicht zu. Richtig ist, bei korrekter Indikation und Operationstechnik wird die ursächliche Knochennekrose entfernt und damit die Heilung überhaupt erst möglich und die Heilungszeit erheblich verkürzt.

Für frühe Stadien ist die Entlastung vorgesehen, die als äußere Entlastung, Gehen an Gehstöcken oder schuhtechnische Reposition einer Fehlstellung, erreicht werden kann. Sie kann aber auch durch eine innere Entlastung erfolgen, z. B. durch Tenotomie oder Resektion einer Knochenprominenz. Mit der Entlastung kann sich das Ulkus schließen, wodurch der wesentliche therapeutische Beitrag zur Sanierung des Knochens geleistet wird.

Außerdem können im Rahmen einer Operation Fehlstellungen, die für Ulzeration und Infektion verantwortlich sind, beseitigt werden (z. B. ◘ Abb. 8.8e), sodass gleichzeitig eine Rezidivprophylaxe betrieben wird.

Stadien-abhängige Therapie bedeutet im Grundsatz, bei einem Ödem mit eventueller bakterieller Infiltration (**DFO 1**) und bei einer Arrosion (**DFO 2**) das nicht-operative Vorgehen zu wählen. Bei ausbleibender Heilung und im **DFO-Stadium 3** mit Nekrosen ist üblicherweise das operative Vorgehen erforderlich.

8.5.1.3 Nomenklatur

Der Ausdruck „konservativ" von lateinisch „conservare" = „erhalten" wird in Literatur und Praxis unterschiedlich verwendet. Meist wird er im Sinne von „nicht-operativ", aber auch im Sinne von „Gliedmaßen erhaltend" verwendet. Danach kann eine konservative Therapie auch mit operativen Methoden erfolgen durch Resektion, Arthrodese oder Osteotomie mit Erhalt des Fußes (Aragon-Sanchez 2014). Eine nicht-operative oder nonoperative Therapie kann durch Medikamente, durch orthopädietechnische oder durch Physiotherapie erfolgen.

Unter Amputation oder Ablation versteht man die Entfernung eines Teils der Gliedmaße mit allen Gewebestrukturen. Amputiert werden können Zehen, Füße oder Beine. Den in Deutschland verbreiteten Ausdruck „innere Amputation" verwenden wir nicht, sondern gebrauchen den internationalen Gepflogenheiten entsprechend die Bezeichnungen „Resektion", (z. B. panmetatarsale Resektion) oder „Arthroplastik" (Johnson und Anderson 2010; Johnson et al. 2013).

8.5.2 Nonoperative Verfahren

8.5.2.1 Antibiotikatherapie

Johnson et al. stellen fest: „Eine etablierte Osteomyelitis kann an bestimmten Regionen durch ein antibiotisches Regime unterdrückt, aber selten ohne Chirurgie eradiziert werden" (Johnson et al. 2013). Noch konsequenter lässt sich formulieren: Eine DFO ohne Nekrosen und ohne umgebende Weichteilinfektion kann saniert werden, wenn die das Ulkus auslösende Fehlstellung korrigiert wird. Wenn eine DFO mit Nekrose und umgebender Weichteilinfektion vorliegt, ist die operative Nekroseausräumung in Kombination mit einer Antibiose erforderlich.

Die Behandlung beginnt mit einer kalkulierten Antibiose gegen die häufigsten Keime, Staphylokokken und gramnegative Erreger, z. B. Clindamycin und Ciprofloxacin. Nach Vorliegen des Antibiogramms wird ggf. umgestellt. Bei Allgemeininfektionen ist das Antibiotikaregime mit den Diabetologen, Bakteriologen, Infektiologen, Intensivmedizinern u. a. abzustimmen (Manu et al. 2015).

Eine Begrenzung auf 4–6 Wochen wird empfohlen (Manu et al. 2015; Hochlenert et al. 2014; Embil und Trepman E 2014; Peters und Lipsky 2014; Tone et al. 2015). Unser Konzept ist es, frühzeitig nach einem Verhalt oder einer infizierten Nekrose zu suchen, wenn unter Antibiose die Infektzeichen nicht zurückgehen. Nach der sorgfältigen operativen Infektausräumung beenden wir die Antibiotikagabe, wenn Infektionszeichen im klinischen Befund und im Labor abgeklungen sind. Wichtiges Ziel ist die Vermeidung von Resistenzen und von antibiotikabedingten Komplikationen wie Nephropathie und pseudomembranöse Colitis (Tone et al. 2015; Manu et al. 2015) (▣ Tab. 8.3).

▣ Tab. 8.3 Therapieziele bei der Osteomyelitis am diabetischen Fuß

Eliminierung der Bakterien aus dem Knochen	
Verkürzung der Heilungszeit	
Erhalt von funktionell wichtigen Strukturen, soweit möglich	
Vermeidung von	- Langzeitantibiose, - Resistenzentwicklung - antibiotikabedingten Komplikationen wie pseudomembranöser Colitis und Nephropathie,
Rezidivfreiheit durch	- Beseitigung der Druckspitzen - Stellungskorrektur
Sanierung der WTI	
Verschluss der Wunden	
Physiotherapeutische Instruktionen zum Gebrauch der Orthosen	

Die Möglichkeit der Antibiotikabehandlung für alle Zustände der DFO wird immer wieder behauptet (Jeffcoate und Lipsky 2004; Lazaro-Martinez et al. 2014). Die Qualität der Daten zur Unterstützung der alleinigen medikamentösen Behandlung sind aber „inkonsistent und unsicher" (Johnson et al. 2013). Bereits vor 20 Jahren wurde darauf hingewiesen, dass es zahlreiche Fälle gibt, in denen die chirurgische Behandlung unumgänglich ist (Eneroth et al. 1997; Eneroth et al. 1999). Das Argument, die medikamentöse Behandlung sei kostengünstiger als die chirurgische, geht nur von der Einzelmaßnahme aus (Lipsky et al. 2016; Senneville 2014). Denn wenn eine Antibiotikabehandlung aufgrund des fortgeschrittenen Stadiums wirkungslos ist – und das ist sie immer bei fortgeschrittener OM -, ist diese wesentlich teurer als ein sachgerecht durchgeführter chirurgischer Eingriff, insbesondere wenn man Nebenkosten wie den Arbeitsausfall und soziale Isolierung berücksichtigt.

8.5.2.2 Schuh- und Orthopädietechnik

Die nonoperative Therapie ist nicht der Gegensatz zur operativen, vielmehr ist sie die Therapieform für eine DFO ohne Nekrosen (Wukich et al. 2016). Die frühen Stadien werden häufig nicht als Osteomyelitis wahrgenommen, sodass deren Heilung etwa nach Korrektur einer Hammerzehe unbemerkt erfolgt (▣ Abb. 5.7a, ▣ Abb. 5.9, ▣ Abb. 5.13, ▣ Abb. 6.50, ▣ Abb. 6.51). Eine begrenzte Zahl von Bakterien kann im spongiösen Knochen eliminiert werden, wenn der Ulkus-auslösende Druck beseitigt und die Haut über dem Knochen wieder verschlossen ist.

Erreicht wird das durch Entlastung des Fußes oder durch die Korrektur von Fehlstellungen. An schuh- und orthopädietechnischen Maßnahmen kommen Orthosen, reponierende diabetesadaptierte Fußbettungen und Fersenfassungen in Betracht. Eine Antibiose ist in diesen Stadien nicht in jedem Fall erforderlich, besonders wenn die Weichteile nicht infiziert sind.

8.5.3 Operative Verfahren

8.5.3.1 Allgemeine Aspekte

In der Literatur zur operativen Behandlung der DFO gibt es Unterschiede, die auf den ersten Blick als eklatante Widersprüche erscheinen. Dalla Paola et al. berichten über 30 Heilungen bei 33 Patienten mit DFO beim Charcotfuß (bei drei Todesfällen unabhängig von der DFO) (Dalla Paola et al. 2016). Eine Amputation war nicht erforderlich. Wukich et al. berichten dagegen in einer sehr sorgfältig analysierten Studie mit 255 Patienten mit DFO von 45 % Minor- und 16 % Majoramputationen (Wukich et al. 2016). Weshalb waren in der einen Studie keine und in der anderen mehrere Amputationen erforderlich?

Die wichtige Gemeinsamkeit: Beide Studien bestätigen, dass eine operative Behandlung der DFO erfolgreich sein kann. Die Kohorte der letztgenannten Studie stammt aus einem Hospital der Maximalversorgung (Tertiäres Zentrum) in Pittsburgh, in welches überwiegend Patienten mit fortgeschrittenen Stadien überwiesen werden. Entsprechend sind nur Patienten mit tiefen oder systemischen Infektionen (also auch der Weichteile) eingeschlossen worden, während in der erst erwähnten Studie die DFI ein Ausschlusskriterium war. Das unterschiedliche Ergebnis erklärt sich also aus den unterschiedlichen Stadien der zugrundeliegenden Patienten.

8.5.3.2 Chirurgisches Vorgehen

Die operative Behandlung der DFO besteht im Wesentlichen in der Entfernung der infizierten Nekrosen. Prinzipiell davon zu trennen ist der Teil der Operationen, die in den Frühstadien sich auf die Stellungskorrektur beziehen, siehe ► Kap. 5. Eine korrekte Nekroseabtragung muss radikal ähnlich wie beim Tumor ohne Rücksicht auf die funktionelle Bedeutung der geschädigten Knochen erfolgen (Aragon-Sanchez 2014; Borens 2016; Johnson et al. 2013, Kessler et al. 2009)

> Es gilt: „Infektsanierung geht vor Erhalt der Strukturen der Funktion!“

Der nach makroskopischem Befund osteomyelitisch veränderte Knochen ist vollständig zu entfernen. Bisweilen sind mehrere Knochen zu entfernen, z. B. an den kleinen Fußwurzelknochen (◘ Abb. 8.7, ◘ Abb. 8.18). Ein typischer Fehler ist, ein sequestriertes Fragment wie den MT-Kopf zu exstirpieren, aber geschädigte Schaftanteile zu belassen. Das ist die Voraussetzung für die ausbleibende Infektheilung, die als „Beweis“ angeführt wird, dass die DFO nicht durch eine Operation zu heilen sei.

> Ein Fehler im chirurgischen Vorgehen ist kein Argument gegen das operative Verfahren!

Häufig lassen sich im Rahmen einer Débridierungsoperation nicht alle Nekrosen entfernen, sodass Folgedébridements erforderlich sind. Zur besseren Erkennung der Nekrosen und zur Reduktion der Bakterienlast hat sich die Jetlavage bewährt. Wenn alle erkennbaren infizierten Nekrosen entfernt sind, wird die NPWT eingesetzt (► Kap. 7).

- **Zehen und Metatarsalia**

Bei Destruktion oder Nekrose an den Zehenknochen (**DFO 3**) besteht im Zusammenhang mit der WTI die Indikation zur Resektion oft in Kombination mit einer Spickdrahtfixation (◘ Abb. 8.8) oder Amputation (◘ Abb. 8.2b, c, ◘ Abb. 8.9).

Am MT-1-Kopf können begrenzte (◘ Abb. 8.11) und ausgedehnte Destruktionen vorliegen (◘ Abb. 8.19) (Giurini et al. 2010; Bofelli et al. 2015). Die wichtige Frage ist: wie viel Knochen muss entfernt werden? Die Antwort: Der gesamte infizierte Knochen. (◘ Abb. 8.19c, d) (Aragon-Sanchez 2014; Kowalski et al. 2011). Man erkennt diesen an der unregelmäßig strukturierten Oberfläche und am aufgequollenen, geschädigten Periost. Die Absetzung erfolgt

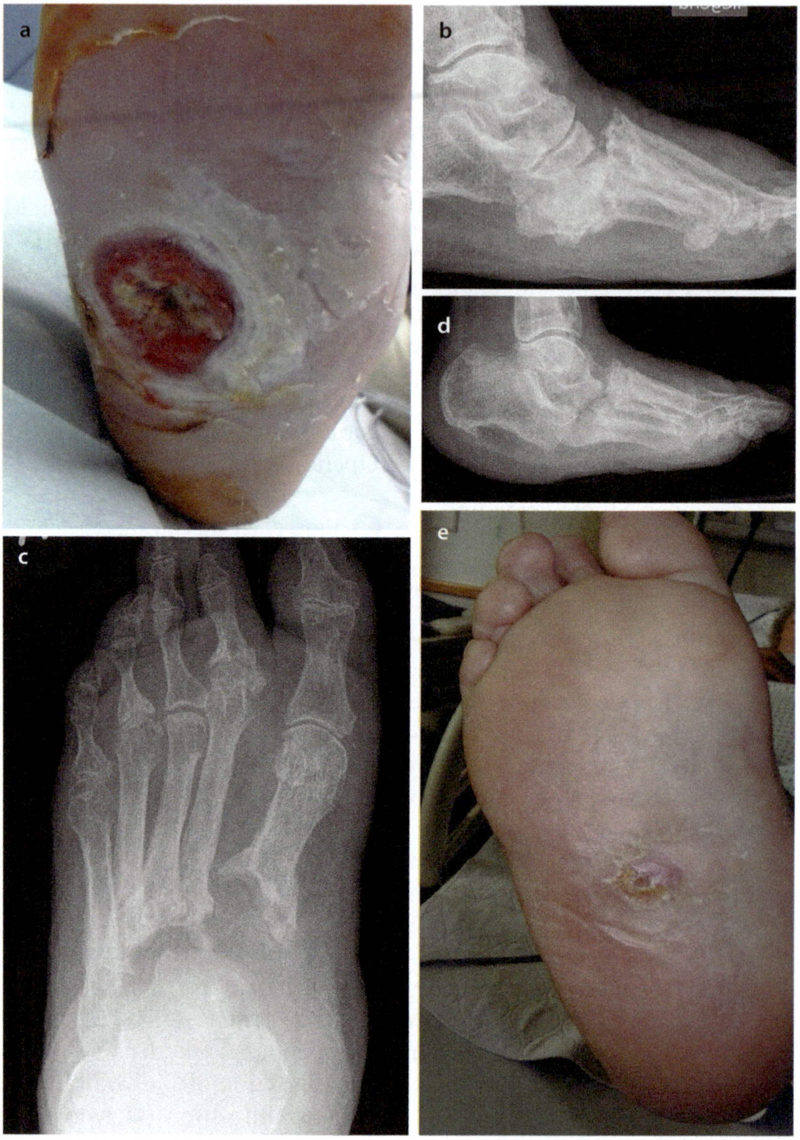

8

Abb. 8.18 a–e **w 72 J.** **a** Bei bekanntem Charcoteinbruch im Mittelfuß ist es im letzten Monat zu einer erheblichen Vergrößerung des Ulkus gekommen. Das Zentrum des Ulkus ist mit fibrinös-nekrotischem Material belegt. Das Kuboid ist dort zu sondieren. **b** Charcot-bedingter Einbruch im Lisfrancgelenk. Das Kuboid drückt auf die Fußsohle. **c** und **d** Befund nach Entfernung der distalen Tarsalknochen. **e** Das Ulkus ist vier Monate postoperativ ohne plastisch chirurgische Maßnahme geheilt

im makroskopisch gesund erscheinenden Knochen.

Die Mittelfußköpfe der mittleren Strahlen sind häufig Sitz einer OM mit Nekrose (Abb. 7.3e). Bisweilen sind alle fünf MT-Köpfe infektiös destruiert, sodass sie i. S. einer panmetatarsalen Resektion entfernt werden müssen (Abb. 8.12a) (Giurini et al. 1993; Koller und Fiedler 2009; Baumgartner 2011; Armstrong et al. 2012; Faglia et al. 2013; Johnson et al. 2013; Abben und Boffelli 2015). Die Absetzung im gesunden

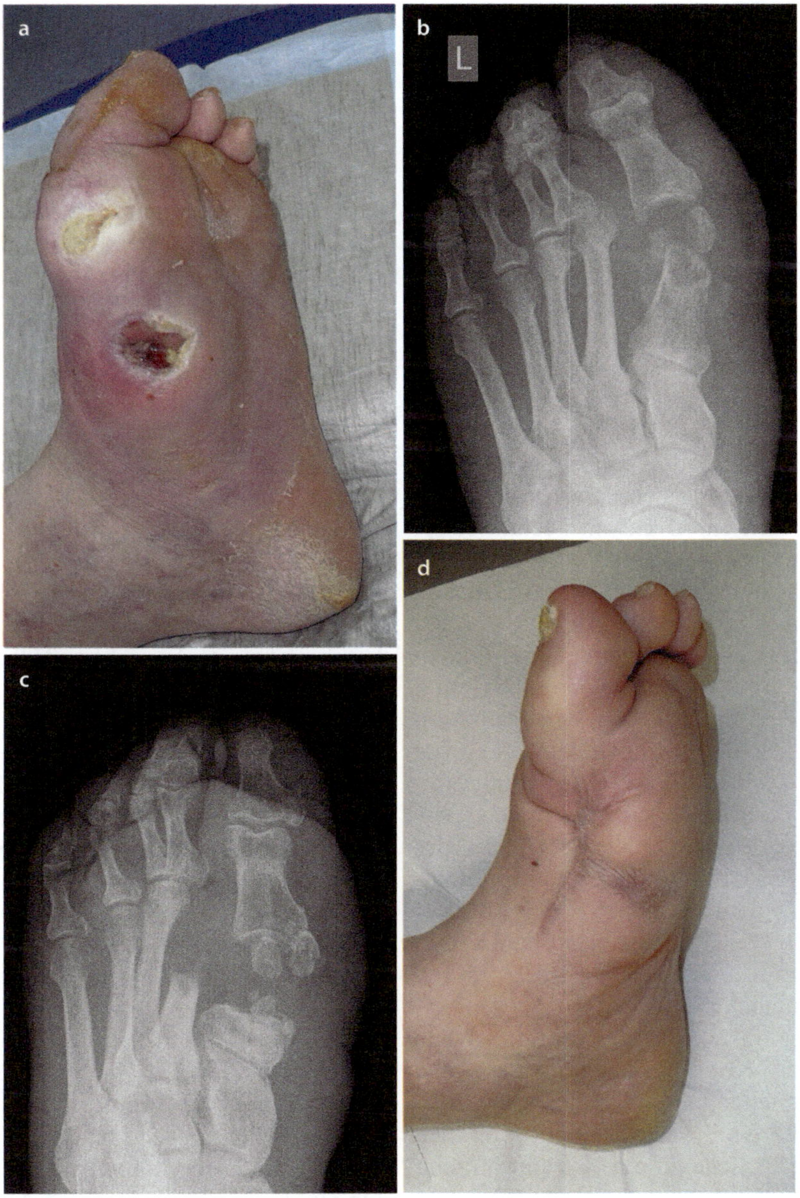

Abb. 8.19 a–d **a** Voroperierte Knochen-Weichteil-Infektion im Bereich des MT-1-Kopfes. Es bestehen zwei tiefe, infizierte Wunden auf Höhe des Grundgelenks und eine am Stumpfende des MFK 1. Aus der proximalen Wunde kann eitriges Sekret exprimiert werden. **b** RA bei Aufnahme: Z. n. Resektion der MT-1-Kopfes. Bei Entmineralisierung des MT-1-Stumpfes und der Sesambeine ist der Resektionsrand des MT-1 röntgendichter, weshalb der V. a. Knochennekrose an dieser Stelle besteht (**DFO 2**). Luxation im Grundgelenk 2. Nach Resektion wurde am Stumpf Knochennekrosen und die Luxation im MTPG 2 belassen wodurch die Infektion aufrechterhalten wurde. **c** RA nach Nachsekretion am MT 1 und Kopfresektion am MT 2 und wiederholtem, ausgiebigem Weichteildébridement. **d** Infektfreie Weichteile vier Monate nach der Revisionsoperation. Die Einlagenversorgung mit Stützung des Längsgewölbes ist erforderlich, um ein Ulkus am Stumpf des MT 1 zu verhüten

Knochen muss in der Weise erfolgen, dass durch Knochenkanten keine Druckstellen hervorgerufen werden. (▶ Kap. 5). Nach Abklingen der Infektion stellt sich eine straffe Faserbildung ein, durch die die Zehen in Position gehalten werden.

Wenn ein MT-Kopf entfernt worden ist, kann es ein Rezidiv der DFO im strengen Sinne nicht geben. Es ist jedoch möglich, dass eine DFO fortbesteht, wenn der infizierte Knochen nicht zur Gänze entfernt worden ist. Möglich ist auch, dass sich an den Nachbarknochen ein Ulkus und danach eine DFO entwickelt („Transferulkus"). Auf eine ulkusauslösende Fehlstellung sollte deshalb rechtzeitig geachtet werden. Außerdem kann sich ein Ulkus an Metatarsalestümpfen entwickeln, wenn die Absetzung zu weit distal oder mit einer plantaren Kante vorgenommen worden ist.

Wenn der MT-1-Kopf mit angrenzendem Schaft entfernt worden ist, muss beachtet werden, dass sich der Fuß in eine Pronation begibt, sodass der Stumpf des Metatarsale ein Ulkus auslösen kann. Eine schräge Resektion am Metatarsale verringert das Ulkusrisiko. Es wird auch der Ersatz des MT-1-Kopfes durch einen antibiotikahaltigen Zementspacer diskutiert (Oliver et al. 2015). Wesentlich ist, postoperativ den medialen Fuß breit und langstreckig durch DaF zu stützen (◻ Abb. 6.41).

Nach panmetatarsaler Resektion ist eine hypertrophe Knochenneubildung an den Resektionsstellen möglich (heterotope Ossifikation) (◻ Abb. 8.12b). In Extremfällen kann diese Ursache für eine Ulzeration sein, sodass die Entfernung erforderlich sein kann (◻ Abb. 8.13).

■ Mittelfuß

Die Infektion der kleinen Tarsalknochen erfolgt meist im Zusammenhang mit einem Charcotfuß. Frühe osteomyelitische Veränderungen (**DFO 1 und 2**) können nach Stellungskorrektur durch DaF und nachfolgendem Verschluss des Ulkus heilen. Nekrosen an Prominenzen oder am gesamten Knochen müssen entfernt werden (◻ Abb. 6.15d, e). Bisweilen sind alle kleinen Tarsalknochen zu entfernen (◻ Abb. 8.7, ◻ Abb. 8.18) (Koller und Wetz 2003).

Am Mittelfuß ist die chirurgische Darstellung des Knochens wegen der zahlreichen Bandverbindungen und ausgedehnter Narbenbildungen aufwendiger. Die Infektionshöhle ist häufig kombiniert über medialen und lateralen („transpedalen") Zugang zu inspizieren, um alle nekrotischen Knochen und Weichteile darzustellen. Wenn Knochen aus dem Verbund gelöst sind, sind sie zu entfernen.

Der Knorpel über infiziertem Knochen ist abgelöst. Dieser wird entfernt genauso wie der darunterliegende makroskopisch veränderte, bräunliche, brüchige Knochen. Häufig muss die Débridierung in mehreren Sitzungen erfolgen. Wenn man bis zu gut durchbluteter, fester Spongiosa abgetragen hat, besteht gute Aussicht auf Überwindung der Infektion.

Trotz sorgfältigen Nachspülens oder Jetlavage werden immer Reste von Bakterien zurückbleiben. Diese können von den körpereigenen Abwehrvorgängen eliminiert werden. Wir teilen nicht die Empfehlung, den Resektionsrand zur bakteriologischen Untersuchung mit der Frage einzuschicken, ob man im infektfreien Knochen abgesetzt hat.

Nach Ausräumung der infizierten Knochen sollte sichergestellt werden, dass keine wesentlichen Fehlstellungen verbleiben. Wenn das der Fall ist, müssen weitere Knochenanteile entfernt werden. Selten ist es erforderlich, wegen Instabilität oder Fehlstellung nach der Infektsanierung die Stellung intern zu stabilisieren (◻ Abb. 8.20).

■ Talus und Sprunggelenk

Wenn der Talus oder die distale Tibia im Rahmen eines Charcotfußes destruiert sind, kann eine erhebliche Varus- oder Valgus-Fehlstellung resultieren, mit der Folge eines Ulkus am medialen oder lateralen Malleolus (◻ Abb. 6.2a). Dabei kann es zur DFO am Knöchel, am Talus oder am Pilon tibiale kommen. Allerdings sollte man berück-

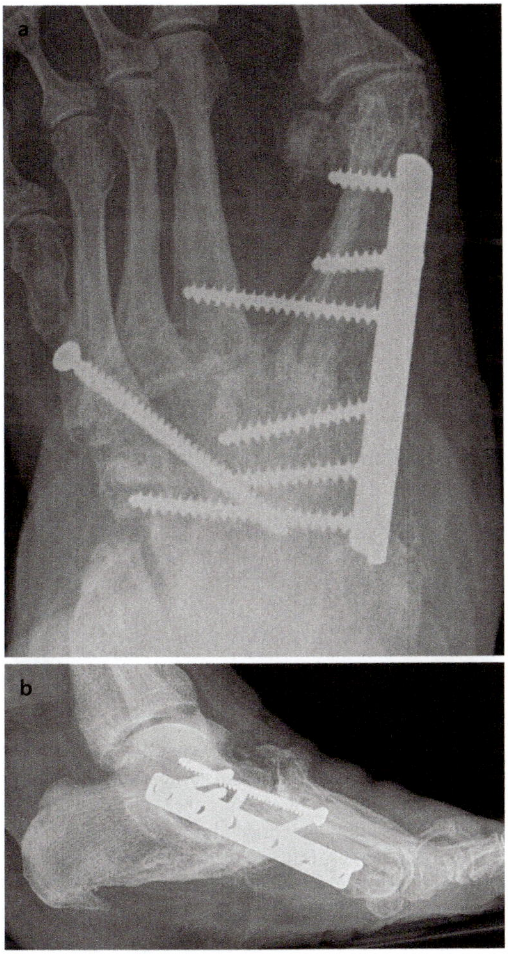

■ **Abb. 8.20** a, b **w 65 J.** Vor sechs Jahren abszedierende Infektion im Mittelfuß nach Charcoteinbruch, damals systemische Infektion (**pnF 5a**) mit **DFO 3**. Primärbehandlung: Infektdébridement mit Ausräumung der distalen Tarsalknochen. Wegen postoperativer Beschwerden aufgrund von Instabilität erfolgte nach Infektsanierung die Mittelfußfusion. Seither unproblematischer Verlauf im Maßschuh ohne Infektrezidiv. Die RA **a** dp und **b** seitlich zeigen die knöcherne Durchbauung, keine Implantatlockerung, keine Implantatfraktur

sichtigen: Frakturierte Knochen sind nicht immer infiziert (■ Abb. 6.2c). Für eine Infektion sprechen eine tiefe Wundhöhle sowie Gasbildung und Flüssigkeit in der Bildgebung (■ Abb. 6.2c). Intraoperativ stellt sich der infizierte Knochen als weich und verfärbt dar.

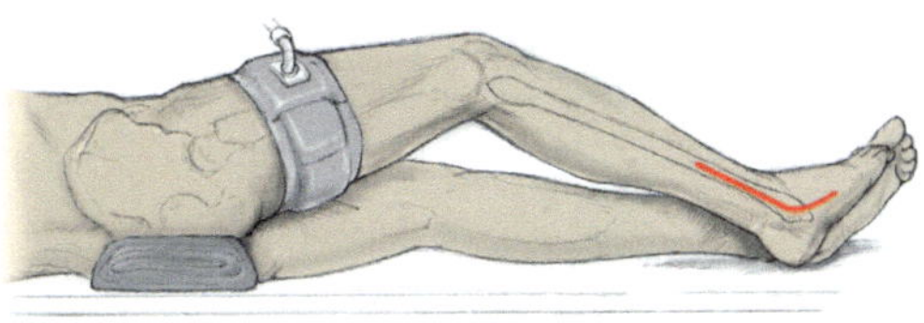

■ **Abb. 8.21** **Lagerung zur tcF.** An der betroffenen Seite wird das Gesäß so untergepolstert, dass der Fuß vertikal steht. Es wird eine Blutsperre angelegt, die vor dem Hautschnitt aufgepumpt wird. 10–15 cm langer Hautschnitt hinter der distalen Fibula, der am Außenknöchel in Richtung MT-5-Basis umbiegt. Falls eine Ulzeration am Außenknöchel vorliegt, wird diese exzidiert. Der N. suralis sollte prinzipiell geschont werden. Wenn er jedoch durchtrennt wird, ergibt sich bei Neuropathiepatienten kein Problem (Aus Volkering et al. 2015)

Bei ausgedehnten Infektionen werden Débridement, Osteosynthese und Wundverschluss auf mehrere Eingriffe verteilt (Volkering et al. 2015). Nur bei geringer Infektausdehnung können diese in einem Eingriff vorgenommen und mit tibiokalkanearen Fusion abgeschlossen werden (■ Abb. 8.21, ■ Abb. 8.22, ■ Abb. 8.23, ■ Abb. 8.24, ■ Abb. 8.25, ■ Abb. 8.26, ■ Abb. 8.27, ■ Abb. 8.28, ■ Abb. 8.29) (Pinzur et al. 2012; Thordarson et al. 1997). Technisch favorisieren wir die Hybridosteosynthese mit Schrauben und Platten und der externen Ruhigstellung mit einem Ringfixateur. Dadurch werden die Vorteile beider Verfahren kombiniert: Durch die fugenlose Reposition der zu fusionierenden Knochen verbleibt kein Hämatom in dem Arthrodesenspalt, der verbliebenen Bakterien Möglichkeiten zur Ausbreitung geben. Der direkte Knochenkontakt bietet außerdem die Voraussetzung für die schnellstmögliche knöcherne Überbrückung (► Kap. 6). Der Ringfixateur schützt postoperativ vor den Folgen einer unbeabsichtigten Belastung. Dieser kann nach acht (spätestens nach zwölf Wochen) entfernt werden. Anhand einer Computertomografie wird der knöcherne Durchbau beurteilt. Wenn Belastungsstabilität noch nicht erreicht ist,

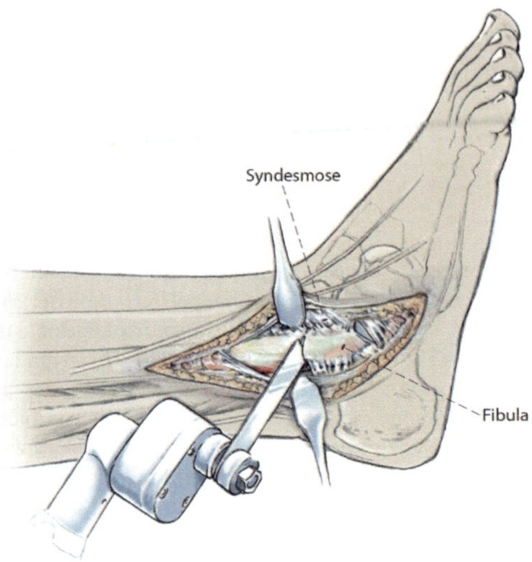

Abb. 8.22 Die distale Fibula wird dargestellt und ca. 3 cm proximal der Tibiagelenkfläche schräg osteotomiert. Der Außenknöchel wird anschließend aus den Bandverbindungen heraus präpariert und entfernt. Bei Bedarf kann von diesem im weiteren Verlauf ein strukturierter Span gewonnen werden. Die A. fibularis, dorso-medial der Fibula verlaufend, wird ligiert oder umstochen. Die Peronealsehnen können zur besseren Übersicht reseziert werden. (Aus Volkering et al. 2015)

wird im Cast oder in der Orthese ruhiggestellt.

Operationstechnische Alternativen

Die Fusionsoperation kann ausschließlich durch Fixateur externe, konventionell oder Ringfixateur, ohne interne Osteosynthese vorgenommen werden (Conway 2008; El-Gafary et al. 2009; Fabrin et al. 2007; Farber et al. 2002; Jolly et al. 2003; Richman et al. 2017; Wukich et al. 2008). Wenn die Fragmente nicht fugenlos reponiert werden können, ist die Zeit bis zum knöchernen Durchbau länger, zwischen vier bis zwölf Monate. Einige Autoren gehen davon aus, dass eine straffe Fibrose als Heilungsergebnis ausreicht (Koller et al. 2004; Fabrin et al. 2007).

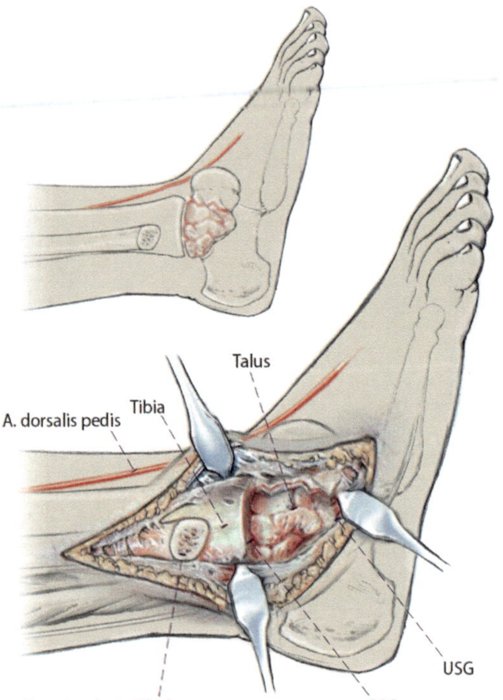

Abb. 8.23 Es wird unmittelbar auf der Tibia und der ventralen Kapsel nach medial präpariert. In dieser Schicht werden die Leitungsbahnen auch bei erheblicher Nabenbildung nicht gefährdet. Alle nekrotischen Gewebeanteile des Talus und der Gelenkkapseln sind als Heilungshindernisse zu entfernen besonders, wenn sie bakteriell kontaminiert sind. Taluskopf und -hals werden erhalten, wenn sie vital und intakt sind. In diesem Fall gelingt es, das Chopartgelenk zu erhalten. (Aus Volkering et al. 2015)

Die tibiokalkaneare Fusion (tcF)

Operationsvorbereitung: Alle relevanten lokalen und allgemeinen Erkrankungen müssen abgeklärt sein. Zur radiologischen Abklärung reicht selten eine RA (Abb. 6.2b). Meist ist ein CT zur Detaildarstellung erforderlich (Abb. 6.2c). Weichteilinfektionen (ab **nF Stadium 4**) sind zuvor durch Débridement, Antibiose und Ruhigstellung zu sanieren. Wünschenswert ist es, wenn die Patienten bereits vor der Operation die Entlastung an Gehstöcken und die Benutzung des Rollstuhls trainieren.

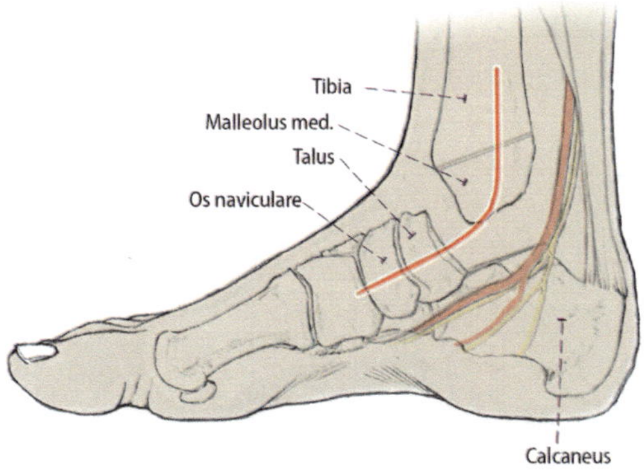

Abb. 8.24 Anlage eines zweiten Zugangs durch bogenförmige Umschneidung des Innenknöchels. Über diesen können Sehnen und Leitungsbahnen dargestellt und beiseite gehalten werden, um sie bei den Osteotomien zu sichern. Anschließend subperiostale Präparation der gelenknahen Tibia an der ventralen und dorsalen Seite von medial. (Aus Volkering et al. 2015) Wenn nach sorgfältigem Débridement die Weichteile zu diesem Zeitpunkt noch infiziert erscheinen, wird die Operation abgebrochen und eine NPWT bis zur klinischen Infektfreiheit angelegt. Diese ist die Voraussetzung für die Vervollständigung tibiokalkanearen Fusion (tcF). Im Gegensatz zu anderen Autoren (Allahababi et al. 2016) haben wir die Erfahrung gemacht, dass Infektfreiheit durch negative bakteriologische Abstriche nicht nachgewiesen werden muss. Die Kolonisation der Weichteile (nicht der Knochen) ist mit der Fusionsoperation vereinbar. Das Granulationsgewebe wird exzidiert und anschließend Handschuhe und Instrumente gewechselt

Der Chirurg setzt während der Anästhesieeinleitung den Ringfixateur entsprechend den anatomischen Gegebenheiten zusammen. Dieser besteht aus zwei oder drei Ringen für den Unterschenkel und einer Fußplatte, die distal mit einem rechtwinkelig angebrachten Halbring abgeschlossen wird. Die Durchmesser werden so gewählt, dass Fuß und Unterschenkel problemlos eingeführt werden können. Ringe und Fußplatte sind durch drei Gewindestäbe miteinander verbunden und mit Muttern fest fixiert (Abb. 8.30a).

Bei der **Auswahl des OP-Tisches** ist darauf zu achten, dass sich die Säule unterhalb des Beckens befindet, damit das Bein vom Fuß bis zum Tibiakopf mit dem Bildverstärker eingestellt werden kann. Da der Patient wiederholt nach rechts und links gekippt wird, muss er an beiden Seiten abgestützt und mit Gurten fixiert werden (Abb. 8.21). Es ist so abzudecken, dass das Knie frei beweglich ist.

Gegenüber der internen Schraubenosteosynthese gibt es Vorbehalte. Einerseits wird die Gefahr des Implantatversagens gesehen (Wetz 1998). Andererseits werden hygienische Probleme im Zusammenhang mit einem Ulkus angeführt (Conway 2008; El-Gafary et al. 2009; Fabrin et al. 2007; Farber et al. 2002; Pinzur 2007; Wukich et al. 2008). Wir haben jedoch bei korrektem operativem Vorgehen sehr gute Erfahrungen mit diesem Konzept gemacht. Dazu sind folgende Voraussetzungen wichtig: Das Ulkus darf während der Operation nicht berührt werden bzw. der gesunde Knochen darf nicht mit Instrumenten oder Handschuhen in Berührung kommen, die vom Ulkus her kontaminiert sind. Zusätzlich müssen Tibia und Kalkaneus flächenhaft gegeneinander reponiert werden. Damit wird verhindert, dass sich zwischen den Knochenflächen ein Hämatom bildet, in dem Bakterien günstige Wachstumsbedingungen haben. Die Knochen müssen gegeneinander komprimiert werden, um Relativbewegungen zu vermeiden. Schließlich muss eine externe Sicherung durch eine Orthese oder – noch besser in der Sicherung – durch einen Fixateur externe erfolgen, wenn durch den Patienten die Entlastung ansonsten nicht gewährleistet ist. Dabei kann ein konventioneller Fixateur verwendet werden (Abb. 8.31a) (Koller et al. 2004). Wir bevorzugen den Ringfixateur (Abb. 8.30), weil darunter kurzfristige Belastungen toleriert werden.

Das operative Vorgehen wird anhand der Abb. 8.21 bis Abb. 8.30 beschrieben.

Postoperativ nach Anlage des Ringfixateurs wird durch den Techniker ein u-förmiger Aluminiumbügel mit Trittfläche gefertigt und an dem Ringfixateur angebracht, damit kurzfristige Belastungen möglich sind (Abb. 6.57b). Gleichzeitig werden die

8

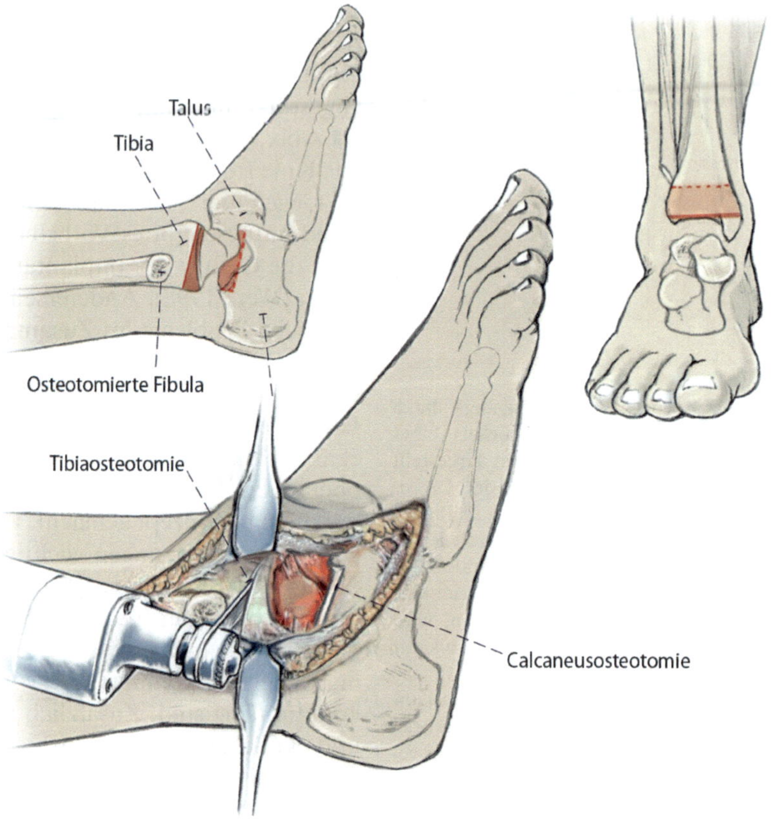

Abb. 8.25 Es folgt die Zurichtung der Fusionsflächen mit der oszillierenden Säge zunächst am Kalkaneus und nachfolgend an der Tibia. Daraus ergibt sich die endgültige Stellung der Ferse nach der Arthrodese, weshalb sorgfältig vorzugehen ist. Zunächst nehmen wir die Resektion am Kalkaneus vor, weil an der Tibia evtl. nötige Feinkorrekturen einfacher vorzunehmen sind. Der Kalkaneus soll im Winkel von 20° – 30° an die Tibia fusioniert werden. Einerseits ist eine schräge Osteotomie parallel zur hinteren Gelenkfläche ist möglich. Die andere Möglichkeit ist die winkelförmige Resektion parallel zur Fußsohle, wie dargestellt. Damit ist die optimale Positionierung einfacher. Die Sägerichtung kann man mit einem BV kontrollierten Spickdrähten markieren. Die Resektion der tibialen Gelenkfläche wird mit zwei Bildverstärker kontrollierten Spickdrähten markiert. Die Osteotomiefläche verläuft schräg von dorsal proximal nach distal ventral und sollte an der Spitze der Tibia auslaufen, um den Längenverlust auf ein Minimum zu beschränken. Mit der Neigung dieser Osteotomie wird die Stellung des Kalkaneus endgültig festgelegt. Etwaige Ungenauigkeiten, die am Kalkaneus eingetreten sein können, sind jetzt auszugleichen. Der Fuß wird zur Fusion plantigrad eingestellt bei einer Inklination des Kalkaneus von ca. 30° und einem Valgus von 5°. Eine Steilstellung des Kalkaneus ist ungünstig, weil dies bei Neuropathiepatienten durch hohen Druck mit Gefahr einer Ulzeration bewirkt. Mit einer flachen Einstellung verliert man an Beinlänge. (Aus Volkering et al. 2015)

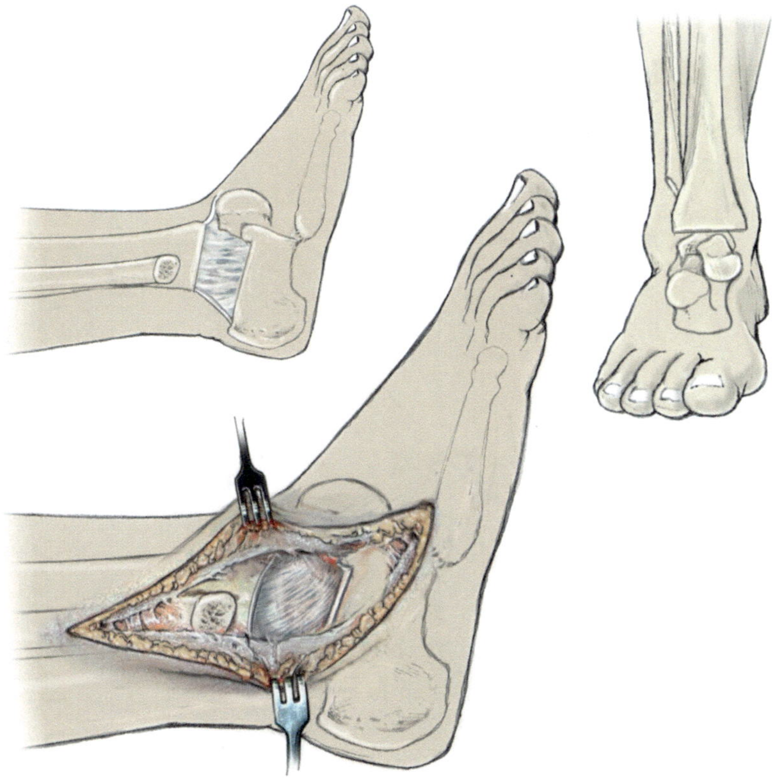

Abb. 8.26 Damit der Kalkaneus auf die Tibia positioniert werden kann, ist es häufig erforderlich, die ventrale und dorsale Gelenkkapsel zu präparieren und zu exzidieren. Wenn starke entzündlich-narbige Veränderungen vorausgegangen sind, können erhebliche Verdickungen und Verwachsungen vorliegen. Eine narbig verdickte Achillessehne verhindert die Positionierung des Kalkaneus, sodass dann eine Tenotomie oder besser noch eine Exzision eines Sehnensegments vorgenommen wird. (Aus Volkering et al. 2015)

Maßschuhe mit Längenausgleich, Hochschaft und Abrollhilfe verordnet, damit die Genehmigung vorliegt und die Herstellung beginnen kann, wenn der Fixateur entfernt ist. Die Schuhe liegen dann vor, wenn die Belastbarkeit eingetreten ist. Außerdem wird das krankengymnastische Geh- bzw. Mobilitätstraining verordnet.

Der Ringfixateur wird nach acht Wochen – bei eingeschränkten Heilungsbedingungen nach zwölf Wochen entfernt. Danach erfolgt eine CT-Kontrolle zur Beurteilung der Überbrückung (Abb. 6.2e, Abb. 8.31c). Bis zur vollständigen Konsolidierung nach insgesamt 12 – 16 Wochen ist die mit einer gutsitzenden Orthese oder einem Cast zu sichern. Anschließend erfolgt eine Röntgenkontrolle (Abb. 8.31d), wonach meist in Maßschuhen belastet werden kann.

Spontanfrakturen an den Pin-Eintrittsstellen können auftreten. Sie haben meist eine gute Heilungstendenz und können oft nonoperativ im Cast oder in der Orthese behandelt werden. Manche Patienten haben die Fraktur gar nicht bemerkt (Abb. 6.2f). Die Osteosynthese durch Verriegelungsnagel oder Platte ist möglich.

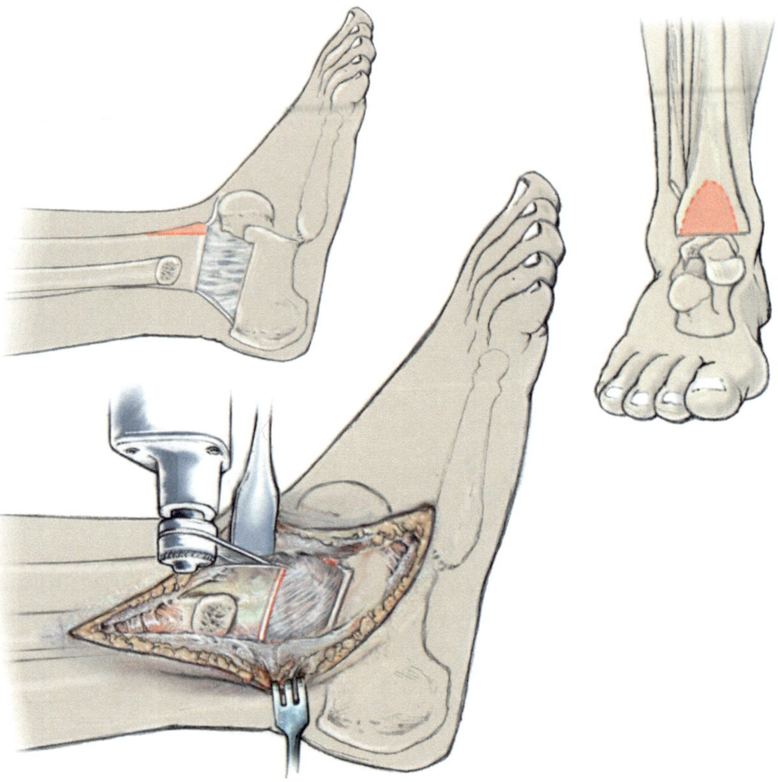

Abb. 8.27 **Nun wird die Ventralseite des Pilon mit der oszillierenden Säge abgetragen, um eine durchblutete Spongiosafläche für die Fusion mit dem Taluskopf oder dem Os naviculare zu erhalten.** Auch der Taluskopf (falls noch vorhanden) wird mit der oszillierenden Säge zugerichtet. (Aus Volkering et al. 2015)

▪ Kalkaneus

Die Osteomyelitis des Kalkaneus gilt vielfach als eine besondere Gefährdung, bei der keine Möglichkeit zum Fußerhalt gesehen und die Indikation zur Amputation großzügig gestellt wird. Tatsächlich gibt es auch hier gute Möglichkeiten zur Infektausräumung (Bofelli und Collier 2015). Die Entstehung der OM erfolgt typischerweise über ein plantares Ulkus (Abb. 5.16a). Bei klinischen Ausbruch der OM ist bisweilen das ursprüngliche Ulkus bereits verheilt. Die Ausdehnung des Herdes wird durch ein CT oder MRT abgeklärt (Abb. 8.32a).

Begrenzte osteomyelitische Herde können ausgeräumt werden (Abb. 8.17, Abb. 8.32). Als operativer Zugang ist meist der laterale am günstigsten. Jedoch kann auch von medial oder von plantar zugegangen werden. Von plantar aus kann das verursachende Ulkus mit exzidiert werden. Wenn der Herd in der Tiefe liegt, wird die Wand des Kalkaneus fenestriert (Abb. 8.32b). Anschließend kann das infektiös destruierte Knochengewebe ausgeräumt werden. Eine Auffüllung des verbleibenden Knochendefektes mit Spongiosa ist meist nicht erforderlich. Nach sorgfältiger Spülung wird die Wunde verschlossen.

Größere Herde, durch die die tragenden Anteile des Knochens destruiert worden sind, erfordern die Resektion (Abb. 9.94). Der Verlust des Tuber calcanei und damit des Achillessehnenansatzes bedeutet nicht, dass der Fuß wertlos geworden und somit

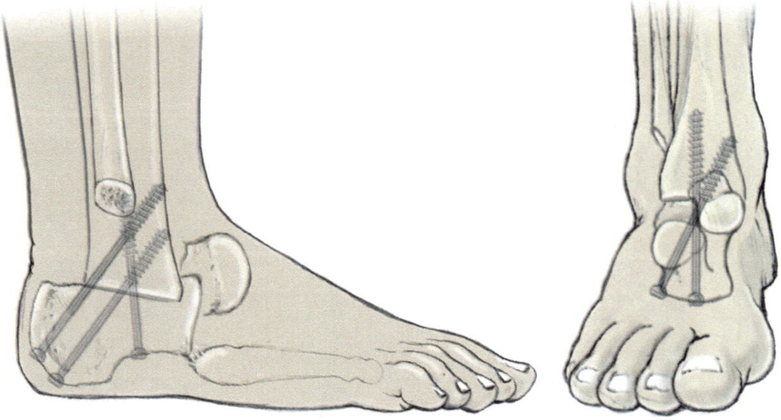

Abb. 8.28 Der Kalkaneus wird so positioniert, dass die laterale Begrenzung bündig mit der lateralen der Tibia abschließt, und dann temporär mit einem K-Draht fixiert. Danach setzt man zwei Führungsdrähte vom Tuber calcanei nach ventral in die Tibia. Ein dritter Führungsdraht wird von plantar lateral nach medial in die Tibia eingebracht. Die gegenläufige Einbringung der Drähte bzw. der Schrauben ist möglich. Nach Kontrolle mit dem BV überbohrt man die Drähte und setzt 7,0-mm-Spongiosazugschrauben ein. Um die gewünschte Kompression zu erreichen, unterlegt man bei weichem Knochen die Schraubenköpfe mit Beilagscheiben. Es muss vermieden werden, dass Schrauben an der Plantarseite überstehen, weil daraus Schmerzen oder Ulzera resultieren würden. (Aus Volkering et al. 2015)

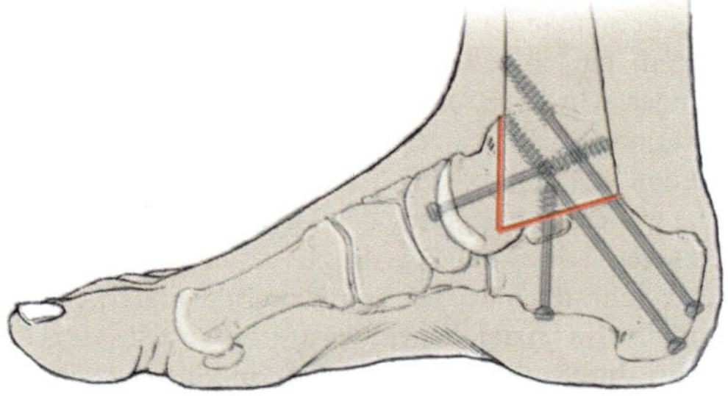

Abb. 8.29 Verschraubung des Taluskopfes bzw. des Navikulare mit der Tibia erfolgt in der Position, dass eine Hacken- oder Spitzfußstellung vermeiden wird. Der Taluskopf bzw. das Navikulare werden mit einer kanülierten 7,0-mm-Schraube oder mit einer 3,5-mm-Platte fixiert. Defekte zwischen den Arthrodeseflächen werden mit Spongiosa, die bei der bisherigen Präparation angefallen ist, aufgefüllt. Jetzt wird die Blutsperre geöffnet und die Blutstillung vorgenommen, gefolgt von der Einlage von perforierten Easyflow-Drainagen sowie schichtweisem Wundverschluss und Anlage eines lockeren Kompressionsverbands. (Aus Volkering et al. 2015)

die Amputation indiziert ist. Eine totale Kalkanektomie versuchen wir zu vermeiden, weil danach die Leitungsbahnen unter der Tibia der direkten Körperbelastung ausgesetzt sind, es sei denn man verlagert sie nach medial-ventral.

Wenn es wegen des Ausfalls der Achillessehnenfunktion zu einer Hackenstellung kommt, wird die Tibialis anterior-Sehne tenotomiert. Nach Heilung der Wunde und Abschwellung der Weichteile erfolgt die Schuhversorgung mit sorgfältiger Fersenbettung.

▪▪ Wundverschluss

Wenn nach Ausräumung des Infektionsherds hinreichende Sicherheit besteht, dass der Bakterienbesatz im Wesentlichen beseitigt ist, kann die Wunde nach sorgfältigem Ausspülen verschlossen werden. Im Zweifelsfall besteht die Möglichkeit, über

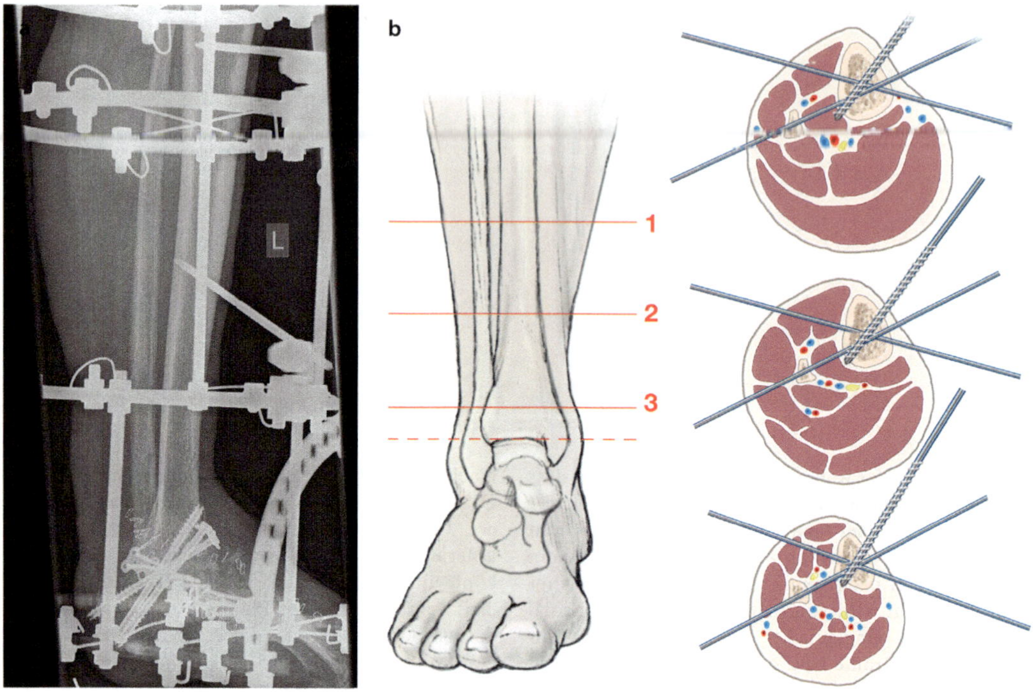

8

Abb. 8.30 a, b **Die Montage des Ilizarov-Fixateurs.** **a** Postoperative RA nach tibiokalkanearer Fusion. Der Ringfixateur besteht aus zwei oder drei Vollringen für den Unterschenkel und einer Fußplatte. **b** Höhe der Ringe (links) und Positionierung der Ilizarov-Drähte bzw. der Schanz-Schanz-Schrauben (rechts). Um eine korrekte Positionierung des Fußes im Ringfixateur zu erreichen, empfiehlt es sich, das Bein im Bereich des Sprunggelenks am Fixateur aufzuhängen, z. B. mit einer ausgezogenen Kompresse. Dann werden je zwei gekreuzte die Ilisarov-Drähte pro Ring so eingebracht, dass sie keine Leitungsbahnen verletzen und nicht durch die Wadenmuskulatur ziehen, weil durch die Muskelbewegungen Infektionen an den Hauteintrittsstellen hervorgerufen würden (Querschnitte). An der Fußplatte werden je zwei gekreuzte Drähte durch den Kalkaneus und den Vorfuß eingebracht. Abschließend erfolgt das Einbringen von zwei Schanz-Schrauben zur zusätzlichen Fixation der Vollringe an der Tibia. Die Schrauben werden nach proximal ansteigend eingebracht, um eine weitere Schwächung der Tibia im Bereich der gekreuzten Kirschner-Drähte zu vermeiden. Die korrekte Schraubenlage wird mit dem Bildverstärker kontrolliert. Im letzten Schritt wird sichergestellt, dass die Haut durch die Drähte oder durch die Schanz-Schrauben nicht angespannt wird. Sollte das der Fall sein, werden die Eintrittsstellen durch Inzisionen erweitert. Abschließend Anlage eines sterilen Verbands. (Aus Volkering et al. 2015)

einer antibiotikahaltigen Kette zu verschließen. Die andere Möglichkeit ist, die Wunde offenzulassen bzw. eine NPWT anzulegen und den Verschluss vorzunehmen, wenn sich ein Granulationsrasen gebildet hat. Prinzipien des Verschlusses nach Infektsanierung ▶ Kap. 7.

8.5.4 Nachbehandlung nach operativer DFO-Behandlung

Bis zum Abklingen der Infektion und zur sicheren knöchernen Durchbauung wird im Cast oder Walker für 2–4 Wochen ruhiggestellt bzw. entlastet.

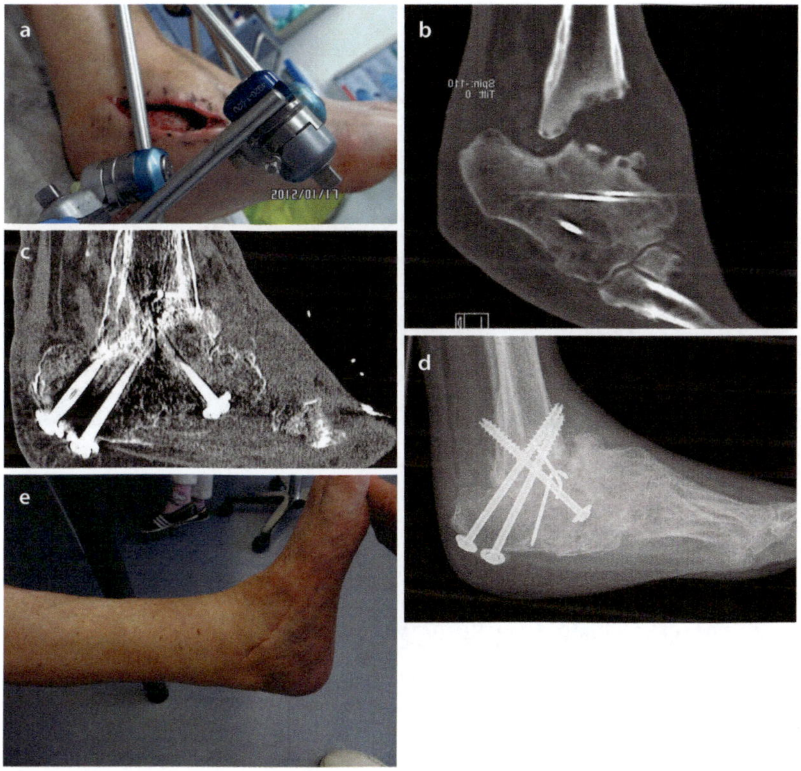

Abb. 8.31 a–e **Bei dem Patienten war eine pantalare Arthrodese vorgenommen worden, in deren Folge es zu einer Infektion gekommen war. a** Aufnahmebefund: sezernierende Wunde. Ruhigstellung mit konventionellem Fixateur. **b** Nach Entfernung des Fixateurs zeigt das CT den Durchbau der subtalaren Arthrodese sowie die fehlenden Überbrückung tibiotalar und die infizierten Knochenflächen an Tibia und Talus. An den Knochenflächen liegen mehrere Resorptionszysten vor, die teilweise im Begriff sind zu konfluieren (**DFO 2b**). Die vermehrte Röntgendichte an der tibialen Fläche weist auf eine Vitalitätsschädigung hin. Die operative Versorgung bestand in der Resektion der infizierten Knochenflächen und der Stabilisierung durch drei Großfragment-Spongiosa-Zugschrauben plus Ringfixateur. **c** CT zwei Monate nach der Fusionsoperation und unmittelbar nach Entfernung des Ringfixateurs. Die Beurteilbarkeit ist wegen der Überlagerung durch Schrauben eingeschränkt. Die beginnende Durchbauung ist anzunehmen. **d** RA sechs Monate postoperativ und drei Monate nach Belastungsbeginn: korrekte Schraubenlage, keine Lockerung, zunehmende Konsolidierung der Arthrodese. e: Reizlose Heilung der Wunde

Ein seltener Grund für eine erneute Ulzeration kann in einer überschießenden („heterotopen“) Ossifikation bestehen (Abb. 8.12b, Abb. 8.13). Diese ist auf osteogenes Material zurückzuführen, das bei der Durchtrennung des Knochens ausgetreten ist (Bofelli und Thompson 2015). Zur Prophylaxe empfiehlt es sich, bei der Operation das Ausbreiten von Knochenmark zu verhindern oder den ausgetretenen Markinhalt so weit wie möglich wegzuspülen. Eine generelle postoperative Prophylaxe durch Medikamente oder Bestrahlung ist nicht sinnvoll, weil es sich um ein seltenes Phänomen handelt, das keineswegs immer Probleme hervorruft. Wenn es aufgrund einer überschießenden Ossifikation zu einem Ulkus kommen sollte, ist diese zu entfernen. Dies kann meist in Lokalanästhesie oder im Fußblock erfolgen.

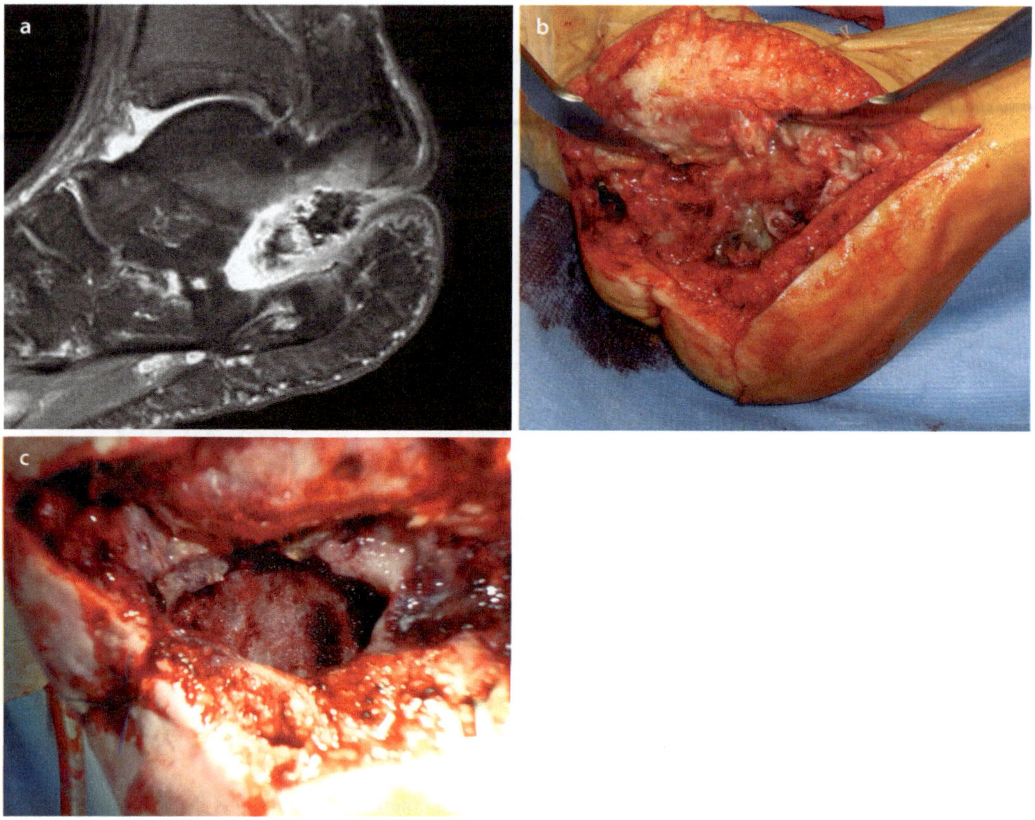

Abb. 8.32 a–c **Klinisch liegt eine eingezogene Narbe an der dorsalen Ferse vor, aus der eitriges Sekret austritt.** **a** MRT T2 gewichtet: Man sieht eine große Abszesshöhle im dorso-kranialen Tuber. **b** OP-Befund: Nach Abtragen der lateralen Kalkaneuswand erkennt man die glasige Wand des chronischen Abszesses. **c** Der Abszess ist vollständig ausgeräumt. Man sieht auf blutende Spongiosa. Nach der Operation ist die Sekretion zum Stillstand gekommen. Nach primärem Hautverschluss erfolgte die komplikationslose Heilung

8.6 In Kürze

Sigurd Kessler und Christoph Volkering

- Das Skelett des Fußes besteht überwiegend aus spongiösem Knochen. Dessen Fähigkeiten zur Überwindung eines Bakterienbefalls bzw. einer Infektion sind grundsätzlich besser als die des Lamellenknochens.
- Im Ablauf einer DFO lassen sich drei Stadien unterscheiden, die unterschiedlich zu behandeln sind. Im ersten Stadium, Ödem und Infiltration von Bakterien, reicht es häufig, das Ulkus, das für die OM verantwortlich ist, durch Beseitigung des Knochenknochendrucks zur Heilung zu bringen.
- Im zweiten Stadium, Arrosion des Knochens, liegt meist eine relevante Infiltration von Bakterien im Knochen vor. Eine Heilung ohne operative Ausräumung der OM ist bisweilen möglich muss der befallene Knochen reseziert werden.
- Im dritten Stadium liegen infizierte Knochennekrosen vor, die fragmentiert sein können. Um eine Heilung zu erreichen, müssen sie ohne Rücksicht auf die funktionelle Bedeutung des Knochens radikal entfernt werden.

- Weichteilinfektionen neben der DFO haben oft eine größere Bedeutung für das gesamte Krankheitsbild. Diese müssen unabhängig von der DFO diagnostisch geklärt und behandelt werden.
- Falls zur Rezidivprophylaxe und zur Funktion des Fußes erforderlich ist, lassen sich nach Überwindung der Infektion Fehlstellungen operativ korrigieren.

> Neben der Vermeidung von Knocheninfektionen ist deren Überwindung ein wesentlicher Aspekt zur Verringerung der Amputationszahlen.

Literatur

Abben KW, Boffelli TJ (2015) Osteomyetitis of the Central Toes. In: Boffeli TJ (Hrsg) Osteomyelitis of the foot and ankle. Medical and surgical management, 1. Aufl. Springer International Publishing, Cham, s.l., S 197–216

Aragón-Sánchez J (2012) Clinical–pathological characterization of diabetic foot infections. Int J Lower Extremity Wounds 11(2):107–112. https://doi.org/10.1177/1534734612447617

Aragon-Sanchez J (2014) Osteomyeltis: surgical management. In: Hinchliffe RJ, Schaper N, Thompson MM, Tripathi RK, Timaran CH (Hrsg) The diabetic foot. JP Medical Publishers, London, S 79–91

Armstrong DG, Fiorito JL, Leykum BJ, Mills JL (2012) Clinical efficacy of the pan metatarsal head resection as a curative procedure in patients with diabetes mellitus and neuropathic forefoot wounds. Foot Ankle Special 5(4):235–240. https://doi.org/10.1177/1938640012449038

Baumgart R, Hinterwimmer S, Kettler M, Krammer M, Mutschler W (2005) Der zentrale Segmenttransport optimiert die knocherne Defektrekonstruktion. Ergebnisse von 40 Behandlungen. Der Unfallchirurg 108(12):1011–1012, 1014–1018, 1020–1021. https://doi.org/10.1007/s00113-005-0966-4

Baumgartner R (2011) Amputationen an Vor- und Mittelfuß. Oper Orthop Traumatol 23:254–264

Berendt AR, Lipsky BA (2004) Is this bone infected or not? Differentiating neuro-osteoarthropathy from osteomyelitis in the diabetic foot. Curr Diabetes Rep 4(6):424–429

Bofelli TJ, Collier RC (2015) Osteomyelitis of the calcaneus. In: Boffeli TJ (Hrsg) Osteomyelitis of the Foot and Ankle. Medical and Surgical Management, 1. Aufl. Springer International Publishing, Cham, s.l., S 297–323

Bofelli TJ, Thompson JC (2015) Management and prevention of postamputation heterotopic ossification. In: Boffeli TJ (Hrsg) Osteomyelitis of the foot and ankle. Medical and surgical management, 1. Aufl. Springer International Publishing, Cham, s.l., S 127–137

Bofelli TJ, Hyllegren SB, Peterson MC (2015) First ray osteomyelitis. In: Boffeli TJ (Hrsg) Osteomyelitis of the foot and ankle. Medical and surgical management, 1. Aufl. Springer International Publishing, Cham, s.l., S 167–196

Borens O (2016) Der diabetische Fuß. In: Ochsner PE, Borens O, Bodler PM, Broger I, Eich G et al (Hrsg) Infektionen des Bewegungsapparates. Grundlagen, Prophylaxe, Diagnostik und Therapie, 2. Aufl. Eigenverlag swiss orthopaedis, Grandvaux, S 178–187

Buckholz JM (1987) The surgical management of osteomyelitis: with special reference to a surgical classification. J Foot Surg 26(1 Suppl):S17–S24

Butalia S, Palda VA, Sargeant RJ, Detsky AS, Mourad O (2008) Does this patient with diabetes have osteomyelitis of the lower extremity? JAMA 299(7):806–813. https://doi.org/10.1001/jama.299.7.806

Cecilia-Matilla A, Lazaro-Martinez JL, Aragon-Sanchez J (2013a) Statistical reliability of bone biopsy for the diagnosis of diabetic foot osteomyelitis. J Foot Ankle Surg 52(5):692. https://doi.org/10.1053/j.jfas.2013.05.003

Cecilia-Matilla A, Lázaro-Martínez JL, Aragón-Sánchez J, García-Morales E, García-Álvarez Y, Beneit-Montesinos JV (2013b) Histopathologic characteristics of bone infection complicating foot ulcers in diabetic patients. J Am Podiatric Med Assoc 103(1):24–31

Ciampolini J, Harding KG (2000) Pathophysiology of chronic bacterial osteomyelitis. Why do antibiotics fail so often? Postgrad Med J 76(898):479–483

Cierny G, Mader JT, Penninck JJ (2003) A clinical staging system for adult osteomyelitis. Clin Orthop Relat Res 414:7–24. https://doi.org/10.1097/01.blo.0000088564.81746.62

Conway JD (2008) Charcot salvage of the foot and ankle using external fixation. Foot Ankle Clin 13(1):157–173, vii. https://doi.org/10.1016/j.fcl.2007.12.002

Cook JJ, Sganga M (2015) Infected nonunion and infected hardware. In: Boffeli TJ (Hrsg) Osteomyelitis of the foot and ankle. Medical and surgical management, 1. Aufl. Springer International Publishing, Cham, s.l., S 91–98

Diamantopoulos EJ, Haritos D, Yfandi G, Grigoriadou M, Margariti G, Paniara O, Raptis SA (1998)

Management and outcome of severe diabetic foot infections. Exp Clin Endocrinol Diabetes 106(4):346–352. https://doi.org/10.1055/s-0029-1211996

Dinh MT, Abad CL, Safdar N (2008) Diagnostic accuracy of the physical examination and imaging tests for osteomyelitis underlying diabetic foot ulcers: meta-analysis. Clin Infect Dis 47(4):519–527. https://doi.org/10.1086/590011

Donegan R, Sumpio B, Blume PA (2013) Charcot foot and ankle with osteomyelitis. Diabetic Foot Ankle 4. https://doi.org/10.3402/dfa.v4i0.21361

El-Gafary KAM, Mostafa KM, Al-Adly WY (2009) The management of Charcot joint disease affecting the ankle and foot by arthrodesis controlled by an Ilizarov frame: early results. J Bone Joint Surg Br 91(10):1322–1325. https://doi.org/10.1302/0301-620X.91B10.22431

Embil JM, Trepman E (2014) Osteomyelitis: medical management. In: Hinchliffe RJ, Schaper N, Thompson MM, Tripathi RK, Timaran CH (Hrsg) The diabetic foot. JP Medical Publishers, London, S 75–78

Eneroth M, Apelqvist J, Stenström A (1997) Clinical characteristics and outcome in 223 diabetic patients with deep foot infections. Foot Ankle Int 18(11):716–722. https://doi.org/10.1177/107110079701801107

Eneroth M, Larsson J, Apelqvist J (1999) Deep foot infections in patients with diabetes and foot ulcer: an entity with different characteristics, treatments, and prognosis. J Diabetes Complicat 13(5–6):254–263

Ertugrul BM, Lipsky BA, Savk O (2013) Osteomyelitis or Charcot neuro-osteoarthropathy? Differentiating these disorders in diabetic patients with a foot problem. Diabetic Foot Ankle 4. https://doi.org/10.3402/dfa.v4i0.21855

Fabrin J, Larsen K, Holstein PE (2007) Arthrodesis with external fixation in the unstable or misaligned Charcot ankle in patients with diabetes mellitus. Int J Lower Extrem Wounds 6(2):102–107. https://doi.org/10.1177/1534734607302379

Faglia E, Clerici G, Caminiti M, Curci V, Somalvico F (2013) Influence of osteomyelitis location in the foot of diabetic patients with transtibial amputation. Foot Ankle Int 34(2):222–227. https://doi.org/10.1177/1071100712467436

Farber DC, Juliano PJ, Cavanagh PR, Ulbrecht J, Caputo G (2002) Single stage correction with external fixation of the ulcerated foot in individuals with Charcot neuroarthropathy. Foot Ankle Int 23(2):130–134. https://doi.org/10.1177/107110070202300209

Garwood CS, Kim Paul J (2015) Relevance of osteomyelitis in clinical practice. In: Boffeli TJ (Hrsg) Osteomyelitis of the foot and ankle. Medical and surgical management, 1. Aufl. Springer International Publishing, Cham, s.l., S 1–12

Giurato L, Uccioli L (2006) The diabetic foot: Charcot joint and osteomyelitis. Nucl Med Commun 27(9):745–749. https://doi.org/10.1097/01.mnm.0000230066.23823.cc

Giurini JM, Basile P, Chrzan JS, Habershaw GM, Rosenblum BI (1993) Panmetatarsal head resection. A viable alternative to the transmetatarsal amputation. J Am Podiatric Med Assoc 83(2):101–107. https://doi.org/10.7547/87507315-83-2-101

Giurini JM, Cook JJ, Cook EA (2010) Elective surgery for the neuropathic diabetic foot. In: Zgonis T (Hrsg) Surgical reconstruction of the diabetic foot and ankle, 1. Aufl. Lippincott William & Wilkins, Baltimore, S 39–64

Grayson ML, Gibbons GW, Balogh K, Levin E, Karchmer AW (1995) Probing to bone in infected pedal ulcers. A clinical sign of underlying osteomyelitis in diabetic patients. JAMA 273(9):721–723

Heppert V, Herrmann P, Wagner C (2011) Osteitis und Osteomyelitis. Orthop Unfallchirurgie up2date 6(05):399–420. https://doi.org/10.1055/s-0030-1256802

Hochlenert D, Engels G, Morbach S (2014) Das diabetische Fußsyndrom – über die Entität zur Therapie. Springer, Berlin

Jeffcoate WJ, Lipsky BA (2004) Controversies in diagnosing and managing osteomyelitis of the foot in diabetes. Clin Infect Dis 39(Suppl 2):S115–S122. https://doi.org/10.1086/383272

Johnson JE, Klein ES, Brodsky JW (2013) Diabetes. In: Coughlin MJ, Saltzman CL, Anderson RB (Hrsg) Mann's surgery of the foot and ankle, Bd. 9, 9. Aufl. 2 Bände. Mosby Elsevier, Philadelphia, S 1385–1480

Johnson JE, Anderson SA (2010) One stage resection and pin stabilization of first metatarsophalangeal joint for chronic plantar ulcer with osteomyelitis. Foot Ankle Int 31(11):973–979. https://doi.org/10.3113/FAI.2010.0973

Jolly GP, Zgonis T, Polyzois V (2003) External fixation in the management of Charcot neuroarthropathy. Clin Podiatric Med Surg 20(4):741–756. https://doi.org/10.1016/S0891-8422(03)00071-5

Kapoor A, Page S, Lavalley M, Gale DR, Felson DT (2007) Magnetic resonance imaging for diagnosing foot osteomyelitis: a meta-analysis. Arch Internal Med 167(2):125–132. https://doi.org/10.1001/archinte.167.2.125

Keel SB (2015) Pathologic diagnosis of osteomyelitis. In: Boffeli TJ (Hrsg) Osteomyelitis of the foot and ankle. Medical and surgical management, 1. Aufl.

Springer International Publishing, Cham, s.l., S 49–54

Kessler SB, Schweiberer L (1988) Refrakturen nach operativer Frakturenbehandlung, Berlin, New York: Springer (Hefte zur Unfallheilkunde, 194)

Kessler S, Delhey P, Volkering C (2009) Behandlungsprinzipien bei tiefen Infektionen beim diabetischen Fuß Der Orthopäde 38(12):1215–1221. https://doi.org/10.1007/s00132-009-1508-5

Koller A, Fiedler R (2009) Innere Amputationen beim diabetischen Fußsyndrom. Diabetologe 5(2):102–110. https://doi.org/10.1007/s11428-008-0347-z

Koller A, Wetz HH (2003) Die Operation nach Link-Witzel beim Diabetiker. Eine Alternative zur Chopart-Amputation. Der Orthopade 32(3):231–235. https://doi.org/10.1007/s00132-003-0448-8

Koller A, Hafkemeyer U, Fiedler R, Wetz HH (2004) Rekonstruktive Fusschirurgie bei diabetisch-neuropathischer Osteoarthropathie. Der Orthopade 33(9):983–991. https://doi.org/10.1007/s00132-004-0700-x

Kowalski TJ, Matsuda M, Sorenson MD, Gundrum JD, Agger WA (2011) The effect of residual osteomyelitis at the resection margin in patients with surgically treated diabetic foot infection. J Foot Ankle Surg 50(2):171–175. https://doi.org/10.1053/j.jfas.2010.12.009

Lavery LA, Armstrong DG, Peters EJG, Lipsky BA (2007) Probe-to-bone test for diagnosing diabetic foot osteomyelitis. Reliable or relic? Diabetes Care 30(2):270–274. https://doi.org/10.2337/dc06-1572

Lazaro-Martinez JL, Aragon-Sanchez J, Garcia-Morales E (2014) Antibiotics versus conservative surgery for treating diabetic foot osteomyelitis: a randomized comparative trial. Diabetes Care 37(3):789–795. https://doi.org/10.2337/dc13-1526

Lew DP, Waldvogel FA (2004) Osteomyelitis. Lancet 364(9431):369–379. https://doi.org/10.1016/S0140-6736(04)16727-5

Lipsky BA, Peters EJG, Senneville E, Berendt AR, Embil JM, Lavery LA et al (2012) Expert opinion on the management of infections in the diabetic foot. Diabetes/Metabol Res Rev 28(Suppl 1):163–178. https://doi.org/10.1002/dmrr.2248

Lipsky BA, Aragon-Sanchez J, Diggle M, Embil J, Kono S, Lavery L et al (2016) IWGDF guidance on the diagnosis and management of foot infections in persons with diabetes. Diabetes/Metabol Res Rev 32(Suppl 1):45–74. https://doi.org/10.1002/dmrr.2699

Manu CA, Banach CB, Blume PA, Sumpio BE, Edmonds ME (2015) Medical treatment guidelines for osteomyelitis of the foot and ankle. In: Boffeli TJ (Hrsg) Osteomyelitis of the foot and ankle. Medical and surgical management, 1. Aufl. Springer International Publishing, Cham, s.l., S 55–66

Merriam-Webster: Osteomyelitis. https://www.merriam-webster.com/dictionary/osteomyelitis#medicalD

Meyr AJ, Singh S, Zhang X, Khilko N, Mukherjee A, Sheridan MJ, Khurana JS (2011) Statistical reliability of bone biopsy for the diagnosis of diabetic foot osteomyelitis. J Foot Ankle Surg 50(6):663–667. https://doi.org/10.1053/j.jfas.2011.08.005

Mörk S, Kothe R, Ulrich C (2011) Infektionen der Wirbelsäule. Orthopädie Unfallchirurgie up2date 6(5):423–444. https://doi.org/10.1055/s-0030-1256880

Mutluoglu M, Uzun G, Sildiroglu O, Turhan V, Mutlu H, Yildiz S (2012) Performance of the probe-to-bone test in a population suspected of having osteomyelitis of the foot in diabetes. J Am Podiatric Med Assoc 102(5):369–373

Newman LG, Waller J, Palestro CJ, Schwartz M, Klein MJ, Hermann G et al (1991) Unsuspected osteomyelitis in diabetic foot ulcers. Diagnosis and monitoring by leukocyte scanning with indium in 111 oxyquinoline. JAMA 266(9):1246–1251

Oliver NG, Fidler CM, Steinberg JS (2015) Use of antibiotic beads and antibiotic spacers in limb salvage. In: Boffeli TJ (Hrsg) Osteomyelitis of the foot and ankle. Medical and surgical management, 1. Aufl. Springer International Publishing, Cham, s.l., S 113–126

Oloff L, Heard GS (2012) Osteomyetitis. In: Southerland JT, Boberg JS, Downey MS, Nakra A, Rabjohn LV (Hrsg) McGlamry's comprehensive textbook of foot and ankle sugery, 4. Aufl. Lippincott, Williams & Wilkins, Philadelphia

Paola D, Luca, Carone A, Baglioni M, Boscarino G, Vasilache L (2016) Extension and grading of osteomyelitis are not related to limb salvage in Charcot neuropathic osteoarthropathy: a cohort prospective study. J Diabetes Complicat 30(4):608–612. https://doi.org/10.1016/j.jdiacomp.2016.02.012

Peters EJG, Lipsky BA (2014) Managing infection in the diabetic foot. In: Hinchliffe RJ, Schaper N, Thompson MM, Tripathi RK, Timaran CH (Hrsg) The diabetic foot. JP Medical Publishers, London, S 57–68

Pfaffenstein RR, Hyllengren B, Boffeli TJ (2015) Bone biopsy techniques. In: Boffeli TJ (Hrsg) Osteomyelitis of the foot and ankle. Medical and surgical management, 1. Aufl. Springer International Publishing, Cham, s.l., S 39–48

Pinzur MS (2007) Neutral ring fixation for high-risk nonplantigrade Charcot midfoot deformity. Foot Ankle Int 28(9):961–966. https://doi.org/10.3113/FAI.2007.0961

Pinzur MS, Gil J, Belmares J (2012) Treatment of osteomyelitis in charcot foot with single-stage resection of infection, correction of deformity, and maintenance with ring fixation. Foot Ankle Int 33(12):1069–1074. https://doi.org/10.3113/FAI.2012.1069

Rajbhandari SM, Sutton M, Davies C, Tesfaye S, Ward JD (2000) ‚Sausage toe'. A reliable sign of underlying osteomyelitis. Diabetic Med 17(1):74–77

Richman J, Cota A, Weinfeld S (2017) Intramedullary nailing and external ring fixation for tibiotalocalcaneal arthrodesis in Charcot arthropathy. Foot Ankle Int 38(2):149–152. https://doi.org/10.1177/1071100716671884

Senneville E (2014) Diabetic foot osteomyelitis: diagnosis an classification. In: Hinchliffe RJ, Schaper N, Thompson MM, Tripathi RK, Timaran CH (Hrsg) The diabetic foot. JP Medical Publishers, London, S 69–74

Senneville E, Melliez H, Beltrand E, Legout L, Valette M, Cazaubiel M et al (2006) Culture of percutaneous bone biopsy specimens for diagnosis of diabetic foot osteomyelitis: concordance with ulcer swab cultures. Clin Infect Dis 42(1):57–62. https://doi.org/10.1086/498112

Thordarson DB, Patzakis MJ, Holtom P, Sherman R (1997) Salvage of the septic ankle with concomitant tibial osteomyelitis. Foot Ankle Int 18(3):151–156. https://doi.org/10.1177/107110079701800307

Tone A, Nguyen S, Devemy F, Topolinski H, Valette M, Cazaubiel M et al (2015) Six-week versus twelve-week antibiotic therapy for nonsurgically treated diabetic foot osteomyelitis. A multicenter open-label controlled randomized study. Diabetes Care 38(2):302–307. https://doi.org/10.2337/dc14-1514

Volkering C, Kriegelstein S, Kessler S, Walther M (2015) Behandlung von Rückfußdestruktionen beim Charcot-Fuß durch Hybridtechnik mit interner Osteosynthese und Ringfixateur. Operative Orthopadie Traumatologie 27(2):101–113. https://doi.org/10.1007/s00064-014-0339-7

Waldvogel FA, Medoff G, Swartz MN (1970) Osteomyelitis: a review of clinical features, therapeutic considerations and unusual aspects. 3. Osteomyelitis associated with vascular insufficiency. New England J Med 282(6):316–322. https://doi.org/10.1056/NEJM197002052820606

Wetz HH (1998) Diabetisch-neuropathische Osteoarthropathie. Behandlungsergebisse und orthopädisch-chirurgische Aspekte. Dtsch Arztebl 95(43):B2108–B2112

Wrobel JS, Connolly JE (1998) Making the diagnosis of osteomyelitis. The role of prevalence. J Am Podiatric Med Assoc 88(7):337–343. https://doi.org/10.7547/87507315-88-7-337

Wukich DK, Belczyk RJ, Burns PR, Frykberg RG (2008) Complications encountered with circular ring fixation in persons with diabetes mellitus. Foot Ankle Int 29(10):994–1000. https://doi.org/10.3113/FAI.2008.0994

Wukich DK, Hobizal KB, Sambenedetto TL, Kirby K, Rosario BL (2016) Outcomes of osteomyelitis in patients hospitalized with diabetic foot infections. Foot Ankle Int 37(12):1285–1291. https://doi.org/10.1177/1071100716664364

8

Amputationen beim diabetischen Fuß

Christoph Volkering, Sigurd Kessler, Thomas Kurtze und Oliver Maier-Börries

Inhaltsverzeichnis

S. Kessler (Hrsg.), *Die interdisziplinäre Behandlung des diabetischen Fußes*,
https://doi.org/10.1007/978-3-662-63119-5_9

9.1 Zusammenfassung

Christoph Volkering

Wenngleich das Wissen um fußerhaltende und rekonstruktive Techniken zur Therapie des diabetischen Fußes zunimmt, ist die Zahl der durchgeführten Amputationen immer noch zu hoch. Von dem 1989 in der Deklaration von St. Vincent gefassten Ziel „der Halbierung der Anzahl an Amputationen" ist man auch heute noch nach wie vor deutlich entfernt.

Die Ursache hierfür liegt in den Spezifika des diabetischen Fußes und der daran zwingend notwendigen Anpassung der Therapie. Denn die infizierten Ulzerationen am diabetischen Fuß als häufigste Ursache einer Amputation sind weniger ein Problem der Gefäße, sondern vielmehr neuropathisch bedingter Fehlstellungen und/oder Fehlbelastungen. In dieser Hinsicht unterscheidet sich die Amputation beim diabetischen Fuß deutlich von einer Amputation aus traumatischen oder angiologischen Gründen. Wichtig scheint uns zwischen diesen Entitäten zu differenzieren. Das bisher verwendete Konzept von Minor- und Majoramputation ist nicht zielführend und erlaubt keine wissenschaftliche Aufarbeitung des komplexen Amputationsthemas. Wir stellen deshalb eine Klassifikation von Amputationen vor, die sich an der AO-Klassifikation für Frakturen orientiert.

Eine erfolgreiche Therapie beginnt bereits mit der Diagnostik und der interdisziplinären Indikationsstellung. Denn hieraus ergibt sich nicht selten eine Alternative zur Amputation oder zumindest die Möglichkeit die Amputation so weit wie möglich zu distalisieren.

Wir stellen die allgemeinen Prinzipien bei Amputationen am diabetischen Fuß dar. Durch die Berücksichtigung dieser Aspekte lassen sich viele Probleme vermeiden.

Neben diesen grundsätzlichen Darlegungen geht das Kapitel ausführlich auf folgende Amputationen ein:

- Zehenamputation,
- Strahlamputation,
- transmetatarsale Amputation,
- Lisfrancexartikulation,
- Bona-Jäger-Amputation,
- Chopartamputation,
- Pirogoff-Amputation,
- Syme-Amputation,
- Amputation im Kalkaneus,
- Unterschenkelamputation – Below-knee Amputation.

Hierbei werden die Indikation, die Operationstechnik, die Komplikationen und die Nachbehandlung erläutert.

Abschließend gehen wir auf die orthopädietechnische Versorgung nach Amputation abgestimmt auf die Amputationshöhe ein.

9.2 Einführung

Christoph Volkering und Sigurd Kessler

Auch wenn die fußerhaltenden, rekonstruktiven Techniken zur Therapie des diabetischen Fußes immer ausgereifter werden, muss in einigen Fällen doch amputiert werden. In Deutschland werden laut Kröger et al (Kröger et al. 2017) aufgrund von Diabetes hauptsächlich bei neuro- und angiopathischen Läsionen jährlich ca. 48.000 Amputationen durchgeführt. Diese Zahl ist deutlich zu hoch. Schon 1989 fand diese Problematik Eingang in die Deklaration von St. Vincent (The Saint Vincent Declaration on diabetes care and research in Europe 1989). Diese, verfasst zur besseren Therapie von Diabetikern und deren speziellen Problemen, sah vor, dass „binnen zehn Jahren die Zahl der Amputationen halbiert werden sollten". Leider ist dieses Ziel bis heute nicht erreicht worden. Woran liegt das? Die Hauptursache für die Ulzerationen sind neuropathisch bedingte Fehlstellung und/oder Fehlbelastungen. Wenn dann eine Infektion auftritt, landen die Patienten meist in der

Gefäßchirurgie und selten bei einem versierten Fußchirurgen. In der Gefäßchirurgie werden die Gefäße behandelt und in der Regel die befallenen Gliedmaßen amputiert. Die Gefäße sind beim Neuropathiker allerdings nicht das Problem. Das wesentliche Konzept der druckreduzierenden Maßnahmen (Cavanagh et al. 2005), mit denen sich eine Vielzahl von Füßen retten lassen würden oder zumindest die Amputationshöhe reduziert werden könnte, ist leider nach wie vor noch nicht die Standardtherapie beim Neuropathiker.

9.3 Grundlagen

Christoph Volkering und Sigurd Kessler

9

9.3.1 Indikationsstellung und Anforderungen an die Diagnostik

Grundsätzlich gibt es vier Indikationen für eine Amputation (Kessler et al. 2015a)

1. Die ausgedehnte Infektion mit Gewebeuntergang.
2. Die nicht rekonstruierbare Durchblutungsstörung mit Nekrose.
3. Ungünstige Amputationsfolgen, die nicht mit orthopädischen Hilfsmitteln zu kompensieren sind.
4. Theoretisch beherrschbare Infektionen bei schweren Allgemeinerkrankungen mit begrenzter Lebenserwartung, um die Behandlungszeit zu verkürzen (Wukich et al. 2017)

Bei den Amputationen handelt es sich um einen erheblichen Eingriff in die körperliche Integrität. Deshalb gilt es, den Schaden so gering wie möglich zu halten, d. h. der Verlust muss geringgehalten, also möglichst weit distal amputiert werden. Nicht vertretbar ist es, eine Unterschenkelamputation nur deshalb vorzunehmen, weil dem Operateur die Techniken der Rückfußamputationen nicht vertraut sind. Letztere haben den wichtigen Vorteil, dass sie „endbelastbar" sind. Damit ist es dem Amputierten möglich, nachts ohne Prothese zur Toilette zu gehen, was für die Unterschenkelamputation nicht zutrifft.

Die Entscheidung zum Fußerhalt oder zur Amputation sowie zur korrekten Höhe der Absetzung setzt eine adäquate Diagnostik voraus. An erster Stelle steht die klinische Untersuchung, mit der sich Ursache und Lokalisation der zugrundeliegenden Problematik eingrenzen lassen. Durchblutungsstörungen sind durch Gefäßspezialisten abzuklären und zu behandeln, bzw. um die Höhe der Amputation festzulegen oder, im günstigen Fall, nach distal zu verlagern.

Bei einer Infektion ist zu klären, wie ausgedehnt diese ist und welche Strukturen betroffen sind. Die Detaildiagnostik erfolgt durch bildgebende Verfahren (▶ Kap. 7 und 8). Danach kann eine Stadieneinteilung vorgenommen werden (▶ Kap. 5–8). Es ist zu entscheiden, in welcher Höhe die Amputation vorgenommen werden muss, oder ob durch eine gezielte Infektausräumung die Amputation distalisiert oder gar umgangen werden kann. Immer ist ein bakteriologischer Abstrich oder – besser – eine Biopsie für eine gezielte Antibiose zu entnehmen.

Laborchemische Parameter wie Blutbild, Elektrolyte, Blutzucker, Entzündungswerte wie C-reaktives Protein und Procalcitonin, Nierenwerte sowie Gerinnungswerte helfen den aktuellen Zustand des Patienten einzuschätzen.

9.3.2 Zeitpunkt der Amputation

Selten gibt es perakute Verläufe einer Infektion, welche die sofortige Amputation als lebensrettende Maßnahme erfordern. Meist ist die Zeit für eine adäquate Diagnostik gegeben. Bei einer Durchblutungsstörung erfolgt die Amputation nicht vor der Gefäßabklärung. Bei Infektionen können u. U.

durch ein initiales Débridement oder eine drainierende Operation die Keimzahl und die Ausbreitung der Infektion vermindert und somit der Gesamtschaden reduziert werden. Die Ablation kann dann evtl. kleiner ausfallen.

9.3.3 Allgemeine Prinzipien

Eine „korrekt durchgeführte Amputation" zeichnet sich dadurch aus, dass sie aufgrund einer gesicherten, also nachvollziehbaren, Indikation vorgenommen wird. Das bedeutet, die Möglichkeiten zur Revaskularisation, zur Infektionsbehandlung und zum Wundverschluss sind ausgeschöpft und es besteht keine Aussicht auf die Erholung des Gewebes. In Zweifelsfällen erfolgt eine interdisziplinäre Besprechung zur Indikation und zur Amputationshöhe mit Gefäßspezialisten, Fußchirurgen, Diabetologen, Schuh- und Orthopädietechnikern.

Wenn vermeidbar, sollten Patienten nicht zu Zeiten des Bereitschaftsdienstes mit der Frage zur Amputation vorgestellt werden, weil dann nicht die besten personellen und apparativen Voraussetzungen für die Entscheidungen zur Indikation, Kontraindikation, Absetzungshöhe und Technik gegeben sind.

Die Absetzung wird so weit distal, wie sinnvoll, vorgenommen, d. h. es wird nicht unnötig Länge entfernt, aber auch keine Gliedmaßenanteile oder störenden Zehen belassen, welche die schuh- oder orthopädietechnische Versorgung erschweren. Es dürfen keine Druckspitzen verbleiben, die ein erneutes Ulkus begünstigen können.

Der Operateur muss sich immer im Klaren sein, ob der Eingriff wegen einer pAVK oder wegen einer Infektion vorgenommen wird, weil das Vorgehen in vieler Hinsicht unterschiedlich ist.

Die Physiotherapie, insbesondere das Gehtraining, sollte früh beginnen, wenn möglich bereits vor der Operation, weil so die Bedingungen in vieler Hinsicht einfacher sind. Lange Bettlägerigkeit sollte aus bekannten Gründen vermieden werden, ebenso wie Gelenkkontrakturen. Die Nachbehandlung muss sorgfältig geplant werden. Diese kann auch zuhause erfolgen. Für geschwächte Patienten ist eine Rehaeinrichtung vorzuziehen.

Grundsätzlich müssen Amputierte dauerhaft nachbetreut werden, da immer Veränderungen an der Durchblutung, am Stumpf, am Kräftezustand des Patienten und an der Prothese auftreten können. Die Prothesenanpassung ist niemals der Endpunkt der Therapie. Es werden über die Zeit immer wieder Anpassungen notwendig sein.

Manche Chirurgen ziehen die „saubere Unterschenkelamputation" der aufwendigen Infektsanierung mit wiederholten Débridements vor. Das hat zum Teil auch wirtschaftliche Gründe (Beaulieu et al. 2015). Obwohl in Einzelfällen diese Argumentation berechtigt sein kann (Wukich et al. 2017), ist sie als Grundsatz nicht akzeptabel, weil ein erhaltener Fuß, auch wenn es nur ein Anteil ist, wesentliche funktionelle und psychische Vorteile hat (Boutoille et al. 2008; Brown et al. 2012).

Fehler in der Indikation und der technischen Durchführung sind leider häufig. Deshalb sind Amputationen keine Anfänger- oder Übungsoperationen (Ammendola et al. 2017)! Unter Amputationsfehlern müssen die Betroffenen zeitlebens leiden, oder es muss in einer erneuten Operation korrigiert werden. Wie für alle anspruchsvollen Operationen muss auch für die Amputationen eine angemessene Qualifikation vorausgesetzt werden. Diese besteht nicht nur im Wissen um das chirurgische Vorgehen, sondern auch in der Kenntnis von Indikationen und Kontraindikationen sowie in den Erfordernissen für die Nachbehandlung.

■ Lagerung

Die Lagerung des Patienten erfolgt meist auf dem Rücken. Nur bei den Amputationen im Fersenbereich wird der Patient auf die Seite oder den Bauch gelagert.

Anästhesie

In Abhängigkeit zur Lokalisation stehen verschiedene Verfahren zur Verfügung. Zehenamputationen können in Oberst-Leitungsanästhesie vorgenommen werden. Bei distalen Amputationen bis zum Chopartgelenk kann im Fußblock operiert werden. Alle Amputationen proximal des Chopartgelenkes können im Femoralis- mit Ischiadikus-Block, Spinalanästhesie oder in Allgemeinanästhesie durchgeführt werden. Die Wahl des Anästhesieverfahrens ist von verschiedenen Faktoren abhängig (▶ Kap. 1). Alter und Komorbiditäten sowie die psychische Konstellation müssen berücksichtigt werden. Die Amputation seines Fußes live mitzuerleben kann für den Patienten traumatisierend sein.

Allgemeine technische Aspekte

Die **Bildung der Hautlappen** sollte großzügig geplant werden (◘ Abb. 9.1). Es ist kein Problem, Weichteile nachzuresezieren, aber ungünstig, wenn der Hautverschluss wegen zu kurzer Lappen nicht oder nur unter Spannung möglich ist. Die Schnittführung sollte vor dem Hautschnitt angezeichnet werden, wobei die postoperative Schwellung einzuplanen ist (◘ Abb. 9.1).

Eine **atraumatische Operationstechnik** ist wesentlich, weil das Quetschen von Gewebe zu Nekrosen und zu Wundheilungsstörungen führt. Im Fußbereich können die Sehnen als nicht durchblutetes Gewebe die Wundheilung stören oder Infektionen fortleiten, Deshalb werden die Sehnenenden aus der Wunde gezogen und gekürzt. Nicht gekürzte Sehnen können mit der Haut verwachsen und eine störende Beweglichkeit der Weichteile am Amputationsstumpf hervorrufen. Ausnahmen sind Situationen, bei denen eine Refixation der Sehnen am Knochen geplant ist.

Immer ist ein Débridement mit sorgfältiger Entfernung allen nekrotischen Gewebes vorzunehmen. Danach wird die Blutsperre geöffnet, um durch **Blutungsstillung** einer Hämatombildung vorzubeugen. Größere Gefäße werden ligiert und kleinere koaguliert. Es ist immer mit einer gewissen Nachblutung oder Hämatombildung zu rechnen, weil Muskeln und Knochen quer durchtrennt worden sind. Deshalb ist der Sekretabfluss durch Drainagen oder unvollständigen Wundverschluss zu sichern.

Bei den **Osteotomien** ist darauf zu achten, dass keine scharfen Kanten in der Belastungszone verbleiben, die Druck auf das Weichgewebe ausüben (◘ Abb. 9.2). Die Osteotomien müssen so angelegt werden, dass die bestmögliche Druckentlastung auf die Weichteile erreicht wird.

Durch das Wegfallen von **Sehnenansätzen** können ein Muskelungleichgewicht und damit eine erhebliche Fehlstellung resultieren. Dies muss während der

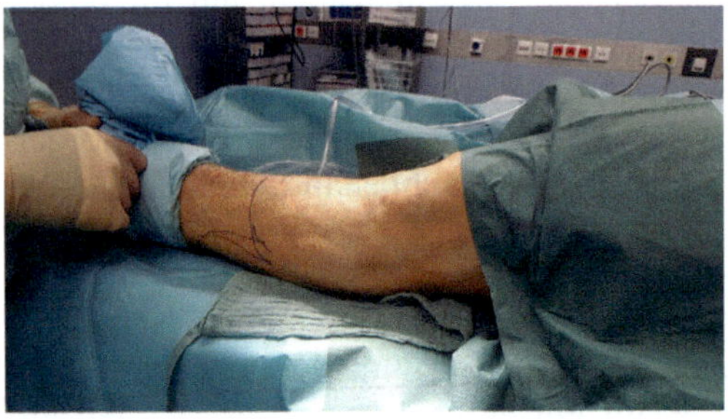

◘ **Abb. 9.1** Einzeichnen der Schnittführung

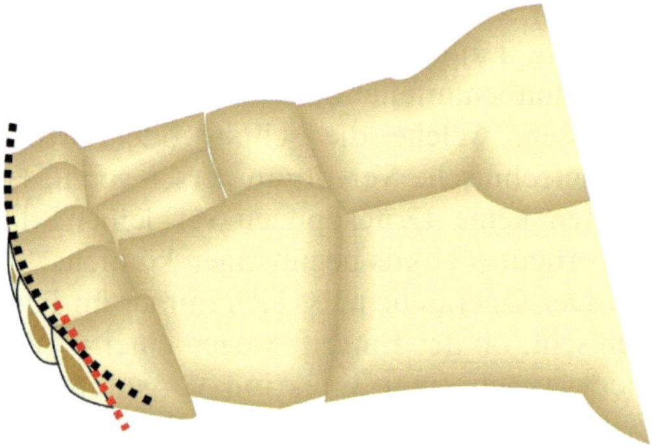

◘ **Abb. 9.2 Vermeidung von druckgebenden Kanten bei der Osteotomie.** Rote Linie = nach plantar geöffnete Osteotomie. Schwarze Linie = bogenförmige Osteotomie in der Frontalebene. (Modifiziert nach Kessler et al. 2015a)

Operation berücksichtigt und möglichst vermieden werden.

Bei Wunden, die nicht sicher infektfrei sind, kann eine Antibiotikakette eingelegt werden. Wenn nicht alle infizierten Gewebeanteile entfernt werden konnten, wird die Wunde zunächst offengelassen, gefolgt von Débridements und NPWT (negative pressure wound therapy) (Armstrong und Lavery 2005). Der **Wundverschluss** erfolgt bei sauberer Granulation entweder in einem oder in mehreren Schritten (▶ Kap. 7) und muss spannungsfrei erfolgen.

Nicht selten persistieren größere Defekte. Diese eignen sich durchaus für eine sekundäre Wundheilung. Durch eine NPWT kann die Heilungsdauer deutlich verkürzt werden. Eine Spalthauttransplantation auf belastetem Knochen führt nicht zur Heilung (◘ Abb. 9.3).

Am **Operationsende** und in der Nachbehandlung legt man komprimierende, stumpfformende Verbände an, soweit das die Durchblutung zulässt. Bei allen Amputationen proximal der Zehengrundgelenke legen wir noch im Operationssaal eine Cast-Schiene bzw. einen gespaltenen Cast an. Der schützt die Wunde vor Scherbelastungen und hilft Kontrakturen vorzubeugen.

Bei Infektionen erfolgt eine resistenzgerechte **Antibiotikatherapie** bis zum Abklingen der allgemeinen und lokalen Infektionszeichen. Wenn nach drei Tagen die systemischen Infektionszeichen nicht rückläufig sind, liegt meist eine Indikation zur Eröffnung der Wunde, zum Nachdébridement oder zur **operativen Revision** vor.

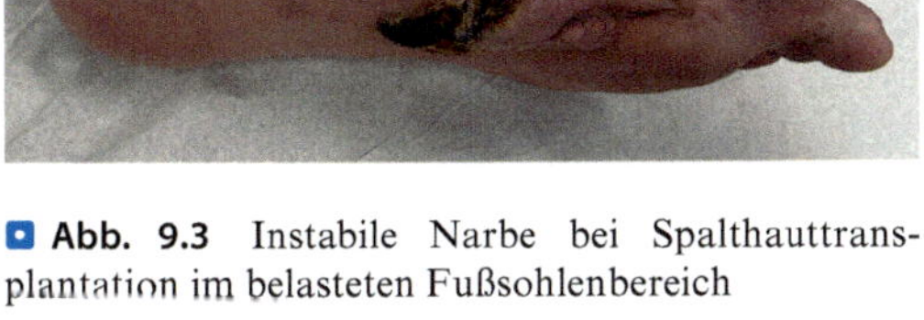

◘ **Abb. 9.3** Instabile Narbe bei Spalthauttransplantation im belasteten Fußsohlenbereich

Zur Stumpfkonturierung am Unterschenkel ist eine adäquate Kompressionsbehandlung erforderlich, die möglichst mit einem Silikonliner vorgenommen wird. Zu **Wundheilungsstörungen** kommt es, wenn nicht alles infizierte Gewebe entfernt ist oder wenn ein Hämatom auftritt. In diesen Fällen ist ein Folgedébridement bzw. eine Hämatomausräumung vorzunehmen. Die Naht unter Spannung führt zu einer Wunddehiszenz. In so einem Fall muss nachreseziert werden.

Die **Nachbehandlung** ist ein entscheidender Teil in dem Behandlungskonzept. Hier entscheidet sich, ob Patienten in der Lage sind, die Prothese optimal zu nutzen bzw. ob die bestmögliche Lebensqualität erreicht wird. Die optimale Prothesenversorgung besteht nicht nur aus der Hardware, sondern auch in der Überprüfung und der Anleitung mit deren Umgang. Das schließt die erforderliche körperliche Konstitution und die Fähigkeiten zum Anlegen sowie zur Benutzung ein. Nötig sind eine individuelle Anschlussbehandlung und routinemäßige Nachkontrollen. Das schlimmste Szenario ist, dass der Patient glaubt, die Prothese nicht benützen zu können, sodass diese in der Ecke steht und er selbst unbeweglich und vereinsamt bei schlechten Blutzuckerwerten auf sein nahendes Ende wartet.

9.4 Klassifizierung von Amputationen

Christoph Volkering und Sigurd Kessler

> Die Differenzierung zwischen „Minoramputation" und „Majoramputation" ist heute völlig unzureichend!

Erhebungen zu Amputationen beziehen sich auf „die Diabetiker", wobei nicht nach der zugrundeliegenden Ursache, Neuropathie/Infektion oder Angiopathie differenziert wird. Darüber hinaus wird in Publikationen selten die Höhe der Amputation exakt angegeben. Eine der wenigen Ausnahmen sind Belatti und Phitkisul (Belatti und Phisitkul 2014). Meist wird nur zwischen Major- und Minoramputation unterschieden, wobei diese unterschiedlich definiert werden. Eine derartig grobe Unterscheidung ist aber für heutige Belange völlig unzureichend, denn die Amputation eines Zehenendglieds und des gesamten Fußes sind beides „Minoramputationen" und die am distalen Unterschenkel und im proximalen Oberschenkel sind beides „Majoramputationen". Dennoch ist die Auswirkung jeweils deutlich anders. Ein Blick in die Unfallbegutachtung verdeutlicht die Situation. Hier wird für die „Minoramputationen" die Minderung der Erwerbsfähigkeit bei einem Verlust des Endglieds mit 0–1 %, einer Zehe mit 2 % und des Fußes im Sprunggelenk mit 40 % eingeschätzt. Für die „Majoramputation" im distalen Unterschenkel werden 45 % und im Oberschenkel 70 % angegeben.

Dies verdeutlicht, weshalb die Unterscheidung nach „Major" und „Minor" nicht mehr zeitgemäß ist. Sie sollte im Hinblick auf die Dokumentation zugunsten der exakten Angabe der Amputationshöhe verlassen werden. Wenn die Höhe genau dokumentiert wird, lässt sich im Verlauf der Jahre statistisch feststellen, ob die Amputationen weiter distal vorgenommen worden sind und damit eine Verbesserung der Behandlung eingetreten ist.

Das Fehlen von detaillierten Informationen macht einen Vergleich von Studien bislang unmöglich und ergibt bestenfalls einen groben Überblick. Wir haben zur Amputationshöhe eine Klassifikation publiziert (Kessler et al. 2015a). In Anlehnung an die AO-Klassifikation für Frakturen lässt sich jede Höhe spezifizieren. Damit ist es möglich, sich über präventive Maßnahmen, Operationstechniken und Nachbehandlung einschließlich der Hilfsmittelversorgung zu verständigen.

Die Amputationshöhe ist zu klassifizieren, wie das für die Dokumentation im ICPM-Schlüssel vorgesehen ist. Der Knochen, der reseziert bzw. entfernt worden ist, wird durch eine Ziffer kodifiziert, beginnend mit 1 = Zehenendglied bis zum Femur = 8 (◘ Abb. 9.4a, b). Für die Absetzung innerhalb eines Knochens wird zwischen distaler (d), mittlerer (m), proximaler (p) und totaler (t) Absetzung (Exartikulation) unterschieden (◘ Abb. 9.4c).

Am Fuß und Unterschenkel existieren 2–5 parallele Knochen. An der dritten Stelle der Kodierung wird angegeben, welche der parallelen Knochen amputiert worden sind. Der mediale Knochen erhält die Ziffer 1, die lateralen aufsteigend bis zur Ziffer 5 bei Zehen und Mittelfußknochen (◘ Abb. 9.4a). Distale Tarsalia: 1: mediales Keilbein, 2: mittleres Keilbein, 3: lateral des Keilbeins, 4: Cuboid, 5: Navikulare. Proximale Tarsalia: 1: Talus, 2: Kalkaneus (Beispiele siehe ◘ Tab. 9.1).

Mit dieser Kodierung kann auf einfache Weise den Nachbehandelnden vermittelt werden, wie weit proximal amputiert worden ist. Speziell wird zwischen einer Kleinzehen- und einer proximalen Fußamputation sowie zwischen einer Syme- und einer Oberschenkelamputation differenziert.

Die Gesamtheit aller Amputationen kann ausgewertet werden, sodass im zeitlichen Vergleich Aufschluss darüber gegeben wird, ob prophylaktische oder therapeutische Maßnahmen Auswirkungen auf die Anzahl der Amputationen haben.

9.5 Spezielle Amputationslehre

Christoph Volkering und Sigurd Kessler

9.5.1 Zehenamputationen

9.5.1.1 Indikation

- Infektion (◘ Abb. 9.5),
- Durchblutungsausfall (◘ Abb. 9.6) oder

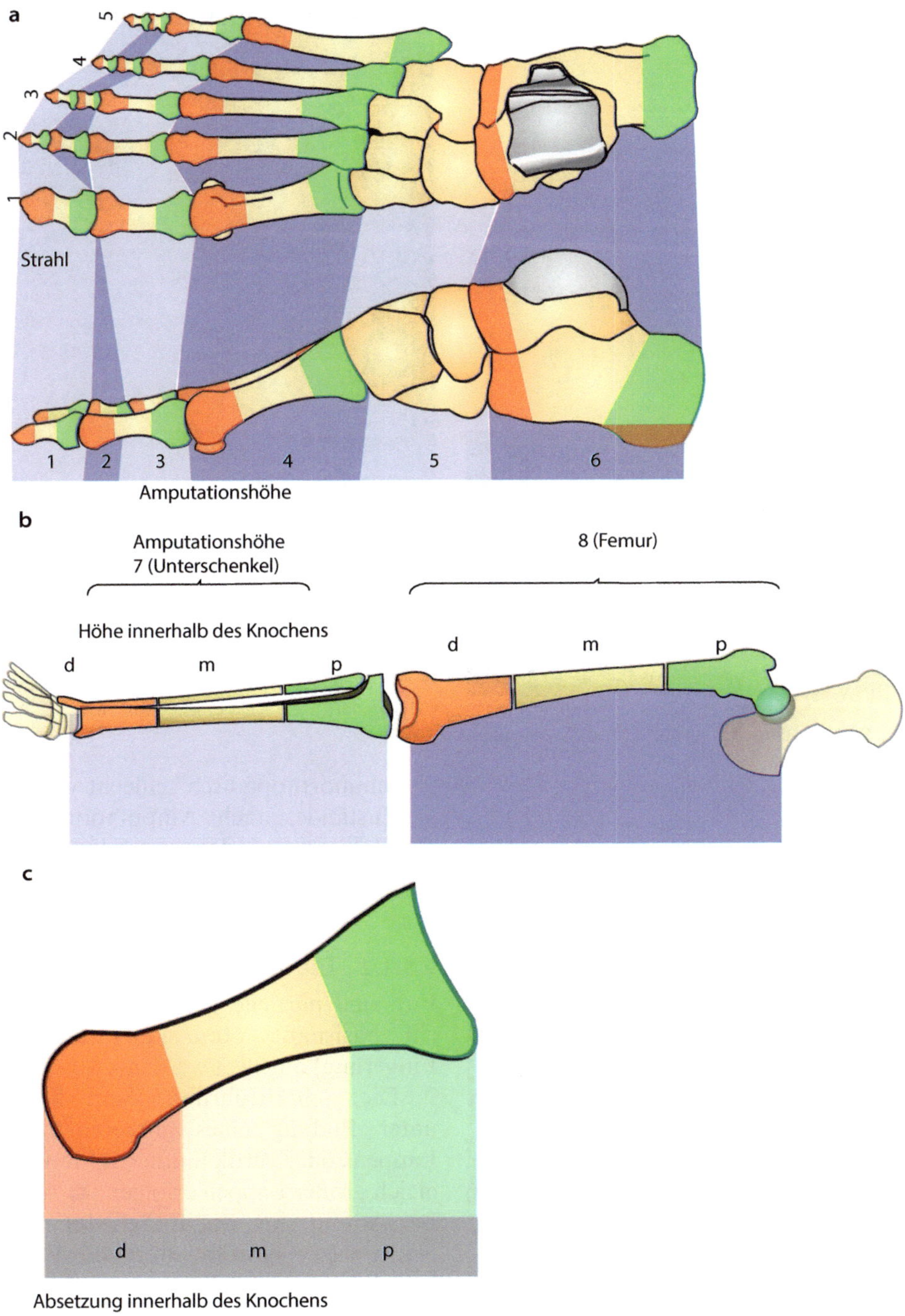

Abb. 9.4 a–c **a** Amputationshöhen am Fuß (Tab. 9.2): Endglied (1), Mittelglied (2), Grundglied (3), Mittelfußknochen (4), distale Tarsalknochen (5), Talus, Kalkaneus (6). **b** Amputationshöhen am Bein: Unterschenkel (7), Oberschenkel (8); **c** Absetzen im distalen Teil des Knochens: Absetzen im mittleren Teil des Knochens (m), Absetzen im proximalen Teil des Knochens (p), totale Entfernung eines Knochens (t) = Exartikulation. (Modifiziert nach Kessler et al. 2015a)

Tab. 9.1 Beispiele zur Kodifizierung der Amputationshöhe

Amputation im mittleren Großzehengrundglied	3m 1
Transmetatarsale Amputation im proximalen Drittelpunkt	4p 1–5
Chopart Amputation	5t 1–5
Unterschenkelamputation im distalen Drittel	7d 1–2
Knieexartikulation	7t

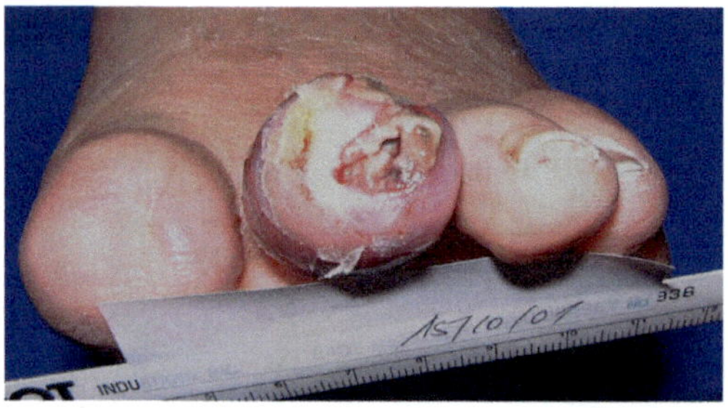

Abb. 9.5 Feuchte Gangrän. (Modifiziert nach Kessler et al. 2015b)

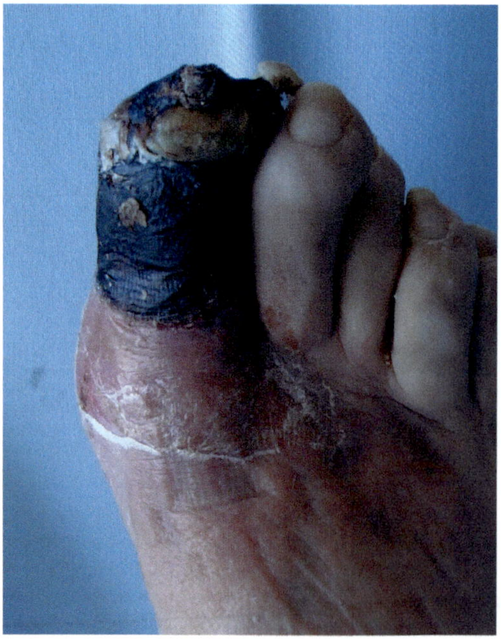

Abb. 9.6 Trockene Gangrän

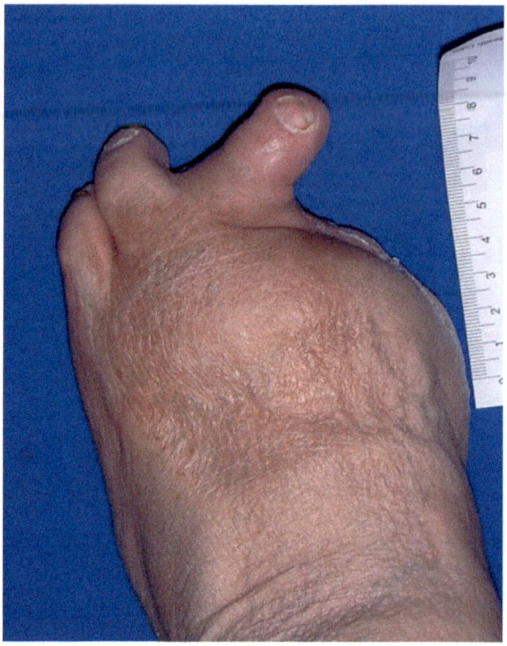

Abb. 9.7 Schuhtechnisch schlecht versorgbarer Zustand nach Amputation von Zehen oder Strahlen. (Modifiziert nach Kessler et al. 2015a)

- schuhorthopädisch schlecht versorgbare Zustände, nach Amputation von benachbarten Zehen oder Strahlen (Abb. 9.7).

9.5.1.2 Technik

Für eine partielle Zehenamputation kann ein basisnahes Tourniquet (aufgerollter Fingerling) angelegt werden.

Die Schnittführung kann horizontal unter Bildung eines größeren plantaren Lappens oder vertikal unter Bildung zweier, gleich großer Lappen erfolgen (Abb. 9.8). Bei Amputation des Endgliedes muss die Nagelmatrix entfernt werden, damit der Nagel nicht atypisch nachwächst. Es kann entweder durch eine Osteotomie mit Säge, Meißel oder Liston-Zange osteotomiert oder im Interphalangealgelenk exartikuliert werden. Von einer Exartikulation in den Grundgelenken sollte abgesehen werden, da es hier häufig zu plantaren Druck-

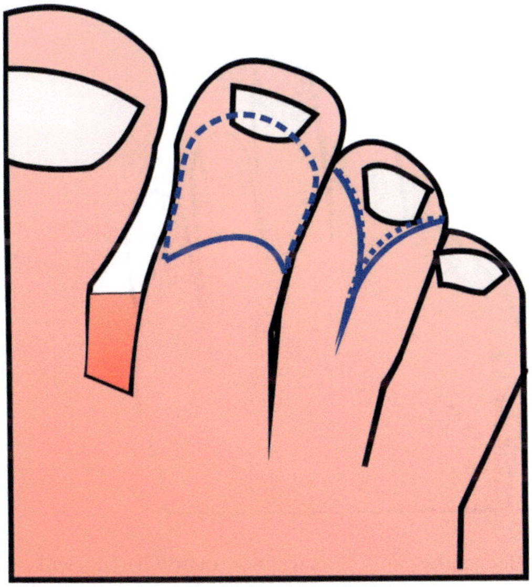

Abb. 9.8 Horizontale und vertikale Schnittführung bei der Zehenamputation

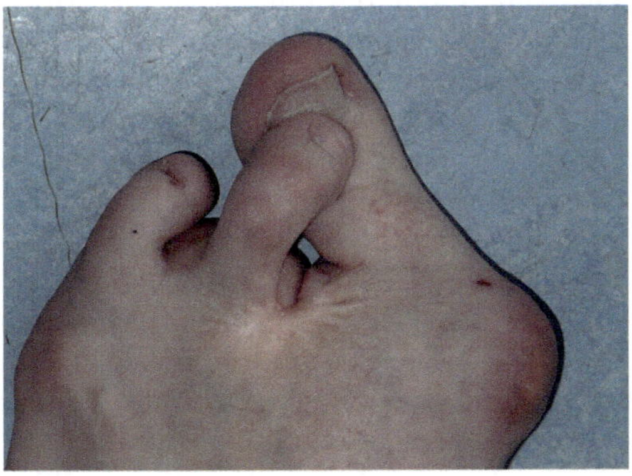

Abb. 9.9 "Scheibenwischerphänomen" mit Migration der umliegenden Zehen in die Lücke

ulzerationen kommt und die Nachbarzehen bei fehlendem Widerlager die Tendenz haben, in die Lücke zu kippen („Scheibenwischerphänomen") (Abb. 9.9). Günstig ist es, wenn man am Grundglied einen basalen Stumpf belassen kann. Dann wird die Seitkippung der Nachbarzehen verhindert (Kessler et al. 2015b).

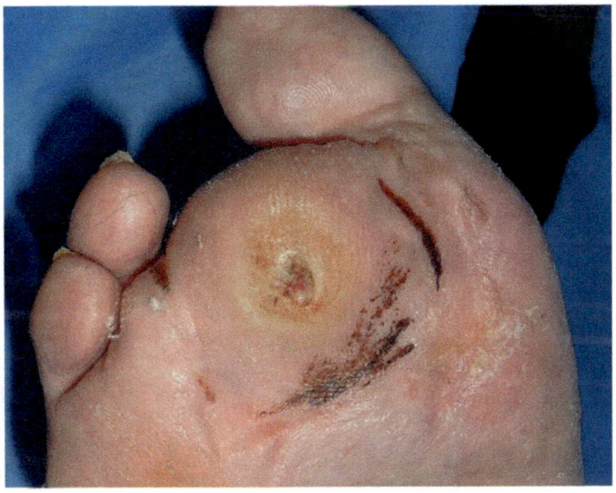

Abb. 9.10 **Druckulkus unter dem Metatarsalekopf nach Exartikulation im Grundgelenk.** (Modifiziert nach Kessler et al. 2015b)

9.5.1.3 Nachbehandlung

Vollbelastung im Verbandschuh, Entfernung des Nahtmaterials nach 14–21 Tagen, Orthose bei Kippungstendenz der Nachbarzehe.

9.5.2 Strahlamputationen

Unter einer Strahlamputation versteht man die Entfernung von Zehen einschließlich eines Teils der dazugehörigen Mittelfußknochen.

9.5.2.1 Indikationen

Zehennekrosen/Gangrän (Abb. 9.6), ausgeprägte Weichteildefekte am Vorfuß, Scheibenwischerphänomen nach Exartikulationen (Abb. 9.10).

9.5.2.2 Operationstechnik

- **Amputation erster Strahl**

Der Hautschnitt erfolgt medial über dem Metatarsale I mit tennisschlägerartiger Umschneidung der Basis der Großzehe plantar in der Beugefalte und dorsal über dem Grundgelenk (Abb. 9.11). Danach wird die Präparation der Kapsel des Großzehen-

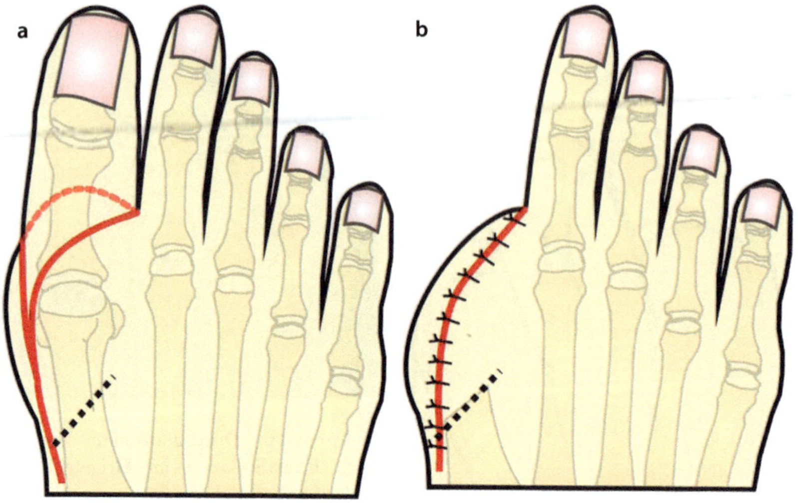

Abb. 9.11 a, b a Hautschnitt medial über dem Metatarsale I mit tennisschlägerartiger Umschneidung der Basis der Großzehe plantar in der Beugefalte und dorsal über dem Grundgelenk. **b** Schema nach Hautverschluss und abgeschrägtem MT 1. (Modifiziert nach Kessler et al. 2015b)

grundgelenkes unter Schonung der plantaren Leitungsbahnen durchgeführt. Es folgt die Eröffnung der Kapsel und Präparation des Metatarsalekopfes. Die Schrägosteotomie wird an der Basis des Metatarsale unter Belassen des Ansatzes der Tibialis anterior-Sehne umgesetzt, die über den plantaren Anteil des Tarsometatarsalgelenkes (TMT) an das Metatarsale zieht. Die Osteotomie wird mindestens 1 cm distal des TMT angelegt. Sie öffnet sich nach medial und plantar, um eine Kante medial und plantar und dadurch hervorgerufenen Belastungsspitzen zu vermeiden. Das Metatarsale und die dazugehörige Großzehe werden aus dem umgebenden Gewebe heraus präpariert. Die Sesambeine werden entfernt und die Sehnen so weit als möglich gekürzt. Es empfiehlt sich, die Kapsel insgesamt zu entfernen, weil diese bei einem Infekt als gering durchblutetes Gewebe ein Infektreservoir darstellt. Bei Bluttrockenheit kann auf eine Drainage verzichtet werden. Manche Autoren empfehlen die Einlage von Antibiotikaketten oder -schwämmen (Dalla Paola et al. 2015; Krause et al. 2009).

Amputation fünfter Strahl

Die Amputation des fünften Strahls erfolgt analog der Technik am ersten Strahl. Der Ansatz der Peroneus brevis-Sehne muss belassen werden, weil dessen Entfernung zu einer Vorfußabduktion und Supination führt. Sollte die komplette Entfernung nicht zu vermeiden sein, müssen frühzeitig Maßnahmen zum Ausgleich ergriffen werden. Diese sind in der Regel operativ: Fixation der Peroneus brevis- und longus-Sehne an das Kuboid oder Transposition der Tibialis anterior-Sehne auf das laterale Keilbein.

Fußverschmälerung mit Resektion einzelner oder mehrerer Fußstrahlen

Dazu gibt es unterschiedliche Techniken, die je nach Indikation eingesetzt werden.

Bei einem Zeheninfekt, bei dem das Grundglied als Platzhalter nicht erhalten werden kann, kann eine wenig invasive Technik der Strahlresektion angewendet werden (Roukis 2010). Im Prinzip handelt es sich um eine Exartikulation der betroffenen Zehe im Grundgelenk mit minimal-invasiver Entfernung des Metatarsalekopfes

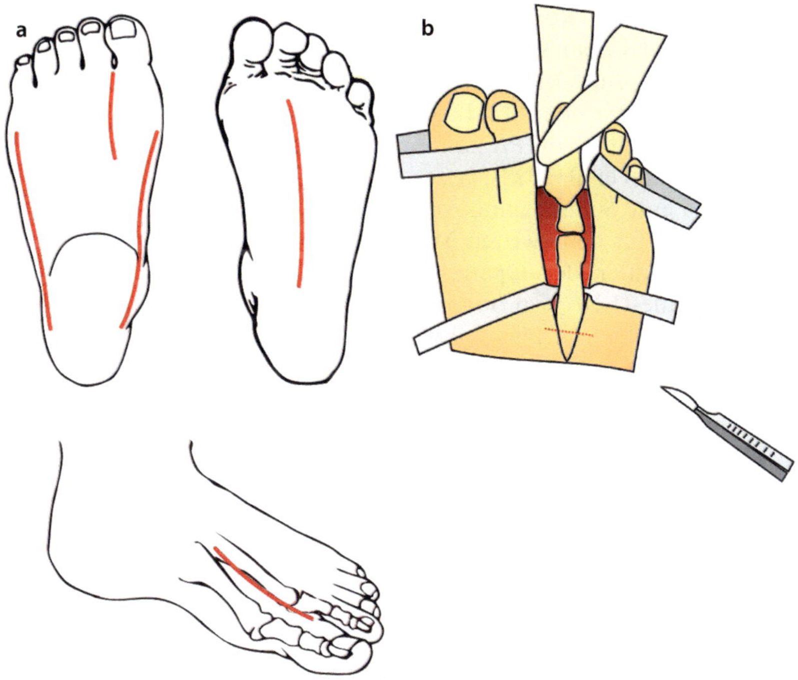

Abb. 9.12 a, b **a** Plantare und dorsale Zugänge zur Zehenamputation. **b** Schnittführung zur Amputation im vierten Strahl

und -schaftes. Hierzu wird die Zehe an der Basis umschnitten und im Grundgelenk exartikuliert. Anschließend wird die Kapsel reseziert und die Sehnen werden gekürzt. Mit dem Bildwandler wird die Basis des entsprechenden Metatarsale aufgesucht. Über eine dorsale Stichinzision mobilisiert man mit einem Raspatorium das den Knochen umgebende Muskelgewebe. Dann wird mit einer Fräse der Knochen durchtrennt. Von distal wird jetzt mit einem Raspatorium die Muskulatur vom Knochen abgeschoben und der Knochen dann nach distal herausgezogen. Abschließend werden die Zugänge mit Einzelknopfnähten verschlossen. Durch diese Technik werden große Schnitte vermieden.

Die häufigste Indikation für eine offene Strahlresektion sind die plantaren Ulzerationen unter dem Metatarsalekopf mit einer Infektion, häufig als Komplikation einer Exartikulation im Grundgelenk. Bei einer akuten Infektion empfiehlt sich ein mehrzeitiges Vorgehen. Zunächst erfolgt ein Débridement mit Eröffnung der infizierten Kompartimente. Intraoperativ ist es oft schwierig zu erkennen, welche Kompartimente befallen sind, weshalb es günstig ist, wenn präoperativ eine MRT angefertigt worden ist.

Das Débridement kann über plantare, dorsale oder kombinierte Zugänge erfolgen (Abb. 9.12). Das betroffene Metatarsale wird basisnah abgesetzt. Am Ulkus reicht meist ein begrenztes Débridement. Wenn noch eine wesentliche Infektion verblieben ist, folgt die geplante Revision nach zwei bis drei Tagen. Wenn ein MRT vor der ersten Operation nicht durchgeführt werden konnte, muss dieses vor der Revision veranlasst werden. Bei begrenzter Restinfektion kann eine NPWT angelegt werden.

Komplikationen

Die Amputation im ersten Strahl ist in bis zu 69 % der Fälle mit Transferulzerationen verbunden (Borkosky und Roukis 2013). Ulzerationen treten unter dem Metatarsale-II-Kopf oder dem Stumpf des Metatarsale I auf. Die Ulzerationen unter dem MT-I sind durch das Kippen des Fußes in die Pronation bedingt (Kadukammakal et al. 2012), lassen sich aber durch eine gute Schuhtechnik vermeiden. Das gilt auch für den zweiten Metatarsalekopf. Wenn unter der Operation bereits der Metatarsale-II-Kopf prominent ist, kann dieser zur Druckreduktion entfernt werden.

9.5.3 Transmetatarsale Amputation (TMA)

Diese Amputation umfasst den Vorfuß mit den Zehen, wobei man die distale von der proximalen TMA unterscheiden kann. Die distale TMA hat mehrere Nachteile: Die Stümpfe der Metatarsalia sind nur gering von Weichgeweben gepolstert, Außerdem neigen diese dazu, sich an den Enden anzuspitzen. Teilweise kann eine überschießende Knochenneubildung stattfinden. Aus diesen Gründen ist die distale transmetatarsale Amputation anfällig für Ulzerationen. Da die geringen mechanischen Nachteile der proximalen TMA vollständig durch eine korrekte Schuhversorgung ausgeglichen werden können, ist diese grundsätzlich vorzuziehen. Insgesamt ist die proximale TMA bei Beachtung der begrenzten operationstechnischen Anforderungen eine günstige Amputation, da sie in der Regel gegenüber anderen Amputationen eine niedrigere Komplikationsrate aufweist und der Funktionsverlust und die Anforderungen an die Schuhorthopädie überschaubar sind. Wichtig ist, dass die Ansätze der Peronealmuskulatur und von Tibialis anterior und posterior erhalten bleiben. Die TMA ist einer Amputation mit Verbleib von ungünstig stehenden Zehen eindeutig vorzuziehen (Kessler et al. 2015b).

9.5.3.1 Indikationen

- Ulzerationen im Vorfußbereich, die durch Schuhtechnik nicht zu sanieren sind.
- Größerer Weichteilverlust im Vorfußbereich.
- pAVK mit Zehennekrosen, aber guter Durchblutung bis zu den Metatarsalia.
- Erhebliche, operations- und orthopädietechnisch nicht versorgbare Fehlstellungen.

9.5.3.2 Operationstechnik

Die Basis des MT V und I dienen als Referenz für die Osteotomien an den Metatarsalia. Der kleinere dorsale Lappen wird ca. 2,5 cm distal der Lisfrancgelenklinie angelegt. Er verläuft leicht abgerundet nach caudal-plantar und hat seinen Scheitelpunkt zum größeren plantaren Lappen im Übergang zur Leistenhaut der Fußsohle (◘ Abb. 9.13). Bei der Präparation in die Tiefe gilt es, die A. dorsalis pedis und die V. saphena magna zu identifizieren, zu ligieren und abzusetzen.

Der größere plantare Lappen verläuft seitlich an der Grenze Felderhaut/Leistenhaut nach distal bis in die Beugefalte der Zehen. Er wird unter Einschluss aller Weichteile bis auf die Grundgelenke der Zehen und seitlich bis auf die Metatarsalia I und V vom Knochen abpräpariert. Am proximalen Drittelpunkt werden die Metatarsalia mit der oszillierenden Säge einzeln osteotomiert. Hierbei sollten die Knochenenden nach plantar offen abgeschrägt werden und insgesamt einen harmonischen Bogen bilden, um Druckspitzen zu vermeiden (◘ Abb. 9.14). Mit einem Einzinkerhaken kann in die Markhöhle eines MFKs eingegangen und der Vorfuß durch Zug nach distal in einem Block scharf am Knochen ausgelöst werden. Die Sesambeine und die verbliebenen Kapselanteile werden exzidiert.

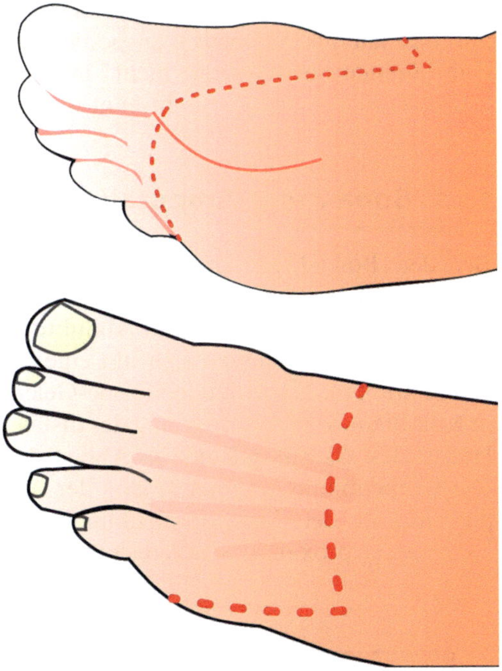

Abb. 9.13 **Lappenführung für die TMA.** (Modifiziert nach Kessler et al. 2015b)

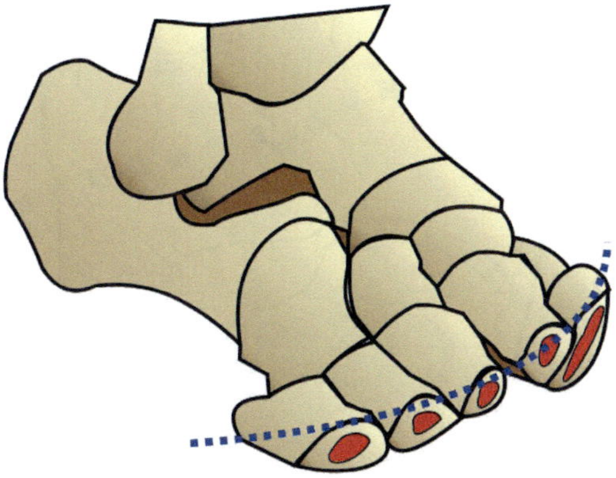

Abb. 9.14 Die Knochenkanten werden zur Druckreduktion abgeschrägt

Die Beuge- und Strecksehnen werden nach distal herausgezogen und abgeschnitten. Das Ulkus wird, sofern vorhanden, exzidiert und das umgebende Gewebe débridiert.

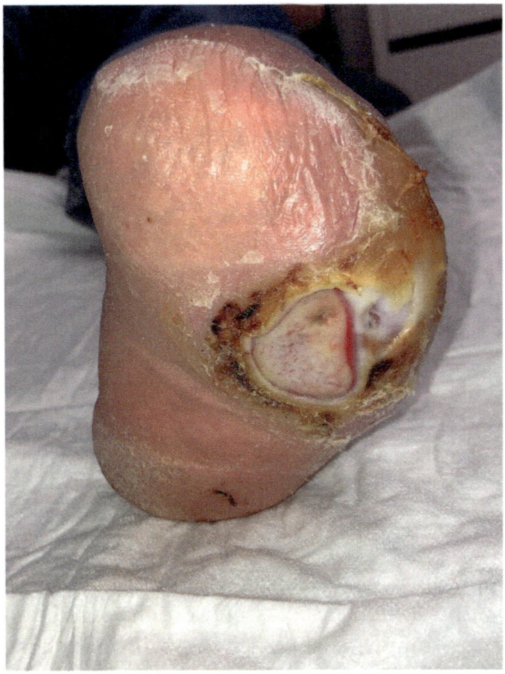

Abb. 9.15 Druckulkus unter dem Kuboid nach Lisfrancexartikulation mit Resektion der Peronealsehnen und resultierender Supination

9.5.4 Lisfrancexartikulation

Die Lisfranclinie markiert die Amputationshöhe, von der ab nach proximal Sehnenansätze entweder abgelöst werden können oder zwangsläufig abgelöst werden. Damit sind gravierende Probleme verbunden, über die sich der Operateur bewusst sein muss. Denn abhängig von dem, welcher Muskelzug aufgehoben und welcher erhalten ist, resultieren Fehlstellungen mit hartnäckigen Ulzerationen, die durch ein planvolles Vorgehen verhindert werden können und müssen (Abb. 9.15).

Um welche Muskeln es sich handelt, zeigt Tab. 9.2.

Die Entfernung der Tibialis anterior-Sehne führt zum Spitzfuß, die der Peroneus brevis-Sehne zur Vorfußadduktion und Su-

Tab. 9.2 Muskelfunktionen

Muskel	Insertion	Funktion
M. tibialis anterior	Basis MT I plantar, med. Keilbein	Fußhebung, Supination
M. tibialis posterior	Os naviculare, Keilbeine, Basis MT III	Plantarflexion, Supination
M. peroneus brevis	Basis MT 5	Abduktion, Pronation
M. peroneus longus	Basis MT I plantar	Plantarflexion, Pronation

pination. Wenn es der Infektionsstatus erlaubt, sollten sie belassen werden, weil damit der Stumpf meist besser zu positionieren ist.

Der Operateur muss sich darüber im Klaren sein, welche Sehnenansätze aufgehoben worden sind, welche Fehlstellungen daraus resultieren und wie diese zu kompensieren sind. Bei Infektfreiheit kommt die Refixation in Betracht (Greene und Bibbo 2017) (z. B. Tibialis anterior an das mediale Keilbein, Peroneus brevis an das Kuboid) oder die Tenotomie an dem Antagonisten.

9.5.4.1 Operationstechnik

Prinzipiell folgt die Lisfrancexartikulation den gleichen Operationsprinzipien wie die TMA. In der Ursprungsanatomie wird aus dem Queroval des Vorfußes ein Hochoval des Mittelfußes mit annähernd gleicher Fläche. Im Grundsatz handelt es sich um eine Exartikulation ohne Osteotomien. Dennoch sollten die plantaren Kanten an den Keilbeinen und dem Kuboid abgeschrägt werden. Wenn der Fußheber (Tib. anterior) desinseriert ist, muss die Achillessehne zur Spitzfußprophylaxe verlängert werden. Wenn es möglich ist, wird die Basis des MT 5 mit dem Peroneus brevis-Ansatz belassen. Wenn das nicht möglich ist, wird die Sehne primär an das Kuboid fixiert oder in einem späteren Eingriff die Tibialis anterior-Sehne auf das laterale Keilbein transponiert. Ist eine Sehnentransposition nicht möglich, sollte die Achillessehne durchtrennt werden.

9.5.5 Bona-Jäger-Amputation

Bei der Bona-Jäger-Amputation werden, wie bei Chopartexartikulation, die Fußheber und die Pronatoren und Abduktoren ausgeschaltet. Es handelt sich um eine Exartikulation im Naviculocuneiforme-Gelenk in Kombination mit Entfernung der distalen Hälfte des Os cuboideum (Abb. 9.16). Die Lappenbildung erfolgt analog der Amputation in der Lisfrancgelenklinie etwa 2 cm weiter proximal. Sie bietet funktionell

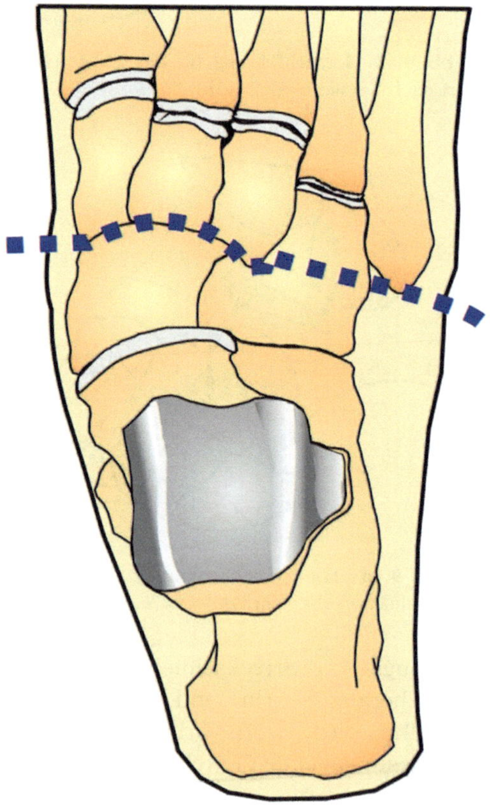

Abb. 9.16 Amputationslinie bei Bona-Jäger-Amputation

gegenüber der Chopartamputation keine wesentlichen Vorteile.

9.5.6 Chopartamputation

Bei der Chopartamputation handelt es sich um eine Exartikulation im Chopartgelenk, welches sich aus dem Talonaviculargelenk (TN) und dem Kalkaneocuboidalgelenk (CC) zusammensetzt. Bei endbelastbarem Stumpf besteht der Nachteil des kompletten Verlustes des Streckapparates, sodass eine Spitzenfußstellung resultiert, die häufig zur Ulkusbildung unter dem Processus anterius calcanei führt (▣ Abb. 9.17) (Schade et al. 2010). Dem sollte man schon während der Erstoperation durch entsprechende Maßnahmen entgegenwirken.

9.5.6.1 Indikationen:

- Ulzerationen im Mittelfußbereich mit tiefer Infektion/Osteomyelitis der kleinen Tarsalia.
- Größerer Weichteilverlust am Mittelfuß.
- Orthopädietechnisch nicht versorgbare Zustände nach Operationen.

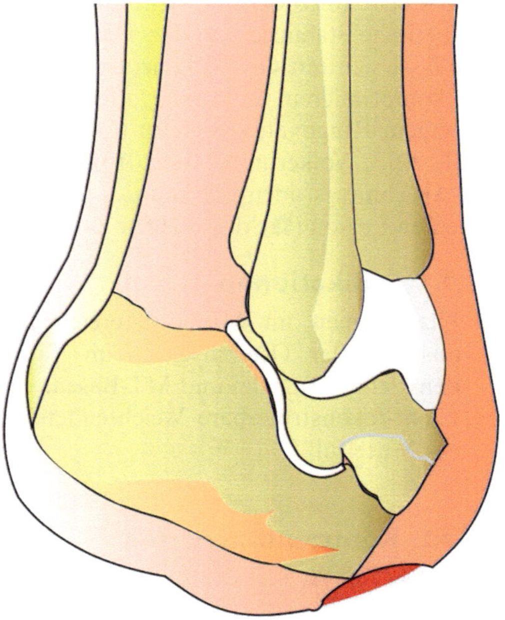

▣ **Abb. 9.17 Nach Chopart-Amputation: Ulkusbildung unter dem Processus anterius calcanei bei Spitzfuß.** Dies wird durch Tenotomie der Achillessehe vermieden. (Modifiziert nach: Kessler et al. 2015b)

9.5.6.2 Operationstechnik

Zur Schnittführung siehe (▣ Abb. 9.18). Der kleinere dorsale Lappen hat seine Grenze über dem Chopartgelenk. Der Scheitelpunkt liegt an der Spitze des Innen- und Außenknöchels. Der plantare Lappen wird möglichst weit nach distal bis hinter die Köpfchen der Metatarsalia geplant. Der Fuß ist hier mehr hoch als breit. Deshalb muss der Lappen lang bemessen sein.

Zunächst Hautschnitt dorsal mit Präparation bis auf das Chopartgelenk. Die A. dorsalis pedis und die V. saphena magna werden ligiert und zusammen mit den Strecksehnen durchtrennt. Die Kapsel des Talonaviculargelenkes wird mit der Tibialis posterior-Sehne und dem Pfannenband durchtrennt. Plantar des Pfannenbandes verlaufen die Leitungsbahnen. Analoges Vorgehen am CC-Gelenk mit Durchtrennung der Peronealsehnen. Wenn eine Reinsertion oder Transposition geplant sind, werden die Sehnen angeschlungen. Komplettierung des Hautschnittes am plantaren Lappen bis auf den Knochen. Einsetzen eines Einzinkerhakens ins Os naviculare und Präparation hart am Knochen mit Auslösung der kleinen

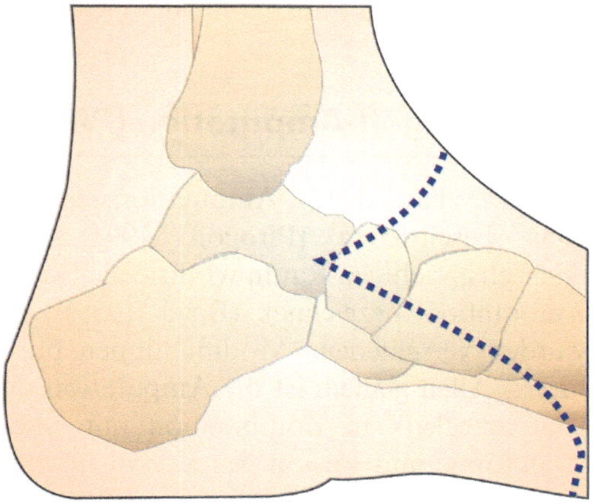

▣ **Abb. 9.18** Schnittführung bei der Amputation im Chopartgelenk

Tarsalia und der Metatarsalia. Dies gelingt am besten mit einer kräftigen Schere (Kessler et al. 2015b).

Da die untere Kante des Processus anterior calcanei zu Knochendruck führen kann, wird sie mit einer oszillierenden Säge abgetragen. Es wird diskutiert, ob man die Gelenkflächen entknorpeln sollte. Wir halten es für sinnvoll, da Knorpel bei einer Besiedlung durch Bakterien als bradytrophes Gewebe diese nicht eliminieren kann. Der plantare Lappen wird so gestaltet, dass ein spannungsfreier Wundverschluss möglich ist.

Zur Verhinderung der Spitzfußentwicklung empfehlen manche Autoren die Fixation der Tibialis anterior-Sehne am Taluskopf (Mann et al. 2007). Aus unserer Erfahrung reicht eine Durchtrennung oder Resektion der Achillessehne oberhalb des Tuber calcanei, um die Spitzfußstellung zu vermeiden. An den Sprunggelenken tritt eine fibröse Steife ein, sodass mit der Schuhversorgung ein adäquater Gang möglich ist.

9.5.6.3 Komplikationen

Bei Spitzfußstellung kommt es zur Ulkusbildung am plantaren Stumpf. In diesem Fall sollte die Tenotomie der Achillessehne und die Abtragung des Processus anterior calcanei nachgeholt werden. Selten ist eine Arthrodese im oberen Sprunggelenk sinnvoll (Wagner und Fuhrmann 2008).

9.5.7 Pirogoff-Amputation (PA)

Pirogoff hat diese Amputationstechnik 1854 beschrieben (Pirogoff 1991). Im englischsprachigen Raum wird sie als Boyd-Amputation bezeichnet (Boyd 1939). Es wurden verschiedene Modifikationen publiziert. Allen gemein ist die Amputation im Chopartgelenk in Kombination mit einer Talektomie und Fusion des Kalkaneus mit der distalen Tibia. Bei guter Durchblutung und korrekter Osteosynthesetechnik bietet die PA gute Heilungsbedingungen. Es resultiert ein orthopädietechnisch gut versorgbarer, endbelastbarer Stumpf mit einem Beinlängenverlust von 2–3 cm. Er erlaubt einige Schritte ohne Prothese zu gehen. Es ist jedoch zu bedenken, dass die knöcherne Fusion 8–12 Wochen dauern kann.

Diese Technik ist zwar für Patienten mit einer relevanten pAVK nicht geeignet, hat aber bei ausreichender Durchblutung günstigere Funktionsbedingungen als die Syme- oder Unterschenkelamputation. Wenn kein Ringfixateur zur Neutralisation angelegt wird, muss die Mitarbeit des Patienten durch zuverlässige Entlastung garantiert sein.

Fälschlich gilt die PA als operationstechnisch anspruchsvoll und komplikationsträchtig. Tatsächlich bieten die großen spongiösen, (also gut durchbluteten) Arthrodeseflächen an Tibia und Kalkaneus denkbar gute biologische Bedingungen für die Knochenheilung. Diese ermöglichen auch die Überwindung eines Restinfekts. Eine gewisse Herausforderung stellt die osteosynthetische Stabilisierung dar. Die Arthrodese lässt sich mit Großfragmentschrauben gut komprimieren und, falls erforderlich, mit einem Ringfixateur sichern (Gessmann et al. 2013; Volkering et al. 2015). Dieser OP-Abschnitt ist identisch mit der tibiocalcanearen Fusion (■ Abb. 8.26ff).

9.5.7.1 Indikationen

- Ulzerationen im Mittelfußbereich mit ausgedehnter Osteomyelitis am Talus, den kleinen Tarsalia und MT-Basen.
- Nicht-rekonstruierbare Weichteildefekte am Mittelfuß.

9.5.7.2 Kontraindikationen

- pAVK mit Ausfall der A. tibialis posterior.
- Ausgedehnte Weichteildefekte oder Weichteilinfektionen.

9.5.7.3 Operationstechnik

Der Scheitelpunkt der beiden Lappen befindet sich medial an der Spitze des Innenknöchels und lateral 2–3 QF dorsal des Außenknöchels (◘ Abb. 9.19). Die Enden beider Lappen reichen bis zum Naviculocuneiformegelenk. Der Hautschnitt erfolgt zunächst dorsal mit Durchtrennung der Extensoren und Ligatur der A dorsalis pedis. Nach Durchtrennung der Flexoren folgt die Exartikulation im Chopartgelenk.

Der plantare Hautschnitt wird bis auf den Knochen geführt. Die plantaren Arterien, die von medial unter dem Sustentaculum tali nach plantar ziehen, werden distal ligiert. Die kleinen Tarsalia werden hart am Knochen von proximal nach distal ausgelöst und das Ligamentum talocalcaneare interosseum durchtrennt. Danach kann der Talus zunächst von lateral scharf aus seinen Bandverbindungen herausgelöst werden. Anschließend erfolgt die Auslösung medial unmittelbar am Talus, um die Gefäße im Tarsaltunnel zu schonen.

Im nächsten Schritt wird die calcaneare Resektion parallel zur hinteren Gelenkfacette mit einem BV-kontrollierten Spickdraht markiert und mit der Säge reseziert. Es folgt die Markierung und Resektion der tibialen Gelenkfläche einschließlich des Innen- und Außenknöchels. Der Kalkaneus sollte im seitlichen Strahlengang eine Inklination von 30–40° haben (◘ Abb. 9.20). Eine steilere Einstellung verringert zwar die Beinverkürzung, erhöht aber den Belastungsdruck der wenig gepolsterten dorsalen Fersenhaut und damit das Ulkusrisiko beim Neuropathiepatienten (Geier 2011). Eine flachere Einstellung des Kalkaneus ist osteosynthetisch nicht einfacher zu stabilisieren, führt aber zu einem größeren Längenverlust.

Bei Anhalt auf eine peritalare Infektion muss ein mehrzeitiges Vorgehen erwogen werden. Hier kann nach dem initialen Débridement eine NPWT zum Einsatz kommen. Nach Abklingen der Infektion und Vorliegen einer sauberen Granulation wird die Osteosynthese vorgenommen. Um zwischen den Débridements eine Ruhigstellung zu erhalten, die wichtig ist, ein Abknicken der Gefäße zu verhindern. Dazu kann von plantar ein dicker, transfixierender K-Draht durch den Kalkaneus in die Tibia eingebracht und/oder ein (Ring-)Fixateur angebracht werden.

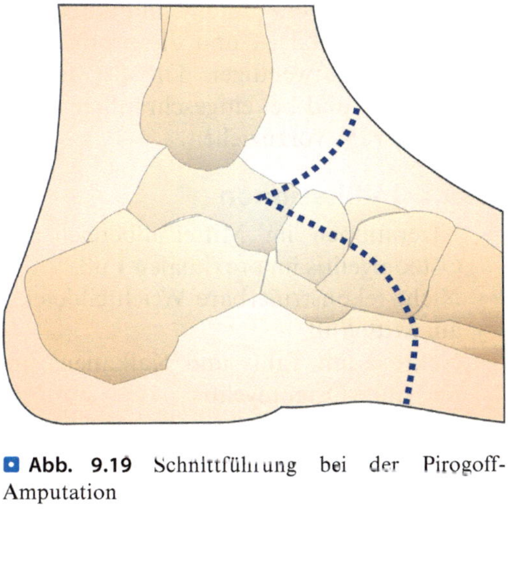

◘ **Abb. 9.19** Schnittführung bei der Pirogoff-Amputation

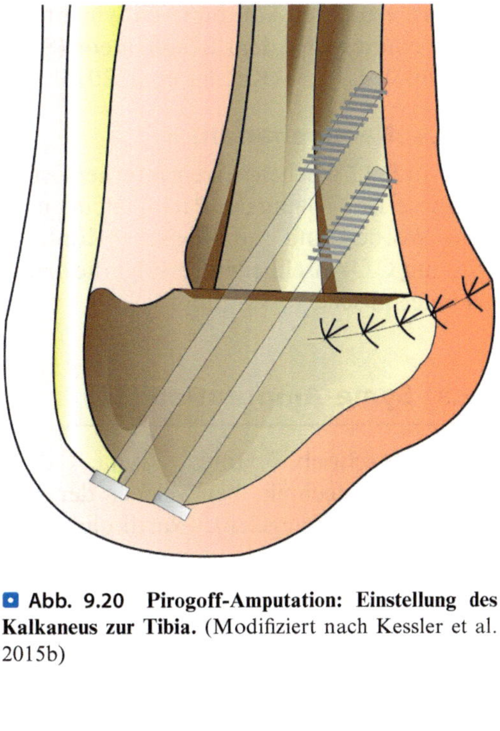

◘ **Abb. 9.20** **Pirogoff-Amputation: Einstellung des Kalkaneus zur Tibia.** (Modifiziert nach Kessler et al. 2015b)

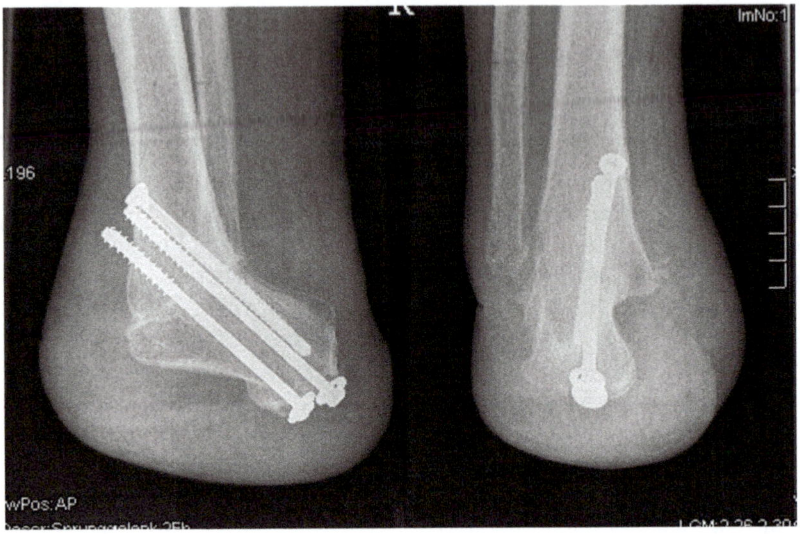

Abb. 9.21 **Pirogoff-Amputation: Osteosynthese mit Großfragmentschrauben**. (Modifiziert nach Kessler et al. 2015b)

Die Fusion des Kalkaneus mit der distalen Tibia im infektfreiem Zustand führen wir mit drei durchbohrten Großfragmentschrauben durch (Abb. 9.21). Auch eine Stabilisierung durch einen Ringfixateur oder einen Verriegelungsnagel ist möglich. Bei schwachen und unzuverlässigen Patienten kombinieren wir interne Osteosynthese mit dem Ringfixateur (Siehe Abschn. 8.4.3.2.3) (Kessler et al. 2015b).

9.5.7.4 Nachbehandlung

Cast für 8–12 Wochen bei rein interner Osteosynthese. Entfernung des Ringfixateurs nach acht Wochen und radiologische Kontrolle evtl. mit CT. Anschließend erfolgt die orthopädietechnische Versorgung.

9.5.8 Syme-Amputation (SA)

1843 beschrieb James Syme diese Amputationstechnik, bei welcher der Fuß im oberen Sprunggelenk exartikuliert und bis auf die Fersenhaut amputiert wird (Syme 1843). Daraus resultiert ein endbelastbarer Stumpf, der es erlaubt, kurze Strecken ohne Prothese zu gehen. Es resultiert eine Beinverkürzung von ca. 7 cm. Der Vorteil gegenüber der Pirogoff-Amputation besteht in einer schnellen Rekonvaleszenz, da nur die Weichteile heilen müssen. Die funktionellen Ergebnisse sind gut (Finkler et al. 2017). Die Nachteile liegen in der Beinverkürzung von ca. 7 cm und in der Tatsache, dass die Patienten weniger sicher gehen als mit der PA. Das liegt auch daran, dass das Fettpolster der Ferse unter dem Pilon tibiale häufig sehr mobil ist und die prothetische Versorgung aufwendiger. Die SA ist bei einer pAVK und bei eingeschränkter Compliance der PA vorzuziehen.

9.5.8.1 Indikationen

- Ulzerationen im Mittelfußbereich mit Osteomyelitis im proximalen Fuß.
- Nicht rekonstruierbare Weichteildefekte am Mittelfuß.
- Nekrose am Talus und Kalkaneus mit und ohne Osteomyelitis.

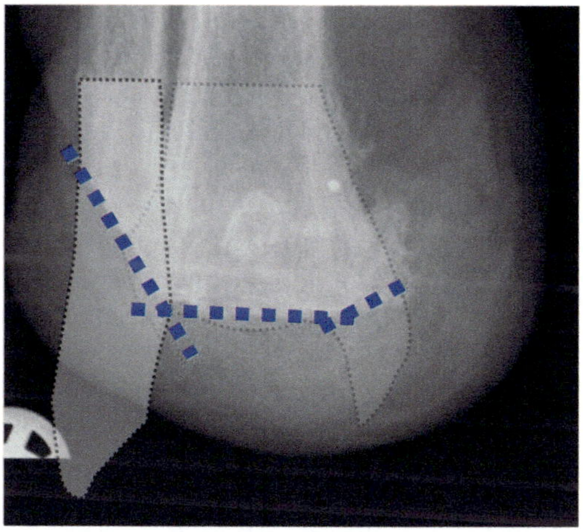

Abb. 9.22 Syme-Amputation: Resektion an der distalen Tibia sowie Außen- und Innenknöchel

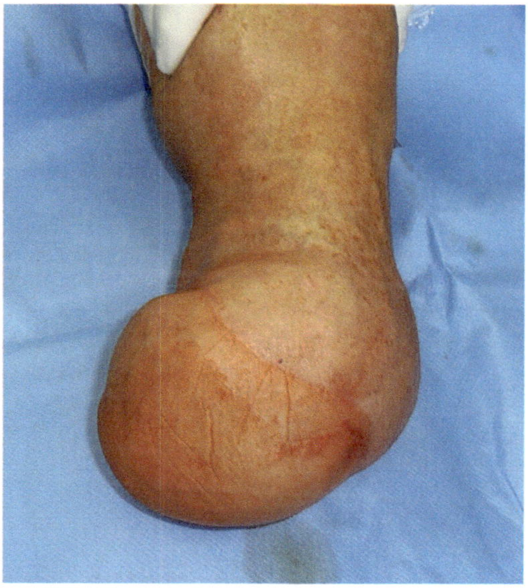

Abb. 9.23 **Nach Syme-Amputation besteht die Gefahr der Dislokation des Lappens durch Zug der belassenen Achillessehne.** (Modifiziert nach Kessler et al. 2015b)

9.5.8.2 Operationstechnik

Der Hautschnitt wird ventral über dem oberen Sprunggelenk und in frontaler Ebene über dem Chopartgelenk geführt. Die Arterien werden distal ligiert. Es folgt zunächst das Absetzen des Vorfußes. Im nächsten Schritt wird der Talus wie bei der Pirogoff-Amputation entfernt. Der Kalkaneus wird scharf am Knochen von den Weichteilen abpräpariert, wobei besonderes Augenmerk auf den Erhalt der Gefäße im Tarsaltunnel zu richten ist. Aus der Achillessehne sind 2 cm zu exzidieren, um den Zug der Wadenmuskulatur auf den plantaren Lappen mit Dislokation desselben zu verhindern. Mit der Säge wird die tibiale Gelenkfläche mit Innen- und Außenknöchel reseziert (Abb. 9.22). Das Belassen der Gelenkfläche führt zur Bildung einer Pseudobursa mit hoher Mobilität der Weichteile. Der plantare Lappen kann bei angefrischtem Knochen und zusätzlicher transossärer Nahtfixation mit dem Knochen verwachsen (Bibbo 2013; Kessler et al. 2015b).

9.5.8.3 Komplikationen

Bei Belassen der Achillessehne kann es zu einer Dislokation des plantaren Lappens kommen, was zu einer Ulzeration führen kann (Abb. 9.23).

9.5.8.4 Nachbehandlung

Silikon-Liner nach Vorliegen von trockenen Wunden, Anpassen der Prothese nach Abschwellung mit Ausgleich der Beinverkürzung.

9.5.9 Resektionen im Kalkaneus

Die (partielle) Resektion des Kalkaneus ist häufig eine gute Alternative zur Unterschenkelamputation bei Läsionen und Infektionen im Fersenbereich (Gaenslen 1931). Der Vorteil dieser Technik liegt darin, dass man durch Wegnahme des Kalkaneus zum einen den Infekt saniert und zum anderen wertvolle, da mechanisch sehr stabile Fußsohlenhaut zum Defektverschluss erhalten bleibt. Lappenplastiken in diesem Bereich sind aufgrund der ungenügenden Resistenz gegenüber den auftretenden Kräften an der Ferse nur zweite Wahl. Theoretisch könnte das gesamte Fersenbein entfernt werden. Wenn möglich sollte der Achillessehnenansatz erhalten bleiben, um eine Hackenfuß-

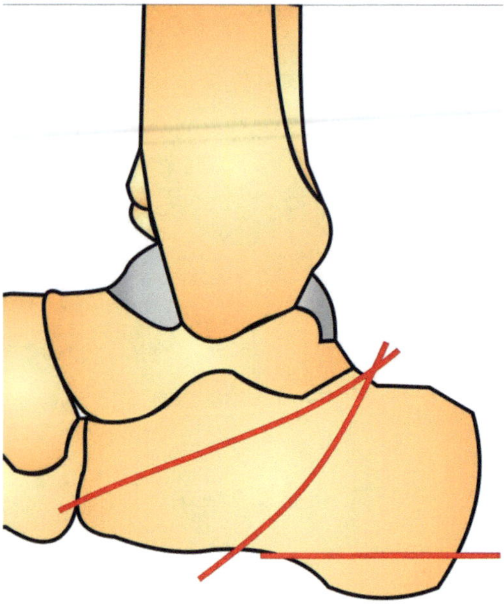

Abb. 9.24 Möglichkeiten der Resektion am Kalkaneus. (Modifiziert nach Kessler et al. 2015b)

problematik zu vermeiden (Abb. 9.24). Wenn dieser geopfert werden muss, werden die fußhebenden Sehnen durchtrennt.

9.5.9.1 Indikationen

- Therapierefraktäre Ulzerationen im Fersenbereich.
- Tiefergehende Infektionen mit Osteomyelitis.
- Größere Weichteildefekte.

9.5.9.2 Operationstechnik

Wir führen die Operation in Bauch- oder Seitenlage durch. Je nach Lokalbefund empfiehlt sich teilweise ein zweizeitiges Vorgehen. In ersten Schritt erfolgt die Exzision des Weichteildefektes. In der Originaltechnik nach Gaenslen wird der Schnitt in sagittaler Ebene nach distal und proximal erweitert. Dadurch lässt sich der Tuber calcanei exponieren. Bei Osteomyelitis des Kalkaneus wird alles makroskopisch infizierte Knochengewebe entfernt. Man sollte sich dabei nicht von der MRT beirren lassen, die häufig ausgeprägtere Infekte nahelegt, als in Wirklichkeit vorliegen. Wir inspizieren immer die lokalen Muskellogen und Sehnenscheiden auf Infekte und entfernen so viel Knochen, wie es zu einem spannungsfreien Wundverschluss nötig ist. Die medial gelegenen Gefäße und Nerven sind zu schonen. Durch eine Präparation hart am Knochen lassen sich Verletzungen dieser Strukturen vermeiden. Wenn wir uns an diesem Punkt nicht sicher sind, ob eine Infektfreiheit vorliegt, versorgen wir die Wunde mit einem Unterdruckverband und versorgen zweizeitig. Ansonsten übliche Drainage, schichtweiser Wundverschluss.

9.5.9.3 Nachbehandlung

Die Nachbehandlung erfolgt in einem gespaltenen Unterschenkelcast mit kompletter Entlastung bis zur kompletten Heilung. Anschließend schuhtechnische Versorgung.

9.5.9.4 Komplikationen

Hackenfußbildung mit Ulkusrezidiv durch Wegfall des Achillessehnenansatzes.

9.5.10 Unterschenkelamputation (BKA, Below-Knee-Amputation)

Ist der Erhalt des Fußes und distalen Unterschenkels nicht möglich, ist die BKA indiziert. Aufgrund des meist konischen, sich nach distal verjüngenden Durchmessers kann in Abhängigkeit von den Weichteilen und der Durchblutung auf jeder Höhe amputiert werden. Aus einem längeren Stumpf resultiert eine bessere Hebelwirkung und somit ein ergonomischerer Gang (English 1985), trotzdem ist ein längerer Stumpf schwieriger prothetisch zu versorgen. Im distalen Drittel gibt es nur wenig Muskulatur, um den Knochen suffizient zu decken. Deutlich besser wird es im mittleren Drittel. Die meisten Unterschenkelamputationen werden in der Technik nach Burgess durchgeführt. Hier wird die Osteotomie an der Tibia am proximalen Drittelpunkt ca. 12 cm unterhalb des Kniegelenkes vorgenommen (Burgess et al. 1971).

9.5.10.1 Indikationen

Ein großer Teil der BKA wird möglicherweise aus Unkenntnis über die operativen Möglichkeiten der erhaltenden Chirurgie und der Amputationen im Rückfuß vorgenommen. Die Zeit ist reif für gezielte Indikationen zur BKA.

- Ischämie oder Nekrose des Fußes und distalen Unterschenkels aufgrund einer pAVK.
- Ausgedehnte, tiefe Infektion von Fuß und distalem Unterschenkel.
- Nicht rekonstruierbare, instabile Charcot-Füße mit Destruktion in der distalen Tibia, sodass die orthopädietechnische Versorgung nicht möglich ist (◘ Abb. 9.25).

9.5.10.2 Kontraindikationen

- Rekonstruierbare pAVK.
- Sanierbare Infektionen.
- Behandelbare Ulzera, Instabilitäten oder Fehlstellungen.

9.5.10.3 Operationstechnik

Prinzipiell endet der ventrale Lappen 2–3 cm distal der Osteotomie an der Tibia. Der dorsale Lappen wird so weit distal wie möglich geführt (◘ Abb. 9.26). Zunächst Präparation der Lappen bis auf die Faszien mit Ligatur der Vv. saphena magna und parva. Nach Durchtrennung der Faszien erfolgt die Präparation und Durchtrennung der anterioren Muskulatur. In der Tiefe liegt das Gefäßnervenbündel. Die Gefäße werden einzeln ligiert. Dann erfolgt das Absetzen der Peronealmuskulatur und das Darstellen der Fibula. Diese wird 1–2 cm oberhalb der geplanten Tibiaosteotomie mit der Säge durchtrennt. Dann erfolgt die

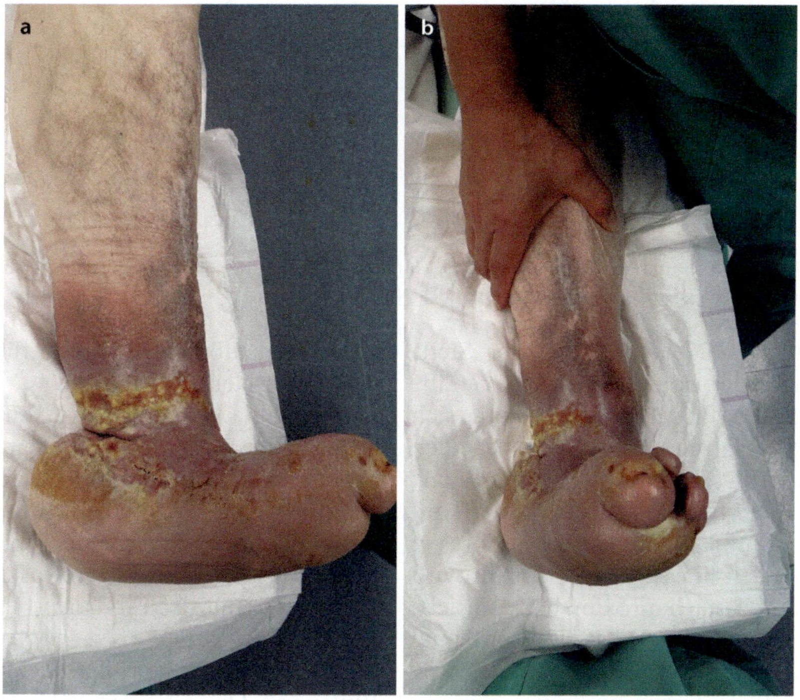

◘ **Abb. 9.25** a, b Charcotfuß mit ausgedehnter Ulzeration, kritischen Weichteilen bei CVI und tiefer Infektion im Rückfuß und Sprunggelenk

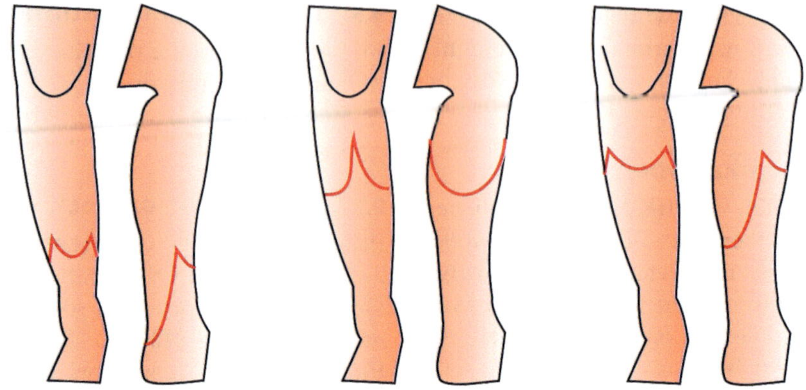

Abb. 9.26 a–c **Lappenbildung bei der Unterschenkelamputation**. **a** Distale Amputation. **b** Proximale und **c** „sagittale“ Amputation. (Modifiziert nach: Kessler et al. 2015b)

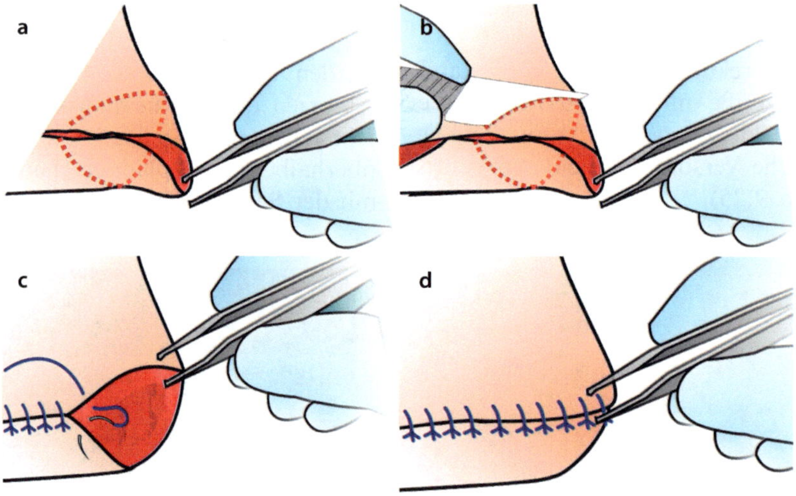

Abb. 9.27 a–d **Resektion der "Hundeohren"**. **a** Markierung der zu resezierenden Weichteile. **b** Exzision des Weichteilüberschusses. **c** Beginn und **d** Abschluss des Nahtverschlusses. (Modifiziert nach Kessler et al. 2015b)

Osteotomie der Tibia an geplanter Stelle unter Schutz der dorsal gelegenen Gefäße durch Hohmannhebel. Danach lässt sich die distale Tibia mit einem Einzinker nach ventral ziehen, sodass die Weichteile hart an Tibia und Fibula abgelöst werden können. Die Aa. und Vv. tibiales posteriores et fibularis werden ligiert. Der N. tibialis wird präpariert und nach proximal mobilisiert. Nach der Ligatur wird der Nerv proximal der Tibiaosteotomie abgesetzt, um das Verwachsen mit der Faszie und eine schmerzhafte Neurombildung zu verhindern. Der M. soleus sollte entfernt werden, da er zu einem birnenförmigen Stumpf führt und bei pAVK zur Nekrose neigt.

Die Tibiavorderkante wird mit der Säge abgeschrägt und der Knochen mit einer Feile geglättet. Ein Alternative zur Burgesstechnik ist die Ertl-Technik mit Knochenspan zwischen Tibia und Fibula (Kahle et al. 2017). Hierbei wird ein vaskularisierter Fibulaspan mit der Fibula verbunden (Taylor und Poka 2011).

Die Blutstillung erfolgt nach Öffnen der Blutsperre. Danach werden der Lappen konfektioniert und die „Hundeohren“ beseitigt (Abb. 9.27). Nach der Einlage einer

Drainage erfolgt der schichtweise Wundverschluss. Durch Vernähen der Muskellappen miteinander mit oder ohne transossärer Fixation muss eine optimale Abdeckung des Knochens erreicht werden. Hierbei sind die Muskelfaszien die für die Nähte stabilsten Strukturen. Die Hautnähte können in einer sogenannten Mokassin-Technik umgesetzt werden, bei der an der Lappenspitze und an den Lappenwinkeln mit den Nähten begonnen wird und anschließend auf halber Strecke zwischen den Nähten weitere Nähte bis zum vollständigen Wundverschluss angelegt werden (Kessler et al. 2015b).

9.5.10.4 Nachbehandlung

Gespaltenen Cast im OP. Mit der Liner-Therapie sollte so früh wie möglich begonnen werden. Anschließend erfolgt die Versorgung mit einer Unterschenkelprothese.

9.5.10.5 Komplikationen

Wundheilungsstörungen bei Hämatombildung, Druckulkus bei unzureichender muskulärer Abdeckung und verbliebener Knochenkante an der distalen Tibia (◘ Abb. 9.28).

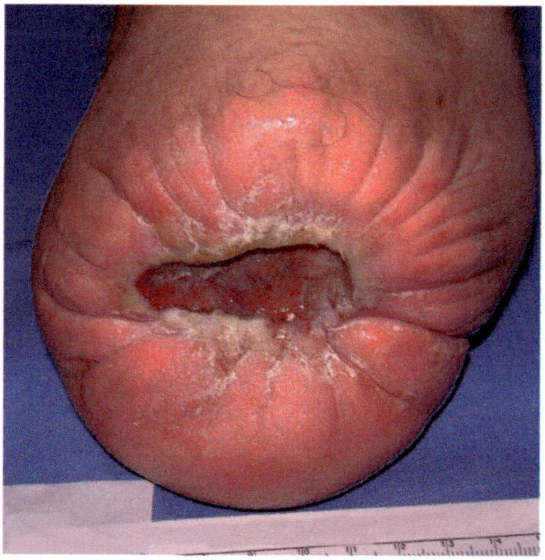

◘ **Abb. 9.28 Druckulkus am Amputationsstumpf bei insuffizientem Weichteilmantel.** (Modifiziert nach Kessler et al. 2015b)

9.6 Schuhtechnische und orthopädietechnische Versorgung nach Amputationen

Christoph Volkering, Thomas Kurtze und Sigurd Kessler

9.6.1 Einführung

Die Prothesenversorgung von Patienten mit Polyneuropathie (PNP) unterscheidet sich in einigen Aspekten von Patienten, die aufgrund einer anderen Ursache wie Durchblutungsstörung oder Trauma amputiert wurden. Die häufigste Ursache für die Amputation bei Neuropathikern ist die Infektion aufgrund eines Druckulkus (▶ Kap. 5). Ein Nervengesunder bemerkt erhöhten Druck im Schuh und in der Prothese, ein Patient mit PNP nicht. Auch die Motorik ist durch die Neuropathie eingeschränkt, leider häufig auch die Compliance. All diese Faktoren müssen in die Überlegung, wie ein amputierter Neuropathiker versorgt wird, einfließen. Die Aufgabe von Schuhmachern oder Orthopädietechniker ist es zu verhindern, dass weitere Ulzerationen entstehen, die Nachamputationen notwendig machen können (Brückner et al. 2018; Schäfer 2019). Die Voraussetzung für eine optimale Versorgung wird vom Operateur geschaffen. Ein guter, balancierter Stumpf mit stabilen Weichteilen kann in der Regel gut versorgt werden, im Gegensatz zu einem schlechten, instabilen Stumpf mit schlechtem Weichteilmantel.

9.6.2 Schuhtechnische Versorgung von Amputationen der Zehen und im Bereich der Metatarsalia

Bei Verlust von Zehen oder Teilen des Vorfußes ist die Standfläche reduziert. Zu den

Grundsätzen der Schuhversorgung siehe ► Abschn. 5.6.5 und 6.5.5.2. Silikonteilorthesen oder -prothesen können Neuropathiker gefährden. Oft ist ein zugerichteter Diabetikerschutzschuh mit weiter Zehenbox mit einem weichen Obermaterial am Vorfuß oder ein orthopädischer Maßschuh indiziert. Wir versorgen unsere Patienten zusätzlich mit einer Sohlenversteifung und einer Ballenrolle, um möglichst viel der einwirkenden Kräfte aus dem Fuß in den Schuh zu verlegen. Zur Versorgung gehört immer eine diabetesadaptierte (neuropathieadaptierte) Fußbettung (DaF). Im Gegensatz zu verbreiteten Vorstellungen, muss über die Einlage häufig unterstützt und reponiert werden. Nach einer Zehenexartikulation sollte über eine Leiste in der Einlage dem Scheibenwischereffekt verhindert werden. Bei kooperativen Patienten verwenden wir eine Zehenorthose (◘ Abb. 9.29). Ein frühes Zeichen eines erhöhten Knochendruckes ist die Schwielenbildung. Ein Fehler ist, die Schwielen, die die Vorstufe zur Druckulzeration darstellen, hohlzulegen. Dies führt an den Rändern zu einem vermehrten Druck und damit zur Minderung der Durchblutung, zur Persistenz oder sogar zur Vergrößerung des Ulkus. Eine gezielte Stützung fern der Läsion über die Einlage ergibt eine Druckentlastung. Ein Beispiel ist die retrokapitale Abstützung bei erhöhtem Druck durch tiefstehende Metatarsalia. Eine extreme Herausforderung ist die Amputation der großen Zehe oder im Metatarsale I. Untersuchungen haben gezeigt, dass bei dieser Amputation die Komplikationsrate mit Transferulzerationen extrem hoch ist. Die Reamputationsrate wird zwischen 20 und 60 % angegeben (Borkosky und Roukis 2012; Kadukammakal et al. 2012; Murdoch et al. 1997). Der Fuß kippt ohne ausreichende mediale Abstützung im Sinne einer hohen Sustentaculumstütze in die Pronation. Das führt meist zur Überlastung unter dem zweiten Metatarsaleköpfchen mit Ulkusgefahr und zu Ulzerationen unter dem Stumpf des Metatarsale I. Durch die Kombination aus orthopädischen Schuh mit Sohlenversteifung und Rolle und der diabetesadaptierten Einlage mit hoher Sustentaculumstütze lassen sich solche Ulzerationen verhindern (◘ Abb. 9.30). Die transmetatarsale Amputation mit erhalten gebliebenen Ansätzen der Peronealsehnen und Tibialissehnen ist hinsichtlich ihrer Funktionalität und Versorgbarkeit sehr gut. Bei Patienten

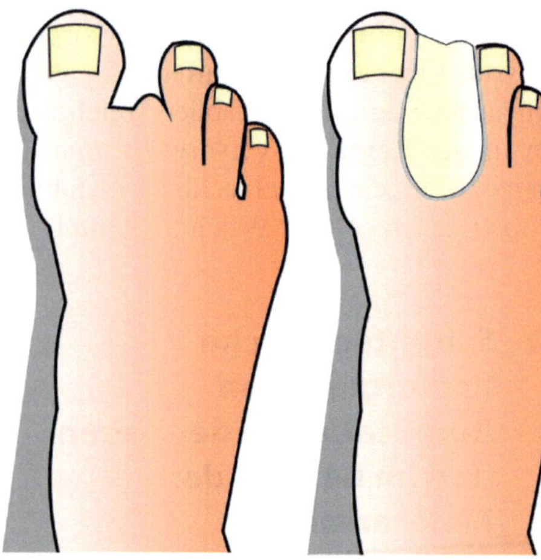

◘ **Abb. 9.29** Zehenorthose als Platzhalter nach Amputation der zweiten Zehe

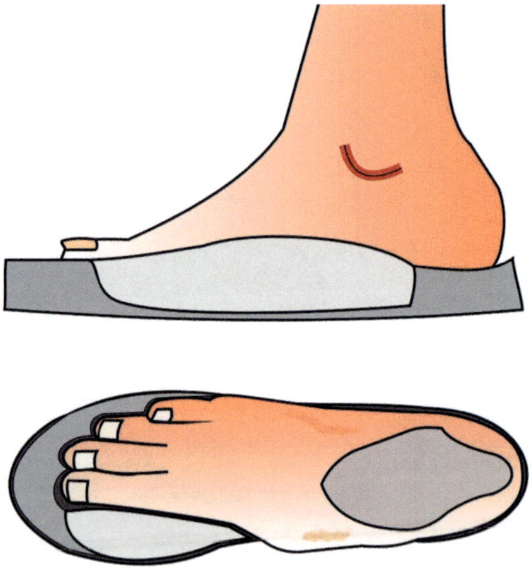

◘ **Abb. 9.30** Ausgleichsbettung mit hoher Sustentaculumstütze nach Amputation des ersten Strahls

9

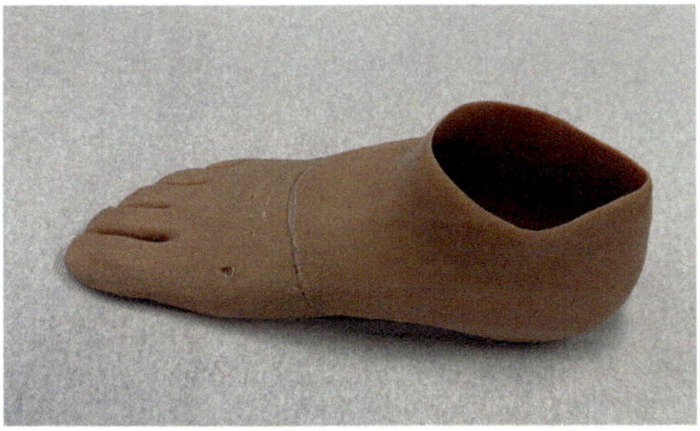

Abb. 9.31 Silikonvorfußprothese

ohne Neuropathie kommen Bellmannprothesen oder Silikon-Vorfußprothesen zur Anwendung (Abb. 9.31). Beim Neuropathiker steht die Funktionalität hinter der Ulkusprophylaxe hinten an. Bei diesen Patienten besteht vielfach eine eingeschränkte Beweglichkeit bis hin zur Spitzfußstellung im oberen Sprunggelenk. Dies führt zu Druckspitzen am Stumpf die besser durch eine durchdachte Schuhtechnik mit entsprechender Einlage gegebenenfalls in hochschaftiger Ausführung mit stabilisierenden, manchmal versteifenden Elementen zu versorgen sind.

Biomechanisch ungünstig ist die Exartikulation in den Lisfrancgelenken, weil durch den Wegfall der Sehnenansätze der untere Sprunggelenkkomplex instabil wird. Wenn dieser nicht-operativ stabilisiert worden ist, tendiert der Fuß dazu, in eine Supination zu fallen. Das kann zur Ulkusbildung unter dem Os cuboideum führen. Bei solchen Stümpfen verwenden wir überknöchelhohe Maßschuhe mit ventraler Lasche, Ausgleichsbettung, Carbonverstärkung und Defektausgleich.

9.6.3 Orthopädietechnische Versorgung von Amputationen in der sogenannten Grenzzone

Bei der Grenzzone handelt es sich um die Zone zwischen den Lisfrancgelenken und dem Chopartgelenk. z. B. die Bona-Jäger-Amputation. Es überwiegen die Flektoren und Supinatoren durch den Wegfall aller Strecker sowie der Wirkung der Peronealmuskulatur. Auch hier empfehlen wir die Versorgung mit überknöchelhohen Maßschuhen mit einer ventralen Lasche, Ausgleichsbettung, Carbonverstärkung und Defektausgleich.

9.6.4 Orthopädietechnische Versorgung von Amputationen im Rückfuß

Die Amputationen zwischen Chopartgelenk und Unterschenkel sind, verglichen mit der Unterschenkelamputation, sehr sinnvolle und wenn möglich vorzuziehende Techniken, da sie bei Belassen der Fußsohlenhaut eine Vollbelastung erlauben.

9.6.4.1 Orthopädietechnische Versorgung von Exartikulationen im Chopartgelenk

Das Problem dieser Amputationstechnik liegt häufig in der zunehmenden Spitzfußstellung mit Druckspitzen unter dem Processus anterior calcanei durch Belassen der Achillessehne. Des Weiteren stellt sich häufig ein Rückfußvarus ein. Diese Art der Amputation lässt noch eine Restbeweglichkeit im oberen Sprunggelenk zu, was für das Gangbild und die Energetik sehr günstig ist (Baumgartner et al. 2013). Eine Exartikulation im Chopartgelenk lässt sich bei einem mobilen Patienten mit beweglichem oberen Sprunggelenk und aktiver Extension und Flexion durch eine Rückfuß-Rahmenprothese nach Botta versorgen (Abb. 9.32). Amputierte mit aufgehobener Beweglichkeit im oberen Sprunggelenk, oftmals in Kombination mit einem Spitzfuß, sollten mit einer das obere Sprunggelenk stabilisierenden, unterschenkellangen Rahmenprothese versorgt werden (Abb. 9.33).

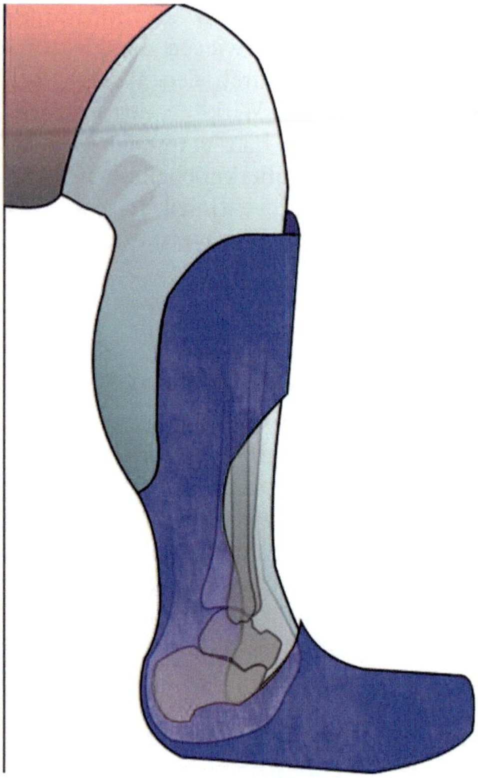

■ Abb. 9.32 Nach Chopartamputation kann bei beweglichem oberen Sprunggelenk mit einer Rahmenprothese nach Botta versorgt werden

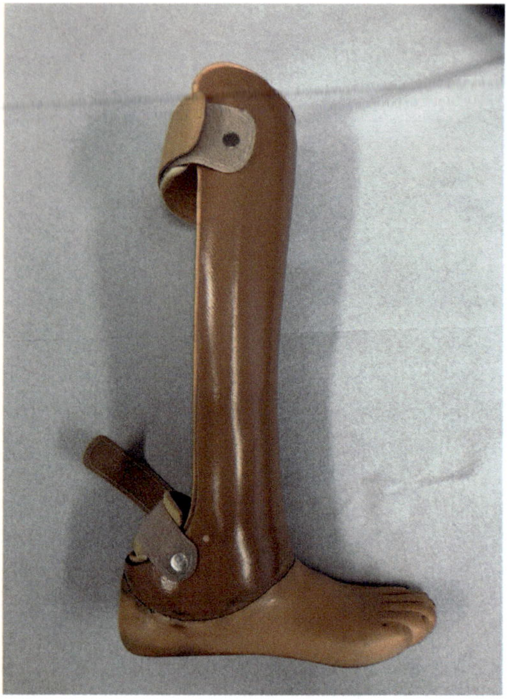

■ Abb. 9.33 Amputationsversorgung mit Unterschenkelrahmenprothese mit versteiftem Sprunggelenk

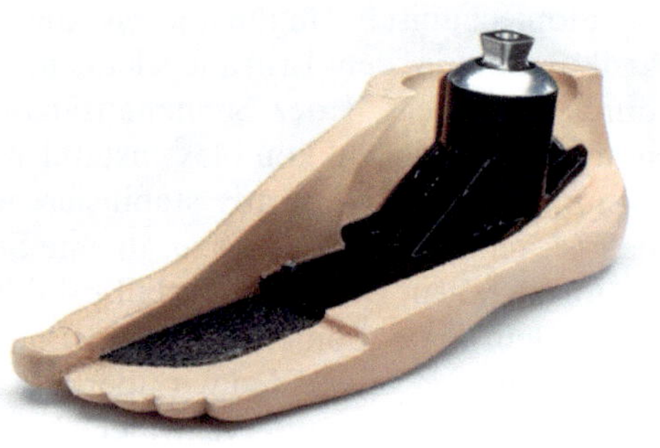

■ Abb. 9.34 **Flaches Fußmodul für lange Stümpfe.** (Sach Foot Photo courtesy of WillowWood© Willow)

9.6.4.2 Orthopädietechnische Versorgung nach Pirogoff-Amputation

Durch die Entfernung des Talus mit der Fusion des Kalkaneus mit der distalen Tibia resultiert je nach Technik und Einstellung des Kalkaneus eine Beinverkürzung von 3–5 cm. Auch bei diesem Stumpf handelt es sich bei erhaltener Fußsohlenhaut um einen endbelastungsfähigen Stumpf. Bei Amputierten mit einem niedrigen Aktivitätsniveau kommen unterschenkellange Prothesen in Rahmenbauweise zur Anwendung. Bei Patienten mit hohen Aktivitätsniveau und gutem Stumpf wird eine Kombination aus einem Schaft, entweder in Containerbauweise oder als Rahmenbauweise, und einem niedrigen innovativen prothetischen Fußmodul angewendet. (■ Abb. 9.34) Liner werden in der Regel nicht angewendet.

9

9.6.4.3 Orthopädietechnische Versorgung nach Syme-Amputation

Die Exartikulation im oberen Sprunggelenk stellt die am meisten proximal gelegene Amputationstechnik im Rückfuß dar. Hieraus resultiert eine Beinverkürzung von 5–8 cm. Auch dieser Stumpf ist endbelastbar, aber ein Problem sind die manchmal instabilen Weichteile mit der Tendenz zur Dislokation des plantaren Lappens. Es wird eine Kombination aus einem Schaft, wieder in Containerbauweise oder als Rahmenbauweise und Fußmodul je nach Aktivität angewendet.

9.6.5 Schuhtechnische und orthopädietechnische Versorgung nach Fersenamputation

Durch die Entfernung von Teilen oder des ganzen Fersenbeins lassen sich Fersenulzerationen, eventuell in Kombination mit einer Osteomyelitis im Kalkaneus, suffizient therapieren. Der Rückfuß verliert dabei an Höhe. In der frühen Phase unmittelbar nach der Operation arbeiten wir gerne mit einer“ Zwei Schalen Orthese“. Ein Fersenentlassungschuh hat sich bei Neuropathikern nicht bewährt. Ziel der schuhtechnischen Versorgung ist der Höhenausgleich, die suffiziente Fersenfassung und der Ausgleich von Funktionsverlusten. Es empfiehlt sich, eine hochschaftige Versorgung mit einem entsprechenden Volumenausgleich in der Einlage. Je nach Funktionsverlust, wie etwa Wegfall des Achillessehnenansatzes, sind zusätzliche stabilisierende Elemente notwendig (◘ Abb. 9.35).

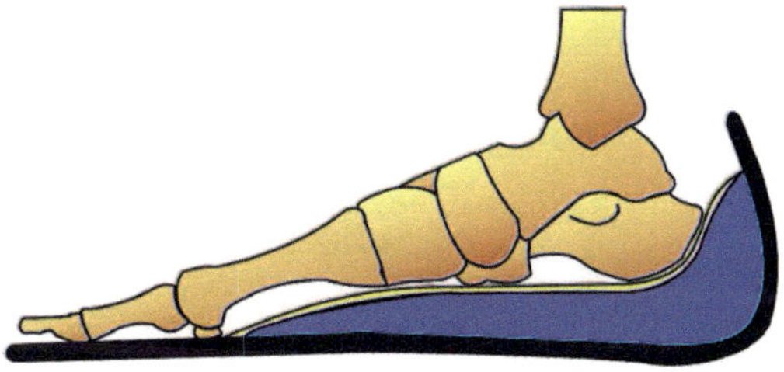

◘ **Abb. 9.35** Schuhversorgung bei der Fersenamputation mit Fersenausgleich und hohem Schuh

9.6.6 Orthopädietechnische Versorgung nach Unterschenkelamputation

Im Gegensatz zu den oben aufgeführten Verfahren ist der Stumpf nach einer Unterschenkelamputation nicht endbelastungsfähig. Nichtsdestotrotz ist eine gute Operationstechnik essenziell für die spätere Versorgbarkeit mit einer Prothese. Früher waren sehr lange Stümpfe technisch nur sehr schlecht zu versorgen. Durch neue, sehr flache Fußmodule lassen sich aber auch diese von der Energetik sehr günstigen Stümpfe mittlerweile gut versorgen.

Im Prinzip besteht jede Prothese aus zwei Hauptkomponenten:

1. Dem Schaft: Der Schaft ist eine individuell angefertigte Hülse, in welcher der Stumpf möglichst optimal gebettet ist. Zwischen Stumpf und Schaft wird eine Weichwandbettung aus Polyurethan oder ein Liner aus Silikon getragen. Bei Silikon-Linern kann über ein Pin/Lock-System mit distaler Verriegelung oder ein Vakuumsystem der Halt des Schaftes am Stumpf gewährleistet werden.
2. Der Fuß/das Fußpassteil beeinflusst das Abrollverhalten und den Stand. Hier gibt es, je nach Mobilitätsgrad, einfach gearbeitete bis hin zu Fußteilen mit mehreren Freiheitsgraden.

Zu diesen beiden Hauptkomponenten kommen gegebenenfalls noch zwei weitere Komponenten:

3. Der Rohradapter: Er verbindet den Schaft mit dem Fußpassteil.
4. Das Kniegelenk: Es ermöglicht bei einem unterschenkelamputierten Patienten zum einen die Kraftübertragung vom Unterschenkel auf den Oberschenkel oder ist ein wesentlicher Bestandteil der

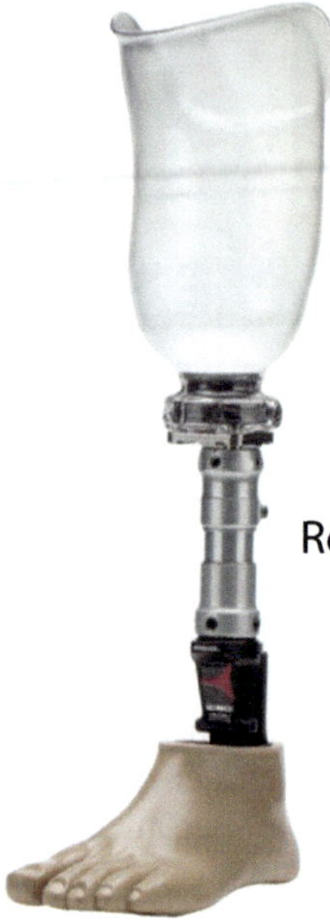

9

Abb. 9.36 Modularer Aufbau einer Unterschenkelprothese. (Unterschenkelprothesen: Fa. Otto Bock)

Prothese bei Patienten, die im Oberschenkel amputiert oder in der Hüfte exartikuliert wurden (Abb. 9.36).

Zur Versorgung von Unterschenkelamputierten stehen zwei Prothesentypen zur Verfügung (Prothesen für die untere Extremität 2000).

1. Die konventionelle Prothese mit Oberschenkelhülse und seitlichen Gelenksschienen. Dabei wird der Stumpf in einen Unterschenkelschaft eingebettet. Über eine Gelenksschiene ist der Unterschenkelschaft mit einen den Oberschenkel umschließenden Oberschenkelschaft verbunden. Er sorgt durch seine große Belastungsfläche für einen sehr sicheren Halt der Prothese. Dieser Prothesentyp wird bei extrem kurzen Unterschenkelstümpfen, bei Patienten mit Knieschädigung und Funktionsstörungen wie Lähmungen angewendet.
2. Die Unterschenkel-Kurzprothese mit kondylenübergreifendem Kontaktschaft aus Gießharz-Laminat. Bei dieser Prothese werden sämtliche Kräfte am Unterschenkel abgetragen. Unterschenkel-Kurzprothesen gibt es in zwei Bauformen. Zum einen als Modular-Prothese, zum anderen in Schalenbauweise mit Gießharz.

Welcher Prothesentyp schlussendlich zum Einsatz kommt, hängt im Wesentlichen vom Patienten und seinen Fähigkeiten sowie Ansprüchen ab (Brückner et al. 2018; Greitemann et al. 2016).

Die Rehabilitation des Patienten sollte bei der Unterschenkelamputation schon im Operationssaal erfolgen. Bereits hier werden stumpfkomprimierende Verbände angelegt. Wir versorgen alle unsere Patienten mit einem gespaltenen, kniegelenkübergreifenden Kunststoff-Cast. Sobald wie möglich beginnen wir mit einer Liner-Therapie zur Stumpfformung. Anschließend erfolgt in der Regel die Verlegung in eine entsprechende Rehabilitationseinrichtung. Hier sei auf die AWMF-Leitlinie „Rehabilitation nach Majoramputation an der unteren Extremität“ (Leitlinien der Deutschen Gesellschaft für Orthopädie und Orthopädische Chirurgie (DGOOC) und des Berufsverbandes der Ärzte für Orthopädie (BVO) Rehabilitation nach Majoramputation an der unteren Extremität [proximal des Fußes])verwiesen. In der Rehabilitationseinrichtung werden die Patienten zuerst mit einer Frühprothese, später mit einer Interimsprothese versorgt. Eine definitive Versorgung ist aufgrund der Volumenschwankungen innerhalb der ersten Zeit meist erst nach einem halben Jahr möglich. Eine gute Rehabilitation ist essenziell für ein gutes Ergebnis. Leider sind manche Fehler in der frühen Phase, zum Beispiel fehlende Mobilisation mit folgender Kontraktur im Kniegelenk, später nicht mehr oder nur sehr schwer zu beherrschen. Auch sind spezialisierte Rehakliniken in Deutschland sehr rar.

9.7 Nachbehandlung nach Amputationen und Rekonstruktionen

Oliver Maier-Börries

Amputationen stellen für einen Patienten einen erheblichen Eingriff in die physische und psychische Integrität dar. Nur durch ganzheitliche Behandlungsansätze kann eine bestmögliche funktionale Gesundheit des Patienten und somit eine selbstbestimmte Teilhabe am Leben in der Gesellschaft erzielt werden. Häufig lag aufgrund der Multimorbidität schon vor der Amputation eine manifeste Teilhabestörung vor. Diese wird durch die Amputation noch verstärkt, häufig verbunden mit höhergradiger Pflegebedürftigkeit. Der Grundsatz „Rehabilitation vor Pflege“ gilt für die beinamputierten Patienten im besonderen Maße.

Eine optimale Rehabilitation gelingt nur, wenn beim Übergang von Akut- in die Rehabilitationsmedizin der amputierte Patient auch rehabilitationsfähig ist. Dies ist bei vielen Patienten nicht gewährleistet (Übersicht „Wann ist die Rehabilitationsfähigkeit noch nicht gegeben?“). Die Gründe hierfür sind Wundheilungsstörungen am Stumpf, welche eine Prothesenversorgung nicht zulassen, eine deutlich reduzierte Belastbarkeit aufgrund der längeren Immobilisierung der multimorbiden Patienten und Kontrakturen von Hüft- und Kniegelenken. Ein akutmedizinischer Behandlungsbedarf besteht bei diesen Patienten zwar nicht mehr, aber die Rehabilitationsfähigkeit ist, aufgrund der genannten Probleme, auch noch nicht gegeben. So kommen viele beinamputierte Patienten zu früh in die Rehabilitation. Das hat zur Folge, dass nach Erreichen der Rehabilitationsfähigkeit, bei den durch die Kostenträger vorgegeben Zeitfenstern, zu wenig Zeit für die eigentliche Rehabilitation bleibt.

Wann ist die Rehabilitationsfähigkeit noch nicht gegeben?

- Wundheilungsstörungen am Amputationsstumpf
- Gelenkkontrakturen
- Stark reduzierte körperliche Belastbarkeit

Eine Verlegung vom Akutkrankenhaus in die Kurzzeitpflege vor Aufnahme in die Rehabilitationsklinik stellt bislang keine zufriedenstellende Lösung dar. Dort erfolgen zwar eine medizinische Versorgung sowie eine Pflege; Physiotherapie und Ergotherapie stehen allerdings nur begrenzt zur Verfügung. Somit kann in der Kurzzeitpflege eine Heilung der Stumpfwunde erzielt werden. Eine physische und psychische Roborierung und ein Ausgleich der bestehenden Gelenkkontrakturen gelingen aber häufig nicht.

Um diese Lücke zu schließen, entwickelten wir in Zusammenarbeit mit der AOK Baden-Württemberg die Versorgungsform „Zurück ins Leben“. Dieses sieht ein zweiphasiges Rehabilitationskonzept vor. Nach der Amputation werden die Patienten aus dem Akutkrankenhaus in die Rehabilitation übernommen. Hier durchlaufen sie eine erste Phase mit prothesengerechter Stumpfformung, Abheilen der Stumpfwunde, Ausgleich von Gelenkkontrakturen, Verbesserung der kardiopulmonalen Leistungsfähigkeit, Steigerung der Muskelkraft und Transfertraining (Übersicht „Versorgungsform „Zurück ins Leben“). Danach schließt sich eine zweite Phase an, deren Hauptinhalt die Mobilisierung nach Prothesenversorgung und das Erlernen des Prothesengebrauchs (selbständiges An- und Ausziehen) ist. Für Patienten, die z. B. aufgrund von Wundheilungsstörungen nicht prothetisch versorgt werden können, schließt sich an die erste Rehabilitationsphase eine zweite mit einem intensivierten Rollstuhl- und Transfertraining an. So wollen wir vielen beinamputierten Patienten den Rückweg in ein selbstbestimmtes Leben ermöglichen. Unsere Versorgungsform „Zurück ins Leben" wird erprobt und wissenschaftlich evaluiert.

Versorgungsform „Zurück ins Leben"
- Rehabilitationsphase 1
  - Heilen der Stumpfwunde
  - Prothesengerechte Stumpfformung
  - Ausgleich der Gelenkkontrakturen
  - Verbesserung der kardiopulmonalen Leistungsfähigkeit
  - Steigerung der Muskelkraft
  - Transfertraining (Bett/Rollstuhl, Rollstuhl/Toilette)
- Rehabilitationsphase 2
  - Prothese
  - Erlernen des Prothesengebrauchs (An- und Ausziehen, Reinigen)
  - Erreichen eines sicheren Gangbildes (Ebene und Treppe)
  - Rehabilitationsphase 2 Rollstuhl
  - Rollstuhl
  - Rollstuhlgebrauchs-/Rollstuhlfahrtraining
  - Intensiviertes Transfertraining

Eine erfolgreiche Rehabilitation gelingt nur durch eine multimodale Therapie in einem vernetzten und abgestimmten Behandlerteam. Jedes Teammitglied kennt seine Therapieziele. Folgende Therapeutenteams sind am Rehabilitationsprozess beteiligt.

9.7.1 Gesundheit- und Krankenpflege

Die Aufgabe der Pflegekräfte in der Rehabilitation unterscheidet sich von denen der

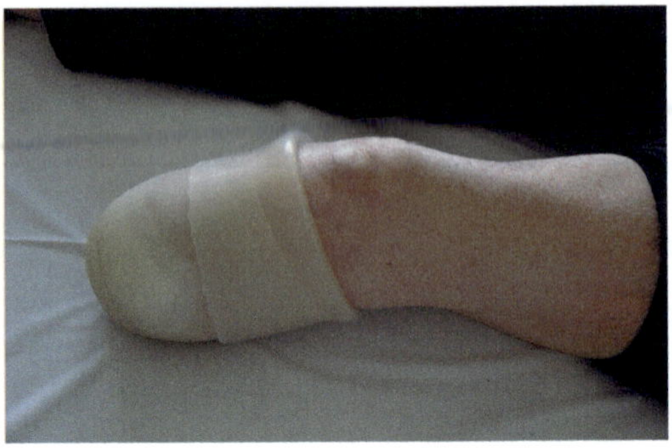

Abb. 9.37 Stumpfformung mit Silikonliner

Pflege in der Akutmedizin. Rehabilitationspflege ist aktivierende Pflege, die nicht nur alleine darauf abzielt zu pflegen, sondern auch erreichen will, dass der Patient sich möglichst ohne fremde Hilfe selbständig versorgen kann. Beinamputierte Patienten erfahren deshalb ein Wasch- und Anziehtraining und werden ggf. mit Hilfsmitteln versorgt. Stumpfformungen werden nicht nur klassisch mit elastokompressiver Wickelung, sondern auch mit einem Silikonliner durchgeführt (Abb. 9.37) (Übersicht „Aufgaben der Pflege"). Die Patienten werden von der Pflege im An- und Ausziehen des Silikonliners und in dessen Pflege geschult. Da auch bei vielen Prothesenversorgungen Silikonliner zum Einsatz kommen, kann der Patient das erlernte Wissen auch in der Zeit nach der Stumpfformung einsetzen. Bei vielen beinamputierten Patienten liegen bei Aufnahme noch Wundheilungsstörungen am Amputationsstumpf vor. Dies ist insbesondere bei Unterschenkelamputation der Fall, da diese häufig im grenzdurchbluteten Bereich durchgeführt werden. Ein modernes Wundmanagement ist in der Pflege von elementarer Bedeutung.

Aufgaben der Pflege
- Wasch- und Anziehtraining
- Wundbehandlung
- Liner-Gebrauchstraining

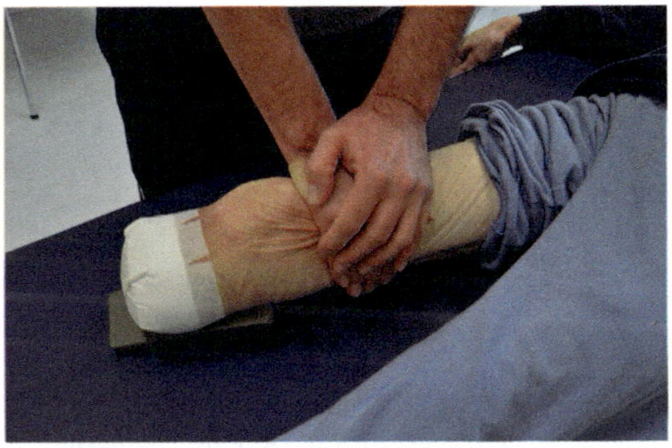

Abb. 9.38 Beispiel für die manuelle Therapie zur Korrektur einer Kniegelenkskontraktur

9.7.2 Physiotherapie

Zu Beginn der Rehabilitationsbehandlung liegt der Schwerpunkt der physiotherapeutischen Therapie im Ausgleich der meistens noch vorhandenen Gelenkkontrakturen. So finden sich bei Oberschenkelamputationen sehr oft Beugekontrakturen des Hüftgelenkes und bei Unterschenkelamputierten Beugekontrakturen des Hüft- und des Kniegelenkes. Die Gelenkkontrakturen betreffen häufig nicht nur die Amputationsseite, sondern auch die Gegenseite. Zum Ausgleich kommen Techniken der manuellen Therapie zum Einsatz (Abb. 9.38) (Übersicht „Aufgaben der Physiotherapie"). Erst nach zumindest teilweisem Ausgleich der Gelenkkontrakturen wird eine Prothesenversorgung mit Gehschulung möglich.

Aufgaben der Physiotherapie
- Manuelle Therapie bei Gelenkkontrakturen
- Gangschulung an
  - Gehbarren,
  - Gehbock,
  - Rollator.
- Treppengehen
- Gehen auf unebenem Boden
- Rollstuhltraining

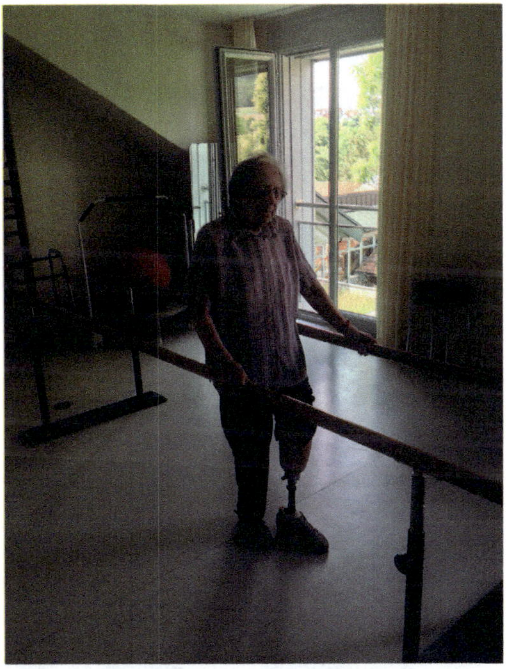

Abb. 9.39 Die Gehschuhlung erfolgt zunächst am Gehbarren

Nach der Prothesenversorgung durchlaufen die Patienten eine intensive Gangschulung. Diese erfolgt zuerst im Gehbarren (Abb. 9.39), dann am Gehbock oder Rollator. Zuletzt wird auf Unterarmgehstützen oder Handstock gewechselt. Ziel ist es, ein hinkfreies Gangbild ohne Gehhilfen zu erreichen. Auch Training auf der Treppe ist Bestandteil der Gangschulung. Bei sicherem Gehen auf ebenem Untergrund wird auch auf unebenem Untergrund (z. B. Kopfsteinpflaster) und auf der schiefen Ebene trainiert. Alle amputierten Patienten müssen auch befähigt werden, sich mit dem Rollstuhl fortzubewegen. Deshalb sollten alle amputierten Patienten ein Rollstuhlfahrtraining absolvieren (Abb. 9.40).

9.7.3 Ergotherapie

Phantomschmerzen beeinträchtigen häufig die Lebensqualität der amputierten Patien-

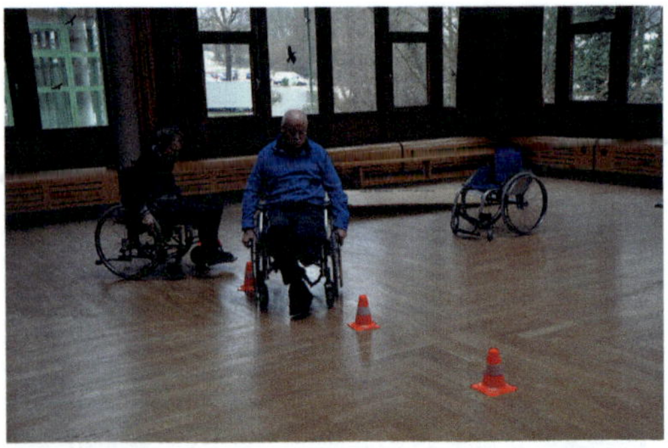

Abb. 9.40 Alle Amputierten sollten ein Training am Rollstuhl erhalten

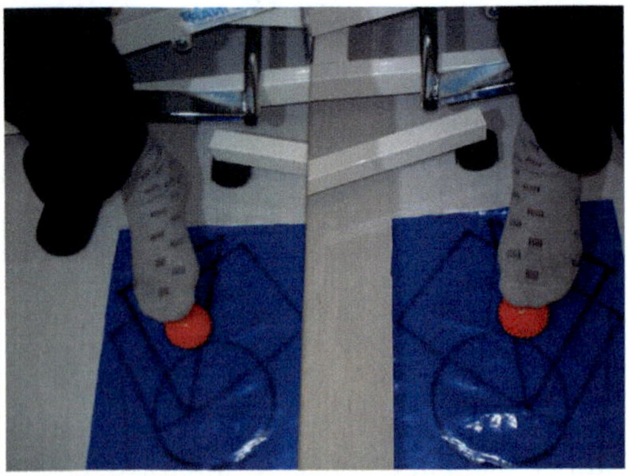

Abb. 9.41 Das Spiegeltraining ist eine Möglichkeit, den Phantomschmerz zu vermindern

ten. Für ihre Behandlung kommen neben medikamentösen Therapien auch eine sogenannte Spiegeltherapie (Abb. 9.41) zum Einsatz (Übersicht „Aufgaben der Ergotherapie"). Bei diesem sensomotorischen Training wird dem Patienten durch eine geschickte Spiegelanordnung suggeriert, die amputierte Gliedmaße sei noch vorhanden. Hierdurch lassen sich in vielen Fällen nebenwirkungsarm die Phantomschmerzen reduzieren. Sehr wichtig ist ein zeitnaher Beginn der Therapie nach Amputation.

Aufgaben der Ergotherapie

- Spiegeltherapie gegen Phantomschmerzen
- Stumpfhärten durch Bürstentherapie
- Prothesengebrauchstraining
  - Beherrschen der Einzelschritte beim An- und Ausziehen
    - Silikonliner
    - Ausgleichsstrümpfe
    - Weichwandinnentrichter
    - Gleitstrumpf
    - Rotationskorrektes Anziehen der Prothese
  - Alltagstraining (Küche, Toilette, Dusche, Badewanne)

Zur Vorbereitung auf die Prothesenversorgung führt die Ergotherapie mittels Bürstenmassagen eine Stumpfabhärtung durch.

Nach Prothesenversorgung erfolgt in der Ergotherapie das wichtige Prothesengebrauchstraining. Prothesenan- und –ausziehen erfordert das sichere Beherrschen einer komplexen Abfolge von Einzelschritten (Anziehen des Silikonliners, Anziehen von Ausgleichsstrümpfen bei Stumpfschwankungen, Anziehen des Weichwandinnentrichters, Anziehen eines Gleitstrumpfes und zuletzt rotationskorrektes Anziehen der Beinprothese). Ältere Menschen haben häufig kognitive Defizite und brauchen deshalb eine intensive Schulung, um diese schwierigen Abläufe sicher zu beherrschen.

Auch das Alltagstraining gehört zum Aufgabengebiet der Ergotherapie. Im Setting einer Übungsküche oder eines Übungsbades werden Abläufe geübt. Im Bedarfsfall erfolgt die Versorgung mit Hilfsmitteln.

9.7.4 Medizinische Trainingstherapie

Verbesserung der kardiopulmonalen Leistungsfähigkeit und allgemeine Muskelkräftigung sind die zentralen Aufgaben der medizinischen Trainingstherapie. Durch Training an Ergometern (initial Handergometer, nach Prothesenversorgung auch Bein-

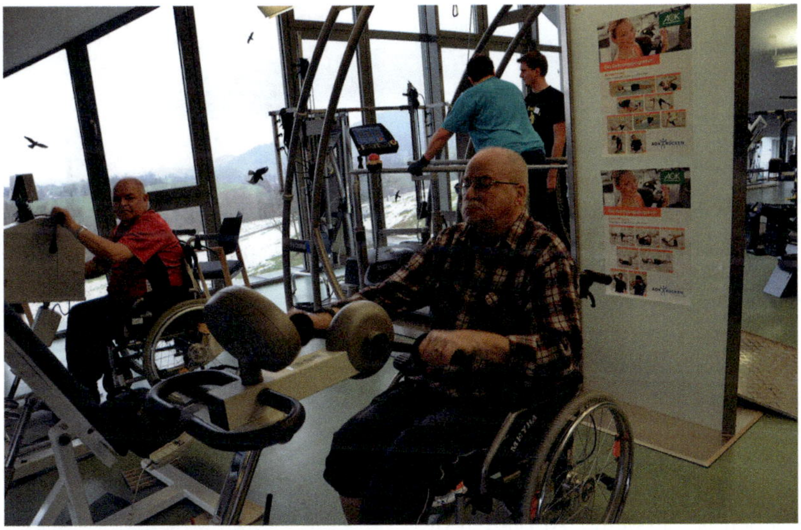

Abb. 9.42 Handergometer

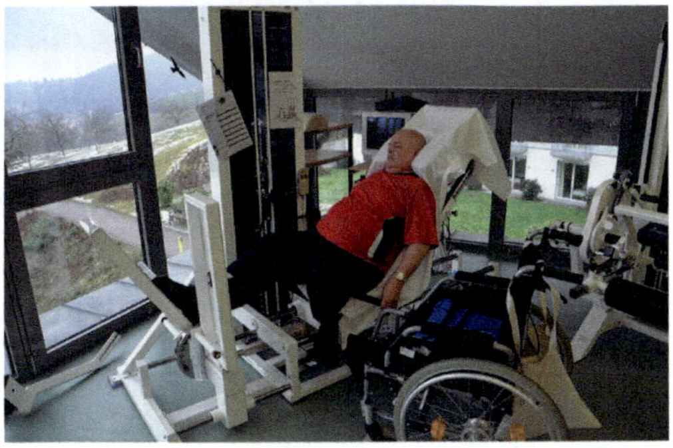

Abb. 9.43 Beinergometer

ergometer) und Kraftgeräten werden diese Ziele erreicht (Abb. 9.42, Abb. 9.43) (Übersicht „Aufgaben der medizinischen Trainingstherapie"). Nur bei ausreichender kardiopulmonaler Leistungsfähigkeit und ausreichender Kraft in der noch vorhandenen unteren Extremität und in den oberen Extremitäten macht eine Prothesenversorgung Sinn. Nur dann besteht die Aussicht auf Erreichen der Gehfähigkeit nach der Prothesenversorgung.

Aufgaben der medizinischen Trainingstherapie

- Kardio-pulmonales Training
- Kräftigung der Muskulatur

9.7.5 Psychologie

Amputationen sind einschneidende Lebensereignisse für die Betroffenen. Ihr bisheriges Leben wird durch die Amputation und ihre Folgen komplett verändert. „Kann ich wieder in meine Wohnung zurück? Kann ich mich weiterhin selber versorgen? Kann ich meinen Beruf wieder ausüben?" sind Fragen, die sich die Patienten stellen. Viele Amputierte reagieren auf diese Situation mit einer Dysthymie oder sogar Depression. Im Rahmen der psychologischen Betreuung geht es in erster Linie darum, die Patienten zu stützen und ihnen zu helfen, Strategien zur Bewältigung der neuen Lebenssituation (Coping-Strategien) zu entwickeln (Übersicht „Psychologische Betreuung").

Psychologische Betreuung
- Stützende Gespräche
- Vermitteln von Coping Strategien

9.7.6 Sozialer Dienst

Über den sozialen Dienst wird die nachstationäre Versorgung organisiert. Ferner werden zusammen mit dem Patienten Anträge auf Schwerbehinderung und für Leistungen der Pflegeversicherung gestellt. Bei einer positiven Erwerbsprognose erfolgt eine Beratung und ggf. die Einleitungen von Leistungen der Rentenversicherung zur Teilhabe am Arbeitsleben (Übersicht „Aufgaben des Sozialdienstes").

Aufgaben des Sozialdienstes
- Organisation der nachstationären Versorgung
- Anträge auf Schwerbehinderung
- Anträge auf Leistungen aus der Pflegeversicherung
- Anträge an die Rentenversicherung zur Teilhabe am Arbeitsleben

9.7.7 Orthopädietechnik/Rehatechnik

Die Orthopädietechnik muss sicherstellen, dass während der gesamten Dauer der Rehabilitation eine passgerechte Prothese zur Verfügung steht. Diese muss neben der Passform auch einen lotkorrekten Aufbau mit Ausgleich noch vorhandener Kontrakturen durch Verschiebeadapter (Abb. 9.44) aufweisen. Die Passteile (Fußteil, Kniegelenk) müssen dem jeweiligen Aktivitätsniveau gerecht werden.

Die Rehatechnik ist für eine zeitnahe Versorgung der Patienten mit Hilfsmitteln zuständig. Insbesondere bei der Rollstuhlversorgung muss eine Anpassung an den Patienten durchgeführt werden (Breite des Rollstuhls, Sitzposition, Höhe der Fußstützen, Position der Achse) (Übersicht „Aufgaben der Orthopädietechnik/Rehatechnik").

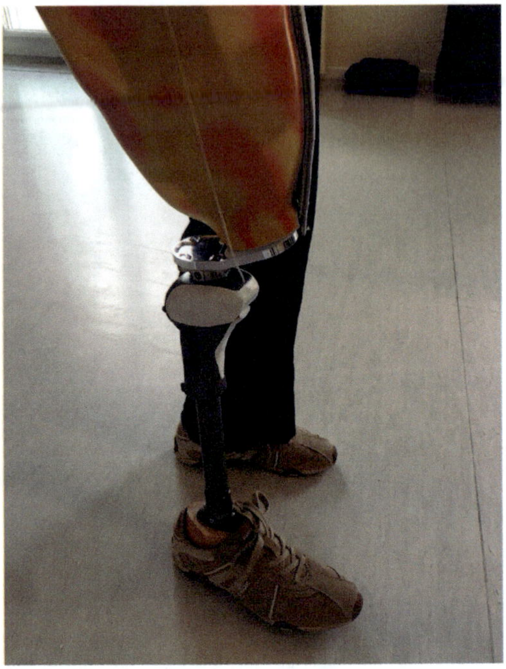

Abb. 9.44 Prothese mit Verschiebeadapter zum Ausgleich von Kontrakturen

Aufgaben der Orthopädietechnik/Rehatechnik
- Anpassen des Rollstuhls
- Vorhandensein einer passgenauen und lotkorrekten Prothese während der Rehabilitation
- Versorgung mit Hilfsmitteln

9.7.8 Medizin

Der Arzt steuert den Rehabilitationsprozess. Er entscheidet über Zeitpunkt der Prothesenversorgung und macht Aussagen zum zu erwartende Aktivitätsniveau. Er legt unter Berücksichtigung der Kontraindikationen den Therapieplan fest. Ferner obliegt ihm die medikamentöse Therapie. Dies betrifft zum einen die analgetische Medikation (Phantom- und Stumpfschmerzen), aber auch die internistische Begleitmedikation. Am Ende der Rehabilitation erfolgt durch den Arzt eine sozialmedizinische Stellungnahme. Bei dieser werden Aussagen zu Arbeitsfähigkeit, Erwerbsfähigkeit, Leistungsbild und Pflegebedürftigkeit gemacht (Übersicht „Ärztliche Aufgaben").

Ärztliche Aufgaben
- Steuerung des Rehabilitationsprozesses
- Medikamentöse Therapie
- Sozialmedizinische Stellungnahme

9.7.9 Interdisziplinäre Amputationssprechstunde

Die interdisziplinäre Abstimmung mit Anpassung des Rehabilitationsprozesses erfolgt in der Amputationssprechstunde. Unter Beteiligung von Pflege, Therapie, Technik und Medizin wird wöchentlich das Erreichen der Therapieziele überprüft und ggf. der Therapieplan angepasst. Auch werden die Passform und der Aufbau der Prothese und die Anpassung der Hilfsmittel (insbesondere des Rollstuhls) kontrolliert.

9.8 Nachbehandlung nach Rekonstruktionen

Oliver Maier-Börries

Auch nach komplexen Rekonstruktionsoperationen beim diabetischen Fuß besteht eine Versorgungslücke zwischen Entlassung aus dem Akutkrankenhaus und Aufnahme in der Rehabilitationsklinik. Sehr häufig liegt nach diesen komplexen Operationen die Notwendigkeit einer Ent- oder Teilbelastung der operierten Gliedmaße für einen längeren Zeitraum nach der Operation (ca. sechs bis zwölf Wochen) vor. Oft wird die operierte Gliedmaße für den gleichen Zeitraum zusätzlich mit einem Gipsverband oder einer Orthese ruhiggestellt.

Volle Rehabilitationsfähigkeit ist allerdings erst nach erlaubter Vollbelastung und nach Beenden der Ruhigstellung gegeben. Patienten, die häuslich nicht ausreichend versorgt sind, bleibt aktuell nur der Umweg über die Kurzzeitpflege in die Rehabilitation. Da der Zeitraum der nicht vorliegenden Rehabilitationsfähigkeit deutlich länger als bei amputierten Patienten ist, würde auch ein zweiphasiges Rehabilitationsmodell, bei dem die Rehabilitationsphasen direkt aufeinander folgen, keine Lösung darstellen. Hier wäre ein zweiphasiges Rehabilitationsmodell mit längerer Pause zwischen den beiden Rehabilitationsphasen erforderlich. In der Rehabilitationsphase 1 wäre dann das Ziel, den Patienten unter Teilbelastung oder Entlastung der operierten Gliedmaße möglichst alltagstauglich zu machen. Danach erfolgt die Entlassung des Patienten nach Hause. Nach Erreichen der Vollbelastungsfähigkeit der operierten Gliedmaße, kann eine Wiederaufnahme zur Rehabilitationsphase 2 folgen mit dem Ziel, ein hinkfreies Gangbild ohne Gehhilfen zu erreichen.

Nach Erreichen der vollen Rehabilitationsfähigkeit gelten für die Patienten nach Rekonstruktionen die gleichen Prinzipien wie für amputierte Patienten. Oberstes Ziel muss es sein, die Alltagstauglichkeit der Patienten wiederherzustellen und somit Pflegebedürftigkeit zu vermeiden. Bei jüngeren Patienten ist der Erhalt der Erwerbsfähigkeit zentrales Ziel der Rehabilitation.

Zum Erreichen dieser Rehabilitationsziele kommen die gleichen Berufsgruppen wie bei amputierten Patienten zum Einsatz. Das Team der Orthopädietechnik/Rehatechnik wird um die Orthopädieschuhtechnik ergänzt.

Literatur

Ammendola M, Sacco R, Butrico L, Sammarco G, de Franciscis S, Serra R (2017) The care of transmetatarsal amputation in diabetic foot gangrene. Int Wound J 14:9–15. https://doi.org/10.1111/iwj.12682

Armstrong DG, Lavery LA (2005) Negative pressure wound therapy after partial diabetic foot amputation: a multicentre, randomised controlled trial. Lancet 366:1704–1710. https://doi.org/10.1016/S0140-6736(05)67695-7

Baumgartner R, Möller M, Stinus H (Hrsg) (2013) Orthopädieschuhtechnik, 2., überarb. und erw. Aufl. Maurer, Geislingen

Beaulieu RJ, Grimm JC, Lyu H, Abularrage CJ, Perler BA (2015) Rates and predictors of readmission after minor lower extremity amputations. J Vasc Surg 62:101–105. https://doi.org/10.1016/j.jvs.2015.02.021

Belatti DA, Phisitkul P (2014) Economic burden of foot and ankle surgery in the US Medicare population. Foot Ankle Int 35:334–340. https://doi.org/10.1177/1071100713519777

Bibbo C (2013) Modification of the Syme amputation to prevent postoperative heel pad migration. J Foot Ankle Surg 52:766–770. https://doi.org/10.1053/j.jfas.2013.07.006

Borkosky SL, Roukis TS (2012) Incidence of re-amputation following partial first ray amputation associated with diabetes mellitus and peripheral sensory neuropathy: a systematic review. Diabet Foot Ankle 3. https://doi.org/10.3402/dfa.v3i0.12169

Borkosky SL, Roukis TS (2013) Incidence of repeat amputation after partial first ray amputation associated with diabetes mellitus and peripheral neuropathy: an 11-year review. J Foot Ankle Surg 52:335–338. https://doi.org/10.1053/j.jfas.2013.02.004

Boutoille D, Féraille A, Maulaz D, Krempf M (2008) Quality of life with diabetes-associated foot complications: comparison between lower-limb amputation and chronic foot ulceration. Foot Ankle Int 29:1074–1078. https://doi.org/10.3113/FAI.2008.1074

Boyd HB (1939) Amputation of the foot, with calcaneotibial arthrodesis. JBJS 21:997–1000

Brown ML, Tang W, Patel A, Baumhauer JF (2012) Partial foot amputation in patients with diabetic foot ulcers. Foot Ankle Int 33:707–716. https://doi.org/10.3113/FAI.2012.0707

Brückner L, Schäfer M, Gawron O, Hartz C, Jäger L, Koller A, Merbold D, Pfefferkorn I, Sibbel B (2018) Kompendium – Qualitätsstandard im Bereich der prothetischen Versorgung der unteren Extremität. Verlag OT, Dortmund

Burgess EM, Romano RL, Zettl JH, Schrock RD (1971) Amputations of the leg for peripheral vascular insufficiency. J Bone Joint Surg Am 53:874–890

Cavanagh PR, Lipsky BA, Bradbury AW, Botek G (2005) Treatment for diabetic foot ulcers. Lancet 366:1725–1735. https://doi.org/10.1016/S0140-6736(05)67699-4

Dalla Paola L, Carone A, Morisi C, Cardillo S, Pattavina M (2015) Conservative surgical treatment of infected ulceration of the first metatarsophalangeal joint with osteomyelitis in diabetic patients. J Foot Ankle Surg 54:536–540. https://doi.org/10.1053/j.jfas.2014.08.004

English E (1985) Energieverbrauch beim Gang des Unterschenkelamputierten. In: Kostuik JP, Gillespie R (Hrsg) Amputationschirurgie und Rehabilitation. Springer, Berlin/Heidelberg, S 316–318

Finkler ES, Marchwiany DA, Schiff AP, Pinzur MS (2017) Long-term outcomes following Syme‘s amputation. Foot Ankle Int 38:732–735. https://doi.org/10.1177/1071100717702462

Gaenslen FJ (1931) Spli-Heel approach in osteomyelitis of Os Calcis. J Bone Joint Surg Am 13:759–772

Geier B (2011) Die Amputation des Fußes mit tibiocalcanearer Fusion nach Pirogoff. Eine Fallkontrollstudie mit 17 Patienten. Dissertation, LMU

Gessmann J, Citak M, Fehmer T, Schildhauer TA, Seybold D (2013) Ilizarov external frame technique for pirogoff amputations with ankle disarticulation and tibiocalcaneal fusion. Foot Ankle Int 34:856–864. https://doi.org/10.1177/1071100713475612

Greene CJ, Bibbo C (2017) The Lisfranc amputation: a more reliable level of amputation with proper intraoperative tendon balancing. J Foot Ankle Surg 56:824–826. https://doi.org/10.1053/j.jfas.2017.01.054

Greitemann B, Brückner L, Schäfer M, Baumgartner R (2016) Amputation und Prothesenversorgung: Indikationsstellung, operative Technik, Prothesenversorgung, Funktionstraining, 4., vollständig überarbeitete Auflage. Thieme, Stuttgart

Kadukammakal J, Yau S, Urbas W (2012) Assessment of partial first-ray resections and their tendency to progress to transmetatarsal amputations: a retrospective study. J Am Podiatr Med Assoc 102:412–416

Kahle JT, Highsmith MJ, Kenney J, Ruth T, Lunseth PA, Ertl J (2017) The effectiveness of the bone bridge transtibial amputation technique: a systematic review of high-quality evidence. Prosthet Orthot Int 41:219–226. https://doi.org/10.1177/0309364616679318

Kessler SB, Volkering C, Walther M (2015a) Grundlagen der Amputationen beim diabetischen Fußsyndrom. https://www.my-medibook.de/diabetischer-fuss/articles/grundlagen-der-amputationen-beim-diabetischen-fusssyndrom.html

Kessler, S. B. Volkering, C, Walther, M (2015b) 2 Spezielle Aspekte der unterschiedlichen Amputationslinien an Unterschenkel, Sprunggelenk und Fuß beim diabetischen Fußsyndrom

Krause FG, deVries G, Meakin C, Kalla TP, Younger ASE (2009) Outcome of transmetatarsal amputations in diabetics using antibiotic beads. Foot Ankle Int 30:486–493. https://doi.org/10.3113/FAI.2009.0486

Kröger K, Berg C, Santosa F, Malyar N, Reinecke H (2017) Lower Limb Amputation in Germany. Dtsch Arztebl Int 114:130–136. https://doi.org/10.3238/arztebl.2017.0130

Leitlinien der Deutschen Gesellschaft für Orthopädie und Orthopädische Chirurgie (DGOOC) und des Berufsverbandes der Ärzte für Orthopädie (BVO) Rehabilitation nach Majoramputation an der unteren Extremität (proximal des Fußes). https://www.awmf.org/uploads/tx_szleitlinien/033-044l_S2k_Rehabilitation_Majoramputation-untere_Extremitaet_2019-09.pdf

Mann RA, Coughlin M, Salzman (Hrsg) (2007) Surgery of the foot and ankle: amputations of the foot. Mosby, St. Louis

Murdoch DP, Armstrong DG, Dacus JB, Laughlin TJ, Morgan CB, Lavery LA (1997) The natural history of great toe amputations. J Foot Ankle Surg 36:204–208; discussion 256. https://doi.org/10.1016/s1067-2516(97)80116-0

Pirogoff NI (1991) Resection of bones and joints and amputations and disarticulations of joints. 1864. Clin Orthop Relat Res 1991(266) 3–11

Prothesen für die untere Extremität, PDF-Datei (2000) [der 3., überarb. und erw. Aufl.], [Elektronische Ressource]. Otto Bock Prothesen-Kompendium,(Hrsg) von Max Näder … Begr. von Fritz Blohmke. Schiele und Schön, Berlin

Roukis TS (2010) Minimum-incision metatarsal ray resection: an observational case series. J Foot Ankle Surg 49:52–54. https://doi.org/10.1053/j.jfas.2009.07.023

Schade VL, Roukis TS, Yan JL (2010) Factors associated with successful Chopart amputation in patients with diabetes: a systematic review. Foot Ankle Spec 3:278–284. https://doi.org/10.1177/1938640010379635

Schäfer MBT (2019) Prothetische Versorgung nach Amputation im Fuß. Fuß Sprunggelenk 17:155–170

Syme J (1843) Amputation at the ankle joint. J Med Sci 93

Taylor BC, Poka A (2011) Osteomyoplastic transtibial amputation: technique and tips. J Orthop Surg Res 6:13. https://doi.org/10.1186/1749-799X-6-13

The Saint Vincent Declaration on diabetes care and research in Europe (1989) Acta diabetologia,10 (Suppl) 143–144

Volkering C, Kriegelstein S, Kessler S, Walther M (2015) Behandlung von Rückfußdestruktionen beim Charcot-Fuß durch Hybridtechnik mit interner Osteosynthese und Ringfixateur (Treatment of hindfoot instability in Charcot foot using a hybrid technique of internal and external fixation). Oper Orthop Traumatol 27:101–113. https://doi.org/10.1007/s00064-014-0339-7

Wagner A, Fuhrmann R (2008) Korrektur des Fersenauftritts am belastungsinsuffizienten Chopart-Stumpf. Tibiokalkaneare Arthrodese und intramedulläre Marknagelosteosynthese (Correction of heel strike in a hindfoot stump not adequate for weightbearing following Chopart amputation. Tibiocalcaneal arthrodesis and intramedullary nailing). Unfallchirurg 111:53–57. https://doi.org/10.1007/s00113-007-1299-2

Wukich DK, Ahn J, Raspovic KM, La Fontaine J, Lavery LA (2017) Improved quality of life after transtibial amputation in patients with diabetes-related foot complications. Int J Low Extrem Wounds 16:114–121. https://doi.org/10.1177/1534734617704083

Vergütung stationärer Leistungen beim diabetischen Fuß

Frank Schemmann

Inhaltsverzeichnis

S. Kessler (Hrsg.), *Die interdisziplinäre Behandlung des diabetischen Fußes*,
https://doi.org/10.1007/978-3-662-63119-5_10

10.1 Einführung

Mit Einführung des DRG-Systems in Deutschland (G-DRG-System) im Jahr 2003 erfolgte die Umstellung der Vergütung stationärer Leistungen von tagesgleichen Pflegesätzen auf ein fallpauschaliertes System. Der Grundgedanke bestand darin, Fälle mit vergleichbaren Leistungsinhalten auch vergleichbar zu vergüten.

Seit 2002 gab es unzählige Änderungen und Verfeinerungen des DRG-Systems. Im operativen Bereich gewannen die operativen Prozeduren für die DRG-Zuordnung zunehmend an Bedeutung.

Für Erkrankungen, welche mit Diabetes mellitus assoziiert sind, existieren im Gegensatz zu allen anderen Erkrankungen des Fußes spezielle Richtlinien, welche beachtet werden müssen.

10.2 Diagnosen (ICD)

Die Codierung von Haupt- und Nebendiagnosen erfolgt anhand des ICD10-GM. ICD-10 bedeutet „International Classification of Diseases“. GM steht für „German Modification“, welches vom DIMDI (Deutsches Institut für Medizinische Dokumentation und Information) herausgegeben und jährlich weiterentwickelt (DIMDI 2021a) wird. Derzeit arbeitet die WHO an der Weiterentwicklung des ICD in der Version 11.

Alle ICD-Codes haben drei bis fünf Stellen, die erste Stelle gibt das Kapitel an, in der die Diagnosen zu finden sind. Im Kapitel „M“ sind Erkrankungen des Muskel-Skelett-System zu finden, wie auch der überwiegende Anteil der Diagnosen der Fuß- und Sprunggelenkschirurgie. Traumatologisch ist das Kapitel „S – Verletzungen, Vergiftungen und bestimmte andere Folgen äußerer Ursache“ von überragender Bedeutung. Die Codierung des Diabetischen Fußsyndroms wird in den Deutschen Codierrichtlinien speziell geregelt und folgt eigenen Regeln (InEK gGmbH 2021a).

Nachfolgend nach dem Buchstaben folgen zwei bis vier Ziffern, welche nach der zweiten Ziffer durch einen Punkt getrennt werden. Diese geben die Diagnosegruppe an. Grundsätzlich erfolgt die Codierung vollständig bis auf die letzte verfügbare Stelle und sollte so spezifisch wie möglich erfolgen.

Die Codierung der richtigen Diagnose ist für die Eingruppierung eines Falles in eine DRG beim DFS von herausragender Bedeutung. Entgegen degenerativer oder traumatischer Erkrankungen am Fuß- und Sprunggelenk wird beim Patienten mit einem DFS nicht die Manifestation – z. B. Krallenzehe mit Ulzeration –, sondern die Grunderkrankung als Hauptdiagnose codiert. Die Manifestation kann als Nebendiagnose codiert werden (InEK gGmbH 2021a).

Die Deutschen Codierrichtlinien regeln die Codierung von Folgezuständen des Diabetes mellitus, zu denen sowohl die Charcot-Neuroarthropathie, wie auch der diabetische Fuß zählen. Die Codierrichtlinie 0401h (InEK) legt die Codierung des Diabetes mellitus fest. Wird ein Patient aufgrund einer Komplikation des Diabetes aufgenommen, beispielweise einer Charcot-Neuroarthropathie oder eines DFS, so muss der Diabetes als Hauptdiagnose codiert werden. Die Codierrichtlinie gibt dann die Codierung des DFS wie folgt vor (InEK gGmbH 2021a) (siehe ◘ Tab. 10.1).

Die Codes für die vorhandene Manifestation sind danach anzugeben. Alle vorliegenden Manifestationen und Komplikationen sind zu codieren, wenn sie der Definition einer Nebendiagnose entsprechen.

Kommt beispielsweise ein Patient mit einem DFS mit Ulkus Wagner 1/Armstrong A bei Krallenzehe zur stationären Aufnahme, so ist die Diagnose E11.74 als Hauptdiagnose zu verschlüsseln. Die Krallenzehe,

Tab. 10.1 Diabetisches Fußsyndrom

Die Diagnose „Diabetischer Fuß" wird kodiert mit E10–E14, vierte und fünfte Stelle	„.74" Diabetes mellitus mit multiplen Komplikationen, mit diabetischem Fußsyndrom, nicht als entgleist bezeichnet
	oder „.75" Diabetes mellitus mit multiplen Komplikationen, mit diabetischem Fußsyndrom, als entgleist bezeichnet. Die Codes für die vorhandenen Manifestationen, z. B. G63.2* Diabetische Polyneuropathie, I79.2* Periphere Angiopathie bei anderenorts klassifizierten Krankheiten
	G63.2* Diabetische Polyneuropathie,
	I79 .2* Periphere Angiopathie bei anderenorts klassifizierten Krankheiten

welche bei einem Nicht-Diabetiker die Hauptdiagnose darstellen würde, wird hingegen mit M20.4 als Nebendiagnose verschlüsselt.

10.3 Grenzgebiete der Codierung

Somit ergeben sich bei der Codierung der Hauptdiagnose einige Probleme, welche häufig im Fokus der MDK-Prüfungen stehen und daher hier exemplarisch dargestellt werden sollen.

1. Ein Diabetiker kommt mit einer Krallenzehe mit Druckstelle und Rötung zur Aufnahme. Es besteht ein Diabetes mellitus Typ 2 seit 15 Jahren mit peripherer Neuropathie. Was ist die Hauptdiagnose, der Diabetes mellitus oder die Krallenzehe?

Zur Beantwortung sollte die Definition des Diabetischen Fußes der Nationalen Versorgungsleitlinie Typ-2-Diabetes Fußkomplikationen Langfassung Februar 2010, Vers. 2.8 (Nationale Versorgungsleitlinie 2010) herangezogen werden.

„… Unter dem Begriff des diabetischen Fußsyndroms werden verschiedene Krankheitsbilder zusammengefasst, die durch unterschiedliche Ätiologie und Pathomechanismen gekennzeichnet sind. Allen gemeinsam ist, dass Läsionen am Fuß des Patienten mit Diabetes mellitus zu Komplikationen führen können, die bei verzögerter oder ineffektiver Behandlung die Amputation der gesamten Extremität zur Folge haben können.…"

Unter Verwendung der Klassifikation nach Wagner & Armstrong wird die prä- bzw. postulzeröse Läsion, welche eine Druckstelle mit Rötung und Schwiele beim Diabetiker darstellt, als DFS Stadium 0A klassifiziert. Entsprechend ist der Diabetes Mellitus als Hauptdiagnose und die Krallenzehe als Nebendiagnose zu codieren.

Eine andere Konstellation stellt sich jedoch dar, wenn eine Krallenzehe vorbestehend ist und eine Manifestation des Diabetes mellitus ohne Komplikationen und ohne Polyneuropathie festgestellt wurde. In diesem Fall ist als Hauptdiagnose die Krallenzehe zu codieren, als Nebendiagnose der Diabetes mellitus.

> Die Codierrichtlinien legen fest, dass bei Vorliegen und Behandlung eines diabetischen Fußsyndroms der Diabetes mellitus mit Komplikationen als Hauptdiagnose zu codieren ist.

10.4 Prozeduren (OPS)

OPS steht für Operationen- und Prozedurenschlüssel – Internationale Klassifikation der Prozeduren in der Medizin. Der OPS-Katalog wird vom DIMDI herausgegeben und jährlich aktualisiert (DIMDI 2021b).

Unter Prozeduren werden Operationen, diagnostische Maßnahmen, Gabe von Medikamenten, nicht-operative Maßnahmen und ergänzende Maßnahmen subsummiert. Ein OPS besteht aus drei Teilen mit insgesamt 4–6 Ziffern. Jeder OPS muss so endständig wie möglich codiert werden.

Der OPS besteht aus einer führenden Ziffer gefolgt von einem Bindestrich. Die führende Ziffer ordnet die OPS in eines von neun Kapiteln ein, die Ziffer 5- steht für eine operative Prozedur. Nach dem Bindestrich folgt eine dreistellige Zahl zur Beschreibung der Art der Prozedur. Einige OPS enden als Viersteller, bei dem überwiegenden Anteil folgen nach einem Punkt spezifische Beschreibungen der Prozeduren, häufig auch mit Spezifizierung der Lokalisation der Maßnahme.

10.4.1 Wissenswertes zur Prozedurencodierung

Gemäß der Allgemeinen Codierrichtlinie Prozeduren P001f (1) sind alle signifikanten Prozeduren, die vom Zeitpunkt der Aufnahme bis zum Zeitpunkt der Entlassung vorgenommen wurden und im OPS abbildbar sind, zu codieren. Dieses schließt diagnostische, therapeutische und pflegerische Prozeduren ein.

Die Definition einer signifikanten Prozedur ist, dass sie entweder chirurgischer Natur ist, ein Eingriffsrisiko oder ein Anästhesierisiko birgt oder Spezialeinrichtungen bzw. Geräte oder spezielle Ausbildung erfordert.

Eine Prozedur ist normalerweise vollständig mit all ihren Komponenten, wie z. B. Vorbereitung, Lagerung, Anästhesie, Zugang, Naht, usw., in einem Code abgebildet. So ist beispielsweise eine Arthrotomie des Sprunggelenks bei offenen chondroplastischen Maßnahmen ein obligater Bestandteil des Eingriffs. Entsprechend kann nur der OPS für die offene chondroplastische Operation codiert werden, eine zusätzliche Codierung der Arthrotomie des Sprunggelenks ist nicht statthaft.

Definierte Abweichungen davon sind in den Hinweisen des OPS beschrieben. In zahlreichen Bereichen insbesondere der Orthopädie ist eine Codierung von Operationen mit mehreren Kodes vorgesehen bzw. notwendig, um diese Fälle leistungsgerecht darstellen zu können. In der Fuß- und Sprunggelenkschirurgie ist dies nahezu der Regelfall. Für diese Fälle sind im OPS Hinweise formuliert, die auf eine gesonderte Codierung der einzeln durchgeführten Eingriffe verweisen. Diese Hinweise sind nicht erschöpfend dargestellt, was bedeutet, dass auch Prozeduren, auf welche nicht explizit verwiesen wird, zusätzlich codiert werden dürfen.

Gerade im Rahmen der Einzelfallprüfung durch den MDK wird häufig auf die monokausale Codierung eines Eingriffs, wie sie die Codierrichtlinie P003d erläutert, hingewiesen. Diese ist jedoch in aller Regel nicht auf die Eingriffe in der Fußchirurgie übertragbar. So beinhaltet beispielsweise der Terminus „OP nach Chevron“ zumindest eine Osteotomie, einen Knocheneingriff am Gelenk (Abtragung der Pseudoexostose) und einen Weichteileingriff. Die „OP nach Chevron“ ist im Prozedurenkatalog nicht vorhanden, eine Abbildung dieser operativen Schritte ist nur über die Mehrfachcodierung, d. h. Codierung der Osteotomie, des Gelenk- und Weichteileingriffs und der Osteosynthese möglich.

Entsprechend sind Kenntnisse des OPS-Katalogs von wesentlicher Bedeutung für die erlösadäquate Codierung.

Im Gegensatz zu den Diagnosen kennt das DRG-System keine Hauptprozedur.

Die verschlüsselten Prozeduren werden vom Grouper gleichrangig bewertet. Nur bei aufwendigen Fällen wie z. B. Polytraumen kann der Reihenfolge der Prozedurenverschlüsselung eine Rolle zu kommen und sollte dann entsprechend beachtet werden.

> Zahlreiche operative Eingriffe an Fuß und Sprunggelenk sind nicht über einen einzelnen OPS abzubilden. Nur eine vollständige Codierung der Prozeduren garantiert eine korrekte DRG-Eingruppierung des Falls.

10.4.2 Diagnosis Related Groups (DRG)

DRGs sind „Diagnose-orientierte Fallpauschalen", welche die Grundlage des stationären Abrechnungssystems in Deutschland darstellen. Kernpunkt hierbei ist, dass Fälle mit vergleichbarem Behandlungsaufwand zu einer Fallpauschale zusammengefasst werden. Nur sekundär spielen hier medizinische Faktoren (wie z. B. Operation in der Orthopädie oder Gefäßchirurgie, vergleichbare Grunderkrankungen, vergleichbare Lokalisationen) eine Bedeutung.

Dies erklärt, dass nicht jeder Einzelfall sach- und leistungsgerecht vergütet wird, im Vordergrund steht die sachgerechte Vergütung aller Behandlungsfälle einer Fallpauschale.

Die Zuordnung von Fällen (Patienten) zu einer DRG erfolgt primär über die Hauptdiagnose (ICD), sekundär haben weitere Faktoren wie Prozeduren (OPS), Alter, Nebendiagnosen (Komorbidität) zunehmend Bedeutung für die Eingruppierung (InEK gGmbH 2021c).

Insbesondere bei operativen Fällen der Fuß- & Sprunggelenkschirurgie haben die sekundären Faktoren OPS, Nebendiagnosen und Alter eine höhere Wertigkeit für die Zuordnung zu einer DRG gegenüber den Diagnosen erlangt.

Je nach Hauptdiagnose erfolgt somit die Eingruppierung der DRG in die I20, I13, F28 und F27.

10.4.3 Besonderheiten beim DFS

Im Gegensatz zu operativen Eingriffen am nicht-diabetischen Fuß, welche zumeist den DRGs I20 und I13 zugeordnet werden, finden sich die operativen Eingriffe beim DFS hauptsächlich in den DRGs F27 und F28 wieder. Entscheidend für die Eingruppierung ist hier die Diagnose Diabetes mellitus mit Komplikationen, welche gemäß der Codierrichtlinien beim DFS und Charcotfuß als Hauptdiagnose zu wählen ist. Häufig werden in Rahmen von Fallabrechnungen und MDK-Prüfungen Argumente für eine anderweitige Hauptdiagnose von beiden Seiten eingebracht; die Codierrichtlinien legen sich hier jedoch spezifisch fest und sind zu beachten.

Die DRG F27 war bis 2020 in vier Subgruppen unterteilt (Tab. 10.2), mit dem Systemwechsel 2021 erfolgte eine Reduzierung auf drei Subgruppen. Während bis 2020 die DRG I27A nur bei zusätzlichem Gefäßeingriff zu erlösen war, ist dieser für die Zuordnung ab 2021 nicht mehr von erstrangiger Bedeutung. Die Zuordnung in die DRGs F27C-A erfolgt anhand der Diagnose DFS und definierter Prozeduren. Im Vergleich zu gleichartigen Eingriffen beim Nicht-Diabetiker resultiert eine höhere Bewertung der Fälle. Auf der anderen Seiet sind die DRGs F27 mit erheblich längeren Liegezeiten, mittleren Verweildauern und unteren Grenzverweildauern belegt. Schwieriger stellt sich die Situation bei hochkomplexen Eingriffen dar. Diese verbleiben in der DRG F27A, während gleichartige Fälle beim Nicht-Diabetiker einem anderen Algorithmus folgend mitunter höher bewertete DRGs (I13B-A) ansteuern können. Für diese Fälle existiert noch keine erlösgerechte Zuordnung im DRG-System.

Tab. 10.2 DRGs, welche bei operativen Eingriffen beim DFS angesteuert werden. (InEK gGmbH 2021b)

DRG	Kurzbezeichnung	Relativgewicht	mVWD	uGVWD
F27A	Verschiedene Eingriffe bei Diabetes mellitus mit Komplikationen, mit äußerst schweren CC oder Gefäßeingriff oder bestimmter Amputation oder komplexe Arthrodese des Fußes oder komplexen Hauteingriff	2,377	21,2	6
F27B	Verschiedene Eingriffe bei Diabetes mellitus mit Komplikationen, ohne äußerst schwere CC, ohne Gefäßeingriff, ohne bestimmte Amputation, ohne komplexe Arthrodese des Fußes, ohne komplexen Hauteingriff, mit mäßig komplexen Eingriff	1,364	13,7	4
F27C	Verschiedene Eingriffe bei Diabetes mellitus mit Komplikationen, ohne äußerst schwere CC, ohne Gefäßeingriff, ohne bestimmte Amputation, ohne komplexe Arthrodese des Fußes, ohne komplexen Hauteingriff, mit bestimmten aufwendigen Eingriff	1,238	12,6	3

mVWD – mittlere Verweildauer, uGVWD – untere Grenzverweildauer

10

10.4.4 Arthrodesen an der Fußwurzel und am Sprunggelenk

Dieser Bereich spiegelt in erster Linie rekonstruktive Eingriffe am Charcotfuß wider. Alle Arthrodesen am Fuß beim DFS werden der DRG F27 zugeordnet. Die Arthrodesen aus Tab. 10.2 werden automatisch in die DRG F27A gruppiert. Unabhängig ob bei einem Patienten mit Diabetischen Fußsyndrom eine isolierte Arthrodese des unteren Sprunggelenks (z. B. TN-Arthrodese, ST-Arthrodese), eine aufwendige Versteifung der Fußwurzel oder gar eine Arthrodese des oberen und unteren Sprunggelenks erfolgt, resultiert eine Eingruppierung in die DRG F27A mit einem Relativgewicht von 2,377. Dies bedeutet gegenüber gleichartigen Eingriffen beim Nicht-Diabetiker eine deutliche Aufwertung von einfachen Arthrodesen des Mittelfußes (mehr als drei Gelenkfächer), der Fußwurzel und der Sprunggelenke. Hingegen werden kombinierte Arthrodesen des oberen und unteren Sprunggelenks nur

Tab. 10.3 Funktion „Komplexe Arthrodese" im DRG-System

Komplexe Arthrodesen des Fußes	
5-808.7*	Arthrodese des oberen (und/oder) unteren Sprunggelenks
5-808.8*	Arthrodesen des unteren Sprunggelenks
5-808.a*	Arthrodesen Fußwurzel und/oder Mittelfuß ab 3 Gelenkfächern

marginal besser als beim Nicht-Diabetiker vergütet (Tab. 10.3). Arthrodesen bei Diabetikern mit DFS unter Verwendung eines Ringfixateurs werden aufgrund des Gruppierungsalgorithmus des InEKs hingegen deutlich schlechter als beim Nicht-Diabetiker vergütet.

Immerhin ergaben sich durch die Anpassung des InEKs bei den Relativgewichten der DRG F27 und den DRGs I20/I13 in den letzten beiden Jahren eine Angleichung der Relativgewichte von Patienten mit DFS im Vergleich zu Patienten mit Osteoarthrosen bzw. infektiösen Gelenkerkrankungen.

10.4.5 Eingriffe am Vorfuß

Bei Eingriffen beim DFS am Vor- und Mittelfuß muss zwischen sehr einfachen Eingriffen, welche die DRG F21E erlösen, „bestimmte aufwendige Eingriffe", welche die DRG I27C ansteuern, „mäßig komplexe Eingriffe" (F27B) und definierten Arthrodesen (Tab. 10.3/F27A) unterschieden werden. Die Grenzen sind häufig marginal, auch wenn in den letzten Jahren durch das InEK eine sinnvolle Anpassung stattgefunden hat. Die Einteilung der Prozeduren und Terminologie in diese Subgruppen erfolgt durch das InEK anhand von Kalkulationsdaten und spiegelt nur begrenzt die medizinische Schwere der Prozeduren dar.

Je nach Hauptprozedur erfolgt zunächst die Unterteilung in die DRG F28E, F27 C&B. Bei Vorliegen einer Komorbidität (pccl >3) (patient complexity level) kann eine Eingruppierung in die DRG F27A erfolgen. Trotzdem ist die Zuordnung von Prozeduren zu DRGs beim DFS nicht ausgereift. Beispielsweise erfolgt die Zuordnung von Arthrodesen des MTP-1-Gelenks und der Fußwurzel (bis zwei Gelenke) in DRGs 801D/802A ohne Bezug zu Diagnosen, erst über Zusatzeingriffe (z. B. Osteosynthesen) werden diese zu spezifischeren – meist schlecht bewerteten DRGs – zugeordnet.

10.4.6 Majoramputationen – DFS

Majoramputationen im Bereich der unteren Extremität werden gemäß dem OPS in folgende Prozeduren unterteilt (Tab. 10.4), welche den Eingriff der DRG F28 oder F27B zuordnen.

↔
↔
↔
↔
↔
↔
↔
↔
↔
↔
↔
↔
↔
↔
↔

Die Eingruppierung von Amputationen beim DFS erfolgt entweder in die DRG F27A oder in die DRG F28C (Tab. 10.4, Tab. 10.5). Fälle mit einer Zuordnung in die DRG F28 erfahren bei einer relevanten Komorbidität mit einem pccl von 3 oder 4 eine Eingruppierung in die DRG F28B. Die DRG F28A wird entweder bei zusätz-

■ **Tab. 10.4** OPS-Einteilung der Majoramputationen

Prozedur		**DRG-Zuordnung**
5-864.3	Oberschenkelamputation, nnbez	F28C
5-864.4	Amputation proximaler Oberschenkel	F27A
5-864.5	Amputation mittlerer oder distaler Oberschenkel	F27A
5-864.6	Amputation im Kniebereich	F28C
5-864.7	Exartikulation im Knie	F27A
5-864.8	Unterschenkelamputation, nnbez	F27A
5-864.9	Amputation proximaler Unterschenkel	F27A
5-864.a	Amputation mittlerer Unterschenkel	F27A
5-864.x	Sonstige Amputation und Exartikulation untere Extremität	F28C
5-864.y	Amputation und Exartikulation untere Extremität, unbez	F28C
5-865.0	Amputation tiefer Unterschenkel nach Syme	F27A
5-865.1	Fußamputation, nnbez	F28C
5-865.2	Fußamputation nach Spitzy	F28C
5-865.3	Fußamputation nach Pirogoff	F28C
5-865.4	Vorfußamputation nach Chopart	F27A
5-865.5	Mittelfußamputation nach Lisfranc	F27A
5-865.6	Amputation transmetatarsal	F28C

10

■ **Tab. 10.5** DRGs, welche bei Majoramputationen erzielt werden. (InEK gGmbH 2021b)

DRG	**Kurzbezeichnung**	**Relativgewicht**	**mVWD**	**uGVWD**
F28A	Amputation mit zusätzlichem Gefäßeingriff oder mit Hauttransplantation, mit äußerst schweren oder schweren CC	3,620	24,8	7
F28B	Amputation bei Kreislauferkrankungen außer an oberer Extremität und Zehen, ohne Gefäßeingriff, ohne Hauttransplantation, mit äußerst schweren oder schweren CC	2,051	19,7	6
F28C	Amputation bei Kreislauferkrankungen außer an oberer Extremität und Zehen, ohne Gefäßeingriff, ohne äußerst schwere oder schwere CC	1,718	16,3	4

mVWD – mittlere Verweildauer, uGVWD – untere Grenzverweildauer

Tab. 10.6 Amputationen der Zehen

Prozedur		Zuordnung
5-865.7	Zehenamputation	F27B
Hinw.: Die Amputation jeder Zehe ist gesondert zu codieren.		
5-865.8	Zehenstrahlresektion	F27B
Hinw.: Die Amputation jedes Zehenstrahles ist gesondert zu codieren.		
[Tabellenfußzeile – bitte überschreiben]		

Tab. 10.7 Innere Amputation

Prozedur		Zuordnung
5-865.9	Innere Amputation im Bereich der Mittelfuß- und Fußwurzelknochen	
Exkl.: - Resektionsarthroplastik an Gelenken des Fußes (5-829.8) - Arthroplastik an Metatarsale und Phalangen des Fußes (5-788.6 ff.) - Exzision und Resektion von erkranktem Knochengewebe (5-782 ff.)		
5-865.90	Metatarsale (und Phalangen), bis zu zwei Strahlen	F27B
5-865.91	Metatarsale (und Phalangen), mehr als zwei Strahlen	F27B
5-865.92	Fußwurzel (Tarsus)	F28C

lichen definierten Gefäßeingriffen oder bestimmten Hauttransplantation und einem pccl > 2 erlöst.

Hierfür ist es unerheblich, ob es sich um eine Oberschenkelamputation oder um eine transmetatarsale Amputation handelt. Ausnahmen gelten für die Zehenamputation und Zehenstrahlresektionen, welche der DRG F27B zugeordnet werden (Tab. 10.6).

Da erfahrungsgemäß beim DFS sehr zügig eine Komorbidität mit einem schweren oder äußerst schweren CC vorliegt, werden typischerweise bei Major-Amputationen die DRG F28B erlöst. Diese ist gegenüber rekonstruktiven Verfahren mit Erhalt des Fußes mit einem höheren Relativgewicht bewertet.

10.4.7 „Innere Amputationen"

Eine Sonderstellung nimmt die sogenannte innere Amputation ein (Tab. 10.7). Im Gegensatz zu Major- und Minoramputationen, welche immer mit einem Teilverlust der sichtbaren Extremität einhergehen, beschreiben die OPS-Codes „Innere Amputation" schichtübergreifende Resektionen von Knochen, Gelenken, Sehnen und Weichteilen unter Erhalt des Fußes. Unterteilt werden diese Eingriffe in Eingriffe am Mittelfuß an bis zu zwei Mittelfußknochen und darüber hinaus sowie an Eingriffen an der Fußwurzel.

Sogenannte innere Amputationen folgen dem Schema der Major- und Minoramputationen. Distal der Lisfranclinie erfolgt die Zuordnung in die DRG F27B, proximal in die DRG F28C. Für die DRG F27 gilt, dass die DRG mit dem Buchstaben A nur bei entsprechender Komorbidität erlöst wird.

10.4.8 Komplexe Rekonstruktionen

Während in dem Systemjahr 2019 die Repositionen von Luxationen und Osteosynthese mittels Ringfixateur oder Fixateur externe für zahlreiche Eingriffe eine Aufwertung in die DRG I13A bedeuteten, bleiben diese Fällen mit Diabetischen Fußsyndrom (auch Charcotfüßen) verschlossen. Insbesondere bei aufwendigen septischen Fälle mit inneren Amputationen/Rekonstruktionen des Fußes kommt es zum Teil zu erheblichen Unterdeckungen der Kosten.

10.4.9 In Kürze

Rekonstruktive und Gliedmaßen-erhaltende Eingriffe beim diabetischen Fußsyndrom unterlagen seit Anbeginn des DRG-Systems einem Schattendasein. Hauptursache hierfür stellten laut InEK fehlende Kalkulationsdaten für viele dieser Eingriffe dar.

Zwar wurden insbesondere in den letzten Jahren durch zunehmende Kalkulationsdaten spezialisierter fußchirurgischer Abteilungen bereits einige Verbesserungen in der Zuordnung dieser Fälle erreicht, doch nach wie vor gilt:

- Die Zuordnung der Prozeduren zu den DRGs weist Lücken auf.
- Amputation und gelenkerhaltende Eingriffe erfahren mittlerweile vergleichbare DRG-Zuordnungen.
- Extremitäten-erhaltende hochkomplexe Fälle mit mehrzeitigen Eingriffen und langer Liegedauer bergen das Risiko erheblicher Unterdeckung bis in den fünfstelligen Bereich.

Durch die Festlegung der Hauptdiagnose DFS aufgrund der Codierrichtlinie 0401h (InEK) erfolgt die Eingruppierung dieser Fälle in die MDC 5 – Krankheiten und Störungen des Kreislaufsystems. Alle vergleichbaren Fälle von operativen Maßnahmen an Fuß und Sprunggelenk werden unabhängig von der Hauptdiagnose (Arthrose/Fraktur/Infekt) der MDC 8 – Krankheiten und Störungen an Muskel-Skelett-System und Bindegewebe zugeordnet, welche für Extremitätenerhaltende und rekonstruktive Verfahren ausgereifter ist. Hierin liegt das Schicksal der Entität Diabetisches Fußsyndrom.

Dank der Einbeziehung spezialisierter chirurgisch-orthopädischer Fußzentren mit Schwerpunkten im Bereich der DFS-Versorgung zeigt sich eine allmähliche Verbesserung der Vergütungssituation bei der operativen Therapie des Diabetischen Fußsyndroms. Entgegen der medizinischen und politischen Anstrengungen, Amputationen zu vermeiden, erfahren diese im Vergütungssystem eine Gleichsetzung mit den sehr aufwendigen und zeitintensiven Extremitäten-erhaltenden Eingriffen. Der finanzielle Anreiz diese komplexe Chirurgie zum Wohle der Patienten umzusetzen ist weiterhin kaum gegeben.

Literatur

DIMDI (Hrsg) (2021a) ICD-10-GM. Internationale statistische Klassifikation der Krankheiten und verwandter Gesundheitsprobleme, 10. Revision – German Modification – Deutsches Institut für Medizinische Dokumentation und Information

DIMDI (Hrsg) (2021b) OPS 2021. Operationen- und Prozedurenschlüssel. Internationale Klassifikationen der Prozeduren in der Medizin (OPS), 2021

InEK gGmbH (Hrsg) (2021a) Deutsche Kodierrichtlinien Version 2021

InEK gGmbH (Hrsg) (2021b) Fallpauschalenkatalog 2021

InEK gGmbH (Hrsg) (2021c) Definitionshandbuch 2021

Nationale Versorgungsleitlinie Typ-2-Diabetes Fußkomplikationen Langfassung Februar 2010, Vers. 2.8

Serviceteil

S. Kessler (Hrsg.), *Die interdisziplinäre Behandlung des diabetischen Fußes*,
https://doi.org/10.1007/978-3-662-63119-5

Stichwortverzeichnis

A

B

C

D

E

L

M

N

O

P

R

V

W

Z

GPSR Compliance

The European Union's (EU) General Product Safety Regulation (GPSR) is a set of rules that requires consumer products to be safe and our obligations to ensure this.

If you have any concerns about our products, you can contact us on ProductSafety@springernature.com

In case Publisher is established outside the EU, the EU authorized representative is:

Springer Nature Customer Service Center GmbH
Europaplatz 3
69115 Heidelberg, Germany

Batch number: 10114067

Printed by Printforce, the Netherlands